Vergleich von k Stichproben		Zusammenhänge	Urteiler-übereinstimmung	Abfolgen und Zeitreihen
unabhängig	abhängig			
Freeman-Halton-Test (▶ 2.4.1)	Cochran-Test (▶ 2.5.4)	Phi-Koeffizient (▶ 5.1.1)	Cohens kappa für 2 Beurteiler (▶ 6.1.1)	Stevens Iterations-häufigkeitstest (▶ 8.1.1)
k×2-Felder-χ^2-Test (▶ 2.4.2)		Weitere Vierfelder-Maße (▶ 5.1.2)	Fleiss' kappa für mehrere Beurteiler (▶ 6.1.2)	Meyer-Bahlburgs Trendtest (▶ 8.2.1)
k×m-Felder-χ^2-Test (▶ 2.4.3)		Cramérs Index (▶ 5.1.3)		Okkupanzentest von Stevens u. David (▶ 8.3.1)
Fuchs-Kenett-Test (▶ 2.4.4)		Kontingenz-koeffizient (▶ 5.1.4)		Ereignishäufigkeits-test (▶ 8.3.2)
				Häufungstrendtest von Ereignissen (▶ 8.3.3)
				Sprungstellen-Detektionstest von Cochran (▶ 8.3.4)
k-Stichproben-Mediantest (▶ 3.2.1)	Friedman-Test (▶ 3.4.1)	Spearmans rho (▶ 5.2.1)	Cohens „weighted kappa" (▶ 6.2.1)	Folgevorzeichen-Iterationstest von Wallis u. Moore (▶ 8.1.2)
H-Test von Kruskal u. Wallis (▶ 3.2.2)	Trendtest von Page (▶ 3.4.2)	Biseriale Rang-korrelation (▶ 5.2.2)	Kendalls Konkor-danzkoeffizient (▶ 6.2.2)	Rangkorrelationstest (▶ 8.2.2)
Trendtest von Jonckheere (▶ 3.2.3)		Partielle Rang-korrelation (▶ 5.2.3)		
Paardifferenzen-H-Test (▶ 3.2.5)		Multiple Rang-korrelation (▶ 5.2.4)		
		Kendalls tau (▶ 5.2.5)		
		Zwillingskorrelation von Whitfield (▶ 5.2.6)		
Randomisie-rungstest (▶ 4.1.3)	Randomisie-rungstest (▶ 4.1.3)			

Springer-Lehrbuch

J. Bortz G. A. Lienert

Kurzgefasste Statistik für die klinische Forschung

Leitfaden für die verteilungsfreie Analyse kleiner Stichproben

3., aktualisierte und bearbeitete Auflage

Mit 13 Abbildungen und 97 Tabellen
sowie zahlreichen Formeln

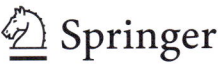 Springer

Prof. Dr. Jürgen Bortz †
Prof. Dr. Dr. Dr. h.c. mult. Gustav A. Lienert †

Dr. Tatjana Barskova [1]
Dr. Konrad Leitner [2]
Dr. Rainer Oesterreich [2]

[1] Fakultät V – Institut für Psychologie und Arbeitswissenschaft
der TU Berlin
[2] Fakultät IV – Institut für Wirtschaftsinformation
und Quantitative Methoden der TU Berlin
Franklinstraße 28/29, 10587 Berlin

ISBN 978-3-540-75737-5 Springer Medizin Verlag Heidelberg

Bibliografische Information der Deutschen Nationalbibliothek
Die Deutsche Nationalbibliothek verzeichnet diese Publikation
in der Deutschen Nationalbibliografie; detaillierte bibliografische Daten
sind im Internet über http://dnb.d-nb.de abrufbar.

Springer Medizin Verlag
springer.de

© Springer Medizin Verlag Heidelberg 1998, 2003, 2008

Planung: Dr. Svenja Wahl
Projektmanagement: Meike Seeker
Lektorat: Christine Bier, Nußloch
Einbandgestaltung: deblik Berlin
Satz: K+V Fotosatz GmbH, Beerfelden

SPIN 11798323

Gedruckt auf säurefreiem Papier   2126 – 5 4 3 2 1 0

Vorwort zur 3. Auflage

Die deutschsprachige Psychologie hat einen ihrer bedeutendsten Lehrbuchautoren im Bereich Psychologische Methodenlehre und Statistik verloren. Jürgen Bortz ist im September 2007 verstorben.

Er hat die vorliegende 3. Auflage der „Kurzgefassten Statistik" noch inhaltlich überarbeiten können, die Korrekturabzüge erreichten ihn nicht mehr. „Sein" Verlag, dem er sich seit 1977 eng verbunden fühlte, bat uns – als langjährige Kollegen und Freunde – diesen letzten Teil der Überarbeitung zu übernehmen. Wir kommen dieser Bitte gern, aber traurigen Herzens nach.

Die „Kurzgefasste Statistik" hat bereits durch zahlreiche Verbesserungen in der 2. Auflage eine Reife erlangt, die jetzt nur wenige Änderungen und Akzentuierungen notwendig erscheinen ließen.

Neben einigen Berichtigungen, Ergänzungen und der Aufnahme neuer Literaturquellen ist dies v. a. eine verstärkte Betonung von Überlegungen zur Teststärke (power): Die „Kurzgefasste Statistik" ist zugeschnitten auf Studien, die kleine Stichproben verwenden, weshalb i. d. R. eine geringe Teststärke angenommen werden muss. Für solche „underpowered studies" (S. 52) fordert Bortz wiederholte Replikationen, um wissenschaftlichen Fortschritt überhaupt zu ermöglichen. Die Berechnung der Teststärke und die Ermittlung „optimaler" Stichprobenumfänge werden an mehreren Beispielen veranschaulicht.

Bislang enthielt die „Kurzgefasste Statistik" keine Effektgrößen für Rangdaten. Hierfür kann jetzt die Berechnung von „relativen Effekten" herangezogen werden. Dies wird erläutert und für verschiedene Testmethoden demonstriert.

Als drei neuere Analyseverfahren für Rangdaten wurden im ▶ Kapitel 3 die Auswertung von 2×2-Plänen mit (▶ Abschn. 3.4.3) und ohne Messwiederholungen (▶ Abschn. 3.2.4) sowie der Vergleich zweier abhängiger Stichproben (▶ Abschn. 3.3.3) aufgenommen.

Sämtliche Beispiele wurden durchgesehen und dem aktuellen Stand medizinischer Erkenntnisse angepasst.

Im Vorwort zur 2. Auflage finden sich Hinweise zu Statistiksoftware für verteilungsfreie Analysen. Diese sind auch für die aktuelleren Versionen SPSS 15, SAS 9 und StatXact 8 gültig. Die Prozeduren in SPSS lassen sich leichter finden bzw. sind manchmal überhaupt nur verfügbar, wenn statt der graphischen Oberfläche die SPSS-Syntax benutzt wird (s. SPSS-Dokumentation oder Hilfe-Menü: „Command Syntax Reference").

In SPSS 15 stehen – zusätzlich zu den Angaben in der 2. Auflage – folgende Prozeduren zur Verfügung:

- Analysieren/Deskriptive Statistiken/Kreuztabellen:
  Bowker-Test (▶ Abschn. 2.5.3), allerdings unter dem Checkbox-Stichwort „McNemar"
  (in der Ausgabedatei: „McNemar-Bowker")
- Analysieren/Nichtparametrische Tests:
  Mediantest (▶ Abschn. 3.1.1), k-Stichproben-Mediantest
  (▶ Abschn. 3.2.1)
- Analysieren/Skalieren/Reliabilitätsanalyse:
  Fleiss' kappa (▶ Abschn. 6.1.2)

Stellvertretend und dennoch perönlich danken wir Herrn Dr. med. K. Sperber für die Überarbeitung der Beispiele und besonders Frau I. Ottmers für die umsichtige Erledigung der Schreibarbeiten sowie Frau Dr. S. Wahl und Frau M. Seeker vom Springer-Verlag für die gute Zusammenarbeit.

Berlin, im Januar 2008

Tatjana Barskova
Konrad Leitner
Rainer Oesterreich

Vorwort zur 2. Auflage

G. A. Lienert starb im Mai 2001. Eine lange Tradition verteilungsfreier Verfahren im deutschsprachigen Raum, die mit dem „gelben Lienert-Buch" im Jahre 1962 begann, ist nun von seinen Schülern allein fortzuführen und zu verantworten.

So musste auch die 2. Auflage der „Kurzgefassten Statistik" ohne den fachlichen Rat von Prof. Lienert auskommen. Dies war allerdings wenig problematisch, denn ich weiß, dass Prof. Lienert an Aufbau, Didaktik und Inhalt des Buches kaum etwas geändert hätte.

Dennoch bin ich froh, dass mir der Verlag Gelegenheit zu einer 2. Auflage gab. So konnte ich einige Schwächen der 1. Auflage wie ein teilweise ungeschickter Aufbau, sprachliche Ungenauigkeiten und auch einige inhaltliche Fehler ausräumen.

Von Fachkollegen kam die Kritik, dass der Titel des Buches unpräzise sei. Dies wurde im Einvernehmen mit dem Verlag bei der Neuformulierung des Untertitels berücksichtigt, der nun nicht mehr „verschweigt", dass im Buch sog. verteilungsfreie (nonparametrische) Verfahren behandelt werden.

Die Übersichtstabelle der Verfahren am Ende des Buches war offenbar falsch platziert. Diese nicht nur für Prüfungsvorbereitungen wichtige Tabelle wurde häufig zu spät oder gar nicht entdeckt. Sie hat jetzt am Buchanfang einen neuen Platz erhalten, wo sie hoffentlich nicht übersehen wird.

Die 1. Auflage verzichtete bewusst auf Hinweise zu Statistik-Software-Paketen mit verteilungsfreien Verfahren. Dies war kein Versäumnis, sondern geschah aus der Überzeugung, dass man ein statistisches Verfahren (und manchmal auch die eigenen Daten) erst dann richtig verstanden hat, wenn man „per Hand" rechnen kann. Dies gilt für die meisten verteilungsfreien Verfahren, die vorrangig bei kleinen Stichproben eingesetzt werden bzw. eingesetzt werden sollten.

Dessen ungeachtet wurde mehrfach der Wunsch nach einschlägiger Statistiksoftware geäußert, dem ich letztlich nachkommen will. Eine Internetrecherche (für die ich meinem Mitarbeiter Dr. R. Weber danke) führte (für Experten) zu folgenden Resultaten (die Zahlen in Klammern verweisen auf das jeweilige Buchkapitel):

SPSS (Version 11, Windows) „erledigt" unter
- Analysieren/Deskriptive Statistiken/Kreuztabellen: Fisher-Yates-Test (2.3.1), Vierfelder-χ^2-Text (2.3.2), k×2-Felder-χ^2-Test (2.4.2),

k×m-Felder-χ^2-Test (2.4.3), McNemar-Test (2.5.1), Phi-Koeffizient (5.1.1), CI-Index (5.1.3), Kontingenzkoeffizient (5.1.4), Rangkorrelation von Kendall (5.2.5) und Cohen's Kappa (6.1.1)

- Analysieren/Bivariate Korrelation: Rangkorrelation von Spearman (5.2.1), Biseriale Rangkorrelation, identisch mit Pearson-Korrelation bei 0/1-Kodierung des dichotomen Merkmals (5.2.2) und Rangkorrelation von Kendall (5.2.5)
- Analysieren/Nichtparametrische Tests: Binomialtest (2.1.1), χ^2-Anpassungstest (2.1.2), Goodness-of-fit-Test (2.2.2), McNemar-Test (2.5.1), Cochran-Test (2.5.4), U-Test (3.1.2), H-Test (3.2.2), Trendtest von Jonckheere (3.2.3), Wilcoxon-Test (3.3.2), Vorzeichentest (3.3.1), Friedman-Analyse (3.4.1), Kolmogoroff-Smirnov-Omnibustest (4.1.4), Kolmogoroff-Smirnov-Anpassungstest (4.2.1, 4.2.2), Kendalls Konkordanzkoeffizient (6.2.2) und Iterationshäufigkeitstest (8.1.1).

SAS Version 8 (Proc NPAR1WAY) enthält ebenfalls eine Reihe verteilungsfreier Verfahren (nähere Informationen unter http://www.sas.com) und ein nahezu vollständiges Angebot findet man im StatXact5-System (http://www.cytel.com).

Frau I. Ottmers danke ich für die Erledigung der Schreibarbeiten und den Mitarbeitern des Springer-Verlages für die gewohnt gute Zusammenarbeit.

Berlin, im Dezember 2002

Jürgen Bortz

Vorwort zur ersten Auflage

„Mit welchem statistischen Verfahren kann ich meine Daten auswerten?" Diese Frage bereitet vielen Diplomanden und Doktoranden der Medizin und Klinischen Psychologie häufig erhebliche Probleme, deren Lösung oftmals Expertenrat erfordert. Aber auch Absolventen eines statistischen Grundkurses können häufig nicht entscheiden, ob z. B. ein t-Test eingesetzt werden kann oder ob die untersuchte Patientenstichprobe hierfür zu klein ist bzw. den Verteilungsanforderungen dieses Tests nicht genügt.

Auswertungsprobleme dieser Art – kleine Stichproben und Merkmale mit fraglichen Verteilungseigenschaften – sind bei der Anwendung der in diesem Buch behandelten Verfahren nahezu irrelevant. Es handelt sich um sog. *verteilungsfreie* (oder nonparametrische) *Verfahren*, die – anders als die „klassischen" oder sog. parametrischen Tests – auch bei kleinen Stichproben und nicht normalverteilten Merkmalen eingesetzt werden können. Die Anwendung dieser voraussetzungsarmen Verfahren ist denkbar einfach und in der Regel ohne aufwendiges EDV-Equipment zu bewerkstelligen. Einfache Zähloperationen oder Berechnungen, die mühelos mit einem normalen Taschenrechner erledigt werden können, sollten auch mathematisch wenig versierten „Novizen" keine Probleme bereiten. Zudem enthält das Buch für die meisten verteilungsfreien Signifikanztests t-Test-analoge Tabellen, die die statistische Hypothesenprüfung erheblich erleichtern.

Die „Kurzgefasste Statistik" hat eine relativ lange Geschichte, die mit den „Verteilungsfreien Methoden in der Biostatistik" (Lienert 1962) begann. Die enorme Entwicklung dieser Verfahrensklasse dokumentiert die 2. Auflage, deren 1. Band (Lienert 1973) mehr als doppelt so umfangreich war wie die Erstauflage. Mit dem 2. Band (Lienert 1978) war aus den einst handlichen „Verteilungsfreien Methoden" ein Mammutwerk von über 2000 Seiten geworden, das einen eigenständigen Tafelband (Lienert 1975) erforderlich machte und durch einen Nachtrag mit Hinweisen auf neuere Entwicklungen ergänzt wurde (Lienert 1986). Die ursprüngliche *Zielgruppe*, die „Anwender" statistischer Verfahren, war jedoch zugegebenermaßen mit dieser Informationsflut überfordert, so dass wir beschlossen, die wichtigsten Verfahren wieder in einem Band zu vereinen (Bortz, Lienert und Boehnke 1990). Aber auch dieser 940 Seiten umfassende Band war – so unsere Rückmeldungen aus Forschung und Lehre – letztlich nur für Experten interessant, was schließlich – auch auf Wunsch des Springer-Verlages – zu der nun vorliegenden Kurzfassung führte.

Die „Kurzgefasste Statistik" verzichtet – unter Verweis auf Bortz, Lienert und Boehnke (1990) – fast vollständig auf die ma-

thematische Herleitung der behandelten Verfahren. All diese Testverfahren werden nach einem einheitlichen Schema vorgestellt:
Zunächst wird kurz erörtert, für welche Art von Fragestellungen
das jeweilige Verfahren geeignet ist (*Zielsetzung*). Es folgt eine
Beschreibung der *Durchführung* des Verfahrens und ein ausführ-
liches *Zahlenbeispiel*, in dem Schritt für Schritt – von der Darstellung eines zu überprüfenden Problems über die Formulierung
der Hypothesen bis hin zur Interpretation der Ergebnisse – die
Anwendung des Verfahrens erklärt wird. Diese leicht nachzu-
vollziehende, behutsame Erarbeitung der verteilungsfreien Testverfahren wird – so hoffen wir – dem anwendungsorientierten
Nachwuchswissenschaftler sehr entgegenkommen.

Das Buch vermittelt – auch für autodidaktische Studien – statistische Methoden, die für die klinische Forschung benötigt und für
einschlägige Publikationen gefordert werden. Es beginnt im 1. Kapitel mit einer kurzen Darstellung der hypothesenprüfenden Inferenzstatistik. Die Kapitel 2, 3 und 4 befassen sich mit Verfahren
zur Auswertung von Häufigkeiten, Rangreihen und Messwerten
und Kapitel 5 behandelt die Berechnung und Überprüfung von Zu-
sammenhangsmaßen (verteilungsfreie Korrelation). Mit Kapitel 6
wird ein gerade für die klinische Forschung wichtiges Thema aufgegriffen – die Überprüfung der Übereinstimmung von (Exper-
ten-)Urteilen über Symptome, Diagnosen und die bestmögliche
Therapie. Kapitel 7 zeigt, wie man durch Einsatz sequenzieller Signifikanztests die Größe der erforderlichen Patientenstichprobe mi-
nimieren kann. In Kapitel 8 geht es um die verteilungsfreie Analyse
von Abfolgen, Zeitreihen und zeitlichen Verteilungen klinischer
Manifestationen, wie Behandlungswirkungskurven und Anfallsin-
tervallen; das abschließende Kapitel 9 verweist auf vertiefende Literatur und einige wichtige Neuentwicklungen im Bereich der verteilungsfreien Statistik. Wichtig ist noch der Hinweis, dass alle in
diesem Buch behandelten Verfahren samt Indikation am Ende
des Buches in einer Überblickstabelle zusammengefasst sind, wodurch die gezielte Suche nach einem problemadäquaten Signifikanztest erleichtert werden soll.

Für fachliche, medizinisch- wie auch statistisch-didaktische
Ratschläge danken wir Herrn Priv.-Doz. Dr. R. Oesterreich, Herrn
Dr. K. Sperber und Herrn K. Leitner. Bei der Überprüfung der Korrekturabzüge waren Frau D. Bourger, Frau R. Jäger, Herr J. Bretz
sowie Herr R. Weber behilflich und die erforderlichen Schreibarbeiten erledigten Frau H. Feige, Frau L. Ottmers (Berlin) sowie
Frau M. Schraft (Nürnberg). Ihnen, sowie Frau Dr. H. Berger
und Herrn K. Schwind, die verlagsseitig die „Kurzgefasste Statistik" betreuten, sei ebenfalls herzlich gedankt.

Berlin und Nürnberg, im Januar 1998   *Jürgen Bortz*
                                            Gustav A. Lienert

Inhaltsverzeichnis

Einführung in die Inferenzstatistik

Dieses Buch wurde mit der Zielsetzung geschrieben, Medizinern oder Psychologen bei der statistischen Auswertung klinisch-empirischer Untersuchungen behilflich zu sein. Wenn hier von statistischer Auswertung die Rede ist, meinen wir nicht die deskriptive Aufarbeitung der erhobenen Daten (Laborwerte, Symptome, Diagnosen, Krankheitsverläufe etc.) in Form von zusammenfassenden Grafiken oder statistischen Kennwerten (Mittelwerte, Streuungen etc.). Dies ist Aufgabe der beschreibenden Statistik, die hier nicht thematisiert wird. Unser Anliegen ist es, ein einfaches Instrumentarium bereitzustellen, mit dem man herausfinden kann, ob eine klinische Forschungshypothese durch eine empirische Untersuchung bestätigt wird oder nicht. Wenn die Anzahl der untersuchten Patienten relativ klein ist, sind hierfür die sog. verteilungsfreien Tests besonders geeignet, die Gegenstand dieses Buches sind (▶ Abschn. 1.2.6).

Angenommen, man hätte die Hypothese formuliert, eine neue Behandlungsmethode A sei erfolgreicher als eine alte bewährte Behandlungsmethode B, und eine empirische Untersuchung möge zeigen, dass in der Tat mit der neuen Methode 10% mehr Behandlungserfolge erzielt werden als mit der alten Methode. Kann man nun davon ausgehen, die Überlegenheit der neuen Methode sei erwiesen oder gar „bewiesen"? Nehmen wir ferner an, man habe mit beiden Methoden jeweils 20 Patienten behandelt mit 10 Behandlungserfolgen nach der alten Methode. „10% mehr" von 10 Behandlungserfolgen bedeuten nichts anderes, als dass mit der neuen Methode 11 Patienten, also lediglich ein Patient mehr erfolgreich behandelt werden konnte. Müssen wir uns angesichts dieser Zahlen nicht fragen, ob diese „Überlegenheit" nichts anderes ist als ein Produkt des Zufalls?

Diese Thematik, die Absicherung eines Untersuchungsergebnisses gegen ein Zufallsergebnis, ist zentral für alle statistischen Verfahren zur Hypothesenprüfung *(Inferenzstatistik)*.

Die Frage, ob ein empirisches Untersuchungsergebnis zufallsbedingt sein kann oder nicht, sollte in jeder klinischen Forschungsarbeit beantwortet werden. Die Vielfalt der Fragestellungen, die Gegenstand einer statistischen Hypothesenprüfung sein können, sei anhand einiger Beispiele, die in den folgenden Kapiteln ausführlich behandelt werden, exemplarisch verdeutlicht:

- Ist die erhöhte Krebsmortalität in einem Wohnhaus mit dem Zufall zu erklären, oder sind hierfür besondere, krebsfördernde Ursachen verantwortlich zu machen? (▶ Beispiel 2.1)
- Ist die Behandlung schizophrener Patienten mit einem typischen Neuroleptikum erfolgreicher als mit einem atypischen Neuroleptikum, oder sind die Wirkunterschiede u. U. nur zufallsbedingt? (▶ Beispiel 3.3)
- Wird die Lebensqualität von Patienten mit Coxarthrose durch eine Endoprothese tatsächlich „überzufällig" verbessert? (▶ Beispiel 4.2)
- Muss man davon ausgehen, dass der Zusammenhang zwischen dem Verlaufsstadium von chronisch-obstruktiven Lungenerkrankungen und dem Schweregrad der krankheitsbedingten Dyspnoe zufallsbedingt ist, wenn man das Alter der Patienten berücksichtigt? (▶ Beispiel 5.6)
- Sind Internisten in der Lage, die Ätiologie einer chronischen Hepatitis übereinstimmend zu diagnostizieren, oder sind die erzielten Übereinstimmungen ein Produkt des Zufalls? (▶ Beispiel 6.2)
- Können die Schwankungen der täglich gemessenen Blutzuckerwerte bei einem Patienten mit Diabetes mellitus Typ II zufallsbedingt sein, oder verbirgt sich hinter den Schwankungen eine Systematik? (▶ Beispiel 8.2)

Jede dieser Fragestellungen erfordert einen eigenständigen Hypothesentest. Die in diesem Buch behandelten Tests sind vorne im Buchdeckel in einer nach Art der Fragestellung und Datenart gegliederten Übersicht zusammengestellt.

Die Hypothesentests machen letztlich nichts anderes, als die Wahrscheinlichkeit zu ermitteln, mit der das Untersuchungsergebnis ein reines Zufallsergebnis ist. Wenn diese Wahrscheinlichkeit sehr klein ist, können wir vermuten, dass das Untersuchungsergebnis *nicht* zufallsbedingt ist, sondern einen systematischen Effekt anzeigt. Hierüber werden wir im ▶ Abschn. 1.2 ausführlicher berichten.

Zuvor jedoch müssen wir uns mit einigen grundlegenden Begriffen auseinandersetzen, die für alle statistischen Hypothesentests zentral sind. Hierzu gehört insbesondere der Wahrscheinlichkeitsbegriff, mit dem wir uns im Folgenden beschäftigen.

1.1 Zum Begriff „Wahrscheinlichkeit"

Wir alle kennen das auf die beschreibende Statistik gemünzte Wort: „Mit Statistik kann man alles beweisen!" Richtiger müsste es aus dem Blickwinkel der hypothesenprüfenden Statistik heißen: Mit Statistik kann man gar nichts beweisen, keinen Unterschied, keinen Zusammenhang, keine Gesetzmäßigkeit, sofern man von einem Beweis fordert, dass er logisch und sachlich unwidersprochen bleiben soll.

> Was kann die moderne Statistik als wissenschaftliche Methode wirklich leisten? Sie gibt Auskunft darüber, mit welcher Wahrscheinlichkeit Unterschiede, Zusammenhänge und Regelmäßigkeiten, die wir in Stichprobenerhebungen gefunden haben, rein zufällig entstanden sein können, oder inwieweit sie als allgemein gültig anzusehen sind. Absolut sichere Aussagen und Voraussagen sind mithilfe der Statistik unmöglich. Jedoch liegt es an uns, das Risiko bzw. die Wahrscheinlichkeit dafür, dass unsere Aussage falsch ist, nach Art der wissenschaftlichen Fragestellung höher oder niedriger anzusetzen.

Der Begriff „Wahrscheinlichkeit" ist uns auch im Alltag geläufig. Wenn beispielsweise im Wetterbericht bekanntgegeben wird, dass es heute mit einer Wahrscheinlichkeit von 90% regnen wird, dürfte es wohl kaum jemand versäumen, für den geplanten Spaziergang einen Regenschirm mitzunehmen. Auch Fragen nach der Wahrscheinlichkeit, beim Münzwurf „Zahl" zu werfen, mit einem Würfel eine Sechs zu würfeln oder aus einem Skatspiel mit 32 Karten zufällig das Herz-As zu ziehen, verlangen keine besonderen mathematisch-statistischen Kenntnisse. Für die Beantwortung der letztgenannten Fragen gibt es eine einfache Regel, die generell für gleich wahrscheinliche bzw. gleichwertige Ereignisse gilt: Wir überlegen uns die Anzahl der „günstigen" Ereignisse (dies sind die Ereignisse, deren Wahrscheinlichkeit wir bestimmen wollen) und dividieren diese Anzahl durch die Anzahl aller möglichen Ereignisse (dies sind alle Ereignisse, die im jeweiligen Versuch vorkommen können). Das Resultat ist die gesuchte Wahrscheinlichkeit, die wir mit dem Buchstaben p symbolisieren (von „probabilité").

$$p = \frac{\text{Anzahl der günstigen Ereignisse}}{\text{Anzahl der möglichen Ereignisse}} \qquad (1.1)$$

Für das Münzbeispiel erhalten wir nach dieser Regel p = 1/2 (oder 50%), für das Würfelbeispiel p = 1/6 (oder 16,7%) und für das Skatbeispiel p = 1/32 (oder 3,1%).

Mit Gl. 1.1 können wir beispielsweise auch bestimmen, wie groß die Wahrscheinlichkeit ist, mit einem Würfel eine ungerade Zahl zu werfen. Da hier die Zahlen 1, 3 und 5 „günstige" Ereignisse darstellen, und 6 Zahlen möglich sind, erhält man p = 3/6 = 1/2. In gleicher Weise ermittelt man die Wahrscheinlichkeit für eine Pik-Karte im Skatspiel zu 8/32 = 1/4, da 8 der 32 Skatkarten die „Farbe" Pik aufweisen.

> Aus Gl. 1.1 geht hervor, dass jede Wahrscheinlichkeit einen Wert p hat, der nicht negativ und nicht größer als 1 ist, d. h. die Wahrscheinlichkeitsskala erstreckt sich von 0 (unmögliches Ereignis) bis 1 (sicheres Ereignis).

Wir haben die obige Definition noch etwas näher zu erläutern. Halten wir uns dabei an das Würfelbeispiel: Die Anzahl der möglichen Ereignisse beträgt 6. Diese 6 Ereignisse schließen einander aus, denn man kann nicht sowohl eine 4 als auch eine 6 im selben Wurf erzielen. Die 6 Ereignisse sind auch gleichwertig, denn jedes Ergebnis hat die gleiche Chance aufzutreten.

Die beiden Begriffe „gleichwertig" und „einander ausschließend" wollen wir an 2 Beispielen illustrieren.

Beispiel 1.1. Kartenspiel

Jemand möchte die Wahrscheinlichkeit, aus einem Skatspiel entweder ein As oder eine Herz-Karte zu ziehen, ermitteln. Das Kartenspiel enthält 32 Karten, darin befinden sich 4 Asse und 8 Herz-Karten. Folglich stehen – so möchte man meinen – die günstigen Ereignisse im Verhältnis zu den möglichen Ereignissen wie 12:32, also ist p = 0,375. Diese Schlussfolgerung ist aber unrichtig, denn ein As (das Herz-As) gilt zugleich auch als Herz-Karte. Das Auftreten eines Asses schließt also das Auftreten einer Herz-Karte nicht aus. Die Bedingung, dass die Ereignisse einander ausschließen sollen, ist nicht erfüllt. Daher sind wir zu einem unrichtigen Wahrscheinlichkeitswert gekommen. Der richtige beträgt p = 11/32 = 0,344.

Beispiel 1.2. Münzwurfspiel

Angenommen, jemand möchte die Wahrscheinlichkeit ermitteln, bei 2 hintereinander durchgeführten Würfen mit einer Münze 2-mal Zahl zu erhalten. Die 3 möglichen Ergebnisse, 2-mal Zahl, 2-mal Adler sowie einmal Zahl und einmal Adler schließen sich gegenseitig aus. Man könnte also schlussfolgern, die Wahrscheinlichkeit, 2-mal Zahl zu werfen, betrage 1/3. Diese Überlegung ist falsch, denn die 3 Ereignisse sind nicht gleichwertig. Das 3. Ereignis

(Zahl-Adler) kann nämlich in zweifacher Weise zustande kommen: Das 1. Mal Zahl und das 2. Mal Adler oder umgekehrt das 1. Mal Adler und das 2. Mal Zahl. Richtig wäre folgende Überlegung gewesen: Es resultieren 4 gleichwertige Ereignisse: Zahl-Zahl, Adler-Adler, Zahl-Adler und Adler-Zahl. Daraus ersehen wir, dass die Wahrscheinlichkeit, 2-mal Zahl zu werfen, nicht p = 1/3, sondern p = 1/4 ausmacht. Dadurch, dass wir die Aufeinanderfolge von Zahl und Adler außer Acht gelassen haben, sind die Ereignisse nicht mehr gleich wahrscheinlich bzw. nicht mehr gleichwertig.

1.1.1 Theoretische und empirische Wahrscheinlichkeit

Wenn wir eine Münze werfen, so erwarten wir das Resultat „Zahl" mit einer Wahrscheinlichkeit von p = 1/2. Wir folgern nämlich: Es gibt nur 2 mögliche Resultate, von denen eines im gegebenen Fall mit Sicherheit eintreten muss, so dass – wenn die Münze nicht verfälscht ist – jedes der beiden Resultate die gleiche Wahrscheinlichkeit hat. Da wir dieses Resultat allein auf logischem Weg erzielt haben, sprechen wir von einer theoretischen, einer erwarteten oder einer *A-priori-Wahrscheinlichkeit*.

Werfen wir dagegen eine Münze, deren eine Kante stark abgenutzt ist, so dürfen wir nicht mehr erwarten, dass bei einem beliebigen Wurf das Symbol „Zahl" mit der Wahrscheinlichkeit p = 1/2 oben liegt. Auf die Größe der Wahrscheinlichkeit, in diesem Fall „Zahl" zu werfen, kann uns nur ein Experiment einen Hinweis geben: Wir werfen die Münze einige 100-mal und zählen aus, wie oft wir das Resultat „Zahl" erhalten. Bilden wir den Quotienten aus der Anzahl der „Zahlen" und der Anzahl der Würfe, so erhalten wir eine relative Häufigkeit, die wir als empirische, beobachtete oder als *A-posteriori-Wahrscheinlichkeit* bezeichnen. Mit zunehmender Anzahl von Versuchen konvergiert die relative Häufigkeit auf einen konstanten Wert p. Bezeichnen wir die Häufigkeit eines Ereignisses A mit f(A) und die Anzahl aller Ereignisse einer Versuchsreihe mit N, so ergibt sich als Gleichung für die A-posteriori-Wahrscheinlichkeit p(A):

$$p(A) = \lim_{N \to \infty} \frac{f(A)}{N} \tag{1.2}$$

Im Folgenden wenden wir uns den wichtigsten Gesetzen der Wahrscheinlichkeitsrechnung zu, dem Additions- und Multiplikationssatz für Wahrscheinlichkeiten.

1.1.2 Additions- und Multiplikationssatz

Beim Würfelspiel können wir uns fragen, wie groß die Wahrscheinlichkeit ist, eine 6 *oder* eine 5 zu werfen. Da wir es hier mit 2 günstigen unter 6 möglichen Fällen zu tun haben, ist p = 2/6 = 0,33. Die Wahrscheinlichkeit, eine 6, eine 5 oder eine 2 zu werfen, ist entsprechend durch 1/6 + 1/6 + 1/6 = 0,5 gegeben. Sie ist also die Summe der Wahrscheinlichkeiten, eine 6, eine 5 oder eine 2 zu werfen. Die Verallgemeinerung dieser Überlegung führt zum *Additionssatz der Wahrscheinlichkeit*. Er lautet:

> Die Wahrscheinlichkeit p, dass von k einander ausschließenden Ereignissen das erste *oder* das zweite *oder* das dritte *oder* das k-te eintritt, ist gleich der Summe der Wahrscheinlichkeiten für das Auftreten der k Einzelereignisse.

Bezeichnen wir allgemein mit p_i die Wahrscheinlichkeit des i-ten Ereignisses, so beträgt die zusammengesetzte Wahrscheinlichkeit nach dem Additionssatz:

$$p = p_1 + p_2 + \dots + p_i + \dots + p_k = \sum_{i=1}^{k} p_i \qquad (1.3)$$

Wenn k die Anzahl *aller* möglichen Ereignisse eines Versuchs (z. B. die Augenzahlen 1 bis 6 bei einem Würfelversuch) kennzeichnet, hat die Gesamtsumme der Einzelwahrscheinlichkeiten den Wert 1 (die Wahrscheinlichkeit eine 1 *oder* eine 2 *oder* eine …6 zu werfen, ist 1. Anders formuliert: Die Wahrscheinlichkeit, dass bei einem Würfelversuch irgendeine der 6 möglichen Augenzahlen fällt, beträgt 1).

Nun zu einem anderen Problem:

Wenn wir einen Würfel 2-mal hintereinander werfen, so können wir uns fragen: Wie groß ist die Wahrscheinlichkeit p, dass wir 2-mal eine 6, d.h. also eine 6 *und* eine 6 werfen? Dieselbe Frage wäre auch für den gleichzeitigen Wurf zweier Würfel zu stellen. Die theoretische Wahrscheinlichkeit leitet sich aus folgender Überlegung her: Für den 1. Wurf gibt es 6 mögliche Ereignisse, nämlich die Zahlen 1 bis 6. Das gleiche gilt für den 2. Wurf. Da nun das Ereignis des 2. Wurfs vom Ereignis des 1. Wurfs unabhängig ist, treten alle möglichen Ereigniskombinationen (1 und 1, 1 und 2, 1 und 3, …, 6 und 5, 6 und 6) mit gleicher Wahrscheinlichkeit auf. Da jede mögliche Zahl des 1. Wurfs mit jeder möglichen Zahl des 2. Wurfs kombiniert sein kann, erhält man 6·6 = 36 gleichwertige mögliche Ereignisse. Eines dieser Ereignisse, nämlich die Kombination 6 und 6, stellt das günstige Ereignis dar, so dass wir nach Gl. 1.1 den Wert p = 1/36 errechnen.

Entsprechend ist die Wahrscheinlichkeit, mit einer Münze 2-mal „Zahl" zu werfen: p = 1/2·1/2 = 1/4. Wir können diesen als *Multiplikationssatz der Wahrscheinlichkeit* bekannten Tatbestand allgemein so formulieren:

> Die Wahrscheinlichkeit p, dass von k unabhängigen Ereignissen das erste *und* das zweite *und* das dritte *und* … das k-te Ereignis gemeinsam auftreten, ist gleich dem Produkt der Einzelwahrscheinlichkeiten p_i dieser Ereignisse.

$$p = p_1 \cdot p_2 \cdot \ldots \cdot p_i \cdot \ldots \cdot p_k = \prod_{i=1}^{k} p_i \qquad (1.4)$$

Mit einem einfachen „Trick" lässt sich schnell erkennen, wann der Additionssatz und wann der Multiplikationssatz anzuwenden ist. Wenn die Ereignisse mit einer „oder"-Verknüpfung zu verbinden sind, kommt der Additionssatz zur Anwendung und bei einer „und"-Verknüpfung der Multiplikationssatz.

Frage: Wie groß ist die Wahrscheinlichkeit (p), mit zwei Würfeln eine Augenzahlsumme von 10 zu werfen? Wir erzielen diese Summe mit einer 5 für den ersten *und* einer 5 für den zweiten Würfel *oder* einer 4 für den ersten *und* einer 6 für den zweiten Würfel *oder* mit einer 6 für den ersten *und* einer 4 für den zweiten Würfel. Wir wenden bei den „und"-Verknüpfungen den Multiplikationssatz an und bei den „oder"-Verknüpfungen den Additionssatz.

$$5 \text{ und } 5 \quad \text{oder} \quad 4 \text{ und } 6 \quad \text{oder} \quad 6 \text{ und } 4$$
$$p = 1/6 \cdot \quad 1/6 \quad + \quad 1/6 \cdot \quad 1/6 \quad + \quad 1/6 \cdot 1/6 = 3/36$$

Ein anderes Beispiel: Die Augenzahlsumme 7 resultiert aus 6 und 1 oder 5 und 2 oder 4 und 3 oder 3 und 4 oder 2 und 5 oder 1 und 6, d.h. $p = 6/36 = 1/6$.

Additions- und Multiplikationssatz sind wichtige Ausgangspunkte der folgenden Ausführungen und der späteren über die statistische Entscheidung (▶ Abschn. 1.2.3).

1.1.3 Punktwahrscheinlichkeit

Wenden wir uns von den Würfelversuchen, die 6 mögliche Resultate ergeben, wieder dem einfacheren Münzenversuch mit 2 Alternativen zu: Fragen wir uns, welche Kombinationen von „Zahl" (Z) und „Adler" (A) wir bei einem Wurf von 3 Münzen theoretisch erhalten können. Im Folgenden sind die Möglichkeiten vollzählig zusammengestellt: ZZZ, ZZA, ZAZ, AZZ, ZAA, AZA, AAZ, AAA.

Es gibt also 8 mögliche Kombinationen, nämlich einmal 3Z, 3-mal 2Z und 1A, 3-mal 1Z und 2A und einmal 3A. Der 1. Münzwurf hat 2 mögliche Ausgänge (Z, A) und der 2. auch. Kombinieren wir die beiden Münzwürfe, resultieren $2 \cdot 2 = 4$ mögliche Kombinationen, denn jeder Ausgang des 1. Münzwurfs kann mit jedem Ausgang des 2. Münzwurfs gemeinsam auftreten (ZZ, ZA, AZ, AA). Kommt nun noch eine 3. Münze hinzu, kann jede dieser 4 Kombinationen mit den beiden Ausgängen des 3. Münzwurfs kombiniert werden, d. h. wir erhalten die oben schon ausgeführten $2 \cdot 2 \cdot 2 = 2^3 = 8$ verschiedenen Kombinationen. Allgemein erhalten wir bei N Münzen 2^N mögliche Kombinationen.

Bei $N = 3$ Münzen finden wir unter den 8 möglichen Kombinationen nur eine, bei der alle Münzen auf „Zahl" fallen. Die Wahrscheinlichkeit, 3-mal „Zahl" zu erhalten, ist also nach Gl. 1.1 $p = 1/8$. Die Wahrscheinlichkeit, dass wir bei einem Wurf die Kombination 2-mal „Zahl" und einmal „Adler" (ZZA oder ZAZ *oder* AZZ) antreffen werden, beträgt 3/8 wie auch für die Kombination einmal „Zahl" und 2-mal „Adler" (ZAA *oder* AZA *oder* AAZ). Die Wahrscheinlichkeit, 3-mal „Adler" zu werfen, ergibt sich wiederum zu 1/8.

> Die Wahrscheinlichkeit für ein bestimmtes Ereignis (z. B. die Kombination „2-mal Z, einmal A") nennt man *Punktwahrscheinlichkeit*. Man erhält die Punktwahrscheinlichkeit p, indem man die Häufigkeit, mit der das Ereignis vorkommen kann (z. B. 3 Möglichkeiten für die Kombination „2-mal Z und einmal A"), durch die Anzahl aller möglichen Kombinationen (in diesem Beispiel 8) dividiert.

Diese p-Werte erhalten wir auch über das sog. *Pascal-Dreieck* (◘ Tab. 1.1). Das Pascal-Dreieck in ◘ Tabelle 1.1 wurde für N = 1 bis N = 5 Münzen in Einserschritten entwickelt. (Die in Klammern gesetzte Zeile N = 0 wurde der Vollständigkeit halber mit aufgenommen). Wie man leicht erkennt, ergeben sich die Häufigkeiten einer Zeile als Summe von jeweils 2 benachbarten Häufigkeiten der vorangehenden Zeile. Jede Zeile wird am Anfang und am Ende durch die Zahl „1" ergänzt. Diesem Prinzip folgend lässt sich das Pascalsche Dreieck in ◘ Tabelle 1.1 beliebig fortschreiben.

Die Spalte N enthält die Anzahl der Münzen und die Spalte 2^N die Anzahl *möglicher* Kombinationen. Die Zahlen innerhalb des Dreiecks geben an, wie häufig die jeweilige Kombination vorkommt („*günstige*" Kombinationen). Die 3. Zeile (mit N = 2) als Beispiel besagt also, dass die Kombination „2×Z" einmal, die Kombination „1×Z, 1×A" 2-mal und die Kombination „2×A" einmal vorkommt, so dass insgesamt $2^2 = 4$ mögliche Kombinationen resultieren.

Nach der Regel „günstige Kombinationen/mögliche Kombinationen" (Gl. 1.1) ergeben sich aus ◘ Tabelle 1.1 z. B. für N = 4 die folgenden Punktwahrscheinlichkeiten:

$$p \text{ (4-mal Z)} \qquad\qquad = 1/16$$
$$p \text{ (3-mal Z, einmal A)} = 4/16$$
$$p \text{ (2-mal Z, 2-mal A)} = 6/16$$
$$p \text{ (einmal Z, 3-mal A)} = 4/16$$
$$p \text{ (4-mal A)} \qquad\qquad = 1/16$$

Die Punktwahrscheinlichkeiten für alle Varianten „günstiger" Kombinationen addieren sich zu 1.

Diese Punktwahrscheinlichkeiten lassen sich jedoch auch ohne das Pascal-Dreieck ermitteln. Da wir die Anzahl der möglichen Kombinationen mit 2^N bereits kennen, brauchen wir uns nur noch darüber Gedanken zu machen, wie häufig eine günstige Kombination zustandekommen kann, um über Gl. 1.1 deren Punktwahrscheinlichkeit ausrechnen zu können.

Angenommen, wir hätten nacheinander 4 Münzen geworfen und fragen danach, wie häufig die „günstige" Kombination „3×Z, 1×A" vorkommen kann. Nach ◘ Tabelle 1.1 gibt es hierfür offenbar 4 verschiedene Möglichkeiten, d.h. die Anzahl der günstigen Möglichkeiten wäre 4.

Zu diesem Ergebnis kommen wir auch durch folgende Überlegung: Wir markieren zunächst 4 Münzen mit den Buchstaben A, B, C und D. Nun werfen wir die 4 Münzen in einer zufälligen Reihenfolge und fragen, mit welcher Münze die 1. „Zahl" geworfen wird. Dies kann natürlich mit gleicher Wahrscheinlichkeit jede der 4 Münzen sein. Wenn wir annehmen, dass mit A die 1. „Zahl" geworfen wurde, bleiben für die 2. „Zahl" nur die Münzen B, C und D übrig. Hätten wir mit Münze B die 2. Zahl geworfen, kann die 3. Zahl nur noch auf die Münzen C oder D fallen. Fällt sie auf C, bleibt für „Adler" nur die Münze D übrig. Insgesamt gibt es also $4 \cdot 3 \cdot 2 \cdot 1 = 24$ Möglichkeiten, das Ergebnis „$3 \times Z$, $1 \times A$" zu erzielen. Diese sind in ◘ Tabelle 1.2 veranschaulicht.

Betrachten wir diese 24 Aufteilungsmöglichkeiten, stellen wir fest, dass es z.B. für die Aufteilung von Z auf die Münzen A, B und C 6 verschiedene Reihenfolgen gibt. Diese sind in ◘ Tabelle 1.2 durch ein Kreuz markiert. Die 6

◘ **Tabelle 1.1.** Pascal-Dreieck

Überwiegen von „Zahl"			Überwiegen von „Adler"			N	2^N
		(1)				(0)	(1)
	1		1			1	2
	$1 \times Z$		$1 \times A$				
	1	2	1			2	4
	$2 \times Z$	$1 \times Z, 1 \times A$	$2 \times A$				
	1	3	3	1		3	8
	$3 \times Z$	$2 \times Z, 1 \times A$	$1 \times Z, 2 \times A$	$3 \times A$			
1	4	6	4	1		4	16
$4 \times Z$	$3 \times Z, 1 \times A$	$2 \times Z, 2 \times A$	$1 \times Z, 3 \times A$	$4 \times A$			
1	5	10	10	5	1	5	32
$5 \times Z$	$4 \times Z, 1 \times A$	$3 \times Z, 2 \times A$	$2 \times Z, 3 \times A$	$1 \times Z, 4 \times A$	$5 \times A$		

◘ **Tabelle 1.2.** Verteilungsmöglichkeiten für die Kombination „$3 \times Z$, $1 \times A$" auf 4 Münzen A, B, C und D. (Erläuterungen s. Text)

	Nr.	Z	Z	Z	A		Nr.	Z	Z	Z	A
X	1	A	B	C	D	X	13	C	A	B	D
	2	A	B	D	C		14	C	A	D	B
X	3	A	C	B	D	X	15	C	B	A	D
	4	A	C	D	B		16	C	B	D	A
	5	A	D	B	C		17	C	D	A	B
	6	A	D	C	B		18	C	D	B	A
X	7	B	A	C	D		19	D	A	B	C
	8	B	A	D	C		20	D	A	C	B
X	9	B	C	A	D		21	D	B	A	C
	10	B	C	D	A		22	D	B	C	A
	11	B	D	A	C		23	D	C	A	B
	12	B	D	C	A		24	D	C	B	A

Reihenfolgen ergeben sich nach der gleichen Zählregel wie die oben ermittelten 24 Aufteilungsmöglichkeiten. Bei 3 Münzen gibt es für den 1. Platz 3 Möglichkeiten für Z, für den 2. Platz gibt es 2 Möglichkeiten und die dritte Münze erhält den letzten Platz. Insgesamt sind also $3 \cdot 2 \cdot 1 = 6$ Reihenfolgen möglich. Hierbei handelt es sich um die Reihenfolgen ABC, ACB, BAC, BCA, CAB und CBA. Für die Frage nach der Anzahl der günstigen Kombinationen für „$3 \times Z$, $1 \times A$" sind diese 6 Reihenfolgen jedoch irrelevant, denn alle bedeuten 3-mal Z für die Münzen A, B und C.

Andere günstige Kombinationen resultieren, wenn Z auf die Münzen A, B und D; A, C und D oder B, C und D fällt. Jede dieser günstigen Kombinationen kann ihrerseits in 6 verschiedenen, vom Ergebnis her gleichwertigen Reihenfolgen vorkommen. Um die Anzahl der günstigen Kombinationen für „$3 \times Z$, $1 \times A$" zu erhalten, dividieren wir also alle 24 Aufteilungsmöglichkeiten durch die Anzahl der jeweils 6 „ergebnisneutralen" Reihenfolgen. Im Resultat erhalten wir mit $24 : 6 = 4$ die bereits bekannte Anzahl für die Kombinationen „$3 \times Z$, $1 \times A$".

Ein anderes Beispiel: Wieviele Möglichkeiten gibt es für die Kombination „$2 \times Z$, $2 \times A$" bei 4 Münzen? Die Antwort liefert uns das Pascal-Dreieck: 6 Möglichkeiten.

Der folgende Gedankengang bestätigt diese Antwort. Wie oben gibt es 24 Möglichkeiten, wie sich die Kombination „$2 \times Z$, $2 \times A$" auf die Münzen A, B, C und D verteilen kann: Die erste Zahl fällt auf eine der 4 Münzen, die zweite auf eine der verbleibenden 3 Münzen, der 1. Adler auf eine der 2 restlichen Münzen und der 2. Adler auf die letzte noch „freie" Münze. Dies gibt erneut $4 \cdot 3 \cdot 2 \cdot 1 = 24$ Verteilungsmöglichkeiten. Hierin enthalten sind jedoch auch diesmal verschiedene, im Ergebnis neutrale Abfolgen. Für „$2 \times Z$" auf den Münzen A, B gibt es 2 ergebnisneutrale Abfolgen (AB, BA) und für „$2 \times A$" auf C, D ebenfalls (CD, DC). Dies gilt entsprechend für alle anderen Kombinationen, so dass wir die Anzahl aller Verteilungsmöglichkeiten durch die Anzahl der jeweils ergebnisneutralen Abfolgen (2 für „$2 \times Z$" und 2 für „$2 \times A$") dividieren, um die Anzahl aller Möglichkeiten für die günstige Kombination „2Z, 2A" zu erhalten. Das Ergebnis lautet – wie bereits bekannt – $24 / (2 \cdot 2) = 6$: (ZZAA; ZAZA; ZAAZ; AZZA; AZAZ; AAZZ).

Für die Verallgemeinerung dieses Gedankenganges vereinbaren wir N = Anzahl der Münzen, x = Häufigkeit für „Zahl" und demzufolge N–x = Häufigkeit für „Adler". Die Anzahl der Verteilungsmöglichkeiten für eine beliebige Kombination von Z und A bei N Münzen ergibt sich zu

$$N \cdot (N-1) \cdot (N-2) \cdot \ldots \cdot 2 \cdot 1 = N!$$

Die obige Produktkette wird durch N! (lies: N Fakultät) abgekürzt. N! ist zu dividieren durch die Anzahl der ergebnisneutralen Abfolgen für x-mal Zahl (x!) und für (N–x)-mal Adler (N–x)! Wir erhalten also mit M = Anzahl der Möglichkeiten für eine beliebige Kombination

$$M = \frac{N!}{x! \cdot (N-x)!}$$

Dieser Ausdruck wird häufig durch das sog. *Euler-Symbol* $\binom{N}{x}$ (lies: N über x) gekennzeichnet.

$$M = \frac{N!}{x! \cdot (N-x)!} = \binom{N}{x} \tag{1.5}$$

Mit dieser Rechenregel können wir also auch ohne das Pascal-Dreieck für beliebige N- und x-Werte die Anzahl der Möglichkeiten für eine Kombination (= günstige Ereignisse) ermitteln. Für N = 5 und x = 3 ergibt sich beispielsweise

$$\binom{5}{3} = \frac{5!}{3! \cdot (5-3)!} = \frac{5 \cdot 4 \cdot 3 \cdot 2 \cdot 1}{(3 \cdot 2 \cdot 1) \cdot (2 \cdot 1)} = \frac{5 \cdot 4 \cdot 3}{3 \cdot 2 \cdot 1} = 10$$

Dieser Wert stimmt mit dem entsprechenden Wert des Pascal-Dreiecks überein (10 Möglichkeiten für x = 3-mal Z bzw. für „3×Z, 2×A" bei N = 5). Die Punktwahrscheinlichkeit, mit 5 Münzwürfen genau 3-mal Zahl zu erzielen, ergibt sich (wegen $2^5 = 32 =$ Anzahl der möglichen Kombinationen) über Gl. 1.1 also zu p = 10/32 = 0,31.

In allgemeiner Schreibweise errechnen wir eine Punktwahrscheinlichkeit im Münzwurfbeispiel nach folgender Beziehung

$$p(x) = \frac{\binom{N}{x}}{2^N} = \binom{N}{x} \cdot \left(\frac{1}{2}\right)^N \tag{1.6}$$

Die Punktwahrscheinlichkeiten für unterschiedliche x- und N-Werte konstituieren eine Verteilung, die als *Binomialverteilung* für gleich wahrscheinliche Alternativereignisse bezeichnet wird. Wie diese Verteilung praktisch genutzt werden kann, werden wir im ▶ Abschn. 2.1.1 zeigen.

Zu Gl. 1.5 sind noch einige Anmerkungen erforderlich. Setzen wir N = x, ergibt sich N!/N!·0! Mit 0! = 1 ergibt sich $\binom{N}{N} = 1$. Begründung: N! = (N−1)!·N oder (N−1)! = N!/N. Hieraus folgt für N = 1: 0! = 1!/1 = 1. Außerdem ist Gl. 1.5 zu entnehmen, dass $\binom{N}{x} = \binom{N}{N-x}$ sein muss. Bezogen auf das Münzwurfbeispiel besagt diese Äquivalenz, dass die Häufigkeit der Kombination x-mal „Zahl" bei N Würfen mit der Häufigkeit der Kombination (N−x)-mal „Zahl" bei N Würfen übereinstimmt, also z. B. $\binom{5}{3} = \binom{5}{2} = 10$.

1.1.4 Überschreitungswahrscheinlichkeit

Wir werden im Folgenden noch eine andere Wahrscheinlichkeit kennenlernen, die sich am besten anhand eines Wettbeispiels einführen lässt: Angenommen, wir haben gewettet, mit N = 4 Münzen mindestens x = 3-mal „Zahl" zu werfen. Wie groß ist die Wahrscheinlichkeit, diese Wette zu gewinnen? Die Antwort ist einfach: „Mindestens 3-mal" bedeutet, 3-mal oder 4-mal „Zahl" zu werfen; also ist die gesuchte Wahrscheinlichkeit – wir bezeichnen sie mit (groß) P und nennen sie *Überschreitungswahrscheinlichkeit* – nach dem Additionssatz gleich der

Punktwahrscheinlichkeit, 3-mal „Zahl" zu werfen: $p(x=3)=4/16$ plus der Punktwahrscheinlichkeit, 4-mal „Zahl" zu werfen: $p(x=4)=1/16$; also ist $P=4/16+1/16=5/16$. In gleicher Weise könnten wir nach der Wahrscheinlichkeit, mindestens 2-mal „Zahl" zu werfen, fragen. Sie beträgt für $x=2$, $x=3$ und $x=4$ $P=6/16+4/16+1/16=11/16$.

> Wir können die Überschreitungswahrscheinlichkeit definieren als die Wahrscheinlichkeit des Auftretens eines bestimmten Ereignisses, vermehrt um die Wahrscheinlichkeiten aller „extremeren" Ereignisse.

Statt nach der Wahrscheinlichkeit für „mindestens 3-mal Zahl" hätten wir auch nach der Wahrscheinlichkeit für „höchstens einmal Adler" fragen können. Für beide Fälle ist die Überschreitungswahrscheinlichkeit natürlich identisch.

> Allgemein: Die Wahrscheinlichkeit, dass ein Ereignis A bei N Versuchen mindestens x-mal auftritt, entspricht der Wahrscheinlichkeit, dass das zu A komplementäre Ereignis höchstens (N–x)-mal auftritt.

Unter Verwendung der Gl. 1.6 ergibt sich die Überschreitungswahrscheinlichkeit dafür, dass x mindestens einen Wert k annimmt, in folgender Weise:

$$P(x \geq k) = \left(\frac{1}{2}\right)^N \cdot \sum_{x=k}^{N} \binom{N}{x} \tag{1.7}$$

Fragen wir nach der Überschreitungswahrscheinlichkeit, mit der x höchstens so groß wie ein beliebiger Wert k ist, errechnet man

$$P(x \leq k) = \left(\frac{1}{2}\right)^N \cdot \sum_{x=0}^{k} \binom{N}{x} \tag{1.8}$$

Beide Gleichungen sind äquivalent, wenn man eine Gleichung auf das Ereignis A (z. B. Zahl) und die andere auf das Komplementärereignis (z. B. Adler) anwendet. So entspricht z. B. die Überschreitungswahrscheinlichkeit, bei $N=10$ Münzwürfen mindestens 8-mal Zahl zu werfen ($k=8$ in Gl. 1.7), der Überschreitungswahrscheinlichkeit für höchstens 2-mal Adler ($k=2$ in Gl. 1.8). In beiden Fällen erhält man $P=0{,}055$.

1.1.5 Einseitige und zweiseitige Überschreitungswahrscheinlichkeit

Im obigen Beispiel (mindestens $x=8$-mal Zahl bei $N=10$ Münzwürfen) haben wir eine einseitige Überschreitungswahrscheinlichkeit bestimmt. Was unter einer zweiseitigen Überschreitungswahrscheinlichkeit zu verstehen ist, lässt sich wie folgt illustrieren: Wir wetten, bei 4 Würfen entweder 4-mal oder keinmal „Zahl" zu werfen. Wie groß ist die Chance, diese Wette zu gewinnen? Die Punktwahrscheinlichkeit für $x = 4$ beträgt $p(x = 4) = 1/16$ und die Punktwahrscheinlichkeit für $x = 0$ ist $p(x = 0) = 1/16$, so dass die zweiseitige Überschreitungswahrscheinlichkeit, die wir durch P' kennzeichnen, mit $P' = 2/16$ der doppelten einseitigen Überschreitungswahrscheinlichkeit entspricht.

Hätten wir gewettet, mit 4 Münzen mindestens 3-mal „Zahl" oder höchstens einmal „Zahl" zu werfen, so wäre dies ebenfalls eine zweiseitige Wette, deren Gewinnchance nach dem Pascal-Dreieck oder über Gl. 1.6 wie folgt zu berechnen wäre: Mindestens 3-mal „Zahl" heißt 3- oder 4-mal „Zahl", deren Punktwahrscheinlichkeiten 4/16 und 1/16 betragen. Hinzu kommen die Punktwahrscheinlichkeiten für einmal „Zahl" ($p = 4/16$) und für keinmal „Zahl" ($p = 1/16$). Die gesamte zweiseitige Überschreitungswahrscheinlichkeit beträgt also $P' = 1/16 + 4/16 + 4/16 + 1/16 = 10/16$.

Die Frage, ob es sich um eine einseitige oder zweiseitige Wette oder – in der Terminologie der Statistik – um einen einseitigen oder zweiseitigen Test handelt, ist für die Überprüfung bestimmter empirischer Fragestellungen von großer Bedeutung. (Beispiel: Die Überprüfung der Frage, ob eine neue Behandlungsmethode einer herkömmlichen Methode überlegen ist, erfordert einen einseitigen Test, während der Nachweis eines ungerichteten Unterschiedes – die neue Methode ist besser *oder* schlechter als die herkömmliche – über einen zweiseitigen Test zu führen wäre.) Wir werden darauf später (▶ Abschn. 1.2.3) noch zurückkommen.

> Festzuhalten ist, dass die Wahrscheinlichkeit für den zweiseitigen Test durch Verdopplung der Wahrscheinlichkeit für den einseitigen Test zu ermitteln ist, sofern – wie im Münzwurfbeispiel – die Wahrscheinlichkeitsverteilung für x symmetrisch ist.

1.2 Statistische Hypothesenprüfung

Wie bereits eingangs gesagt, befassen wir uns in diesem Buch primär mit der statistischen Überprüfung klinisch-wissenschaftlicher Hypothesen. Hierfür sind häufig die verteilungsfreien oder nonparametrischen Verfahren besser geeignet als die „klassischen" parametrischen Verfahren. Die Anwendung parametrischer Verfahren bereitet insbesondere bei der Untersuchung kleinerer Stichproben Probleme, wenn wichtige Voraussetzungen – z. B. normalverteilte Merkmale – verletzt sind (▶ Abschn. 1.2.6). Bevor wir auf die verteilungsfreien Verfahren ausführlich eingehen, sollen in einem Überblick die wichtigsten Stationen der statistischen Hypothesenprüfung – die Überführung von inhaltlichen Forschungshypothesen in statistische Hypothesen, das Konzept der statistischen Signifikanz und der klinisch-praktischen Bedeutsamkeit sowie die Spezifika verteilungsfreier Tests – vorgestellt werden.

Von besonderer Bedeutung, nicht nur für hypothesenprüfende Untersuchungen, ist eine ausführliche Versuchsplanung, auf die wir zunächst eingehen.

1.2.1 Versuchsplanung

Es ist verständlich, wenn junge, ambitionierte Doktoranden nach Festlegung ihrer Fragestellung möglichst rasch das benötigte klinische Datenmaterial erheben und auch auswerten wollen; hiervor sei jedoch mit Nachdruck gewarnt, denn das Gelingen und die Aussagekraft einer Studie hängen zu einem erheblichen Teil von einer sorgfältigen, ausführlichen Versuchsplanung ab, die vor der eigentlichen Datenerhebung durchzuführen ist. Erfahrene Empiriker sind der Auffassung, dass mindestens 50% der gesamten Arbeitszeit für eine Studie auf die Versuchsplanung entfallen sollten. Außerdem wird dringend empfohlen, sich schon im Planungsstadium mit einem Bio- oder Medizinstatistiker abzusprechen und nicht erst – wie so oft – nachdem die Versuchsergebnisse bereits vorliegen.

Die Ergebnisse der Versuchsplanung sind in einem sog. Studienprotokoll zusammenzufassen. Zum *Studienprotokoll* gehören v. a. folgende Angaben:

Inhalte eines Studienprotokolls

- Eine präzise Formulierung der Fragestellung bzw. ggf. der zu prüfenden Forschungshypothese (Einflussgrößen, Zielgrößen, Störgrößen).
- Festlegung und Begründung des Studientyps (Doppelblindversuch? Epidemiologische Studie? Klinisches Experiment?).
- Auswahl und Rekrutierung der Patientenstichprobe (Kontroll- und Experimentalgruppe? Ein- und Ausschlusskriterien für die Patientenauswahl? „Matched samples"? Größe der Stichprobe?). Entsprechende Angaben sind auch für Tierversuche erforderlich.
- Behandlung der Patienten (Welcher Patient erhält welche Behandlung? Zeitliche Abfolge von Kontrolluntersuchungen? Vorgehen bei Komplikationen?).
- Operationalisierung der untersuchungsrelevanten Merkmale (Labortests? Expertenratings? Indikatoren für den Behandlungserfolg?).
- Angaben zur Untersuchungsdurchführung (Klinisches Hilfspersonal? Ausreichende Labortechnik? Belastung der Patienten?).
- Planung der statistischen Auswertung (Welcher Signifikanztest? Risiko I. und ggf. auch II. Art?).

Im Folgenden wollen wir diese Inhalte des Studienprotokolls ausführlicher erläutern [zu den Besonderheiten eines Studienprotokolls bei der Überprüfung von Arzneimitteln vgl. Feiden (1988) bzw. ► S. 22 f].

Forschungshypothesen

Forschungshypothesen sind keine vagen Vermutungen, sondern präzise Fragestellungen, die man aus der Literatur, aus vergleichbaren empirischen Studien oder aus dem Erfahrungsschatz eines Klinikers (z. B. Doktorvater) abgeleitet hat. Hierbei ist allerdings zu beachten, dass eine themenspezifische Literaturrecherche angesichts der ständig wachsenden Zahl von Primärpublikationen heute kaum noch von einer einzelnen Person zu leisten ist. Hier helfen Datenbanken (z. B. MedLine) weiter, die für eine gründliche Literaturaufbereitung unverzichtbar sind.

Auch dem „Erfahrungsschatz" des Doktorvaters ist heute mit der sog. evidenzbasierten Medizin (Evidence-based Medicine, EBM) eine ernst zu nehmende Konkurrenz erwachsen. EBM ist eine Medizin, „die sich nicht an Intuition, unsystematischen individuellen Erfahrungen eines Arztes (auch nicht eines Chefarztes) oder im besten Fall an veralteten Lehrbüchern orientiert, sondern versucht, ärztliche Entscheidungen auf wissenschaftliche und objektive Belege (und so ist das englische Wort ‚evidence' zu verstehen) zu stellen" (Rzany 2001, S. 286). Wichtig für die EBM ist die Cochrane Collaboration (CC; im Internet: http://www.cochrane.de), die wissenschaftliche Antworten zu Fragen aus der klinischen Praxis bereithält. Auch wenn im Zentrum der EBM die bestmögliche Diagnostik und Therapie für den einzelnen Patienten steht, ist dieses Informationssystem bei der Formulierung und Präzisierung von klinisch medizinischen Forschungshypothesen sehr hilfreich.

Bei der Formulierung der Fragestellung muss klar erkennbar sein, ob die geplante Untersuchung hypothesenprüfend oder explorativ vorgeht, d. h. ob als Ergebnis die Bestätigung/Ablehnung einer Hypothese oder die Formulierung einer neuen Hypothese angestrebt wird. Aus dem Studienprotokoll einer hypothesenprüfenden Untersuchung muss deutlich werden, welche Zielgröße als sog. *abhängige Variable* (wie z. B. die Leukozytenzahl bei Infektionskrankheiten) untersucht und welche Einflussgrößen als sog. *unabhängige Variable* (wie Behandlung mit Makrolid-Antibiotika oder mit Penicillinderivaten) hierbei geprüft werden sollen.

Häufig interessieren in einer Untersuchung mehrere Zielgrößen (auch Endpunkte genannt). In diesem Falle ist es absolut erforderlich, dass bereits vor Untersuchungsbeginn festgelegt wird, was primäre und was sekundäre Zielgrößen sind (► hierzu auch S. 25). Wenn man beispielsweise erwartet, dass durch eine Behandlung die Lebenszeit der Patienten verlängert wird, könnte dies als primäre Zielgröße deklariert werden. Andere Wirkungen, wie verbesserte Lebensqualität, die Reduktion von Nebenwirkungen, die Heilungsrate o. ä., wären dann zwar auch studienrelevant, aber „nur" sekundäre Zielgrößen (zum Thema „multiple Endpunkte" ► auch S. 39 und S. 377f).

Beck-Bornholdt u. Dubben (2001, S. 213) sprechen von Surrogatendpunkten, wenn statt des eigentlich interessierenden Endpunktes (d. h. der primären Zielgröße) ein Ersatzendpunkt angegeben wird, der besser zugänglich oder ökonomischer zu untersuchen ist. So ist die Untersuchung der Überlebenszeit als Beispiel für einen Endpunkt sehr aufwendig und kann sich über Jahre oder gar Jahrzehnte hinziehen. Hier könnte z. B. die Beseitigung von Herzrhythmusstörungen einen bequemen Surrogatendpunkt darstellen – allerdings nur, wenn man zeigen oder anhand von Literatur belegen kann, dass der Surrogatendpunkt kausal mit dem eigentlichen Endpunkt zusammenhängt, wenn also beseitigte Herzrhythmusstörungen mit einer verlängerten Lebenserwartung einhergehen. Ohne den Nachweis einer kausalen Beziehung von Surrogatendpunkt und eigentlichem Endpunkt sind Untersuchungsergebnisse mit Surrogatendpunkten mehr oder weniger belanglos.

Wichtig ist es auch, sich bereits im Vorfeld der Untersuchung Gedanken über mögliche Störgrößen *(Störvariablen)* zu machen, die die Zielgröße ebenfalls beeinflussen können (Hängt die Wirkung der Strahlenbehandlung eines Tumors auch von der familiären Belastung des Patienten ab? Welche Rolle spielt das Alter bzw. die initiale Größe des Tumors? Wird der Bestrahlungseffekt durch den Ernährungszustand beeinflusst?). Sobald man potenzielle Störgrößen (wie Vorbehandlungen oder Begleiterkrankungen) identifiziert hat, ist zu entscheiden, wie mit ihnen umgegangen werden soll: Kann man die Wirksamkeit einer Störgröße (wie der Herzinsuffizienz bei Behandlung mit ACE-Hemmern) ausschalten oder lässt sie sich (wie z. B. für adipöse Patienten durch Reduktionsdiät) konstant halten, so dass sie „ergebnisneutral" ist? Oder sollte man die Störgröße bei jedem einzelnen Patienten mit registrieren, um deren Bedeutung im Nachhinein statistisch zu berücksichtigen? Insbesondere sollte man fragen, ob die Möglichkeit besteht, eine – auch störgrößenheterogene – Gruppe von Patienten zu *randomisieren,* also sie etwa nach Los einer von 2 konkurrierenden Behandlungsmethoden zuzuweisen. Hierauf werden wir weiter unten (unter dem Stichwort „Experimente") ausführlicher eingehen.

Wahl des Studientyps

In Abhängigkeit von der Forschungshypothese und der Verfügbarkeit von Patienten wird man unterschiedliche Studientypen bevorzugen. Wichtig für die Auswahl eines Studientyps sind v. a. Überlegungen zur internen und zur externen Validität der geplanten Untersuchung (Campbell 1957). Hierunter versteht man die Eindeutigkeit der Ergebnisinterpretation und die Generalisierbarkeit der Untersuchungsbefunde über die untersuchten Patienten und die konkreten Untersuchungsbedingungen hinaus. Wie kann ich sicherstellen, dass tatsächlich die geprüfte Behandlung den Behandlungserfolg verursacht hat und nicht unkontrollierte Störvariablen? Ist die Überlegenheit einer neuen Behandlung in Bezug auf die Lebensqualität der Patienten tatsächlich als ein Behandlungseffekt zu interpretieren oder sind hierfür andere Einflussgrößen verantwortlich? Gelten die in einer Klinik erzielten Behandlungserfolge auch für ambulant behandelte Patienten? Dies sind Beispiele für Fragen, von deren Beantwortung die Auswahl eines „angemessenen" Studientyps abhängig gemacht werden sollte.

> Der Wert einer Forschungsarbeit hängt von der Eindeutigkeit der Ergebnisinterpretation (interne Validität) und von der Generalisierbarkeit der Untersuchungsergebnisse ab (externe Validität).

Harms (1992, ▶ Abschn. 6.2) unterscheidet die folgenden Studientypen:

Erhebungen. Bei diesem Studientyp werden die untersuchungsrelevanten Daten ohne Einflussnahme durch den Untersuchenden lediglich erfasst. Die Erhebung kann *längsschnittlich* (Ermittlung von Krankheitsverläufen über mehrere Krankheitsstadien) oder *querschnittlich* erfolgen (Ermittlung von Krankheitsstadien bei mehreren Patienten zu einem Zeitpunkt). Ferner unterscheidet man *retrospektive Erhebungen* (nachträgliche Auswertung von Krankengeschichten etwa bei Rauchern und Nichtrauchern nach der Zahl vorgängiger Exazerbationen bei chronisch-obstruktiven Lungenerkrankungen) und *prospektive Studien* (z. B. fortlaufende Zählung von Bronchitiden über 2 Jahre bei Rauchern und Nichtrauchern). Die interne Validität dieser Studie ist meistens problematisch, weil der Einfluss potenzieller Störgrößen selten ausreichend kontrolliert wird.

Epidemiologische Studien. Hier geht es darum, die Bedeutung von Risikofaktoren für eine bestimmte Erkrankung querschnittlich oder auch längsschnittlich festzustellen. Da die Risikofaktoren häufig nur mit einer geringen Wahrscheinlichkeit zu einer manifesten Krankheit führen, benötigt man relativ große Stichproben, um genügend Krankheitsfälle zu erhalten, an denen die Pathogenese der Erkrankungen genauer untersucht werden kann. Man unterscheidet *prospektive Kohortenstudien,* bei denen mehrere homogene Personengruppen (Kohorten) mit unterschiedlichem Gesundheitsrisiko (z. B. starke Kettenraucher, Gelegenheitsraucher und Nichtraucher) längsschnittlich beobachtet werden und *retrospektive Fall-Kontroll-Studien* zur ätiologischen Analyse von Krankengeschichten, bei denen jedem „Fall" eine gesunde, aber sonst möglichst ähnliche Person zugeordnet wird (*Kontrollgruppe*). Prospektive Kohortenstudien sind sehr zeitaufwendig. Die interne, aber auch die externe Validität werden fraglich, wenn im Verlaufe der Studie zahlreiche Patienten ausscheiden („Drop Outs"), so dass repräsentative Aussagen über die Ursache der Krankheit erschwert werden.

Experimente. Die experimentelle kontrollierte Untersuchung hat den höchsten Aussagegehalt bzw. die höchste interne Validität, weil hier durch *Randomisierung* der Einfluss patientenspezifischer Störgrößen weitgehend „neutralisiert" wird. Bei der Randomisierung entscheidet – soweit dies ethisch vertretbar ist (▶ unten) – der Zufall darüber, welcher Patient zur behandelten Experimentalgruppe oder zur nichtbehandelten (oder mit einer anderen Methode behandelten) Kontrollgruppe gehört. Dadurch wird verhindert, dass sich beispielsweise in der Experimentalgruppe überwiegend jüngere und/oder leicht erkrankte Patienten befinden und in der Vergleichs-(Kontroll-)gruppe eher ältere und/oder schwerer erkrankte Patienten, wodurch ein Behandlungseffekt zugunsten der Experimentalgruppe erzielt wird, der jedoch nicht durch die Behandlung, sondern durch die Patientenauswahl als Störgröße bedingt ist.

1

> Die Randomisierung stellt sicher, dass Unterschiede zwischen den Patientengruppen nicht auf Störgrößen (wie Alters- und Schweregradunterschiede), sondern tatsächlich auf die eingesetzten Behandlungen zurückgeführt werden können. Diese Sicherheit ist bei Behandlung nach der sog. ärztlichen Indikation – der Verabreichung jener Behandlung, die dem Patienten vermeintlich besser angemessen und für ihn hilfreicher ist – nicht zu erreichen.

Moertel u. Reitemeier (1969, zit. nach Schumacher u. Schulgen 1994, S. 24) stellten 20 unkontrollierte, nichtrandomisierte Studien zum Wirkungsnachweis von 5-Fluorouracil bei Darmkrebspatienten im fortgeschrittenen Stadium zusammen. Sie kommen zu dem Ergebnis, dass der Anteil der Patienten, die auf die Behandlung ansprachen, zwischen 8% und 85% variierte – ein niederschmetternder Beleg für die mangelnde interne Validität von unkontrollierten Studien ohne Randomisierung.

Das Wissen um die Gruppenzugehörigkeit (Experimental- oder Kontrollbedingung, Behandlung A oder B) kann beim Patienten zu einer Erwartungshaltung führen, die den Therapieerfolg z.B. eines Bluthochdruckkranken unabhängig von der Art der Behandlung (Betablocker gegen ACE-Hemmer) günstig oder ungünstig beeinflusst. In diesem Fall sollte die Studie als einfacher *Blindversuch* angesetzt werden, wo zwar der Arzt, nicht aber der Patient weiß, welches der beiden Antihypertensiva er erhält. Muss auch ärztlicherseits mit einem Erwartungseffekt etwa zugunsten eines neuen gegenüber eines bewährten Antihypertensivums gerechnet werden, dann ist ein sog. *Doppelblindversuch* zu planen, bei dem weder der Patient noch der Arzt weiß, welches Mittel verabreicht wird.

Die Randomisierung ist an strenge gesetzliche Regelungen geknüpft, die vorschreiben, wann per „Losverfahren" entschieden werden darf, welcher Patient zur Experimental- und welcher zur Kontroll-(Vergleichs-)gruppe gehört. Selbstverständlich ist – nach einem ausführlichen Aufklärungsgespräch – eine schriftliche Einverständniserklärung des Patienten, in der erklärt wird, dass er bereit ist, an der Untersuchung teilzunehmen. Außerdem dürfen keine Behandlungen angewendet werden, die dem Patienten schaden oder von denen bekannt ist, dass sie weniger nützlich sind als andere. Entscheidend ist, dass völlige Unklarheit über die beste der im Experiment zu vergleichenden Therapiearten besteht. Die Einhaltung der gesetzlichen Regelungen wird durch eine unabhängige Ethikkommission kontrolliert (ausführlicher hierzu vgl. Schumacher u. Schulgen 1994, Abschn. 1.4).

Bei einer gut geplanten, kontrollierten Studie legt das Studienprotokoll penibel fest, welcher Patient (als Ergebnis der Randomisierung) die neue Behandlung erhält, welcher herkömmlich behandelt wird (2-armige Studie) und welcher Patient ggf. in eine 3. Gruppe mit Plazebobehandlung gehört (3-armige Studie). Nun ist jedoch keineswegs sichergestellt, dass sich die Patienten auch „protokollgerecht" verhalten, dass sie also das verordnete Medikament wie vorgesehen einnehmen. Mit Protokollverletzungen ist zu rechnen, wenn

- viele und/oder schwere Nebenwirkungen auftreten,
- der erhoffte Behandlungseffekt ausbleibt,
- die Patienten sehr krank sind, so dass eine Behandlung nach Protokoll erschwert oder gar unmöglich wird.

Wie soll man mit den „Protokollverletzern" in der abschließenden Studienauswertung umgehen? Die einfachste und nicht selten praktizierte Vorgehensweise besteht darin, die nicht protokollgemäß behandelten Patienten einfach wegzulassen. Dass dieses Prozedere zu fatalen Fehlschlüssen führen kann, wird bei Beck-Bornholdt u. Dubben (2001, S. 205 ff) belegt.

Die Autoren berichten über eine Langzeitbehandlung koronarer Herzerkrankungen mit dem Lipidsenker Clofibrat (The Coronary Drug Project Research Group 1980). Die 5-Jahres-Mortalität lag in der Experimentalgruppe bei 20,0% und in der Plazebogruppe bei 20,9% – ein Unterschied, der weder klinisch noch statistisch von Bedeutung ist.

Nun stellte man jedoch fest, dass sich nicht alle Patienten protokollgerecht verhalten hatten. Wurden nur diejenigen Patienten betrachtet, die das Medikament regelmäßig eingenommen hatten, reduzierte sich die Mortalitätsrate auf 15%, während sie sich in der Gruppe der Protokollverletzer mit unregelmäßiger Clofibrateinnahme auf 24,6% erhöhte. Dies scheint ein deutlicher Beleg für die Wirksamkeit des Medikamentes zu sein.

Beck-Bornholdt u. Dubben (2001) argumentieren jedoch, dass die erhöhte Mortalität in der Gruppe der Protokollverletzer nicht auf die unregelmäßige Medikamenteinnahme zurückzuführen sei, sondern auf einen sehr schlechten Allgemeinzustand, der die protokollgemäße Einnahme von Clofibrat erschwerte oder gar verhinderte. Umgekehrt ist der Gesundheitszustand der Patienten mit regelmäßiger Medikamenteinnahme sehr viel besser, was sich letztlich auch auf die günstigere Mortalitätsrate auswirkt. Die nach Protokoll behandelten Patienten „nehmen das Medikament, weil sie gesünder sind – und nicht andersherum" (Beck-Bornholdt u. Dubben 2001, S. 207).

Diese Sichtweise wird unterstützt durch eine Reanalyse der Kontrollgruppe. Unterteilt man auch diese Patientengruppe nach regelmäßiger bzw. unregelmäßiger Plazeboeinnahme, resultiert für Patienten mit protokollgerechtem Verhalten eine 5-Jahres-Mortalität von 15,1% und für die Protokollverletzer von 28,2%. Dies ist kein Plazeboeffekt, sondern ein Effekt, der auch hier mit dem unterschiedlichen Allgemeinzustand von „Protokollgerechten" und „Protokollverletzern" erklärt werden kann.

Dieses Beispiel belegt die Notwendigkeit, bei der abschließenden Analyse *alle* Patienten so zu berücksichtigen, wie es das Protokoll ursprünglich vorsah – egal ob das Protokoll eingehalten wurde oder nicht. Diese Vorgehensweise wird als ‚Intention-to-treat-Analyse' bezeichnet, im Unterschied zur ‚On-treatment-Analyse', bei der nur Patienten mit protokollgemäßem Verhalten verglichen werden (vgl. auch Bland 1996, Abschn. 2.5).

Klinische Versuche. Die für experimentelle Studien geforderte strikte Einhaltung des Randomisierungsprinzips lässt sich in der klinischen Praxis nicht immer realisieren. Häufig werden „natürliche" Gruppen verglichen, also beispielsweise Patienten mit unterschiedlichen Erkrankungen, Patienten verschiedenen Alters oder – bei *multizentrischen Studien* – Patienten aus verschiedenen Kliniken. Diese auch als *quasi-experimentell* bezeichneten Studien haben zwar eine geringere interne Validität als experimentelle Studien, denn die Therapieerfolge verschiedener Behandlungen müssen stets in Kombination mit den Besonderheiten der verglichenen Gruppen gesehen werden; dennoch haben diese Studien ihren eigenen, zumindest heuristischen Stellenwert, wenn sich eine Randomisierung aus ethischen oder klinischen Gründen verbietet.

Eine Möglichkeit, die interne Validität von klinischen Versuchen zu erhöhen, besteht in der Etablierung einer Quasi-Kontrollgruppe, wie z. B. einer *historischen Kontrolle*: Man vergleicht Patienten mit einer bestimmten Erkrankung, die nach den Kriterien einer neu entwickelten Therapie behandelt wurden, mit vergleichbaren Patienten, die man zu einem früheren Zeitpunkt mit einer älteren Standardtherapie behandelte. Bessere Heilungserfolge für die neue Therapie werden dann als Beleg für die Überlegenheit der neuen Therapie gegenüber der Standardtherapie gewertet.

Diese Schlussfolgerung ist allerdings sorgfältig zu prüfen. Eine wichtige Gefährdung der internen Validität von klinischen Versuchen mit historischer Kontrolle sind sog. Zeittrends. Beck-Bornholdt u. Dubben (2001, S. 203) erläutern anhand eines Beispiels, dass allein eine verbesserte Diagnostik gegenüber früheren diagnostischen Möglichkeiten die scheinbare Überlegenheit der neuen Therapie erklären kann.

Tumoren werden in Abhängigkeit von ihrer Ausdehnung in Gruppen von T1 für den günstigsten Fall bis T4 für den ungünstigsten Fall eingeteilt. Wenn – bedingt durch die begrenzten diagnostischen Möglichkeiten in der Vergangenheit – die Ausdehnung von Tumoren früher unterschätzt wurde, ist damit zu rechnen, dass mit verbesserten diagnostischen Möglichkeiten (im Sinne eines Zeittrends) einige ungünstige Tumoren des T1-Stadiums als T2-Tumoren klassifiziert werden. Ergeben sich entsprechende „Wanderungen" an den Grenzen T2/T3 und T3/T4, bedeutet dies, dass sich jedes Stadium ihrer ungünstigen Fälle „entledigt", die dann in der jeweils nächst höheren Gruppe eher günstige Fälle darstellen.

Dieses als „Stage Migration" bezeichnete Phänomen bewirkt also letztlich, dass sich der Schweregrad der Tumoren durchschnittlich in jedem Stadium verbessert und dass damit die Prognose in jedem Stadium günstiger ausfällt. Somit werden Therapieresultate unter der Voraussetzung einer verfeinerten Diagnostik immer erfolgreicher erscheinen als die Therapieerfolge in historischen Kontrollgruppen, auch wenn die „neue" Therapie gegenüber der Standardtherapie eigentlich überhaupt nicht verändert wurde.

Dies setzt allerdings voraus, dass durch die verfeinerte Diagnostik tatsächlich auch eine Migration „von unten nach oben" stattfindet und nicht umgekehrt von oben nach unten, womit zu rechnen wäre, wenn die günstigen Fälle eines späteren Stadiums (z. B. T2-Fälle) nach der neuen Methode als ungünstige Fälle eines früheren Stadiums (z. B. T1) klassifiziert werden. Wenn die neue Behandlung tatsächlich genauso wirksam wäre wie die alte,

Tabelle 1.3. Schema eines Cross-over-Versuches zum Vergleich zweier Therapien. (Nach Schumacher u. Schulgen 1994, S. 49)

Gruppe	Periode I	Periode II
Behandlungsgruppe 1	A	B
Behandlungsgruppe 2	B	A

würde diese Migration im Ergebnis eine scheinbare Verschlechterung der neuen Behandlung bewirken (weitere Beispiele zur Problematik historischer Vergleiche findet man z. B. bei Schumacher u. Schulgen 1994, Abschn. 1.5).

Bei einigen medizinischen Fragestellungen versucht man, den Patienten als seine eigene Kontrolle einzusetzen. Dies geschieht in sog. Überkreuzungsplänen (*Cross-over-Design*), bei denen die Patienten zufällig in 2 Behandlungsgruppen 1 und 2 eingeteilt werden, und 2 Behandlungen A (z. B. Verum) und B (z. B. Plazebo) in Gruppe 1 in der Reihenfolge A-B appliziert werden und in Gruppe 2 in umgekehrter Reihenfolge (**Tab. 1.3**). Der Patient erfährt in der Regel nicht, in welcher Reihenfolge die Behandlungen A und B verabreicht werden.

Die interne Validität dieses Studientyps wird durch Übertragungseffekte (Carry-over-Effekte) eingeschränkt. Nicht geeignet ist dieser Studientyp, wenn frühzeitig eine Heilung der Krankheit eintritt, wenn man mit Spontanremissionen rechnen kann oder wenn eine Krankheit progredient verläuft. Entscheidend ist, dass nach Ablauf der 1. Periode die gleichen Verhältnisse hergestellt werden können wie zu Beginn der 1. Periode. Um die Wirkung der Behandlung in der 1. Periode (z. B. Hypertoniebehandlung, Behandlung chronischer Schmerzen) abklingen zu lassen, um die gleichen Startbedingungen wie zu Beginn der 1. Phase herzustellen, wird häufig zwischen die beiden Behandlungsphasen eine sog. „Wash-out-Periode" ohne Behandlung eingelegt.

Wenn überhaupt ist dieser Plan mit Vorteil v. a. dann einzusetzen, wenn die untersuchte Zielgröße starken interindividuellen Schwankungen unterliegt. Bland (1996) berichtet in diesem Zusammenhang über eine Studie von Pritchard et al. (1963), in der eine Pronethalolbehandlung von 12 Angina-pectoris-Patienten mit einer Plazebobehandlung verglichen wurde. Es handelte sich um eine Cross-over-Studie mit 4 randomisierten Behandlungs-/Plazebophasen. Die geprüfte Zielgröße war die Anzahl der Schmerzattacken, die unter Pronethalol interindividuell zwischen 0 und 348 und unter Plazebo zwischen 2 und 323 schwankten. Im intraindividuellen Vergleich (Pronethalol vs. Plazebo) zeigte sich bei 11 von 12 Patienten eine deutliche, insgesamt statistisch signifikante Überlegenheit der Pronethalolbehandlung.

Hätte man bei dieser Fragestellung 2 unabhängige Gruppen (Experimental- und Kontrollgruppe) miteinander verglichen, wären wegen der enormen interindividuellen Varianz in der Anzahl der Schmerzattacken sehr viel größere Patientenstichproben erforderlich gewesen, um die Überlegenheit von Pronethalol gegenüber dem Plazebo statistisch absichern zu können.

Eine spezielle Form des klinischen Versuchs ist die klinische Erprobung eines neuen Medikaments, die stufenweise nach vorgeschriebenen Regeln erfolgen muss.

Hierbei werden 4 Phasen unterschieden:

Phase I. Nach Tierversuchen wird eine neue Substanz erstmalig am Menschen erprobt. Die Prüfung hat keine therapeutische Funktion; sie wird an gesunden Freiwilligen durchgeführt und dient primär der Erforschung von Bioverfügbarkeit und Pharmakokinetik.

Phase II. Die Wirksamkeit der neuen Behandlung wird an einer kleinen Stichprobe von Patienten erprobt. Auf eine Kontrollgruppe wird meistens verzichtet.

Phase III. Falls mit Phase II Wirksamkeit nachgewiesen wurde, erfordert Phase III einen Vergleich der neuen Therapie mit der Standardtherapie für die jeweilige Indikation und/oder einen Plazebovergleich. Phase-III-Studien operieren mit großen randomisierten Stichproben.

Phase IV. Die IV. Phase bezieht sich auf bereits zugelassene Medikamente. Sie dient der Überwachung seltener Nebenwirkungen und der Abgrenzung des Anwendungsbereiches.

Über Besonderheiten der Kontrollgruppenproblematik im Rahmen klinischer Versuche berichtet das Center for Drug Evaluation and Research (CDER 2001) im US Department of Health and Human Services.

Stichprobenprobleme

Untersuchungen zur Überprüfung von Hypothesen stellen gewisse Anforderungen an die Auswahl der Patienten: Um die Ergebnisse der Stichprobe auf die Population oder Grundgesamtheit, der die Stichprobe entnommen wurde, verallgemeinern zu können (Sicherstellung der *externen* Validität), sind *repräsentative Stichproben* aus Grundgesamtheiten von Patienten erforderlich.

> Unter Grundgesamtheit oder *Population* wollen wir alle Individuen verstehen, denen ein zu untersuchendes Merkmal gemeinsam ist. Dabei ist der Begriff der Population genereller oder spezifischer zu fassen, je nach dem Allgemeinheitsgrad, den man für seine Schlussfolgerungen anstrebt.

So spricht man von der Population der Ratten schlechthin, von einer bestimmten Rasse (wie Sprague-Dawley), eines bestimmten Stammes und schließlich von der (zahlenmäßig sehr begrenzten) Population eines bestimmten Wurfes.

Eine Population wird zusätzlich über die Festlegung von Ein- und Ausschlusskriterien definiert. Einschlusskriterien könnten beispielsweise die Herkunft der Patienten sein (z. B. Europäer), deren Alter (z. B. über 18 Jahre) und Kriterien, die die Zugehörigkeit der Patienten zur Erkrankung, deren Behandlung ansteht, sicherstellen (z. B. maximale Feuchtigkeit der Augen bei der Behandlung „trockener Augen" mit neu entwickelten Augentropfen).

Die Ausschlusskriterien legen fest, welche Patienten nicht zur Referenzpopulation zählen. Dies sind häufig Patienten mit Schwangerschaft/Stillzeit, polymorbide Patienten oder – für die oben genannte Augentropfenstudie – Kontaktlinsenträger.

> Unter einer Stichprobe verstehen wir einen „zufallsmäßig" aus der Population entnommenen Anteil von Individuen. Zufallsmäßig heißt, dass jedes Individuum der Population die gleiche Chance haben muss, in die Stichprobe aufgenommen zu werden. Haben die Individuen nicht die gleiche Chance, in die Stichprobe aufgenommen zu werden, dann entstehen verzerrte Stichproben („biased samples"), die nicht repräsentativ für die Grundgesamtheit sind und die daher keine oder nur bedingte Schlüsse auf letztere zulassen.

Leider sind viele Stichproben in der klinischen Forschung keine Zufallsstichproben, sondern sog. *Ad-hoc-Stichproben*, die gerade zugänglich oder – bei seltenen Erkrankungen etwa – allein verfügbar waren. Wenn überhaupt, so ist von solchen Stichproben lediglich auf eine fiktive Population zu schließen, auf eine Population, für welche die Ad-hoc-Stichprobe eine Zufallsstichprobe darstellt.

Eine einfache *Zufallsstichprobe* entsteht beispielsweise, wenn man die Individuen einer Population (z. B. die Krankenblätter aller Krebskranken eines Krankenhauses) durchnummeriert und nach einer Tabelle von Zufallsziffern eine Stichprobe von N Patienten auswählt (etwa um das Alter der darin enthaltenen männlichen und weiblichen Patienten zum Zeitpunkt der diagnostizierten Erkrankung zu vergleichen).

Lässt sich die Population in homogene Subpopulationen (Schichten oder Strata) aufgliedern (z. B. in männliche und weibliche Diabetiker je mit und ohne Übergewicht, gemessen am Bodymass-Index von über und unter 30), dann empfiehlt sich eine *geschichtete* oder *stratifizierte* Stichprobenerhebung. Im Beispiel wäre aus jeder der $2 \cdot 2 = 4$ Schichten proportional zu ihrem Umfang eine einfache Zufallsstichprobe zu ziehen. Bei örtlich verstreuten Populationen wird meist eine *Klumpenstichprobe* gezogen. Man entnimmt dabei „naturgegebene" oder leicht zugängliche „Klumpen" (Cluster) von Individuen nach Zufall aus der Gesamtheit der die Population konstituierenden „Klumpen" (z. B. alle Patientinnen von zufällig ausgewählten Entbindungsstationen aus der Population aller Entbindungsstationen).

Für klinische Untersuchungen eignet sich oft ein *mehrstufiges* Stichprobenverfahren am besten, wenn man Repräsentativität anstrebt. So wären für eine Arzneimittelwirkungskontrolle in einer 1. Stufe die Städte auszuwählen, in denen kontrolliert werden soll, dann müssten unter den dort niedergelassenen

Ärzten in einer 2. Stufe einige nach Zufall ausgewählt und um Mitarbeit gebeten werden, und schließlich wäre das Arzneimittel in einer 3. Stufe an einigen Personen mit einschlägiger Diagnose zu erproben, die ebenfalls per Los aus den teilnahmebereiten Patienten der ausgewählten Arztpraxen zu bestimmen wären.

Bei allen hier genannten Stichprobentechniken spielt irgendwann im Ziehungsprozess der Zufall eine Rolle. Stichproben dieser Art nennt man *probabilistische Stichproben*.

Untersucht man mehrere Stichproben, so ist es wichtig, zwischen unabhängigen und abhängigen Stichproben zu unterscheiden.

Ein typisches Beispiel für 2 *unabhängige Stichproben* sind die Experimental- und die Kontrollgruppe, für deren Einrichtung ein doppelter Zufallsprozess typisch ist: Aus der Referenzpopulation aller Patienten wird eine Zufallsstichprobe (oder eine andere probabilistische Stichprobe) gezogen (1. Zufallsprozess), die dann per Zufall in eine Experimental- und eine Kontrollgruppe aufgeteilt wird (Randomisierung, 2. Zufallsprozess).

Abhängige Stichproben (verbundene Stichproben, Parallelstichproben oder „matched samples") liegen vor, wenn die Zusammensetzung einer Stichprobe durch die Zusammensetzung einer anderen Stichprobe determiniert ist. Dies wäre etwa dann der Fall, wenn wir zunächst eine Zufallsstichprobe von Anorexia-nervosa-Patientinnen ziehen, um diese dann z. B. mit ihren Geschwistern zu vergleichen. In diesem Falle wäre die Zusammensetzung der Geschwisterstichprobe von der Zusammensetzung der Ausgangsstichprobe abhängig. Jeder Person der einen Stichprobe ist eine bestimmte Person der anderen Stichprobe zugeordnet.

Ein häufiger Sonderfall zweier (oder mehrerer) abhängiger Stichproben liegt bei Untersuchungen mit Messwiederholung bzw. bei *Längsschnittuntersuchungen* vor. Man misst ein Merkmal an ein- und derselben Zufallsstichprobe von Individuen zwei- oder mehrmals (möglicherweise) unter verschiedenen Bedingungen (Behandlungen), so dass mehrere voneinander abhängige (Daten-)Stichproben entstehen (▶ hierzu auch Abschn. 3.3). Abhängige Stichproben entstehen auch bei einem Cross-over-Design (▶ S. 21), bei dem jeder Patient unter Experimental- und unter Kontrollbedingungen beobachtet wird.

Für kontrollierte klinische Studien sind Angaben über die *Größe* der zu untersuchenden Stichproben unverzichtbar. Diese Angaben basieren auf Überlegungen, die das Signifikanzniveau (▶ S. 36 ff), die Teststärke des einzusetzenden Signifikanztests (▶ S. 50) sowie – beim Therapievergleich – den als klinisch relevant erachteten Therapieunterschied betreffen (▶ S. 51 ff). Im ▶ Abschn. 1.2.5 werden wir zusammenfassend erörtern, wie diese Einflussgrößen den „optimalen" Stichprobenumfang beeinflussen.

Zu beachten ist ferner die geplante Laufzeit der Studie bzw. die hiermit zu erwartenden „Drop outs" – also Patienten, die aus der Studie ausscheiden und durch „neue" Patienten zu ersetzen sind.

Behandlung und Studienmedikation

Dieser Abschnitt des Studienprotokolls legt genau fest, wie die Patienten der jeweiligen Vergleichsgruppen behandelt werden sollen. Bei der Prüfung eines neuen Medikamentes zählen hierzu beispielsweise die Darreichungsform, die Zusammensetzung sowie die Beschriftung und Handhabung der zu vergleichenden Medikamente. Wann (z. B. 3-mal täglich vor dem Essen) und in welcher Form (z. B. als Zäpfchen, als Tablette oder als Tropfen) sind die Medikamente einzunehmen? Aus welchen Substanzen bestehen das neue Präparat und die Vergleichspräparate? Wie werden in einer randomisierten Doppelblindstudie die „Verblindung" und die Randomisierung sichergestellt? Fragen dieser Art sind zu beantworten, wenn die Studienmedikation fixiert wird.

Wichtig ist auch, dass bereits im Studienplan geregelt ist, wie bei Komplikationen (unerwünschte Ereignisse oder schwere unerwünschte Ereignisse) vorzugehen ist. Hierfür werden versiegelte Umschläge (Notfallkuverts) bereitgehalten, die im Bedarfsfall geöffnet werden und denen zu entnehmen ist, welche Behandlung der jeweilige Patient erhalten hat. In Abhängigkeit von der Art der Komplikation und der Art der Behandlung sind dann entsprechende Notfallmaßnahmen vorzusehen.

Operationalisierung und Struktur der Daten

Ein wichtiger Bestandteil der Fragestellung ist die präzise Festlegung der primären und sekundären Zielgrößen (▶ S. 15). Die Art und Weise, wie diese Zielgrößen konkret erhoben oder gemessen werden, nennt man *Operationalisierung* (Wie soll die Zielgröße „Schmerzreduktion" erfasst werden? Welches Instrument zur Messung von Lebensqualität soll eingesetzt werden? etc.). Die Art der Operationalisierung entscheidet über die Struktur der zu erhebenden Daten, von der es wiederum abhängt, wie die Daten statistisch ausgewertet werden können.

Jede statistische Methode geht von empirisch gewonnenen Daten aus. Wir sind es gewohnt, in diesem Zusammenhang an numerische Messwerte wie Erythrozytenzählungen bei Anämien, Blutdruckmessungen bei Hypertonie oder Messungen von Bilirubin und alkalischer Phosphatase bei Gallensteinleiden zu denken, und viele statistische Methoden setzen Messungen dieser Art voraus. Sehen wir aber genauer hin, wie Messungen in der klinischen Forschung durchgeführt werden, so finden wir Messwerte sehr verschiedener Genauigkeit. Wir sprechen vom Informationsgehalt der Ausgangsdaten und meinen damit den Grad der Quantifizierbarkeit der individuellen Merkmalsausprägung. Im Allgemeinen unterscheidet man 3 Grade zunehmenden Informationsgehaltes: Die Ausgangsdaten können

- aus Häufigkeitsziffern,
- aus Rangplätzen und
- eben aus Messwerten bestehen.

Das Studienprotokoll sollte darüber informieren, von welchem Typus die im Folgenden näher erläuterten Ausgangsdaten sind.

Häufigkeitsziffern. Die elementarste Stufe der Messung eines Merkmals besteht darin, dass wir auszählen, wie viele Individuen einer Stichprobe dieses Merkmal besitzen und wie vielen es augenscheinlich fehlt. Bei dieser Auszählung wird vorausgesetzt, dass das Merkmal entweder eindeutig vorhanden oder eindeutig nicht vorhanden ist. Man gewinnt auf diese Weise eine *diskrete Häufigkeitsverteilung* eines *Alternativmerkmals*. Alternativmerkmale sind z. B. der Rhesusfaktor (positiv, negativ), die Toxizität eines Pharmakons (Versuchstier stirbt oder überlebt) oder der Ausbreitungsgrad einer Seuche (befallen oder nicht befallen sein).

Die Mehrzahl der klinisch relevanten Merkmale (wie Laborwerte) sind jedoch nicht alternativ, sondern *stetig* verteilt. Trotzdem müssen wir uns in der Praxis oft darauf beschränken, diese Merkmale alternativ zu beurteilen. Wir sagen z. B., ein Neugeborenes sei reif oder unreif bzw. ein Zellkern sei normal oder pathologisch verändert, ein Laborwert sei unter- oder oberhalb einer Normalitätsgrenze, obschon wir überzeugt sind, dass Merkmale dieser Art kontinuierlich variieren. Unterteilen wir ein kontinuierliches (stetiges) Merkmal in nur 2 Merkmalsausprägungen, sprechen wir von einem *dichotomierten,* d. h. einem künstlich zweigeteilten Merkmal, wie normaler und erhöhter Blutdruck. Teilt man das stetig verteilte (und mittels elektronischer Sphygmomanometrie auch in mm/Hg genau zu messende) Merkmal „Blutdruck" in 3 Bereiche (wie hypoton, normoton und hyperton), dann spricht man von einem *trichotomen Merkmal.*

Kann ein stetiges Merkmal, wie der Schweregrad einer chronischen Erkrankung, nicht gemessen, wohl aber ärztlicherseits nach 3 bis 7 Stufen eindrucksmäßig beurteilt werden, wie im sog. CGI-Rating („Clinical Global Impression") von Psychosen, dann misst man analog zu den Schulnoten mit einem System von geordneten Kategorien, das wir weiter unten als *Ordinalskala* bezeichnen werden. In der Krebsdiagnostik unterscheidet man im Rahmen der TNM-Klassifikation Tumoren nach ihrer Größe (T), dem Ausmaß des Lymphknotenbefalls (N) und der Metastasierung (M).

Ist ein Merkmal *nicht* stetig verteilt, wohl aber in mehr als 2 Ausprägungen vorhanden, wobei jeder Patient einer und nur einer Kategorie zuzuordnen ist, dann spricht man von Merkmalskategorien. Dazu gehören die Blutgruppen A, B, AB und 0 oder die Psychosediagnosen der Schizophrenie (hebephrene, katatone, paranoide oder schizoaffektive) wie überhaupt alle klinischen Diagnosen der verschiedenen Diagnoseschlüssel. Auch quasi-stetige oder graduierte Merkmale werden oft kategorisiert, wie Debilität als leichte, Imbezillität als mittelschwere und Idiotie als schwere Form der Oligophrenie, die sich aber nicht nur quantitativ (nach dem IQ), sondern auch qualitativ (nach klinischer Manifestation) unterscheiden. Durch Zuordnung von Patienten zu je einer der Kategorien (Diagnosen) erhält man anstelle von Messungen eine Häufigkeitsverteilung eines natürlich *kategorialen* bzw. künstlich *polychotomen Merkmals.*

Die Definition von Merkmalskategorien ist dann sinnvoll, wenn erreicht wird, dass die Individuen innerhalb einer Kategorie hinsichtlich des untersuchten Merkmals einander mehr ähneln als die Individuen zwischen den

Kategorien. Ferner muss verlangt werden, dass die Zugehörigkeit zu einer Kategorie die gleichzeitige Zugehörigkeit zu einer anderen Kategorie ausschließt.

Ordnet man k Kategorien Zahlen von 1 bis k zu, erhält man eine sog. *Nominalskala*, eine Skala also, die durch willkürliche Benennung der Kategorien durch Zahlensymbole gekennzeichnet ist. Statt der Zahlen benutzt man auch Symbole wie Buchstaben als Initialen von Nomina (Diagnosen), wodurch der Eindruck einer Rangordnung der Kategorien vermieden wird, die für eine Nominalskala nicht gilt, da Größer-kleiner-Relationen zwischen ihnen fehlen.

Rangplätze. Kategorien, zwischen denen eine „Größer-kleiner-Relation" hergestellt werden kann, konstituieren eine sog. *Rangskala* oder *Ordinalskala*. Ein Kardiologe kann seine Infarktpatienten nach der Bedrohlichkeit des Infarktes in eine Rangreihe bringen oder ein Chirurg seine Unfallpatienten nach der Dringlichkeit einer Operation.

Die ideale Rangskala – auch *singuläre* oder *bindungsfreie* Rangskala genannt – enthält pro Kategorie nur ein Individuum, d. h. jedem Individuum kommt ein eigener Rangplatz zu. Sind nun einzelne Individuen hinsichtlich der Ausprägung eines stetig verteilten Merkmals als gleichwertig anzusehen oder richtiger: Gelingt es uns nicht, zwischen ihnen zu unterscheiden, so weisen wir diesen Individuen das arithmetische Mittel der (aufeinander folgenden) Rangplätze zu, die sie einnähmen, wenn sie unterschieden werden könnten. Gleiche Ränge („Ties", *Rangbindungen*) erfordern also stets mittlere Rangplätze. Wir ordnen z. B. die folgenden mit Kreisen bezeichneten 18 Individuen nach einem beliebigen Merkmal wie folgt:

```
                o
                o           o
        o       o           o
    o o o o o o o o o o o o
```

Die übereinander liegenden Kreise entsprechen Individuen, die wir nicht unterscheiden konnten. Wir berechnen die mittleren Ränge (Rangbindungen) auf folgende Weise:

1	2	3	5	6	7	11	12	13	14	17	18
		4			8				15		
		7:2=3,5			9				16		
					10				45:3=15		
					34:4=8,5						

Daraus ergibt sich die folgende Rangordnung mit drei Rangbindungsgruppen:

1 2 ⌐3,5 3,5⌐ 5 6 ⌐8,5 8,5 8,5 8,5⌐ 11 12 13 ⌐15 15 15⌐ 17 18

Je nachdem, wie wir die Ränge gewinnen, sprechen wir von einer objektiven oder einer subjektiven Rangordnung.

Die *objektive Rangordnung* entsteht dadurch, dass wir Messwerte in Rangplätze umwandeln. Wir reduzieren dabei den höheren Informationsgehalt eines Messwerts auf den geringeren Informationsgehalt eines Rangplatzes. Diese Maßnahme erscheint dann zweckmäßig, wenn die Messwerte ungenau sind und wir deshalb für die statistische Analyse nur die ungefähre Größenordnung der Messwerte verwenden wollen.

Die *subjektive Rangordnung* entsteht durch Anwendung von (subjektiven) Schätzverfahren. Eine Schätzung von Rangplätzen kann durch einen oder mehrere kompetente Experten erfolgen; im letzteren Fall werden – bei ausreichender Urteilerübereinstimmung (▶ Kap. 6) – die Medianwerte der Rangplätze, die die Beurteiler pro Individuum vergeben haben, in eine neue Rangreihe gebracht und diese neuen Rangplätze als beste Schätzungen der Merkmalsausprägungen angesehen.

Durch die subjektive Zuordnung einer größeren Zahl von Individuen (Patienten) zu einer kleinen Zahl von Rangstufen (z. B. Schulnoten oder CGI-Ratings) entsteht eine sog. *gruppierte Rangskala,* wobei sich bei der Rangordnung vieler Individuen auf jeden Fall mehrere Individuen eine Kategorie teilen (Rangbindung). Weitere Beispiele hierfür sind Ratingskalen, bei denen die Individuen in wenige Kategorien zunehmender Merkmalsintensität eingeteilt werden, oder Frequenzbänder im EEG (Delta, Theta, Alpha, Beta), die nach aufsteigendem Frequenzbereich geordnet sind.

Messwerte. Wenn man davon ausgehen kann, dass äquidistante Zahlenabstände auf einer Skala gleich große Merkmalsunterschiede abbilden, liegt eine metrische Skala bzw. eine sog. *Intervallskala* vor. Der Celsius-Skala oder der Fahrenheit-Skala z. B. liegen solche Intervallskalen zugrunde. Wenn Skalen zudem einen natürlichen Nullpunkt aufweisen, wie z. B. Maßeinheiten im Zentimeter-Gramm-Sekunden-System (kurz: CGS-System), spricht man von Messungen entlang einer *Verhältnisskala* („Ratio Scale"). Bei dieser Skala ist es erlaubt, Verhältnismaße zu bilden (z. B. ist der Puls von 120 doppelt so hoch wie einer von 60). Test- und Fragebogenskalen in der Medizin (wie Ratingskalen in der Psychiatrie) haben keinen sinnvoll zu interpretierenden Nullpunkt, ebenso wenig wie die IQ-Skala in der Psychodiagnostik, weswegen sie „nur" Intervallskalen im engen Sinne definieren.

Aber auch Zählwerte (z. B. Anzahl roter oder weißer Blutkörperchen) sind Messungen auf einer Verhältnisskala – es sei denn, die Zählprozedur ist so ungenau, dass man die Zählwerte besser in Rangwerte transformiert. Genaue Zählwerte, wie die Häufigkeit eines Herzjagens (einer paroxysmalen Tachykardie) pro Woche, definieren eine *Absolutskala,* die einen echten Nullpunkt und darüber hinaus gleiche Intervalle von je einer Einheit der natürlichen Zahlen aufweist. Als Oberbegriff für Intervallskalen, Verhältnisskalen und Absolutskalen werden wir den Begriff der *Kardinalskala* benutzen.

Generell gilt, dass Daten von einem höheren Skalenniveau auf ein niedrigeres transformiert werden können, aber niemals umgekehrt. Ob man von dieser Regel Gebrauch macht, hängt letztlich davon ab, wie man die Genauigkeit bzw. die Zuverlässigkeit der erhobenen Daten einschätzt. Eine Entscheidung über das mutmaßliche Skalenniveau der Daten ist jedoch in jedem Falle zu treffen (und im Studienprotokoll zu vermerken), denn von dieser Entscheidung hängt es ab, mit welchem statistischen Verfahren die Daten ausgewertet werden können (▶ Abschn. 1.2.6, S. 56 f).

Studienablauf und statistische Auswertung

Ins Studienprotokoll gehört auch eine gedankliche Vorstrukturierung des Studienablaufs. Fragen, die im Vorfeld der eigentlichen Umsetzung der Studie geklärt werden sollten, sind z. B.:

- Wird medizinisches Hilfspersonal benötigt und steht es zur Verfügung?
- Ist die Laborkapazität ausreichend für vorgesehene Labortests?
- Falls mit Versuchstieren gearbeitet wird, ist deren Unterbringung und Versorgung geregelt?
- Ist für die Behandlung von Patienten eine Patientenversicherung erforderlich?
- Wie sollen vorzeitig ausgeschiedene Patienten ersetzt werden?
- Was sind die Kriterien für eine vorzeitige Beendigung der Studie?
- Wie soll mit fehlerhaften oder mit fehlenden Daten verfahren werden?
- Wird eine Ethikkommission benötigt?
- Wie sieht der Zeitplan der Studie aus oder – bei einem sequenziellen Erhebungsplan (▶ Kap. 7) – wann wird die Datenerhebung voraussichtlich abgeschlossen sein?
- Welche Kosten fallen an und wie ist die Projektfinanzierung geregelt?

Bei größeren Vorhaben empfiehlt sich eine Machbarkeitsstudie („feasibility study"), in der die Durchführung und der Ablauf der Untersuchung vorab simuliert werden.

Schließlich gehören in das Studienprotokoll Überlegungen zur statistischen Auswertung der Daten. Diese beziehen sich bei hypothesenprüfenden Untersuchungen auf den einzusetzenden Signifikanztest (mit Angabe des Signifikanzniveaus, ▶ Abschn. 1.2.3) und darauf, welcher Behandlungseffekt im Kontext der Studie für klinisch bedeutsam gehalten wird (▶ Abschn. 1.2.5). Auch die Größe der untersuchten Stichprobe sollte begründet werden (▶ S. 48 ff). Eine Zusammenfassung der in diesem Buch behandelten verteilungsfreien Verfahren sowie deren Indikation findet man in der Übersicht „Verteilungsfreie statistische Tests" (▶ Buchumschlaginnenseite).

1

1.2.2 Die statistischen Hypothesen

Im Folgenden wenden wir uns der Frage zu, wie man eine inhaltliche For-schungshypothese in statistische Hypothesen (Alternativhypothese und Null-hypothese) überführt. Hierbei ist zwischen *gerichteten* und *ungerichteten For-schungshypothesen* zu unterscheiden.

Gerichtete und ungerichtete Forschungshypothesen

Eine Klinik will die Forschungshypothese überprüfen, dass ein neues Diureti-kum A Harnausscheidungen bei Herzinsuffizienz NYHA II bis IV (New York Heart Association) stärker fördert als ein Standarddiuretikum B. In dieser For-schungshypothese ist die Richtung des Unterschieds in der diuresefördernden Wirkung der beiden Präparate vorgegeben. Wir sprechen deshalb von einer ge-richteten Forschungshypothese oder kurz: von einer gerichteten Hypothese.

Hätte man keine begründete Vermutung über die Richtung des Unter-schieds, müsste man formulieren: Die beiden Präparate wirken unterschied-lich, wobei offen gelassen wird, ob Präparat A dem Präparat B überlegen ist oder umgekehrt. Da hier die Richtung des Wirkunterschieds nicht vorgege-ben wird, sprechen wir von einer ungerichteten Hypothese.

> Die Art der Hypothese, ob gerichtet oder ungerichtet, muss bereits *vor* der Gewinnung von Beobachtungs- oder Versuchsdaten festgelegt werden. Im anderen Fall könnte man sie so formulieren, wie es die Ergebnisse na-helegen. Wie wir noch sehen werden, ist es leichter, eine gerichtete Hypo-these als zutreffend anzunehmen als eine ungerichtete – es sei denn, die tatsächliche Richtung des Unterschieds entspricht nicht der hypothetisch vorhergesagten Richtung (▶ Abschn. 1.2.4, S. 45 f). Eine gerichtete Hypothese ist also stets genauer zu begründen als eine ungerichtete.

Die Alternativhypothese

Wir haben die (gerichtete oder ungerichtete) Forschungshypothese formuliert und können sie nun in eine statistische Hypothese, die sog. Alternativhypothe-se (abgekürzt: H_1) überführen. Träfe die oben formulierte gerichtete Hypothese zu, würden wir erwarten, dass die durchschnittliche Harnmenge von Patienten, die mit dem Diuretikum A behandelt wurden ($\bar{x}_A$), größer ist als die durch-schnittliche Harnmenge der mit B behandelten Patienten ($\bar{x}_B$). Unsere Hypothe-se bezieht sich jedoch nicht nur auf die in der Untersuchung behandelten Pa-tienten, sondern generell auf die Population aller Herzkranken, die mit A oder B behandelt werden könnten. Wir verwenden deshalb bei der Formulierung der Alternativhypothese (H_1) nicht die statistischen Kennwerte $\bar{x}_A$ und $\bar{x}_B$, sondern Kennwerte, die auf Populationen bezogen sind. Diese werden *Populations-parameter* genannt und mit griechischen Buchstaben gekennzeichnet. In unse-rem Beispiel des Vergleichs zweier Populationsmittelwerte bezeichnen wir die

Parameter mit μ_A und μ_B (μ: sprich: „mü"). Die gerichtete Alternativhypothese lautet also in Kurzform:

H_1: $\mu_A > \mu_B$

Für die ungerichtete Alternativhypothese würden wir schreiben:

H_1: $\mu_A \neq \mu_B$

> Die Alternativhypothese (kurz: H_1) präzisiert (falls möglich) mit statistischen Symbolen die allgemeine Forschungshypothese.

Nun möge sich die Forschungshypothese auf Anteilswerte beziehen. Es wird z.B. behauptet, dass der Anteil der Hypertoniker, die neben der erwünschten (blutdrucksenkenden) Wirkung auch unerwünschte Nebenwirkungen (wie Erektionsstörungen bei Männern) erfahren, bei Behandlung mit dem Präparat A (Betablocker) größer sei als bei Präparat B (AT1-Blocker). Hierzu formulieren wir als gerichtete Alternativhypothese:

H_1: $\pi_A > \pi_B$

oder als ungerichtete Alternativhypothese

H_1: $\pi_A \neq \pi_B$

π_A und π_B (π: sprich: „pi") sind hierbei *Populationsanteilswerte*, die durch die Anteilswerte (relative Häufigkeiten) in der Stichprobe (p_A und p_B) geschätzt werden.

Auch Zusammenhänge sind häufig Gegenstand einer Forschungshypothese. Wenn wir beispielsweise vermuten, dass die diuresefördernde Wirkung des neuen Präparats mit fortschreitender Behandlung nachlässt, würden wir einen negativen Zusammenhang bzw. eine negative Korrelation ρ (sprich: „rho"; zum Korrelationsbegriff ▶ Kap. 5) zwischen der Harnmenge und der Dauer der Behandlung erwarten (je länger die Behandlung, desto geringer die Harnmenge). Die Kurzform der Alternativhypothese hieße in diesem Falle:

H_1: $\rho < 0$

Wenn wir nur einen Zusammenhang vermuten, ohne die Richtung präzisieren zu können, hieße die Alternativhypothese:

H_1: $\rho \neq 0$

Wir behaupten also, dass es einen Zusammenhang gibt, ohne dessen Richtung angeben zu können.

Aus Gründen, die aus der Eigenart der verteilungsfreien Tests resultieren, werden wir unsere Alternativhypothesen nicht immer bis zur ausdrücklichen

Bezugnahme auf einen bestimmten Parameter präzisieren können. Statt dessen werden wir gelegentlich Formulierungen wählen, die sich auf mehrere Parameter bzw. eine Parameterklasse beziehen. Eine entsprechende Formulierung für die H_1 könnte etwa lauten: Die verglichenen Grundgesamtheiten unterscheiden sich hinsichtlich ihrer *zentralen Tendenz* bzw. ihrer *Lokation* (*Lage*). Damit haben wir vermieden, einen bestimmten Parameter, Mittelwert oder Medianwert oder – was ebenfalls in Frage käme – den Modalwert hervorzuheben; wir sind aber bei der Klasse von Parametern geblieben, auf die es uns ankam.

Die Nullhypothese

> Die Nullhypothese (kurz: H_0) geht davon aus, dass das, was mit der Alternativhypothese behauptet wird, nicht zutrifft bzw. „null und nichtig" ist.

Wenn wir also in unserem Beispiel als gerichtete Alternativhypothese formulierten, das neue Präparat A habe eine stärkere diuresefördernde Wirkung als das Präparat B, müsste die H_0 behaupten, dass beide Präparate gleich wirksam seien bzw. dass das Präparat A dem Präparat B sogar unterlegen sei. Symbolisch wird diese Nullhypothese wie folgt formuliert:

H_0: $\mu_A \leq \mu_B$

Zur ungerichteten Alternativhypothese (die Wirkung beider Präparate ist unterschiedlich oder kurz H_1: $\mu_A \neq \mu_B$) gehört die Nullhypothese:

H_0: $\mu_A = \mu_B$

Damit wird also kein Wirkungsunterschied postuliert.

Völlig analog hierzu sind die Nullhypothesen zu den gerichteten oder ungerichteten Alternativhypothesen über Anteilswerte bzw. Zusammenhänge (Korrelationen) zu formulieren. Wir nennen sie im Folgenden summarisch, wobei in Klammern jeweils die entsprechende Alternativhypothese aufgeführt ist.

Anteilswerte:

H_0: $\pi_A \leq \pi_B$ $(H_1$: $\pi_A > \pi_B)$

H_0: $\pi_A = \pi_B$ $(H_1$: $\pi_A \neq \pi_B)$

Korrelation:

H_0: $\rho \geq 0$ $(H_1$: $\rho < 0)$

H_0: $\rho = 0$ $(H_1$: $\rho \neq 0)$

Natürlich kann eine gerichtete Alternativhypothese auch behaupten, dass $\pi_A < \pi_B$ bzw. dass $\rho > 0$ ist. Die Nullhypothesen sind dazu als „Gegenhypothesen" entsprechend zu formulieren.

Im folgenden Text wird die Grundidee der statistischen Hypothesenprüfung zusammengefasst.

> Ausgangspunkt der statistischen Hypothesenprüfung ist die Nullhypothese. Wir fragen, wie gut das gefundene Untersuchungsergebnis (z. B. eine Differenz $\bar{x}_A - \bar{x}_B$) mit der Nullhypothese zu vereinbaren ist. Eine Entscheidung zugunsten der Alternativhypothese ist erst dann zulässig, wenn wir feststellen, dass es sehr unwahrscheinlich ist, dass das gefundene Ergebnis bei Gültigkeit der Nullhypothese – sozusagen per Zufall – hätte zustande kommen können. Bevor wir also die Alternativhypothese als zutreffend ansehen können, müssen wir – im Sinne einer „indirekten Beweisführung" – zeigen, dass das Untersuchungsergebnis mit der Nullhypothese „beim besten Willen" nicht zu vereinbaren ist.

Wie dies geschieht, erläutert der folgende Abschnitt. Zuvor jedoch noch ein Hinweis: Die „klassische" Hypothesenprüfung nach Neyman u. Pearson (1933) – sei sie verteilungsfrei oder parametrisch – geht davon aus, dass die Alternativhypothese unserer Forschungshypothese entspricht. Wie jedoch ist zu verfahren, wenn wir als Forschungshypothese eine Nullhypothese formulieren? Diese Situation tritt z. B. ein, wenn von einer neuen Behandlungsmethode lediglich gefordert wird, dass sie (mindestens) genauso erfolgreich sein soll wie eine Standardmethode, die im Vergleich zur neuen Methode mit mehr Aufwand, Kosten und Risiken verbunden ist. Weil die alte Standardmethode aufwendiger ist, muss die neue Methode nicht überlegen sein, sondern es genügt anzunehmen, dass beide Methoden äquivalent wirksam seien. Auf diese Problematik wird hier nicht eingegangen. Ausführliche Informationen zur Prüfung sog. *Äquivalenzhypothesen* findet man z. B. bei Chow u. Liu (2000), Klemmert (2004) oder Wellek (1994).

1.2.3 Die Grundstruktur statistischer Hypothesentests

Der einseitige Test

Die Alternativhypothese und die Nullhypothese sind genau formuliert. Um im Beispiel zu bleiben, möge die gerichtete Alternativhypothese lauten, dass das neue Präparat A eine stärkere diureseförderne Wirkung hat als das Standardpräparat B ($H_1: \mu_A > \mu_B$) und die Nullhypothese, dass sich die beiden Präparate in ihrer Wirkung nicht unterscheiden oder das Präparat A dem Präparat B sogar unterlegen ist ($H_0: \mu_A \leq \mu_B$).

Für die Hypothesenprüfung wollen wir einmal annehmen, dass 10 Paare von herzkranken Patienten gebildet wurden, wobei die Paarlinge eines jeden Paares einander möglichst ähnlich sind (gleiches Alter, Geschlecht, vergleichbarer Schweregrad der Erkrankung etc.). Wir haben es also mit 2 *abhängigen* bzw. *parallelisierten* Stichproben zu tun („matched samples"). Per Los wird nun entschieden, welcher Paarling Präparat A bzw. Präparat B erhält. Als Zielgröße (abhängige Variable) messen wir pro Patient die Harnmenge über 24 h.

Beim paarweise durchgeführten Vergleich der Harnmengen wird festgestellt, dass bei 9 Paaren der A-Patient mehr Harn ausgeschieden hat als der B-Patient. Wir müssen nun ermitteln, ob dieses Ergebnis zufällig zustande gekommen sein kann oder genauer: Wie groß die Wahrscheinlichkeit dafür ist, dass dieses Ergebnis bei Gültigkeit der Nullhypothese eingetreten sein kann.

Um diese Wahrscheinlichkeit zu bestimmen, erinnern wir uns an das Münzwurfbeispiel in ▶ Abschn. 1.1.3. Beim Münzwurf beträgt die Wahrscheinlichkeit für Adler oder Zahl jeweils 50%. Genauso ist es in unserem Diuresebeispiel: Wenn die Nullhypothese richtig ist, erwarten wir bei 50% der Patientenpaare, dass der A-Patient mehr Harn ausscheidet und bei den restlichen 50%, dass der B-Patient mehr Harn ausscheidet (von der Möglichkeit exakt identischer Harnmengen wollen wir hier unter Verweis auf ▶ S. 187 vorerst absehen). Unser Untersuchungsergebnis ist also genauso zu behandeln wie ein Münzwurfexperiment, bei dem mit 10 Münzen 9-mal „Adler" geworfen wird.

Für die Berechnung der Wahrscheinlichkeit dieses Ergebnisses haben wir Gl. 1.6 kennengelernt. Wenden wir diese Gleichung auf unser Beispiel an, ergibt sich

$$p(x = 9) = \binom{10}{9} \cdot \left(\frac{1}{2}\right)^{10} = \binom{10}{1} \cdot \left(\frac{1}{2}\right)^{10} = 10 \cdot 0.00098 = 0,0098$$

Diese Wahrscheinlichkeit bezeichneten wir in ▶ Abschn. 1.1.3 als Punktwahrscheinlichkeit. Zu dieser Punktwahrscheinlichkeit sind nun die Punktwahrscheinlichkeiten all derjenigen Ergebnisse zu addieren, die noch extremer sind bzw. die noch mehr von der H_0-Erwartung abweichen. Ein solches Ergebnis wäre in unserem Falle, dass mit allen 10 Münzen „Adler" geworfen wird bzw. dass bei allen 10 Patientenpaaren der A-Patient mehr Harn ausscheidet. Für dieses extreme Ergebnis ergibt sich bei Gültigkeit von H_0 eine Punktwahrscheinlichkeit von

$$p(x = 10) = \binom{10}{10} \cdot \left(\frac{1}{2}\right)^{10} = 1 \cdot 0,00098 = 0,00098$$

Addieren wir die beiden Punktwahrscheinlichkeiten, resultiert in der Terminologie von ▶ Abschn. 1.1.4 eine einseitige Überschreitungswahrscheinlichkeit von P = 0,0108.

Diese Überschreitungswahrscheinlichkeit ist sehr klein. Sie besagt, dass wir bei 100 Münzwürfen mit jeweils 10 Münzen nur bei einem einzigen Münzwurf damit rechnen können, dass mindestens 9-mal „Adler" geworfen wird. Auf das Diuresebeispiel übertragen, würden wir erwarten, dass bei 100 vergleichbaren Studien mit jeweils 10 Patientenpaaren bei nur einer Studie mindestens 9 A-Patienten mehr Harn ausscheiden als die B-Patienten, wenn die Nullhypothese gilt.

Wie ist nun diese niedrige Überschreitungswahrscheinlichkeit zu bewerten? Im Münzbeispiel würden wir sicherlich sagen, dass es reiner Zufall ist, wenn wir mit 10 Münzen mindestens 9-mal „Adler" werfen. Wir würden also an der Gültigkeit der H_0 festhalten. Dies liegt daran, dass wir im Münzbeispiel – wenn wir von der Möglichkeit einer verbeulten und verbogenen Münze einmal absehen – über keine sinnvolle Alternativhypothese verfügen. Im Diuresebeispiel liegen die Verhältnisse anders: Hier steht der Nullhypothese durchaus eine sinnvolle Alternativhypothese gegenüber, was uns veranlasst, das Untersuchungsergebnis eher nicht mit dem Zufall zu erklären, sondern mit der gemäß H_1 postulierten Überlegenheit von Präparat A.

Zu fragen bleibt jedoch, ob die Überschreitungswahrscheinlichkeit genügend klein ist, um die Nullhypothese zugunsten der Alternativhypothese verwerfen zu können. Hierauf werden wir weiter unten unter dem Stichwort „Signifikanzniveau" eingehen. Zuvor jedoch wollen wir uns der Prüfung einer ungerichteten Hypothese zuwenden.

Der zweiseitige Test

Mit dem zweiseitigen Test überprüfen wir eine ungerichtete Alternativhypothese. Diese würde – auf das Diuresebeispiel bezogen – behaupten, dass sich die beiden Präparate in ihrer diuretischen Wirkung unterscheiden, wobei keine Annahme darüber formuliert wird, welches Präparat dem anderen überlegen ist (es ist davon auszugehen, dass diese ambivalente Hypothesenformulierung für viele klinische Fragestellungen weniger angemessen ist als eine gerichtete Hypothese).

Auch der zweiseitige Test lässt sich am Münzwurfbeispiel verdeutlichen („zweiseitige Wette"; ▶ Abschn. 1.1.5): Mit der Symbolik der Gl. 1.7 und 1.8 fragen wir nach der Überschreitungswahrscheinlichkeit, dass beim Werfen mit N Münzen mindestens k-mal Adler oder höchstens (N–k)-mal Adler fällt. Unser Beispiel ergab k = 9 (bei 9 von 10 Patientenpaaren hatte der A-Patient mehr Harn ausgeschieden als der B-Patient), d. h. wir suchen eine Überschreitungswahrscheinlichkeit, die sich additiv aus den Punktwahrscheinlichkeiten für x = 9, x = 10, x = 1 und x = 0 ergibt. Diese zweiseitige Überschreitungswahrscheinlichkeit kennzeichnen wir mit P':

$$P' = \left(\frac{1}{2}\right)^{10} \cdot \left[\binom{10}{9} + \binom{10}{10} + \binom{10}{1} + \binom{10}{0}\right]$$

Wegen $\binom{N}{x} = \binom{N}{N-x}$ (▶ S. 11) ist $\binom{10}{9} = \binom{10}{1}$ und $\binom{10}{0} = \binom{10}{10}$, d. h. wir brauchen die auf ▶ S. 34 ermittelte einseitige Überschreitungswahrscheinlichkeit nur zu verdoppeln:

$$P' = 2 \cdot 0{,}0108 = 0{,}0216$$

(Man beachte, dass diese einfache Verdopplungsregel nur für symmetrisch verteilte Prüfgrößen gilt, was auf die hier einschlägige Binomialverteilung mit $\pi = 0,5$ zutrifft).

Auch die Überschreitungswahrscheinlichkeit des zweiseitigen Tests ist relativ klein. Ob sie genügend klein ist, um die H_0 zugunsten der ungerichteten H_1 verwerfen zu können, soll im Folgenden geklärt werden.

Das Signifikanzniveau

Wenn wir bei einer gegebenen (möglichst kleinen) Überschreitungswahrscheinlichkeit die H_0 ablehnen und die H_1 annehmen, so ist dies eine Entscheidung, die nicht ohne Risiko ist (wir erinnern uns daran, dass 9-mal oder gar 10-mal Adler bei $N = 10$ geworfenen Münzen durchaus mit dem Zufall zu vereinbaren sind). Dieses Risiko einer Fehlentscheidung nennt man *Risiko I* oder α-Fehlerrisiko (zum Risiko II oder β-Fehlerrisiko ► Abschn. 1.2.5).

> Das Risiko einer falschen Entscheidung zugunsten von H_1 heißt α-Fehlerrisiko (Risiko I. Art).

Welches Risiko I dürfen wir nun auf uns nehmen, wenn wir die H_0 verwerfen und die H_1 akzeptieren? In der angewandten Statistik haben sich 2 Werte für das maximal tolerierbare α-Fehlerrisiko unter der Bezeichnung „Signifikanzniveau" eingebürgert, nämlich $\alpha = 0,05$ und $\alpha = 0,01$. Erhalten wir als Untersuchungsergebnis $P \leq \alpha = 0,05$, so sagen wir, das Ergebnis (der Unterschied, der Zusammenhang etc.) sei auf dem 5%-Niveau signifikant oder gesichert. Erhalten wir ein $P \leq \alpha = 0,01$, stellen wir entsprechend eine Signifikanz auf dem 1%-Niveau fest. Entsprechendes gilt für die zweiseitige Überschreitungswahrscheinlichkeit P′.

> Das Signifikanzniveau α kennzeichnet das maximal tolerierbare α-Fehlerrisiko. Übliche Werte für das Signifikanzniveau sind $\alpha = 0,05$ bzw. $\alpha = 0,01$.

Die Wahl des angemessenen Signifikanzniveaus – auch Sicherheitsschwelle genannt – muss sich am Forschungsgegenstand orientieren. Das Signifikanzniveau sollte umso niedriger angesetzt werden, je gravierender die Konsequenzen einer Fehlentscheidung sind. Dies macht Anderson (1956, S. 123 f) sehr anschaulich deutlich, wenn er schreibt:

In Wirklichkeit hängt unsere Sicherheitsschwelle im höchsten Grade davon ab, welche Wichtigkeit man dem Eintreffen des Unwahrscheinlichen, d. h. außerhalb der angenommenen Wahrscheinlichkeitsgrenze liegenden „ungünstigen" Ereignisses zumißt. Wenn z. B. die Wahrscheinlichkeit dafür, daß es morgen regnet, auf „nur 5%" geschätzt wird, so hält man das bevorstehende gute Wetter für praktisch sicher. Wird unser Familienmitglied von einer Seuche befallen, die eine Sterblichkeit von 5% aufweist, so stellen wir besorgt fest, es sei lebensgefährlich erkrankt. Wenn die Wahrscheinlichkeit dafür, daß eine Eisenbahnbrücke demnächst beim

Durchgang eines Zuges einstürzt, „ganze 5%" beträgt, so ist die Brücke nicht nur sofort zu schließen, sondern es werden auch die schuldigen Eisenbahnbeamten, die einen so katastrophalen Zustand überhaupt zugelassen haben, zur Verantwortung gezogen.

Es sei noch darauf hingewiesen, dass die Wahrscheinlichkeit für das Risiko I in der deutschsprachigen statistischen Literatur unter verschiedenen Begriffen behandelt wird:

- Überschreitungswahrscheinlichkeit (als die Wahrscheinlichkeit, mit der eine bestimmte Abweichung von H_0 in der Stichprobe bei Geltung von H_0 in der Grundgesamtheit erreicht oder überschritten wird),
- Zufallswahrscheinlichkeit (mit dieser Wahrscheinlichkeit muss man annehmen, dass die Abweichung von H_0 durch Zufall bedingt ist),
- Irrtumswahrscheinlichkeit (mit dieser Wahrscheinlichkeit irrt man, wenn man H_1 anstelle von H_0 akzeptiert),
- Gegenwahrscheinlichkeit (diese Wahrscheinlichkeit spricht gegen die Annahme von H_1),
- α-Fehlerwahrscheinlichkeit (mit dieser Wahrscheinlichkeit würde man bei Annahme der H_1 einen α-Fehler begehen).

Wir bezeichnen das Signifikanzniveau als Ausdruck der zulässigen Überschreitungswahrscheinlichkeit mit dem Symbol α. Das jeweils resultierende Risiko I, das wir bei der Annahme von H_1 in einem konkreten Untersuchungsfall eingehen bzw. eingehen würden, wenn wir H_1 akzeptieren, wollen wir mit dem Buchstaben P (bzw. P′) als tatsächlich ermittelte Überschreitungswahrscheinlichkeit symbolisieren.

Im Diuresebeispiel ist die H_0 sowohl beim einseitigen Test (P = 0,0108 < 0,05) als auch beim zweiseitigen Test (P′ = 0,0216 < 0,05) für α = 0,05 zu verwerfen. Wir sagen: Das neue Diuretikum A fördert Harnausscheidungen signifikant stärker als das Standardpräparat B (α = 0,05).

Kann wegen P > 0,05 (oder P′ > 0,05) die H_0 nicht verworfen werden, so bedeutet dies keineswegs, dass die H_0 damit bestätigt ist. Interpretativ wäre aus einem nicht signifikanten Ergebnis lediglich zu folgern, dass die H_1 nicht als gültig anzunehmen ist; über die Gültigkeit von H_0 kann keine Aussage getroffen werden. Wenn beispielsweise ein Untersuchungsergebnis wegen P = 0,12 > 0,05 nicht signifikant ist, so wäre dies immer noch eher ein Argument für die Richtigkeit von H_1 als für die Richtigkeit von H_0.

> Ein nichtsignifikantes Ergebnis bedeutet, dass über die Gültigkeit der rivalisierenden Hypothesen H_0 und H_1 keine Aussage gemacht werden kann.

Ferner ist bei der Interpretation darauf zu achten, ob eine gerichtete oder eine ungerichtete H_1 geprüft wurde. Führt der zweiseitige Test einer ungerichteten Hypothese zu einem signifikanten Ergebnis, kann sich die Interpretation auch nur auf die ungerichtete Hypothese beziehen. Wenn wir in unserem Diuresebeispiel den signifikanten zweiseitigen Test interpretieren wollen, könnten wir lediglich behaupten, dass sich die beiden Präparate in ihrer Wirkung unterscheiden, auch wenn das Untersuchungsergebnis interpretativ deutlich für die Überlegenheit des A-Präparats spricht. Diese Überlegenheit kann jedoch nur durch einen einseitigen Test nachgewiesen werden.

Hiermit kommen wir zu einer wichtigen Regel:

> Das Signifikanzniveau und die Art der Alternativhypothese (gerichtet oder ungerichtet) sind gemäß der Fragestellung *vor* Durchführung der Untersuchung festzulegen. Eine „Manipulation" des Signifikanzniveaus und der Hypothesenart angesichts der Ergebnisse ist wissenschaftlich nicht statthaft.

Im Folgenden wollen wir die einzelnen Schritte, die bei der statistischen Hypothesenprüfung durchlaufen werden müssen, noch einmal zusammenfassen. Sie sollten Bestandteil eines jeden Studienprotokolls bzw. Prüfberichtes sein und stellen deshalb das Raster dar, nach dem die Beispiele dieses Buches aufgebaut sind.

Elemente der statistischen Hypothesenprüfung

- *Problem:* Die Fragestellung bzw. die Forschungshypothese wird dargestellt.
- *Versuchsplan:* Unter dieser Rubrik wird – falls erforderlich – die Datenerhebung beschrieben.
- *Alternativhypothese:* Die Alternativhypothese wird aus der Forschungshypothese abgeleitet, wobei sachlogisch begründet zu entscheiden ist, ob eine gerichtete oder eine ungerichtete H_1 geprüft werden soll.
- *Nullhypothese:* Komplementär zur Alternativhypothese wird die Nullhypothese formuliert.
- *Signifikanzniveau:* Das Signifikanzniveau (α) ist festzulegen. Ein ungewöhnliches Signifikanzniveau (z.B. $\alpha = 0,001$ oder $\alpha = 0,1$) sollte begründet werden.
- *Testwahl:* Hier sind Überlegungen darüber anzustellen, welcher Signifikanztest angesichts der zu überprüfenden Hypothese und der zu erhebenden Daten angemessen ist.
- *Testanwendung:* Nachdem das Datenmaterial erhoben ist, wird der Signifikanztest durchgeführt, d. h. man ermittelt eine einseitige oder zweiseitige Überschreitungswahrscheinlichkeit.
- *Entscheidung:* Die ermittelte Überschreitungswahrscheinlichkeit (P oder P′) wird mit dem Signifikanzniveau verglichen. Bei einem signifikanten Ergebnis (P≤α oder P′≤α) wird die H_0 verworfen und zugunsten von H_1 entschieden.
- *Interpretation:* Das Ergebnis (ob signifikant oder nichtsignifikant) wird unter Bezugnahme auf das eingangs dargestellte Problem interpretiert.

Mehrere Endpunkte

Häufig macht es wenig Sinn, die Auswirkungen einer neuen Behandlung nur in Bezug auf ein Wirkkriterium (Endpunkt) zu überprüfen. Schmerzfreiheit oder Schmerzreduktion, Mortalitätsrate, Nebenwirkungen unterschiedlichster Art, Lebensqualität etc. sind Beispiele für multiple Endpunkte, die letztlich alle von einer neuen, verbesserten Therapie profitieren sollten. Dieses sachlich durchaus sinnvolle Desiderat hat allerdings inferenzstatistische Konsequenzen:

Wenn mit der Alternativhypothese die Überlegenheit einer neuen Behandlung gegenüber einer Standardtherapie behauptet wird, dann ist diese Hypothese bei vorgegebenem Signifikanzniveau mit einem einzigen Signifikanztest zu überprüfen. Gibt man der Nullhypothese wiederholt (d.h. für jeden Endpunkt) Gelegenheit, abgelehnt zu werden, so macht dies eine Korrektur des Signifikanzniveaus erforderlich.

Bei m verschiedenen Endpunkten ist jeder Endpunkt auf dem α^*-Niveau von $\alpha^* = \alpha/m$ zu testen (*Bonferroni-Korrektur*). Der statistische Nachweis der Überlegenheit der neuen Therapie auf dem α-Niveau setzt voraus, dass mindestens ein Endpunkttest auf dem α^*-Niveau signifikant wird (Beispiel: Bei m = 10 Endpunkten muss bei einem nominellen Signifikanzniveau von $\alpha = 0{,}05$ mindestens ein Endpunkttest eine Überschreitungswahrscheinlichkeit von $P \leq \alpha^* = 0{,}05/10 = 0{,}005$ aufweisen, um die signifikante Überlegenheit der neuen Therapie auf dem 5%-Niveau behaupten zu können).

> Wird *eine* Nullhypothese mit m simultanen Signifikanztests überprüft, setzt die Ablehnung der Nullhypothese auf dem α-Signifikanzniveau eine Überschreitungswahrscheinlichkeit von $P < \alpha/m$ voraus (Bonferroni-Korrektur).

Diese Vorgehensweise ist allerdings der Tendenz nach eher *konservativ*, d.h. sie erschwert die Ablehnung einer Nullhypothese. Weniger konservativ ist die *Holm-Korrektur* (Holm 1979), bei der zunächst die endpunktspezifischen Unterschiede (allgemein: Effekte) ihrer Größe nach geordnet werden. Der größte Effekt wird – wie bei Bonferroni – auf dem Niveau $\alpha^* = \alpha/m$ getestet. Ist er nicht signifikant, endet die Testprozedur. Ist er auf diesem Signifikanzniveau signifikant, wird der zweitgrößte Effekt auf dem Niveau $\alpha^* = \alpha/(m-1)$ getestet. Die Beibehaltung der H_0 bedeutet das Ende der Testprozedur und die Ablehnung der H_0, dass der drittgrößte Effekt auf dem Niveau $\alpha/(m-2)$ getestet werden kann etc., bis man bei diesem Vorgehen auf den ersten nichtsignifikanten Effekt stößt.

Eine dritte Möglichkeit des Umgangs mit multiplen Endpunkten sind *multivariate Verfahren*, die z.B. bei Bortz (2005, Teil III) beschrieben werden. Diese Verfahrensgruppe gestattet es, alle Endpunkte simultan mit einem einzigen Test zu überprüfen, so dass eine Korrektur des Signifikanzniveaus nicht erforderlich wird.

Im Studienprotokoll ist zu vermerken, wie mit multiplen Endpunkten statistisch umgegangen werden soll. Die Frage offen zu lassen oder gar – nach einer misslungenen Studie ohne signifikantes Ergebnis – im Nachhinein weitere Endpunkte für untersuchungsrelevant zu erklären und so lange zu testen, bis sich schließlich ein signifikanter Effekt herausstellt, ist wissenschaftlich nicht haltbar.

> Die Forschungshypothese muss vor Durchführung der Untersuchung aufgestellt werden. Eine Modifikation oder Erweiterung der Hypothese angesichts der gefundenen Daten und die gleichzeitige Überprüfung der modifizierten Hypothese an denselben Daten ist wissenschaftlich nicht korrekt.

Diese Warnung sollte jedoch nicht dahingehend missverstanden werden, dass bei Ablehnung einer korrekt aufgestellten Forschungshypothese jegliches weitere „Data-Snooping" untersagt sei. Selbstverständlich – und dies wird sogar empfohlen – sollte man aus seinem Untersuchungsmaterial so viele Erkenntnisse wie möglich gewinnen. Allerdings sind diese Erkenntnisse als neue Hypothesen zu deklarieren, deren Überprüfung eigenständige kontrollierte Studien erfordert.

1.2.4 Exakte und asymptotische Signifikanztests

Im Diuresebeispiel konnten wir die Überschreitungswahrscheinlichkeit für $x \geq 9$ Paare, bei denen das A-Präparat dem B-Präparat überlegen ist, über Gl. 1.7 exakt bestimmen. Dies ist praktisch bei allen verteilungsfreien Verfahren der Fall: Ausgehend von einer hypothesenrelevanten Prüfgröße wird anhand kombinatorischer Überlegungen ermittelt, mit welcher Punktwahrscheinlichkeit eine empirisch gefundene Ausprägung der Prüfgröße bei Gültigkeit von H_0 auftritt. Durch Addition aller Punktwahrscheinlichkeiten für die extremeren Ausprägungen ergibt sich die Überschreitungswahrscheinlichkeit eines *exakten Signifikanztests*. In der Regel ist es nicht einmal erforderlich, die Überschreitungswahrscheinlichkeit zu berechnen, denn für die wichtigsten Verfahren existieren Tabellen mit sog. „kritischen" Werten oder *Schwellenwerten*, die bei einem Signifikanznachweis vom empirischen Prüfgrößenwert über- oder unterschritten werden müssen (▶ Anhang; für binomial verteilte Prüfgrößen, wie $x =$ Anzahl der Paare mit $A > B$, werden wir die Benutzung der hier einschlägigen Binomialverteilungstabelle – Tafel C – in ▶ Abschn. 3.3.1 kennenlernen).

> Die Durchführung eines Signifikanztests reduziert sich also auf den Vergleich der empirischen Prüfgröße mit einem tabellarisch vorgegebenen Schwellenwert.

Bei größeren Stichproben ist die Berechnung der exakten Überschreitungswahrscheinlichkeit häufig sehr aufwendig; hier kann man jedoch von einer wichtigen Eigenschaft statistischer Prüfgrößen Gebrauch machen: Die Verteilung der meisten statistischen Prüfgrößen konvergiert mit wachsendem Stichprobenumfang in eine sog. *Normalverteilung* („Glockenkurve"), über die man die gesuchte Überschreitungswahrscheinlichkeit mühelos aus einer Tabelle (▶ Anhang, Tafel A) ablesen kann. Allerdings stimmen die so ermittelten Überschreitungswahrscheinlichkeiten (zumindest bei mittleren Stichprobenumfängen) nicht völlig mit den exakten Überschreitungswahrscheinlichkeiten überein; die Abweichungen sind jedoch für praktische Zwecke zu vernachlässigen. Da sich die über die Normalverteilung ermittelten Überschreitungswahrscheinlichkeiten mit wachsendem Stichprobenumfang den exakten Überschreitungswahrscheinlichkeiten asymptotisch nähern, bezeichnen wir einen über die Normalverteilung durchgeführten Signifikanztest als *asymptotischen Signifikanztest*. Dies gilt auch für Verteilungen von Prüfgrößen, die aus der Normalverteilung abgeleitet sind, wie z. B. die Chi-Quadrat-(χ^2-)Verteilung (▶ S. 46 f).

Die Normalverteilung

Bei einem Würfel haben alle 6 Augenzahlen eine Auftretenswahrscheinlichkeit von 1/6. Werfen wir 2 Würfel und betrachten als Prüfgröße x die Summe der beiden geworfenen Zahlen, sind x-Werte zwischen 2 und 12 möglich, deren Wahrscheinlichkeiten sich nicht mehr gleich verteilen. Diese Wahrscheinlichkeiten veranschaulicht ◘ Abb. 1.1, die man zusammenfassend als *Wahrscheinlichkeitsfunktion* bezeichnet.

Wir stellen fest, dass eine mittlere Summe wie z. B. 7 mit größerer Wahrscheinlichkeit vorkommt als extreme Summen wie 2 oder 12. Wenn wir eine größere Anzahl von Würfeln werfen (d. h. wenn wir den „Stichprobenumfang" N vergrößern), und erneut als Prüfgröße die Summe der geworfenen Zahlen betrachten, ist die Wahrscheinlichkeitsfunktion kaum noch von der Normalverteilung zu unterscheiden, wie sie in ◘ Abb. 1.2 dargestellt ist. (Da es sich bei der Normalverteilung um eine stetige Verteilung handelt, sprechen wir von der *Dichtefunktion der Normalverteilung*).

Auch binomial verteilte Prüfgrößen (z. B. x = Häufigkeit für „Adler" bei N Münzwürfen) haben eine Wahrscheinlichkeitsfunktion, die mit wachsendem

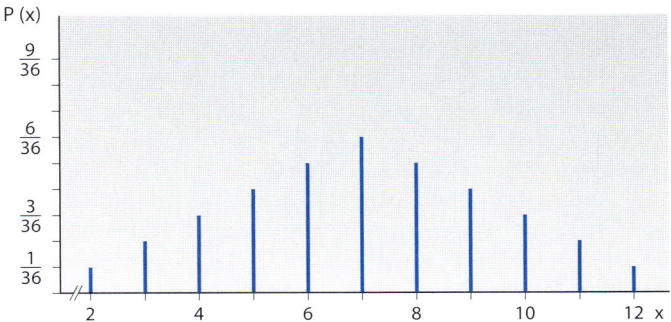

◘ **Abb. 1.1.** Wahrscheinlichkeitsfunktion für die Summe der Augenzahlen bei 2 Würfen

1

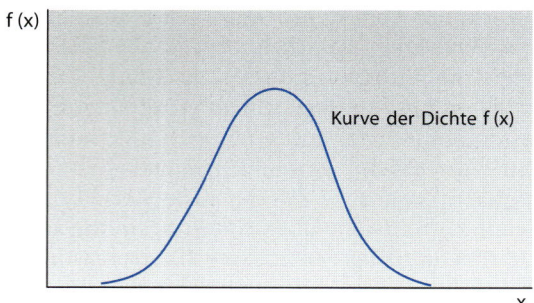

○ **Abb. 1.2.** Dichtefunktion der Normalverteilung

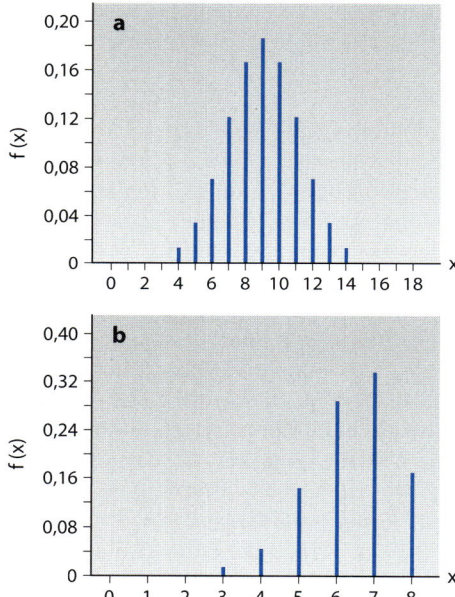

○ **Abb. 1.3 a, b.** Wahrscheinlichkeits-funktionen von Binomialverteilungen. **a** Binomialverteilung für N = 18 und $\pi = 0{,}5$; **b** Binomialverteilung für N = 8 und $\pi = 0{,}8$

N in eine Normalverteilung übergeht. In ○ Abb. 1.3 a ist als Beispiel die Wahrscheinlichkeitsfunktion von x für N = 18 Münzwürfe dargestellt.

Sind die Alternativereignisse nicht gleich wahrscheinlich ($\pi \neq 0{,}5$), erhalten wir als Wahrscheinlichkeiten für das unterschiedlich häufige Auftreten einer Merkmalsalternative (z. B. x = Anzahl der Sechsen beim Werfen von N Würfeln) eine asymmetrische Binomialverteilung (○ Abb. 1.3 b für N = 8 und $\pi = 0{,}8$). Aber auch asymmetrische Binomialverteilungen konvergieren mit wachsendem N in eine Normalverteilung, wobei als Faustregel gilt, dass für $\pi \cdot (1-\pi) \cdot N \geq 9$ die Binomialverteilung durch eine Normalverteilung ersetzt werden kann.

Auch wenn die klassische „Glockenform" der Normalverteilung immer erhalten bleibt, gibt es unendlich viele verschiedene Normalverteilungen, die sich in ihrem Mittelwert (μ) und ihrer Streuung (σ: sprich „sigma") unterscheiden (◘ Abb. 1.4). Wir verfügen jedoch über eine einfache Transformation, die sämtliche Normalverteilungen in eine Standardform, die sog. *Standardnormalverteilung*, überführt: die *z-Transformation* (in manchen Statistikbüchern auch *u-Transformation* genannt):

$$z = \frac{x - \mu(x)}{\sigma(x)} \tag{1.9}$$

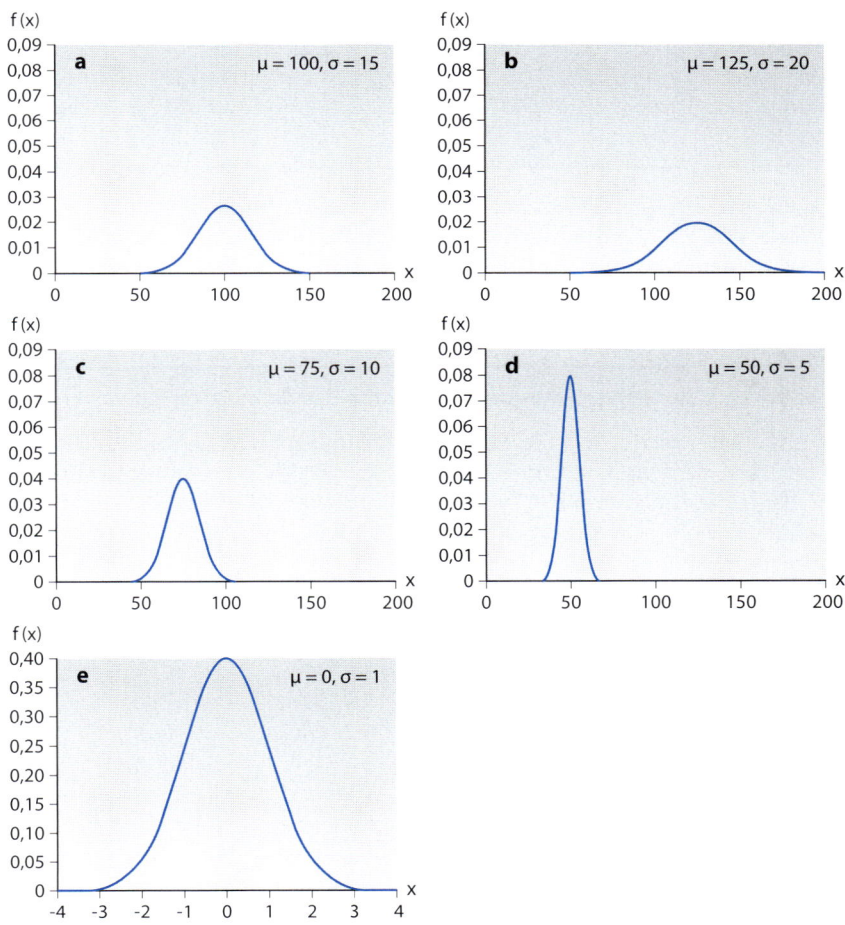

◘ **Abb. 1.4. a–d** Verschiedene Normalverteilungen und **e** die Standardnormalverteilung (Dichtefunktionen)

Wenn eine Binomialverteilung durch eine Normalverteilung approximiert wird, berechnen wir $\mu(x) = N \cdot \pi$ und $\sigma(x) = \sqrt{N \cdot \pi \cdot (1 - \pi)}$. Werden über Gl. 1.9 alle mit $\mu(x)$ und $\sigma(x)$ normalverteilten x-Werte transformiert, resultiert für die z-Werte eine *Standardnormalverteilung,* die durch die Parameter $\mu = 0$ und $\sigma = 1$ gekennzeichnet ist.

Die Standardnormalverteilung (genauer: das Komplement der kumulierten Standardnormalverteilung bzw. der Verteilungsfunktion der Standardnormalverteilung) ist in Tafel A im Anhang tabelliert. Dieser Tafel kann man entnehmen, mit welcher Wahrscheinlichkeit ein bestimmter z-Wert zusammen mit allen größeren (kleineren) z-Werten auftritt. Diese Wahrscheinlichkeit haben wir als Überschreitungswahrscheinlichkeit kennengelernt.

> Die Gesamtfläche unter der Standardnormalverteilungskurve ist 1. Die Überschreitungswahrscheinlichkeit entspricht der Fläche, die ein z-Wert von der Standardnormalverteilung links oder rechts abschneidet. Die Summation von Punktwahrscheinlichkeiten beim exakten einseitigen Test wird hier also durch das Ablesen eines Flächenanteils der Standardnormalverteilung ersetzt.

Fragen wir beispielsweise nach der Überschreitungswahrscheinlichkeit für z-Werte mit $z \geq 2$, entnehmen wir Tafel A für die Fläche zwischen $z = 2$ bis $z = +\infty$ einen Wert von 0,0228. Dementsprechend tritt ein z-Wert, der größer als 2 ist, mit einer Wahrscheinlichkeit von 0,0228 auf: $P(z \geq 2) = 0{,}0228$. Für $z = -2$ gilt analog: $P(z \leq -2) = 0{,}0228$.

Beispiel 1.3. Normalverteilungsapproximation der Binomialverteilung

Ein kleines Beispiel soll die Normalverteilungsapproximation der Binomialverteilung verdeutlichen. Wir fragen nach der Überschreitungswahrscheinlichkeit, dass sich unter $N = 1000$ Neugeborenen mindestens $x = 530$ Mädchen befinden, wobei wir für die Wahrscheinlichkeit einer Mädchengeburt $\pi = 0{,}5$ annehmen. Wir errechnen $\mu(x) = 1000 \cdot 0{,}5 = 500$ und $\sigma(x) = \sqrt{1000 \cdot 0{,}5 \cdot 0{,}5} = 15{,}81$, so dass sich nach Gl. 1.9

$$z = \frac{530 - 500}{15{,}81} = 1{,}90$$

ergibt.

Der Frage nach der Überschreitungswahrscheinlichkeit für $x \geq 530$ entspricht nun die Frage nach der Überschreitungswahrscheinlichkeit für $z \geq 1{,}90$. Tafel A im Anhang entnehmen wir, dass sich zwischen $z = 1{,}90$ und $z = +\infty$ eine Fläche von 0,0287 befindet. Der von $z = 1{,}90$ von der rechten Seite der Standardnormalverteilung abgeschnittene Flächenanteil beträgt also 0,0287, d.h. die Überschreitungswahrscheinlichkeit für mindestens 530 Mädchengeburten hat den Wert $P = 0{,}0287$.

● **Abb. 1.5.** Kritische z-Werte für $\alpha = 0{,}05$

Hätten wir diese Berechnungen im Kontext einer Hypothesenprüfung durchgeführt (H_0: Jungen- und Mädchengeburten sind gleich wahrscheinlich; gerichtete H_1: Es werden mehr Mädchen als Jungen geboren), wäre die H_0 bei einem Signifikanzniveau von $\alpha = 0{,}05$ zugunsten von H_1 zu verwerfen gewesen, denn die Überschreitungswahrscheinlichkeit ist kleiner als das Signifikanzniveau ($P = 0{,}0287 < 0{,}05$).

An dieser Stelle können wir fragen, wie groß (klein) ein z-Wert mindestens sein muss, um die H_0 auf einem vorgegebenen Signifikanzniveau verwerfen zu können. Diese Frage nach den „kritischen Schwellenwerten" der Prüfgröße z können wir ebenfalls über Tafel A (▶ Anhang) beantworten. Testen wir einseitig mit $\alpha = 0{,}05$, sind diejenigen z-Werte aufzusuchen, die von der linken oder der rechten Seite der Standardnormalverteilung 5% abschneiden. Dies sind die Werte $z_{crit} = \pm 1{,}65$. Für $\alpha = 0{,}01$ heißen die einseitigen kritischen z-Werte $z_{crit} = \pm 2{,}33$.

Beim zweiseitigen Test mit $\alpha = 0{,}05$ sind die 5% der Fläche auf beide Seiten der Standardnormalverteilung zu verteilen, denn sowohl hohe positive als auch hohe negative z-Werte sprechen für die Annahme von H_1. Wir suchen also in Tafel A im Anhang diejenigen z-Werte auf, die von der linken und von der rechten Seite der Standardnormalverteilung jeweils 2,5% (also zusammen 5%) der Fläche abschneiden. Dies sind die Werte $z_{crit} = \pm 1{,}96$. Für den zweiseitigen Test mit $\alpha = 0{,}01$ benötigen wir z-Werte, die beidseitig 0,5% der Fläche, also zusammengenommen 1% abschneiden. Hierfür entnehmen wir Tafel A im Anhang die Werte $z_{crit} = \pm 2{,}58$.

Die kritischen z-Werte für $\alpha = 0{,}05$ sind in ● Abb. 1.5 noch einmal grafisch veranschaulicht. Der Signifikanzbereich für den einseitigen Test entspricht der dunkelblauen und der hellblauen Fläche auf der rechten Verteilungsseite und der Signifikanzbereich des zweiseitigen Tests den beidseitig hellblau markierten Verteilungsflächen.

Vergleichen wir als nächstes die kritischen z-Werte für den einseitigen und den zweiseitigen Test: Sie lauten für $\alpha = 0{,}05$ $z_{crit} = 1{,}65$ (einseitiger Test) und $z_{crit} = 1{,}96$ (zweiseitiger Test). Wir stellen also fest, dass der kritische z-Wert des einseitigen Tests von einem empirisch ermittelten z-Wert eher erreicht oder überschritten werden kann als der kritische z-Wert des zweiseitigen Tests (wobei wir davon ausgehen, dass das Vorzeichen des empirisch ermittelten z-Werts der Hypothesenrichtung gemäß H_1 entspricht). Ein einseitiger Test wird also eher signifikant als ein zweiseitiger Test.

> Dies begründet noch einmal (S. 38) die Notwendigkeit, die Art der Alternativhypothese – gerichtet oder ungerichtet – vor der Datenerhebung festzulegen. Das „Umwechseln" von einer ungerichteten H_1 auf eine gerichtete H_1 angesichts der erhobenen Daten ist nicht statthaft, vor allem wenn dadurch ein nicht signifikanter zweiseitiger Test zu einem signifikanten einseitigen Test wird. Wenn man die Richtung der Alternativhypothese vor Untersuchungsbeginn nicht sinnvoll begründen konnte, muss man konsequenterweise auch zweiseitig testen.

Die Chi-Quadrat-(χ^2-)Verteilung

Eine andere wichtige Prüfverteilung, die wir für verteilungsfreie asymptotische Tests benötigen, ist die χ^2-Verteilung. Während die *Binomialverteilung* mit wachsendem N in eine Normalverteilung übergeht, nähert sich die sog. *Polynomial-*(oder *Multinomial-)Verteilung,* auf die wir (▶ Abschn. 2.2.1) Bezug nehmen werden, mit wachsendem N der χ^2-Verteilung.

Die Bezeichnung „χ^2-Verteilung" steht für eine ganze Klasse von Verteilungen, die sich in Bezug auf die sog. *Freiheitsgrade* (Fg) unterscheiden.

Die χ^2-Verteilungen sind mathematische Verteilungen, die aus der Normalverteilung abgeleitet sind. Man erhält eine χ^2-Verteilung mit Fg = 1, wenn man die standardnormalverteilte Variable z quadriert:

$$\chi^2_{(1)} = z^2 \tag{1.10}$$

Mit dieser einfachen Beziehung kann man also eine standardnormalverteilte Prüfgröße z in eine χ^2-verteilte Prüfgröße überführen und umgekehrt – über $z = \sqrt{\chi^2_{(1)}}$ – eine χ^2-verteilte Prüfgröße in eine standardnormalverteilte Prüfgröße. Wir werden von dieser Beziehung des Öfteren Gebrauch machen (▶ z. B. Abschn. 2.3.2, S. 88).

Die χ^2-Verteilung mit k Freiheitsgraden ist definiert als Verteilung der Summe der Quadrate von k unabhängigen standardnormalverteilten Variablen:

$$\chi^2_{(k)} = z^2_1 + z^2_2 + \dots + z^2_k \tag{1.11}$$

Tafel B des Anhangs enthält für unterschiedliche Signifikanzstufen die kritischen Schwellenwerte einer bei Gültigkeit von H_0 asymptotisch χ^2-verteilten Prüfgröße mit 1-30 Fg. Bei der Benutzung dieser Tafel ist zu beachten, dass der einseitige χ^2-Test nur für Fg = 1 zugelassen ist. χ^2-Tests mit Fg > 1 sind in der Regel zweiseitig.

Bei Prüfgrößen, die asymptotisch χ^2-verteilt sind, werden wir jeweils untersuchen, wie viele Bestimmungsstücke der Prüfgröße frei variieren können.

Diese Anzahl legt die Freiheitsgrade derjenigen χ^2-Verteilung fest, an der die Prüfgröße zufallskritisch bewertet wird.

▶ Beispiel 1.4 erläutert das Konzept der Freiheitsgrade im Zusammenhang mit einer Quadratsummenbestimmung, die z. B. – auf Rangdaten bezogen – im Kontext von Kendalls W-Koeffizient (Urteilerübereinstimmung, ▶ Abschn. 6.2.2) benötigt wird.

Beispiel 1.4. Freiheitsgrade

Angenommen, wir ermitteln eine Prüfgröße QS (Quadratsumme), die sich aus der Summe der quadrierten Abweichungen von N Messwerten von ihrem Mittelwert zusammensetzt. Für $N = 4$ seien die Messwerte $x_1 = 6$, $x_2 = 3$, $x_3 = 4$ und $x_4 = 7$, so dass sich ein Mittelwert von $\bar{x} = 20/4 = 5$ ergibt. Damit erhalten wir

$$QS = (6 - 5)^2 + (3 - 5)^2 + (4 - 5)^2 + (7 - 5)^2 = 10$$

Die Frage lautet nun: Wie viele der 4 Summanden können frei variieren? Zur Beantwortung dieser Frage stellen wir folgende Überlegung an: Bei der Berechnung von QS „benutzen" wir den Mittelwert $\bar{x} = 5$ der 4 Werte. Kennen wir nur 3 der Werte (z. B. $x_1 = 6$, $x_2 = 3$ und $x_3 = 4$) und den Mittelwert $\bar{x} = 5$, ist damit der 4. Wert (x_4) festgelegt. Es muss nämlich gelten

$$(6 + 3 + 4 + x_4)/4 = 5$$

Lösen wir nach x_4 auf, ergibt sich

$$x_4 = 4 \cdot 5 - (6 + 3 + 4) = 20 - 13 = 7$$

Wegen der Vorgabe des Mittelwerts von 4 Werten ist einer der 4 Werte (in unserem Beispiel x_4) festgelegt. Damit ist aber auch einer der 4 Summanden für die Berechnung von QS festgelegt, d. h. es können nur 3 Summanden frei variieren.

Besteht eine Quadratsumme allgemein aus N Summanden, können hiervon nur N–1 frei variieren. Wir sagen, die Prüfgröße QS hat N–1 Freiheitsgrade (Fg = N–1).

Vor allem im Zusammenhang mit der Analyse von Häufigkeiten (▶ Kap. 2) werden wir verschiedene Prüfgrößen kennenlernen, die bei Gültigkeit von H_0 asymptotisch χ^2-verteilt sind. Für diese Prüfgrößen wird stets die Anzahl der jeweiligen Freiheitsgrade anzugeben sein, so dass wir anhand der „richtigen" χ^2-Verteilung den Signifikanztest (Ermittlung der Überschreitungswahrscheinlichkeit bzw. Ablesen des kritischen Schwellenwertes) durchführen können.

Die folgenden Ausführungen über statistische Signifikanz und klinische Bedeutsamkeit sind für das Verständnis der ab ▶ Kap. 2 behandelten Signifikanztests nicht erforderlich und können deshalb übergangen werden. Dieser Abschnitt sollte jedoch zur Kenntnis genommen werden, wenn es darum geht, die *Größe der untersuchten Stichprobe(n)* auf eine rationale Basis zu stellen.

1.2.5 Statistische Signifikanz und klinische Bedeutsamkeit

Nachdem wir nun das Grundprinzip exakter und asymptotischer Signifikanztests kennengelernt haben, wollen wir uns den asymptotischen Test noch einmal genauer ansehen. Eine binomial verteilte Prüfgröße x geht – wie im letzten Abschnitt berichtet – mit wachsendem N in eine normalverteilte Prüfgröße über, die mit Gl. 1.9 in eine standardnormalverteilte Prüfgröße z überführt werden kann. Für Gl. 1.9 schreiben wir unter Verwendung von $\mu(x) = N \cdot \pi$ und $\sigma(x) = \sqrt{N \cdot \pi \cdot (1 - \pi)}$ (▶ Beispiel 1.3):

$$z = \frac{x - N \cdot \pi}{\sqrt{N \cdot \pi \cdot (1 - \pi)}} \tag{1.12}$$

Anhand dieser Gleichung wollen wir zeigen, in welcher Weise das Ergebnis eines Signifikanztests vom Stichprobenumfang N abhängt.

Nehmen wir einmal an, wir formulieren zu der Nullhypothese, nach der Jungen und Mädchen mit gleicher Wahrscheinlichkeit geboren werden (H$_0$: $\pi_{\male} = \pi_{\female} = 0{,}5$), eine gerichtete Alternativhypothese, die besagt, dass die Geburtswahrscheinlichkeit für ein Mädchen (mindestens) 51% beträgt (H$_1$: $\pi_{\female} \geq 0{,}51$). Ferner wollen wir davon ausgehen, die Alternativhypothese sei richtig.

Nun werden Stichproben unterschiedlicher Größe untersucht, wobei in jeder Stichprobe genau 51% Mädchengeburten gezählt werden. Bei welchem Stichprobenumfang können wir die H$_0$ zugunsten von H$_1$ verwerfen, wenn wir $\alpha = 0{,}05$ zugrunde legen? ▣ Tabelle 1.4 gibt eine Antwort auf diese Frage.

Die erste Stichprobe umfasst 100 Neugeborene mit 51 Mädchengeburten. Mit den in den Spalten $\mu(x)$ und $\sigma(x)$ angegebenen Werten errechnen wir nach Gl. 1.12 einen z-Wert, der nicht signifikant (n.s.) ist ($z = 0{,}20 < z_{crit} = 1{,}65$). Das Gleiche gilt für die Stichprobenumfänge N = 1 000, N = 3 000 und N = 5 000. Bei N = 10 000 ergibt sich ein z-Wert von 2, der für $\alpha = 0{,}05$ signifikant ist ($z = 2{,}00 > z_{crit} = 1{,}65$) und für N = 50 000 resultiert ein hoch signifikantes Ergebnis mit einer Überschreitungswahrscheinlichkeit, die weit unter 1‰ liegt.

Betrachten wir zusammenfassend die Spalte z in ▣ Tabelle 1.4, so ist festzustellen, dass der z-Wert mit wachsendem Stichprobenumfang größer und damit die Überschreitungswahrscheinlichkeit kleiner wird. (Allerdings nicht linear: Vergrößern wir den Stichprobenumfang N = 100 um den Faktor 100 auf

◘ Tabelle 1.4. z-Werte in Abhängigkeit vom Stichprobenumfang

N	Anzahl ♀-Geburten (x)	μ (x)	σ (x)	z
100	51	50	5,00	0,20 (n.s.)
1000	510	500	15,81	0,63 (n.s.)
3000	1530	1500	27,39	1,10 (n.s.)
5000	2550	2500	35,36	1,41 (n.s.)
10000	5100	5000	50,00	2,00*
50000	25500	25000	111,80	4,47**

n.s. nicht signifikant, * p<0,05, ** p<0,001.

10 000, erhöht sich der z-Wert nur um den Faktor 10 von 0,20 auf 2,0). Hierbei ist zu beachten, dass der Anteil der Mädchengeburten keinesfalls zunimmt, sondern in allen Stichproben genau 51% beträgt. Die Tatsache, dass die z-Werte zunehmend größer werden, hängt ausschließlich vom Stichprobenumfang ab.

> Dies trifft nun leider auf alle Signifikanztests zu. Die Chance, ein signifikantes Ergebnis zu erzielen, steigt mit wachsendem Stichprobenumfang. Die Nullhypothese ist bei großen Stichproben gewissermaßen chancenlos. Das erstrebte Ziel, durch ein signifikantes Ergebnis unsere Forschungshypothese als gültig annehmen zu können, erreichen wir offenbar umso eher, je mehr Zeit und Geld für große Stichproben zur Verfügung stehen.
>
> Dies ist die eine Seite der Medaille. Die andere zeigt uns, dass bei großen Stichproben Behandlungseffekte (Unterschiede, Zusammenhänge etc.) signifikant werden können, die eigentlich ohne jede klinische Bedeutung sind. Für die klinische Praxis dürfte es ohne Belang sein, wenn man feststellt, dass der Unterschied in den Nebenwirkungsraten zweier Präparate Einhundertstel % ausmacht oder dass sich die wöchentlichen Harnausscheidungen von unterschiedlich behandelten Patienten im Durchschnitt nur um 0,05 Liter unterscheiden. Diese Effekte können zwar statistisch signifikant sein; klinisch sind sie ohne Bedeutung.

Diese Überlegungen werfen natürlich die Frage auf, was ein klinisch bedeutsamer Effekt ist. Diese Frage lässt sich nur im Kontext einer konkreten Studie beantworten. Wir werden uns hier damit begnügen, zwischen kleinen Therapieeffekten, die für die klinische Grundlagenforschung von Bedeutung sein können, mittleren Therapieeffekten und großen Effekten, die auch für die Individualtherapie wichtig sind, zu unterscheiden. Hierauf werden wir weiter unten unter dem Stichwort „optimale Stichprobenumfänge" eingehen. Ausführlicher wird das Thema „klinische Bedeutsamkeit" bei Campbell (2005) oder Kendall (1999; zit. nach Thompson 2006) behandelt.

Im Folgenden wollen wir das Risiko II. Art bzw. das Konzept der Teststärke kennenlernen.

β-Fehler und Teststärke

Wenn ein Internist der Auffassung ist, der Unterschied in der blutzuckersenkenden Wirkung zwischen einem neuen Präparat A und einem bereits eingeführten Standardpräparat B müsse durchschnittlich mindestens 10 mg% betragen, wenn das neue Präparat den Standard ablösen soll, dann hat er hiermit eine sog. *Effektgröße* (Δ; lies: „Delta") festgelegt.

> Diese Effektgröße Δ ermöglicht es, die zur Nullhypothese (H_0: beide Präparate sind gleich wirksam) gehörende Alternativhypothese genauer zu formulieren. Sie lautet in unserem Beispiel H_1: $\mu_A - \mu_B \geq \Delta$. Eine solche Hypothese nennen wir eine *spezifische Alternativhypothese*.

Haben wir eine spezifische Alternativhypothese formuliert, sind wir (im Prinzip) in der Lage, auch das Risiko zu bestimmen, das wir eingehen, wenn wir die eigentlich richtige H_1 ablehnen und die H_0 beibehalten. Dieses Risiko bezeichnen wir als *β-Fehlerrisiko* oder *Risiko II. Art* und seine Größe als *β-Fehlerwahrscheinlichkeit* (β).

> Das Risiko einer falschen Entscheidung zugunsten von H_0 heißt β-Fehlerrisiko (Risiko II. Art).

Das β-Fehlerrisiko ist also immer mit einem nichtsignifikanten Ergebnis verbunden, das auftritt, wenn nicht zugunsten einer an sich richtigen H_1 entschieden wird. Beck-Bornholdt u. Dubben (2001, S. 113 ff) bezeichnen den β-Fehler auch als „Übersehfehler" und bringen damit zum Ausdruck, dass eine richtige H_1, also ein vorhandener Unterschied oder Effekt, „übersehen" wird.

Wenn die β-Fehlerwahrscheinlichkeit angibt, mit welcher Wahrscheinlichkeit eine richtige H_1 abgelehnt wird, muss 1−β als die hierzu komplementäre Wahrscheinlichkeit offenbar bedeuten, mit welcher Wahrscheinlichkeit eine richtige H_1 angenommen wird. Diese Wahrscheinlichkeit wird *Teststärke* („power") genannt und durch ε (lies: „epsilon") gekennzeichnet.

> Die Teststärke eines Signifikanztests sagt uns, mit welcher Wahrscheinlichkeit ein Signifikanztest in der Lage ist, eine richtige H_1 zu „entdecken".

Auch das Risiko, einen β-Fehler zu begehen, hängt vom Stichprobenumfang ab. Wie das α-Fehlerrisiko sinkt auch das β-Fehlerrisiko mit wachsendem N. Aus der Definition der Teststärke $\varepsilon = 1 - \beta$ folgt, dass die Teststärke eines Signifikanztests mit wachsendem Stichprobenumfang zunimmt.

Der *Stichprobenumfang* ist damit eine sehr wichtige Determinante für den Ausgang eines Signifikanztests. Wir wollen uns im Folgenden überlegen, was bei der Planung und Festlegung des Stichprobenumfangs aus statistischer Sicht berücksichtigt werden sollte.

Optimale Stichprobenumfänge

Große Stichproben – so haben wir erfahren – erhöhen die Chance für ein signifikantes Ergebnis, wobei allerdings auch solche Effekte signifikant werden können, die ohne jede klinische Bedeutung sind. Umgekehrt lässt sich argumentieren, dass bei der Untersuchung kleiner Stichproben Effekte gefunden werden können, die zwar klinisch bedeutsam, aber statistisch nicht signifikant sind. Da nun Effekte wünschenswert sind, die sowohl klinisch bedeutsam als auch statistisch signifikant sind, liegt es aus Gründen der Versuchsökonomie nahe, den Stichprobenumfang so festzulegen, dass beiden Kriterien – klinische Bedeutsamkeit und statistische Signifikanz – Genüge getan wird.

Das Signifikanzniveau (α), die Effektgröße (Δ), die Teststärke (ε) und der Stichprobenumfang (N) sind 4 Einflussgrößen des Signifikanztests, die wechselseitig voneinander abhängen. Wenn 3 dieser Einflussgrößen festgelegt sind, lässt sich hieraus die 4. Einflussgröße berechnen. Wenn wir also in einer Untersuchung eine Effektgröße Δ mit einer Teststärke ε und einem Signifikanzniveau α entdecken bzw. absichern wollen, können wir errechnen, welcher Stichprobenumfang für diese Untersuchung angemessen ist. Diesen Stichprobenumfang bezeichnen wir als „optimal".

Bezüglich des Signifikanzniveaus hat sich die „scientific community" auf Konventionen geeinigt: Je nachdem, für wie gravierend wir die Konsequenzen einer statistischen Fehlentscheidung zugunsten von H_1 halten, wählen wir $\alpha = 0,05$ oder – für eine stärkere Absicherung gegen diese Fehlentscheidung – $\alpha = 0,01$.

> Für die Festlegung einer Teststärke gibt es klinischerseits keine verbindlichen Normen. Für viele Hypothesentests in der klinischen Forschung scheint jedoch eine Teststärke von $\varepsilon = 0,8$ angemessen zu sein, bei der wir eine richtige H_1 mit einer Wahrscheinlichkeit von 80% „entdecken" bzw. bei der wir das Risiko, eine richtige H_1 zu übersehen, mit $\beta = 0,2$ begrenzen.

Zur Festlegung der Teststärke auf $\varepsilon = 0,8$ vgl. auch Dubben u. Beck-Bornholdt (1999).

Für die Festlegung einer Effektgröße Δ ist, wie gesagt, die klinische Fragestellung maßgebend. Wenn jedoch die klinische Erfahrung nicht ausreicht, um eine Effektgröße sinnvoll begründen zu können, besteht die Möglichkeit, auf eine von Cohen (1988) vorgeschlagene Dreiteilung der Effektgrößen zurückzugreifen. Hier werden *kleine, mittlere und große Effekte* unterschieden, wobei kleine Effekte häufig für die klinische Grundlagenforschung ausreichend sind. Große Effekte sollte man in Untersuchungen anstreben, deren Ergebnisse sich unmittelbar auf die Individualtherapie von Patienten auswirken.

Die hier behandelten, exakten verteilungsfreien Tests kommen vorzugsweise zum Einsatz, wenn man relativ kleine Stichproben untersucht hat und die Voraussetzungen für die Anwendung eines parametrischen Verfahrens (▶ Abschn. 1.2.6) nicht erfüllt sind oder infrage stehen.

> Dies bedeutet, dass ein statistisch signifikantes Ergebnis, das man bei kleinen Stichproben mit einem exakten verteilungsfreien Test nachgewiesen hat, in der Regel auf einem großen Effekt basiert und damit auch klinisch bedeutsam ist.

Was unter „kleinen" Stichproben zu verstehen ist, verdeutlicht – für unterschiedliche Fragestellungen – ◘ Tabelle 1.5 in den Spalten „Δ groß". Bezogen auf einen bestimmten verteilungsfreien Test kann man argumentieren, dass die Grenze zwischen „kleineren" und „größeren" Stichproben in etwa durch den Übergang des exakten Tests in einen asymptotischen Test markiert wird. Dies bedeutet vereinfacht, dass Stichprobenumfänge, die in den Tafeln des Anhangs für die einzelnen exakten Tests aufgeführt sind, als „klein" bezeichnet werden können (vgl. hierzu auch Erdfelder u. Bredenkamp 1994, Abschn. 3.4).

Die Schlussfolgerung, dass signifikante Untersuchungsergebnisse, die mit kleinen Stichproben erzielt werden, auf große Effekte schließen lassen, ist sicher richtig. Was aber bedeutet es, wenn man mit kleinen Stichproben arbeitet (arbeiten muss) und das Untersuchungsergebnis nicht signifikant ist?

Diese in der Praxis wohl nicht untypische Situation besagt bei kleinen und mittleren Effekten, dass die Untersuchung mit einer geringen Teststärke (Power) ausgestattet ist. Studien mit zu geringer Teststärke („underpowered studies") sind nach Kline (2004, S. 90) ausschlaggebend dafür, dass sich die mit Signifikanztests operierenden empirischen Wissenschaften kaum kumulativ entwickeln können. Wenn eine Studie (bei gegebenem α, Δ und N) eine Teststärke von nur 50% aufweist ($1-\beta = 0{,}5$), wird der Signifikanztest zu einem reinen Glücksspiel. So wie beim Münzwurf die Chancen auf „Adler" 50:50 stehen, beträgt die Wahrscheinlichkeit eines signifikanten Ergebnisses 50%. Wenn man nun den wissenschaftlichen Fortschritt von signifikanten Ergebnissen abhängig macht, ist bei „underpowered studies" der „wissenschaftliche Fortschritt" nichts weiter als eine Aneinanderreihung von Zufallsergebnissen (vgl. hierzu auch Maxwell 2004). Dies begründet nachdrücklich die Notwendigkeit von Replikationen.

> Untersuchungen mit statistisch signifikanten Ergebnissen auf der Basis kleiner Stichproben sollten repliziert werden. Wenn sich wiederholt signifikante Ergebnisse zeigen, ist dies tatsächlich ein guter Beleg dafür, dass man es mit einem großen Effekt zu tun hat.

Für die klinische Forschung wird von einigen Fachvertretern sogar die Meinung vertreten, Studien mit zu geringer Teststärke seien gegenüber den Patienten ethisch nicht zu vertreten (vgl. Halpern et al. 2002, Janosky 2002 oder Lilford u. Stevens 2002).

Regeln zur Bestimmung verteilungsfreier Effektgrößen oder gar eine Klassifikation von Effektgrößen verteilungsfreier Tests existieren unseres Wissens derzeit nicht. Bei größeren Stichproben konvergieren jedoch praktisch alle verteilungsfreien Prüfgrößen in die standardnormalverteilte Prüfgröße z oder in die Prüfgröße χ^2 (asymptotische Tests ▶ Abschn. 1.2.4), so dass wir – wie in ◼ Tabelle 1.5 geschehen – unsere Empfehlungen zumindest für die Größenordnung optimaler Stichprobenumfänge an den Richtlinien für parametrische (normal- oder χ^2-verteilte) Prüfgrößen orientieren können (vgl. Cohen 1988). Dies ist allerdings nur ein Notbehelf, denn eine genaue Analyse der Zusammenhänge von α, Δ, ε und N für verteilungsfreie Tests (die auf sog. nichtzentralen Verteilungen der verteilungsfreien Prüfgrößen basieren müssten), steht unseres Wissens bis auf wenige Ausnahmen, die wir auf ▶ S. 190f und S. 295 behandeln, noch aus (vgl. hierzu auch Westermann 2000, S. 374).

◼ Tabelle 1.5 zeigt eine Aufstellung optimaler Stichprobenumfänge für unterschiedliche Fragestellungen. Bei den hier genannten Stichprobenumfängen haben wir eine Teststärke von $\varepsilon = 0,8$ zugrunde gelegt und zwischen $\alpha = 0,05$ sowie $\alpha = 0,01$ unterschieden. Die Stichprobenumfänge gelten mit Ausnahme der Überprüfung von Häufigkeitsunterschieden für den einseitigen Test.

Was unter einem „kleinen", „mittleren" oder „großen" Effekt (Δ) zu verstehen ist, wird weiter unten erläutert. Zunächst sei darauf hingewiesen, dass die in ◼ Tabelle 1.5 genannten Stichprobenumfänge zu vergrößern sind,

- wenn eine höhere Teststärke erreicht werden soll ($\varepsilon > 0,8$),
- wenn das Signifikanzniveau sehr niedrig angesetzt wird ($\alpha < 0,01$) und
- wenn ein sehr kleiner Effekt erwartet wird.

◼ **Tabelle 1.5.** Optimale Stichprobenumfänge für $\varepsilon = 0,8$ und $\alpha = 0,05$ (0,01)

Fragestellung	$\alpha = 0,01$			$\alpha = 0,05$		
	Effektgröße Δ			Effektgröße Δ		
	Δ klein	Δ mittel	Δ groß	Δ klein	Δ mittel	Δ groß
Lokationsunterschiede	503	82	33	310	50	20
Zusammenhänge	998	107	36	618	68	22
Abweichung p von 0,5	1001	109	37	616	97	23
Vergleich von Anteilswerten	502	80	31	309	49	19
Häufigkeitsunterschiede						
χ^2 mit Fg = 1	1168	130	38	785	87	26
χ^2 mit Fg = 2	1388	154	56	964	107	39
χ^2 mit Fg = 3	1546	172	62	1090	121	44
χ^2 mit Fg = 4	1675	186	67	1194	133	48
χ^2 mit Fg = 5	1787	199	71	1293	143	51
χ^2 mit Fg = 6	1887	210	75	1362	151	54

> Verwenden wir die in ▪ Tabelle 1.5 genannten Stichprobenumfänge, ist davon auszugehen, dass das Untersuchungsergebnis bei Gültigkeit einer durch die Effektgröße festgelegten spezifischen H_1 mit einer Wahrscheinlichkeit von 80% auf dem $\alpha = 0,05$-Niveau oder dem $\alpha = 0,01$-Niveau signifikant wird.

Weitere Hinweise zur Kalkulation optimaler Stichprobenumfänge im Rahmen klinischer Studien findet man bei Lemeshow et al. (1990) oder Machin u. Campbell (1987).

Bedeutung der Effektgrößen

Lokationsunterschiede. Man plant die Evaluation einer neuen blutdrucksenkenden Therapie und möchte hierbei einen großen Effekt (Unterschied zwischen einer Experimental- und einer Kontrollgruppe) absichern. Dies würde bedeuten, dass sich die Durchschnittswerte unter Experimental- und Kontrollbedingungen mindestens um 0,8 Streuungseinheiten des Merkmals „Blutdruck" unterscheiden müssen (mittlerer Effekt: 0,5 σ; kleiner Effekt: 0,2 σ). Soll – wie im Beispiel – ein großer Effekt mit $\alpha = 0,05$ und $\varepsilon = 0,8$ abgesichert werden, benötigt man gemäß ▪ Tabelle 1.5 für die Experimental- und die Kontrollgruppe jeweils etwa 20 Patienten. (Optimale Stichprobenumfänge für die varianzanalytische Absicherung von Unterschieden bei mehr als 2 Gruppen findet man bei Bortz u. Döring 2006, S. 628, Tab. 9.7).

Zusammenhänge. Bei der Analyse des Zusammenhanges zweier Merkmale ist die Effektgröße durch das parametrische Korrelationsmaß r definiert, für das wir in ► Kap. 5 verteilungsfreie Schätzwerte kennenlernen werden. $r = \pm 0,1$ wäre ein kleiner Zusammenhangseffekt, $r = \pm 0,3$ ein mittlerer Effekt und $r = \pm 0,5$ ein großer Effekt. Vermutet man, dass zwischen dem Blutdruck von Werktätigen und dem Lärmpegel an ihrem Arbeitsplatz eine schwache Korrelation besteht (kleiner Effekt: $r = 0,1$), wären zur statistischen Absicherung dieser Korrelation mit $\alpha = 0,01$ ($\varepsilon = 0,8$) nach ▪ Tabelle 1.5 etwa 998 Individuen zu untersuchen.

Abweichung p von 0,5. Wird mit einer Nullhypothese beispielsweise angenommen, eine homöopathische Schmerzbehandlung sei wirkungslos, erwarten wir mit $\pi = 0,5$ (also 50%) eine Abnahme der Schmerzen (–) und mit $\pi = 0,5$ eine Schmerzverstärkung (+) (Patienten ohne Veränderung werden zu gleichen Teilen der Plus- und Minus-Kategorie zugeordnet). Wenn in der Plus-Kategorie 55% gezählt werden, entspräche dies einem kleinen Effekt (mittlerer Effekt: 65%; großer Effekt: 75%). Soll ein mittlerer Effekt mit $\alpha = 0,05$ und $\beta = 0,8$ abgesichert werden, wäre ein Stichprobenumfang von etwa 97 Patienten optimal.

Vergleich von Anteilswerten. Bei der Festlegung einer Effektgröße für die Differenz von 2 Anteilswerten (aus unabhängigen Stichproben) kommt es darauf an, auf

◻ Tabelle 1.6. Effektgrößen für die Differenzen zweier Anteilswerte

Klein	Mittel	Groß
0,05–0,10	0,05–0,21	0,05–0,34
0,20–0,29	0,20–0,42	0,20–0,57
0,40–0,50	0,40–0,64	0,40–0,79
0,60–0,70	0,60–0,82	0,60–0,92
0,80–0,87	0,80–0,95	0,80–0,996
0,90–0,95	0,90–0,995	0,90–0,9999

welchem Niveau sich die Anteilswerte befinden. Die Aufstellung in ◻ Tabelle 1.6 enthält einige Paare von Anteilswerten, deren Unterschied jeweils einem kleinen, mittleren oder großen Effekt entspricht (zur Berechnung der Effektgrößen vgl. Bortz u. Döring 2006, S. 606, Tab. 9.1 und S. 612).

Wenn man z. B. vermutet, dass in ländlichen Gebieten etwa 5% der Bevölkerung an Lungen- und Atemwegserkrankungen leiden und in einem Industriegebiet etwa 10%, so entspräche dieser Unterschied nach ◻ Tabelle 1.6 einem kleinen Effekt, für dessen statistische Absicherung ($\alpha = 0{,}05$) jeweils ein Stichprobenumfang von 309 Individuen optimal wäre (◻ Tab. 1.5).

Häufigkeitsunterschiede. Was kleine, mittlere und große Effekte bei Häufigkeitsunterschieden bedeuten, wird im ▶ Beispiel 1.5 erläutert.

Beispiel 1.5. Bestimmung der Effektgröße für Häufigkeitsunterschiede

Das folgende Beispiel soll die Bestimmung der Effektgröße für Häufigkeitsunterschiede verdeutlichen.

Einer epidemiologischen Wochenstatistik zufolge wurden 1996 in der Bundesrepublik (ohne Nordrhein-Westfalen) pro Woche im Durchschnitt 230 Fälle von akuter Virushepatitis gemeldet, die sich ätiologisch wie folgt verteilen (in Klammern sind die jeweiligen Anteilswerte genannt):
- Hepatitis A: 116 Fälle (0,50),
- Hepatitis B: 61 Fälle (0,27),
- übrige Formen: 53 Fälle (0,23).

In Nordrhein-Westfalen wurden die folgenden Zahlen gemeldet:
- Hepatitis A: 32 Fälle (0,43),
- Hepatitis B: 16 Fälle (0,22),
- übrige Formen: 26 Fälle (0,35).

Es soll geprüft werden, ob die regionale NRW-Statistik signifikant von der bundesweiten Statistik (ohne NRW) abweicht (ungerichtete H_1) oder nicht (H_0).

Für die Bestimmung der für diesen Vergleich einschlägigen Effektgröße verwenden wir folgende Gleichung:

1

$$\Delta = \sqrt{\sum_{j=1}^{k} \frac{(P_{1j} - P_{0j})^2}{P_{0j}}} \tag{1.13}$$

mit

- $P_{1j} = $ gemäß H_1 erwarteter Anteilswert in Kategorie j,
- $P_{0j} = $ gemäß H_0 erwarteter Anteilswert in Kategorie j,
- k = Anzahl der Kategorien.

Wir bezeichnen die bundesweiten Anteilswerte mit P_0 und die regionalen Anteilswerte mit P_1, so dass sich für das Beispiel folgende Effektgröße ergibt:

$$\Delta = \sqrt{\frac{(0,43 - 0,50)^2}{0,50} + \frac{(0,22 - 0,27)^2}{0,27} + \frac{(0,35 - 0,23)^2}{0,23}} = \sqrt{0,08} = 0,29$$

0,1 ist ein kleiner Effekt, 0,3 ein mittlerer und 0,5 ein großer Effekt. Die Häufigkeitsunterschiede entsprechen also nahezu einem mittleren Effekt. Offenbar sind die Hepatitiden A und B seltener und die übrigen Formen häufiger in NRW als in der Restpopulation vertreten. Wie wir in ▶ Abschn. 2.2.2 noch ausführen werden, sind mit dieser Effektgröße (bzw. mit der dort behandelten χ^2-Prüfgröße) k–1 Freiheitsgrade verbunden. Plant man eine Untersuchung, in der für 3 Kategorien (Fg = 2) Häufigkeiten aus einer Stichprobe mit entsprechenden Populationshäufigkeiten verglichen werden sollen, wäre für $\alpha = 0,05$ und $\varepsilon = 0,8$ ein Stichprobenumfang von N = 107 optimal (◻ Tab. 1.5).

1.2.6 Verteilungsfreie und parametrische Tests

Ehe wir in ▶ Kap. 2 vom allgemeinen in den speziellen statistischen Teil eintreten, wollen wir noch einige wichtige Überlegungen darüber anstellen, wann parametrisch und wann verteilungsfrei getestet werden sollte. Die parametrischen Tests sind an das Vorliegen und Bekanntsein bestimmter Verteilungsformen gebunden. Diese Verfahren heißen deshalb verteilungsgebundene oder, weil innerhalb einer bestimmten Verteilungsform die Parameter der Verteilung von Interesse sind, *parametrische Tests*. Die verteilungsfreien, verteilungsunabhängigen oder *nichtparametrischen* Tests machen in der Regel keine Annahmen über die genaue Form der Verteilung der geprüften Merkmale.

> Die verteilungsfreien Tests implizieren weniger oder schwächere Voraussetzungen als die parametrischen. Die parametrischen Tests sind Methoden, die nur unter speziellen Voraussetzungen gültig und aussagekräftig sind. Dass diese Voraussetzungen erfüllt sind, muss – formal gesehen – in jedem Einzelfall bekannt sein oder zumindest per Inspektion belegt werden können.

Die wichtigsten parametrischen Verfahren sind der t-Test, der F-Test, die Varianzanalyse und die Produkt-Moment-Korrelation sowie deren multivariate Erweiterungen, auf deren Behandlung wir in diesem Buch verzichten. Ausführliche Informationen zu diesen und weiteren parametrischen Verfahren findet man z. B. bei Bortz (2005) bzw. – speziell für Mediziner – z. B. bei Bland (1996), Harms (1992), Kraemer (1992) oder Weiß (2002).

Die Frage, ob mit einem parametrischen oder verteilungsfreien Test ausgewertet werden soll, wollen wir unter 3 Gesichtspunkten diskutieren:

- im Hinblick auf die sog. Effizienz statistischer Tests,
- in Bezug auf das Messniveau der erhobenen Daten und bezüglich
- der mathematisch-statistischen Voraussetzungen der infrage kommenden Verfahren.

Nach einer Einschätzung dieser Vergleichskriterien werden wir die Vor- und Nachteile verteilungsfreier und parametrischer Tests zusammenfassend darstellen.

Effizienz

Wir haben gesehen, dass durch die Vorgabe der Teststärke ε zusätzlich zu der Wahl des α-Fehlerniveaus der durchschnittlich erforderliche Stichprobenumfang N festgelegt wird, den man zum Signifikanznachweis einer bestimmten Effektgröße Δ benötigt. Daraus folgt, dass man den für Δ, α und ε erforderlichen Stichprobenumfang auch als Maß für die Stärke eines Tests definieren kann. Diesen Sachverhalt kann man sich beim Vergleich zweier Tests zunutze machen.

Will man 2 Tests, die die gleiche Alternativhypothese prüfen (z. B. einen verteilungsfreien und einen parametrischen Test), hinsichtlich ihrer Teststärke vergleichen, so kann man hierfür nach Gl. 1.14 die *relative Effizienz* eines Tests T_1 im Vergleich zu einem Test T_2 berechnen:

$$E = \frac{N_2}{N_1} \tag{1.14}$$

In diesem „Effizienzindex" stehen N_1 und N_2 für die Stichprobenumfänge, bei denen die Tests T_1 und T_2 jeweils die gleiche Stärke ε haben. Wenn beispielsweise der schwächere Test T_1 $N_1 = 25$ Individuen (Patienten, Versuchstiere) erfordert und der stärkere Test T_2 $N_2 = 20$ Individuen, um bei gleicher Teststärke einen Behandlungseffekt Δ für ein bestimmtes Signifikanzniveau absichern zu können, hätte der schwächere Test eine relative Effizienz von $E = 20/25 = 0,8$.

Man kann nun zeigen, dass die verteilungsfreien Tests unter bestimmten Bedingungen stets weniger effizient sind als die parametrischen Tests (dies gilt auch für die sog. asymptotische relative Effizienz oder kurz: ARE, auf die wir hier nicht eingehen). Diese Bedingungen beziehen sich auf die mathematisch-statistischen Voraussetzungen der parametrischen Tests (▶ unten):

> Wenn ein Datensatz die Voraussetzungen des parametrischen Tests perfekt erfüllt, benötigt ein indikationsäquivalenter verteilungsfreier Test in Anwendung auf denselben Datensatz für einen Signifikanznachweis eine größere Stichprobe als ein parametrischer Test.

Mit dieser Definition stellt das Effizienzmaß ein rein theoretisches Konstrukt dar, das für die meisten Anwendungsfälle irrelevant ist, denn höchst selten können wir davon ausgehen, dass – zumal bei kleineren Stichproben – ein klinischer Datensatz die Voraussetzungen eines parametrischen Tests perfekt erfüllt. Sind diese Voraussetzungen jedoch verletzt, können sich die Verhältnisse umkehren: In diesem Falle ist in der Regel davon auszugehen, dass der parametrische Test nicht nur unangemessen ist, sondern auch eine geringere Teststärke besitzt als der verteilungsfreie Test.

Im Grunde genommen müsste also für jeden konkreten Datensatz festgestellt werden, ob ein parametrischer Test zulässig ist bzw. ob sein verteilungsfreies Pendant eine Hypothesenprüfung mit höherer Teststärke gewährleistet. Die auf idealen „parametrischen Verhältnissen" basierenden Effizienzwerte sind hierfür wenig hilfreich. Wegen dieser Einschätzung verzichten wir bei der mit ▶ Kap. 2 beginnenden Darstellung der verteilungsfreien Verfahren auf Effizienzangaben.

Messniveau

> Die Ergebnisse parametrischer Tests (wie etwa der Vergleich zweier Stichprobenmittelwerte per t-Test oder der Vergleich zweier Stichprobenvarianzen per F-Test) sind – so eine allgemeine Regel – nur dann interpretierbar, wenn die Daten kardinales Messniveau aufweisen, also intervall- oder verhältnisskaliert sind. Haben wir Daten mit einem niedrigeren Skalenniveau erhoben, muss verteilungsfrei getestet werden.

Im Einzelnen sind hierfür die folgenden Verfahren einschlägig:
- Werden in einer Untersuchung Häufigkeiten erhoben (dies können Auszählungen der Kategorien von natürlich oder künstlich dichotomen Merkmalen bzw. von kategorialen oder polychotomen Merkmalen sein, ▶ S. 26 f), kommen für die statistische Analyse die in ▶ Kap. 2, Abschn. 5.1 und 6.1 behandelten Verfahren in Betracht.
- Besteht das Datenmaterial aus Rangreihen (▶ S. 27 f), sind die in ▶ Kap. 3, ▶ Abschn. 5.2 und 6.2 behandelten verteilungsfreien Verfahren einzusetzen. Wenn kardinalskalierte Daten die Voraussetzungen eines parametrischen Tests verletzen, sind die Daten in Rangreihen zu transformieren und in dieser Form ebenfalls mit einem „Rangverfahren" auszuwerten. Dies gilt auch für Daten mit zweifelhafter Kardinalskalenqualität.

- Für kardinalskalierte Daten, die den Anforderungen eines parametrischen Tests nicht genügen, sind die in ▶ Kap. 4 behandelten verteilungsfreien Verfahren ebenfalls einschlägig.
- Lässt sich die Kardinalskalenqualität der Daten plausibel belegen, sind parametrische Tests einzusetzen, soweit deren Voraussetzungen erfüllt sind.

Mathematisch-statistische Voraussetzungen

Die Korrektheit statistischer Entscheidungen ist bei allen Signifikanztests an bestimmte mathematisch-statistische Voraussetzungen gebunden. Bei parametrischen Tests sind dies in der Regel die Normalverteilung der zu prüfenden statistischen Kennwerte bzw. bei kleineren Stichproben ($N < 30$) des untersuchten Merkmals und bei stichprobenvergleichenden Tests die Varianzgleichheit der jeweiligen Referenzpopulationen. Es werden damit Anforderungen an die Form der Populationsverteilungen bzw. deren Parameter gestellt.

Ähnliches gilt abgeschwächt auch für verteilungsfreie Tests. Ihre Anwendbarkeit setzt oft eine stetig verteilte Variable und vielfach auch *Homogenität* der Populationsverteilungen, d. h. Verteilungen gleichen Typs der Populationen, voraus.

> Auch hinsichtlich der Voraussetzungen ist die Frage nach der richtigen Indikation parametrischer oder verteilungsfreier Verfahren also im Prinzip einfach zu beantworten: Wenn die Voraussetzungen parametrischer Tests nicht erfüllt oder fraglich sind, muss verteilungsfrei getestet werden.

Da wir jedoch im Regelfall die Populationscharakteristika des untersuchten Merkmals nicht kennen, sind wir darauf angewiesen, sie aus den Stichprobendaten zu erschließen. Um nun feststellen zu können, ob die so geschätzten Populationscharakteristika den Anforderungen eines parametrischen Tests genügen, wurden spezielle Tests entwickelt, deren Gültigkeit allerdings ebenfalls in den meisten Fällen an „parametrische Voraussetzungen" geknüpft ist. Die statistische Überprüfung der Voraussetzungen parametrischer Verfahren ist damit oft ein fragwürdiges Unterfangen.

Dies gilt v. a. für kleine Stichproben, für die kaum jeweils nachzuweisen ist, dass sie aus *nicht* normalverteilten Populationen stammen, auch wenn solches bekannt ist; es resultieren hier verzerrte („biased") Testergebnisse.

> Wir empfehlen deshalb, für die Hypothesenprüfung bei kleineren Stichproben statt eines parametrischen Tests im Zweifelsfalle ein verteilungsfreies Verfahren einzusetzen. Was unter „klein" zu verstehen ist, wird in den Folgekapiteln verfahrensspezifisch konkretisiert.

Vor- und Nachteile verteilungsfreier Tests

Aus dem Gesagten lassen sich zusammenfassend die folgenden Vorteile verteilungsfreier Tests gegenüber parametrischen Tests ableiten:

- Bei kleineren Stichproben gibt es für die statistische Hypothesenprüfung meistens keine Alternative zu den verteilungsfreien Tests. Soweit Normalverteilung und ggf. Varianzhomogenität vorliegen, kann auch bei kleinen Stichproben parametrisch getestet werden, vorausgesetzt, die Populationscharakteristika sind exakt bekannt, wie dies z. B. bei Laborwerten in den Documenta Geigy (1989) und psychiatrischen Testskalen (CIPS 1996) der Fall ist.
- Verteilungsfreie Tests sind voraussetzungsärmer als parametrische Tests.
- Für die Auswertung von Rangdaten oder Häufigkeitsverteilungen kategorialer Merkmale kommen nur verteilungsfreie Verfahren in Betracht.
- Die meisten verteilungsfreien Tests sind rechnerisch einfacher durchzuführen als parametrische Tests.

Diesen Vorteilen stehen die folgenden Nachteile gegenüber:
- Verteilungsfreie Verfahren sind bei kardinalskalierten Daten weniger effizient als parametrische Verfahren, wenn die Voraussetzungen der parametrischen Verfahren erfüllt sind.
- Für die parametrischen Tests reicht eine begrenzte Anzahl von Signifikanztabellen aus (Standardnormalverteilung, F-, t-, χ^2-Verteilung), während für die exakten verteilungsfreien Verfahren jeweils eine eigene Signifikanztabelle erforderlich ist (die wichtigsten Tabellen sind im Anhang dieses Buches zusammengestellt).
- Für einige Fragestellungen (wie z. B. multivariate Zusammenhangs- oder Unterschiedshypothesen) existieren keine eigenständigen verteilungsfreien Verfahren.

Hinweis

Warum Statistikkurse sowohl für Mediziner als auch für Sozialwissenschaftler fast ausschließlich auf den parametrischen Methoden aufbauen, ist damit zu begründen, dass sie ein logisch-stringentes, geschlossenes System mathematisch-statistischer Anwendungsalgorithmen implizieren, die durchweg auf der klassischen Neyman-Pearson-Theorie der Stochastik basieren. Die voraussetzungsärmeren verteilungsfreien Methoden hingegen gründen auf unterschiedlichen Prinzipien, die nur partiell auf einem geschlossenen System aufbauen. Die verteilungsfreien Methoden gehören daher zu Recht in einen Graduiertenkurs, nachdem die parametrischen Methoden in einem Grundkurs der medizinischen oder sozialwissenschaftlichen Statistik erfolgreich vermittelt worden sind.

Testmethoden für Häufigkeiten

Eine der einfachsten Operationen der Quantifizierung besteht in der Zuordnung und Auszählung von Merkmalsträgern zu Merkmalskategorien: Wir bilden exklusive Kategorien (z. B. Diagnosen) und ordnen die Merkmalsträger (Patienten) der einen oder der anderen Kategorie zu. Im Resultat ergeben sich Häufigkeitszahlen, für jede Kategorie eine Zahl. So können wir etwa eine Gruppe von Menschen nach dem Merkmal Augenfarbe in blauäugige, grauäugige, grünäugige und braunäugige einteilen und auszählen, wie viele Individuen der Gruppe auf jede dieser Kategorien entfallen.

Ist das infrage stehende Merkmal „von Natur aus" kategorial gegliedert (z. B. die Blutgruppen A, B, AB und 0), so bereitet die Zuordnung der Merkmalsträger in der Regel keinerlei Schwierigkeiten; anders, wenn Übergangsformen zwischen einzelnen Kategorien, wie im Falle der Augenfarben, möglich sind. Hier wird eine gewisse „Willkür" bei der Zuordnung nicht zu vermeiden sein, und es stellt sich schon hier die Frage, wie gut zwei oder mehr Beurteiler in der Zuordnung übereinstimmen (▶ Kap. 6).

Neben diskreten, in phänomenologischen Kategorien gegebenen Merkmalen finden wir in der belebten Natur auch Merkmale, die zwar offensichtlich kontinuierlich verteilt sind, jedoch in unserem Erfahrungs- und Begriffssystem kategorial gefasst werden. Gemeint sind Merkmale, die zwar prinzipiell gemessen werden können, deren Messung aber aus praktischen Gründen (Fehlen einer Skala, eines Messinstruments, unökonomischer Aufwand bei der Messung) in der Regel unterbleibt. Wir beurteilen z. B. eine Bagatellinfektion der oberen Luftwege recht eindeutig als kurz, mittel oder lang, weil die Erfahrung hiermit uns ein hinlängliches Bezugssystem liefert. Aber auch hier ist die Beurteilerübereinstimmung zu überprüfen, ehe eine definitive Kategorisierung erfolgt.

Vielfach geben – und hierfür ist die Erkrankungsdauer ein Paradigma – kategoriale Daten dem Beobachter eine konkretere Vorstellung als Messwerte, und fast immer kann eine an das subjektive Urteil geknüpfte Feststellung besser kategorial als quantitativ ausgedrückt werden. Dies ist wohl auch der Hauptgrund dafür, dass in den Verhaltenswissenschaften mehr als nötig in Häufigkeitsziffern gedacht und gemessen wird.

Eine ganze Reihe statistischer Methoden – darunter v. a. die verschiedenen Abwandlungen des *Chi-Quadrat-Tests* – geht von *Häufigkeitsdaten* aus. Wir behandeln sie in der Folge nach dem Grad ihres Informationsgehaltes und beginnen mit den Methoden, die das Vorliegen zweier (alternativer) Kategorien (Binärdaten nach Lautsch u. Lienert 1993) voraussetzen (▶ Abschn. 2.1). Mit der Analyse von Merkmalen mit mehr als 2 Kategorien befasst sich ▶ Abschn. 2.2.

Häufig wird gefragt, ob sich verschiedene Gruppen von Merkmalsträgern bzgl. eines kategorialen Merkmals unterscheiden. Die wichtigsten Verfahren für den Vergleich von 2 Gruppen (z. B. Vergleich von Extrovertierten und Introvertierten bzgl. des Merkmals „Raucher/Nichtraucher") sind in ▶ Abschn. 2.3 zusammengefasst und die wichtigsten Verfahren für den Vergleich von mehr als 2 Gruppen (z. B. Vergleich von Personen verschiedener Herkunftsländer bzgl. ihrer Augenfarbe) im ▶ Abschn. 2.4.

Wird eine Gruppe wiederholt bzgl. eines kategorialen Merkmals untersucht (z. B. eine Patientengruppe während und nach einer Erkrankung hinsichtlich des Auftretens einer Immunantwort), wertet man mit Verfahren aus, die in ▶ Abschn. 2.5 dargestellt sind.

2.1 Der Vergleich einer beobachteten Häufigkeitsverteilung von Alternativdaten mit einer erwarteten Verteilung

Eine Verteilung von Alternativdaten erhält man, wenn in einer Stichprobe ausgezählt wird, wie viele Personen zur 1. Merkmalskategorie (z. B. weiblich) bzw. zur 2. Merkmalskategorie (z. B. männlich) gehören. Diese beobachtete Verteilung soll nun mit einer Verteilung verglichen werden, die man aufgrund theoretischer Überlegungen erwartet oder die man in anderen Untersuchungen empirisch ermittelt hat.

Will man z. B. überprüfen, ob eine bestimmte Diät die Geburt weiblicher Kinder begünstigt, wäre die beobachtete Geschlechterverteilung mit einer theoretischen Verteilung zu vergleichen, bei der Jungen und Mädchen gleich häufig geboren werden. Oder: Man hat festgestellt, dass 5% der Normalbevölkerung ein bestimmtes Symptom (wie Panzytopenie) aufweisen und vermutet, dass dieses Symptom in einem radioaktiv verstrahlten Gebiet häufiger auftritt als in der Normalbevölkerung. Hier wäre also die erwartete Verteilung von 5:95 mit der im verstrahlten Gebiet beobachteten Verteilung zu vergleichen.

> Für die statistische Hypothesenprüfung repräsentiert die erwartete Häufigkeitsverteilung die Nullhypothese (vgl. S. 32ff). Wir wollen nun feststellen, ob die Abweichungen der beobachteten Verteilung von der erwarteten Verteilung als statistisch bedeutsam bzw. signifikant anzusehen sind. Dies überprüfen wir bei kleinen Stichproben mit dem Binomialtest und bei größeren Stichproben mit dem χ^2-Test für Alternativmerkmale.

2.1.1 Der Binomialtest

Zielsetzung

Wenn wir alternativ verteilte Grundgesamtheiten (z. B. männlich – weiblich) vor uns haben und den Prozentanteil kennen, mit dem eine der beiden Kategorien (z. B. Männer) gemäß der Nullhypothese in der Population vertreten ist – wir bezeichnen den Anteil als Parameter mit dem griechischen Buchstaben π – so können wir mit dem *Binomialtest* die Wahrscheinlichkeit dafür ermitteln, dass eine bestimmte Stichprobe vom Umfang N, die x Elemente (Individuen) dieser Kategorie enthält, der besagten Population angehört.

Durchführung

Die Wahrscheinlichkeit p(x), dass sich x Elemente (z. B. insulinpflichtige Diabetiker) zufällig in der einen und N–x Elemente in der anderen Kategorie (der nichtinsulinpflichtigen Diabetiker) einer Stichprobe von N Diabetikern befinden, wird wie folgt berechnet (zur Herleitung vgl. Bortz et al. 2008, S. 14 ff):

$$p(x) = \binom{N}{x} \cdot \pi^x \cdot (1 - \pi)^{N-x} \tag{2.1}$$

$\binom{N}{x}$ (sprich: „N über x") ist als das sog. Euler-Symbol wie folgt definiert (▶ Abschn. 1.1.3):

$$\binom{N}{x} = \frac{N!}{x! \cdot (N - x)!} \tag{2.2}$$

Beispiel: $\binom{5}{3} = \frac{5 \cdot 4 \cdot 3 \cdot 2 \cdot 1}{(3 \cdot 2 \cdot 1) \cdot (2 \cdot 1)} = \frac{5 \cdot 4 \cdot 3}{3 \cdot 2 \cdot 1} = 10$

N! (sprich: „N Fakultät") entspricht also der Produktkette aller Zahlen von 1 bis N. Setzen wir $\pi = 0{,}5$, resultiert die bereits bekannte Gl. 1.6.

Wir vereinbaren, die Kategorien so zu bezeichnen, dass x ≤ N – x ist.

Die einseitige Überschreitungswahrscheinlichkeit P, dass sich x oder weniger Elemente in der einen Kategorie (z. B. der insulinpflichtigen Diabetiker) befinden, setzt sich nach dem Additionssatz der Wahrscheinlichkeit zusammen aus p(x) + p(x–1) + p(x–2) +. . .+ p(0). Als Summe geschrieben:

$$P = \sum_{i=0}^{x} \binom{N}{i} \pi^i \cdot (1 - \pi)^{N-i} \tag{2.3}$$

π ist der Anteil der insulinpflichtigen Diabetiker in der Population aller Diabetiker. Der Wert P gibt die einseitige Überschreitungswahrscheinlichkeit an, mit der wir entsprechend dem vereinbarten Signifikanzniveau α über Beibehaltung (P > α) oder Ablehnung (P ≤ α) der Nullhypothese entscheiden. Ist die Nullhypothese wegen P ≤ α abzulehnen, können wir behaupten, dass die empirische Verteilung signifikant von der theoretischen Verteilung abweicht.

Sind die beiden Merkmalskategorien in der Population bzw. in der theoretischen Verteilung gleich wahrscheinlich ($\pi = 1 - \pi = 0{,}5$), ergibt sich für die Berechnung der einseitigen Überschreitungswahrscheinlichkeit die folgende vereinfachte Berechnungsvorschrift (vgl. auch Gl. 1.8):

$$P = 0{,}5^N \cdot \sum_{i=0}^{x} \binom{N}{i} \tag{2.4}$$

Die nach Gl. 2.4 ermittelte Überschreitungswahrscheinlichkeit kann man einfach Tafel C im Anhang entnehmen. Die Tafel C enthält die Wahrscheinlichkeiten für begrenzte x- und N-Werte und gilt für den einseitigen Test als der häufigeren Anwendungsform; sie reicht jedoch nur bis zu einem Stichprobenumfang von N ≤ 25.

Beispiel 2.1. Erhöhte Krebsmortalität in einem Wohnhaus

Problem. In einem Wohnhaus sterben innerhalb weniger Jahre 7 Menschen, davon 5 an Krebs. Man vermutet, dass eine früher festgestellte Asbestbelastung des Wohnhauses für die hohe Krebsmortalität verantwortlich ist. In dem betreffenden Wohngebiet stellt die Diagnose „Krebs" nur $\pi_0 = 1/4$ aller Todesursachen dar. Die statistisch zu beantwortende Frage lautet: Ist das häufigere Vorkommen von Krebsfällen in dem bezeichneten Wohnhaus noch mit dem Zufall vereinbar oder müssen wir einen außerzufälligen Einfluss annehmen? Um den Sachverhalt statistisch zu überprüfen, formulieren wir die statistischen Hypothesen.

Alternativhypothese. Die „wahre" Wahrscheinlichkeit (π) von Krebstodesfällen ist in dem besagten Wohnhaus größer als im fraglichen Wohngebiet ($\pi > \pi_0$). Die Alternativhypothese wird also *gerichtet* formuliert, da nur die übermäßige Häufung von Krebsfällen Nachforschungen veranlasst.

Nullhypothese. Der Stichprobenanteil von $\hat{\pi} = 5/7$ an Krebstodesfällen unterscheidet sich nur zufällig vom Populationsanteil von $\pi_0 = 1/4$ oder: die „wahre" Krebsmortalität π im fraglichen Haus unterscheidet sich nicht vom Populationsanteil ($H_0: \pi = \pi_0$).

Signifikanzniveau. Ehe wir H_0 gegen H_1 testen, legen wir das Risiko I fest, das wir bei der Annahme von H_1 eingehen wollen, d.h. wir vereinbaren das Signifikanzniveau α. Da die bei Annahme von H_1 gebotenen Maßnahmen dazu beitragen können, die im Wohnhaus angetroffene hohe Krebsmortalität zu senken, sollte die Annahme von H_1 nicht allzu sehr erschwert werden. Falls die H_1 irrtümlicherweise angenommen wird, wären die Maßnahmen zwar überflüssig; sie würden aber – außer Kosten – keine nachteiligen Wirkungen verursachen. Wir setzen deshalb α mit 0,05 fest.

Testwahl. Da es sich um Stichprobenhäufigkeiten zweier Alternativkategorien handelt (Krebs, nicht Krebs) und das Häufigkeitsverhältnis der beiden Kategorien in der Grundgesamtheit bekannt ist, ist die Verwendung des *Binomialtests* angezeigt.

Definitionen. Für den Binomialtest benötigen wir die Kennwerte x, N und π_0. Die Stichprobengröße beträgt N = 7. Gemäß unserer Vereinbarung, dass x kleiner sein soll als (N−x), stellt x die Anzahl der Todesfälle dar, die nicht durch Krebs verursacht worden sind: x = 7−5 = 2. Dementsprechend ist π_0 als der Anteil der Nichtkrebsfälle in der Grundgesamtheit zu definieren: $\pi_0 = 3/4$. Damit sind die Voraussetzungen für die Durchführung des Binomialtests geschaffen.

Testanwendung. Die Wahrscheinlichkeit P, x oder weniger nicht durch Krebs hervorgerufene Todesfälle in einer Zufallsstichprobe von N = 7 zu finden, ist über Gl. 2.3 zu errechnen (mit π_0 für π).

$$P = \sum_{i=0}^{2} \binom{7}{i} \cdot \left(\frac{3}{4}\right)^i \cdot \left(1 - \frac{3}{4}\right)^{7-i}$$

Wir setzen zunächst i = 0 und erhalten als 1. Glied der Summe

$$p\,(i = 0) = \binom{7}{0} \cdot \left(\frac{3}{4}\right)^0 \cdot \left(\frac{1}{4}\right)^7 = 1 \cdot 1 \cdot \left(\frac{1}{4}\right)^7 = \frac{1}{16384}$$

$\binom{7}{0}$ ergibt gemäß ▶ S. 11 den Wert 1, ebenso ist $(3/4)^0 = 1$; daher nimmt das obige Produkt den Wert des letzten Faktors an: $(1/4)^7 = 1/16\,384$. Nun setzen wir i = 1 und erhalten das 2. Glied der Summe:

$$p\,(i = 1) = \binom{7}{1} \cdot \left(\frac{3}{4}\right)^1 \cdot \left(\frac{1}{4}\right)^6 = \frac{7}{1} \cdot \frac{3}{4} \cdot \left(\frac{1}{4}\right)^6 = \frac{21}{16384}$$

Das letzte Glied gewinnen wir durch Substitution von i = 2:

$$p\,(i = 2) = \binom{7}{2} \cdot \left(\frac{3}{4}\right)^2 \cdot \left(\frac{1}{4}\right)^5 = \frac{7 \cdot 6}{2 \cdot 1} \cdot \left(\frac{3}{4}\right)^2 \cdot \left(\frac{1}{4}\right)^5 = \frac{189}{16384}$$

Die Summe in Gl. 2.3 ergibt sich also zu

$$P = \frac{1}{16384} + \frac{21}{16384} + \frac{189}{16384} = \frac{211}{16384} = 0{,}0129$$

Statistische Entscheidung. Da der ermittelte P-Wert kleiner ist als das vereinbarte Signifikanzniveau ($0{,}0129 < 0{,}05$), verwerfen wir die H_0 und akzeptieren die H_1.

Interpretation. Es muss davon ausgegangen werden, dass nichtzufällige Einflüsse vorliegen, die die Häufung von Krebsfällen in dem untersuchten Wohnhaus begünstigen. Eine eingehendere Ursachenforschung ist dringend notwendig, v.a. auch bzgl. einer möglichen Familienverwandtschaft der Hausbewoner mit erhöhter Krebsdisposition.

Teststärke

Das Konzept der auf ▶ S. 50ff theoretisch eingeführten Teststärke soll im Folgenden anhand des Binomialtests konkretisiert werden. Es sind 3 Schritte, die zur Berechnung der Teststärke erforderlich sind.

1) Man legt den H_0-Parameter (π_0) fest und auch den H_1-Parameter (π_1). Ferner ist das Signifikanzniveau (α) zu spezifizieren.
2) Man bestimmt mit x_{crit} diejenige Häufigkeit, die bei gegebenem N gerade groß genug ist (bzw. für $\pi_1 < \pi_0$ gerade klein genug ist), um die H_0 für das α-Niveau abzulehnen. Hierfür verwendet man Gl. 2.3 bzw. geeignete Tabellen (z. B. Bortz 2005, Tab. A) oder eines der gängigen Statistik-Softwarepakete.
3) Im dritten Schritt überprüfen wir, mit welcher Wahrscheinlichkeit es zu einem signifikanten Ergebnis (d.h. zu x_{crit} oder extremerer Häufigkeit) kommt, wenn die H_1 gilt. Das Resultat ist die Teststärke.

Im ▶ Beispiel 2.1 haben wir festgestellt, dass $x = 2$ für $\alpha = 0{,}05$, $\pi_0 = 3/4$ und $N = 7$ signifikant ist. Hier ist nun zu prüfen, ob auch $x = 3$ für ein signifikantes Ergebnis ausreichend ist. Zu der errechneten Überschreitungswahrscheinlichkeit von $P = 0{,}0129$ ist also noch die Wahrscheinlichkeit $p(i = 3)$ hinzuzufügen.

$$p\,(i = 3) = \binom{7}{3} \cdot \left(\frac{3}{4}\right)^3 \cdot \left(\frac{1}{4}\right)^4 = \frac{7 \cdot 6 \cdot 5}{3 \cdot 2 \cdot 1} \cdot \left(\frac{3}{4}\right)^3 \cdot \left(\frac{1}{4}\right)^4 = 0{,}0577$$

Damit ergibt sich $P = 0{,}0129 + 0{,}0577 = 0{,}0706 > \alpha = 0{,}05$. Die Überschreitungswahrscheinlichkeit für $x = 3$ ist also größer als das Signifikanzniveau, d.h. die H_0 könnte nicht abgelehnt werden. Es ergibt sich also $x_{crit} = 2$.

Für die weiteren Überlegungen benötigen wir einen π_1-Parameter, der nach Erfahrungswerten oder nach Kriterien der klinischen Bedeutsamkeit festzulegen ist. Wir wollen einmal davon ausgehen, dass in asbestverseuchten Häusern 50% aller Todesfälle krebsbedingt sind, d.h. der Anteil der Nichtkrebsfälle wird mit $\pi_1 = 0{,}5$ festgelegt. Wie groß ist die Überschreitungswahrscheinlichkeit für $x_{crit} = 2$ oder weniger Todesfälle ohne Krebsursache für $\pi_1 = 0{,}5$ und $N = 7$? Wir errechnen über Gl. 2.4

$$P = 0{,}5^7 \left[\binom{7}{0} + \binom{7}{1} + \binom{7}{2} \right] = 0{,}5^7 \cdot (1 + 7 + 21) = 0{,}2266$$

Diesen Wert (gerundet) können wir auch Tafel C des Anhangs entnehmen.

Die Teststärke, d.h. die Wahrscheinlichkeit eines signifikantes Ergebnisses bei Gültigkeit von H_1 ($\pi_1 = 0{,}5$), ist mit 22,7% also äußerst gering.

Bei größeren Stichproben können wir von der Tatsache Gebrauch machen, dass die Binomialverteilung in eine Normalverteilung übergeht (▶ die auf S. 42 genannte Faustregel $\pi \cdot (1 - \pi) \cdot N \geq 9$). Mit folgender Gleichung lässt sich ein empirisch beobachteter Anteilswert $\hat{\pi}$ in einen z-Wert der Standardnormalverteilung transformieren (nach Sprent u. Smeeton 2001, Gl. 3.3):

$$z = \frac{\hat{\pi} - \pi_0}{\sqrt{\pi_0 \cdot (1 - \pi_0)/N}}$$

$$\hat{\pi} = x/N \tag{2.5}$$

$\pi_0 = $ Anteilswert gem. H_0

Auch hier fragen wir, wie groß $\hat{\pi}$ (bzw. x) mindestens (bzw. höchstens) sein muss, damit die H_0 verworfen werden kann. Für den einseitigen Test mit $\alpha = 0,05$ heißt der kritische z-Wert $z_{crit} = 1,645$. Wir setzen diesen Wert in Gl. 2.5 ein und lösen nach $\hat{\pi}$ auf:

$$\hat{\pi}_{crit} = 1{,}645 \cdot \sqrt{\pi_0 \cdot (1 - \pi_0)/N} + \pi_0 \tag{2.6}$$

Wir fragen nun, wie wahrscheinlich $\hat{\pi}_{crit}$ (samt aller extremerer $\hat{\pi}$-Werte) ist, wenn statt π_0 der Parameter π_1 gilt. Diese Überschreitungswahrscheinlichkeit errechnen wir wiederum über Gl. 2.5 unter Verwendung von π_1 (statt π_0) und $\hat{\pi}_{crit}$ statt $\hat{\pi}$. Tafel A des Anhangs entnimmt man für z den entsprechenden Flächenanteil. Dieser Flächenanteil entspricht der Teststärke.

Für die Teststärkebestimmung über die Normalverteilungsapproximation ist der Stichprobenumfang des Beispiels natürlich viel zu klein. Zu Demonstrationszwecken verzehnfachen wir einfachheitshalber den Stichprobenumfang und operieren mit N = 70. Mit $z_{crit} = -1,645$ (der kritische z-Wert erhält wegen $\hat{\pi} = 2/7 = 0,29 < \pi_0 = 0,75$ ein negatives Vorzeichen) errechnet man über Gl. 2.6

$$\hat{\pi}_{crit} = -1{,}645 \cdot \sqrt{0{,}75 \cdot 0{,}25/70} + 0{,}75 = 0{,}6649$$

Über Gl. 2.6 wird nun bestimmt, wie wahrscheinlich dieser $\hat{\pi}$-Wert (oder kleinere Werte) ist, wenn $\pi_1 = 0,5$ zutrifft.

$$z = \frac{0{,}6649 - 0{,}5}{\sqrt{0{,}5 \cdot 0{,}5/70}} = 2{,}76$$

Gemäß Tafel A des Anhangs ist P $(z \leq 2,76) = 0,9971$, d.h. der Binomialtest hätte bei diesem Stichprobenumfang (sowie $\alpha = 0,05$ und $\pi_1 = 0,5$) eine Teststärke von 99,7%.

2.1.2 Der Chi-Quadrat-Test für Alternativdaten

Zielsetzung

> Der χ^2-(Chi-Quadrat-)Test für Alternativdaten wird mit der gleichen Zielsetzung angewendet wie der Binomialtest: Es soll geprüft werden, wie gut eine beobachtete Verteilung von Alternativdaten mit einer gemäß H_0 erwarteten Verteilung übereinstimmt.

Im Prinzip ist dieser Test also überflüssig, denn Fragestellungen dieser Art können grundsätzlich mit dem Binomialtest geprüft werden. Allerdings wird man feststellen, dass der Binomialtest bei größeren Stichproben mit sehr viel Rechenaufwand verbunden ist. Dieser lässt sich umgehen, wenn man bei größeren Stichproben statt des aufwendigen Binomialtests den sehr viel einfacher durchzuführenden χ^2-Test einsetzt.

In der in ▶ Abschn. 1.2.4 eingeführten Terminologie handelt es sich beim Binomialtest um einen exakten Test (die Überschreitungswahrscheinlichkeit P wird exakt ermittelt) und beim χ^2-Test um einen asymptotischen Test (die exakte Überschreitungswahrscheinlichkeit P wird mit wachsendem Stichprobenumfang zunehmend genauer geschätzt). Ab welchem Stichprobenumfang diese Approximation genügend genau ist, werden wir im Anschluss an die nun folgende Darstellung der Testdurchführung erläutern.

Durchführung

Wie beim Binomialtest kennzeichnen wir mit N den Stichprobenumfang, mit x die Häufigkeit der schwächer besetzten Merkmalskategorie und mit π_0 die gemäß H_0 behauptete Wahrscheinlichkeit für diese Kategorie. Der χ^2-Test operiert nun mit beobachteten und gemäß H_0 erwarteten Häufigkeiten. Für die beobachteten Häufigkeiten vereinbaren wir $b_1 = x$ (beobachtete Häufigkeit in der einen Kategorie) und $b_2 = N-x$ (beobachtete Häufigkeit in der anderen Kategorie).

Wir fragen nun, wie groß die Häufigkeiten in beiden Kategorien sein müssten, wenn die H_0 gelten würde. Diese erwarteten Häufigkeiten ergeben sich zu $e_1 = \pi_0 \cdot N$ und $e_2 = (1-\pi_0) \cdot N$. Aus den beobachteten und erwarteten Häufigkeiten ermitteln wir über folgende Beziehung einen χ^2-Wert:

$$\chi^2 = \sum_{i=1}^{2} \frac{(b_i - e_i)^2}{e_i} = \frac{(b_1 - e_1)^2}{e_1} + \frac{(b_2 - e_2)^2}{e_2} \tag{2.7}$$

Betrachten wir die beiden Summanden in Gl. 2.7, stellen wir fest, dass der 2. Summand nicht mehr frei variieren kann, wenn der 1. Summand bekannt ist. (Da N vorgegeben ist, resultieren $b_2=N-b_1$ und $e_2=N-e_1$). Diese Anzahl der frei variierbaren Summanden bestimmt bei den χ^2-Verfahren die Anzahl der sog. *Freiheitsgrade* (Fg). Der nach Gl. 2.7 ermittelte χ^2-Wert hat demnach einen Freiheitsgrad (Fg = 1).

Die Anzahl der Freiheitsgrade wird benötigt, um in Tafel B des Anhanges denjenigen $\chi^2_\alpha = \chi^2_{\text{crit}}$-Wert abzulesen, der vom empirischen χ^2-Wert erreicht oder überschritten werden muss, um die H_0 zugunsten von H_1 ablehnen zu können. Wir sagen: Die Abweichungen der empirischen Häufigkeitsverteilung von der gemäß H_0 erwarteten Verteilung sind auf der zuvor festgelegten α-Stufe signifikant, wenn $\chi^2_{\text{emp}} \geq \chi^2_{\text{crit}}$. Dies ist der *zweiseitige Test*, der überprüft, ob x überzufällig oft oder überzufällig selten aufgetreten ist. Will man wie beim Binomialtest *einseitig* auf Abweichung der beobachteten von den erwarteten Häufigkeiten prüfen, so vereinbart man $\chi^2_{2\alpha} = \chi^2_{\text{crit}}$ als Signifikanzschranke. (Dies gilt generell für alle χ^2-Verfahren mit Fg = 1. Für Fg > 1 können nur ungerichtete Hypothesen geprüft werden.)

Voraussetzungen. Wie eingangs bereits erwähnt, ist der χ^2-Test für Alternativdaten das asymptotische Pendant zum Binomialtest. Mit größer werdendem Stichprobenumfang stimmen die mit dem χ^2-Test ermittelten Überschreitungswahrscheinlichkeiten P (bzw. P′) zunehmend genauer mit den exakten Überschreitungswahrscheinlichkeiten überein. Für praktische Zwecke ist davon auszugehen, dass die Übereinstimmung hinreichend genau ist, wenn der Stichprobenumfang erwartete Häufigkeiten über 10 gewährleistet ($e_1 > 10$, $e_2 > 10$).

Kontinuitätskorrektur. Die χ^2-Verteilung ist eine stetige bzw. kontinuierliche Verteilung, während die beobachteten Häufigkeiten immer ganzzahlig sind, also eine diskrete Verteilung darstellen. Will man nun die diskrete Häufigkeitsverteilung mit der stetigen χ^2-Verteilung als Prüfverteilung in Übereinstimmung bringen, sind folgende Überlegungen anzustellen: Angenommen, wir haben $b_1 = 17$ und $b_2 = 14$ beobachtet und errechnen (für $\pi = 0{,}5$) $e_1 = e_2 = 15{,}5$. Für Gl. 2.7 würde somit in Kategorie 1 eine Differenz von $b_1 - e_1 = 17 - 15{,}5 = 1{,}5$ zu Buche schlagen. Betrachten wir jedoch $b_1 = 17$ als eine Maßzahl einer stetigen Skala, hätte der Wert 17 Intervallgrenzen von 16,5 und 17,5. Statt der Intervallmitte (17) wählen wir die untere Grenze des Intervalls (16,5), wodurch die Differenz zwischen beobachteter und erwarteter Häufigkeit verkleinert wird (16,5–15,5 = 1). Wenden wir diese Regel auch auf die 2. Kategorie an, wäre die erwartete Häufigkeit von $e_2 = 15{,}5$ nicht mit der beobachteten Häufigkeit $b_2 = 14$ zu vergleichen, sondern mit der oberen Intervallgrenze dieses Werts (14,5–15,5 = –1). Diese Regel führt zu folgendem χ^2-Wert mit *Kontinuitätskorrektur* (auch Stetigkeitskorrektur genannt):

$$\chi_c^2 = \sum_{i=1}^{2} \frac{(|b_i - e_i| - 0{,}5)^2}{e_i} \tag{2.8}$$

Die Kontinuitätskorrektur führt also zu einer geringfügigen Verkleinerung des nach Gl. 2.7 errechneten χ^2-Werts ($\chi^2 > \chi_c^2$). Dies bedeutet gleichzeitig, dass die Chance, die H_0 zu verwerfen, ein wenig sinkt.

> Wir bezeichnen Entscheidungsstrategien, die eher H_0 als H_1 begünstigen, als eine *konservative* Entscheidungsstrategie. Tests mit konservativen Entscheidungen werden bei der statistischen Hypothesenprüfung zugelassen, nicht aber sog. antikonservative (oder *progressive*) Tests, die die H_1 (und das ist in den meisten Fällen die „Wunschhypothese") begünstigen.

Beispiel 2.2. Fehlgeburten bei Rhesus-negativen Müttern

Problem. In einer Frauenklinik wurde das Blutserum aller Frauen, bei denen es zu einer Fehlgeburt gekommen war, auf den Rhesusfaktor hin untersucht. Es ist bekannt, dass ca. 1/6 aller Frauen diesen Faktor nicht besitzt (Rh-negativ). Wenn nun das ungeborene Kind diesen Faktor vom Vater ererbt, kommt es bei der Mutter zur Bildung von Abwehrkörpern im Blutserum, die beim Kind einen Blutkörperchenzerfall und damit sein Sterben einleiten können. Die Untersuchung soll feststellen, ob Rh-negative Mütter anteilsmäßig häufiger abortieren.

Alternativhypothese. Bei Frauen mit Fehlgeburten ist die Wahrscheinlichkeit für Rh-negativ gegenüber der Normalpopulation erhöht (H_1: $\pi > 1/6$; *gerichtete* Hypothese).

Nullhypothese. Frauen mit Fehlgeburten sind mit einer Wahrscheinlichkeit von $\pi = 1/6$ Rh-negativ (H_0: $\pi = 1/6$).

Signifikanzniveau. Da es sich bei der Rh-Wirkung um einen wissenschaftlich bereits anerkannten Tatbestand handelt, genügt uns ein $\alpha = 0,05$.

Beobachtungsergebnis. In 180 Fällen von Fehlgeburten fanden sich 44 Fälle mit negativem Rh-Faktor der Mutter.

Testwahl. Es liegen alternative Kategorien vor (Rh-negativ und Rh-positiv); der Anteil der beiden Kategorien in der Population ist bekannt, der Anteil in einer Stichprobe ist gefunden worden. Wir wenden deshalb den *Binomialtest* an. Da große Häufigkeitsziffern vorliegen, rechnen wir nach dem Näherungsverfahren der Gl. 2.7.

Testanwendung. Wir ermitteln $b_1 = 44$ bzw. $b_2 = 180 - 44 = 136$ und errechnen die gemäß H_0 erwarteten Häufigkeiten mit $e_1 = (1/6) \cdot 180 = 30$ bzw. $e_2 = (5/6) \cdot 180 = 150$. Eingesetzt in Gl. 2.7 ergibt sich

$$\chi^2 = \frac{(44 - 30)^2}{30} + \frac{(136 - 150)^2}{150} = 7,84$$

bzw. mit Kontinuitätskorrektur

$$\chi_c^2 = \frac{(|44 - 30| - 0,5)^2}{30} + \frac{(|136 - 150| - 0,5)^2}{150} = 7,29$$

Entscheidung. Tafel B des Anhanges entnehmen wir für $\alpha = 0,05$, Fg = 1 und einseitiger Fragestellung $\chi_{crit}^2 = 2,71$. Da der empirische χ^2-Wert größer ist als der kritische ($7,84 > 2,71$), verwerfen wir die H_0 zugunsten von H_1. Dies gilt auch für den kontinuitätskorrigierten Test ($7,29 > 2,71$).

Interpretation. Das Fehlen des Rh-Faktors bei werdenden Müttern fördert die Neigung zu Fehlgeburten.

2.2   Der Vergleich einer beobachteten Häufigkeitsverteilung von Kategorialdaten mit einer erwarteten Verteilung

In ▶ Abschn. 2.1 haben wir überprüft, ob eine beobachtete Verteilung von Alternativdaten statistisch bedeutsam von einer gemäß H_0 erwarteten Verteilung abweicht. Jetzt erweitern wir diesen Ansatz auf Merkmale mit drei oder mehr Kategorien und fragen erneut, ob die in einer Stichprobe beobachteten Besetzungszahlen signifikant von einer Häufigkeitsverteilung abweichen, die wir gemäß der Nullhypothese erwarten würden. Auch hier muss gewährleistet sein, dass die Kategorien einander ausschließen (Exklusivitätspostulat), dass aber ein jedes der N Individuen einer, und nur einer Kategorie zugeordnet wird (Exhaustivitätspostulat).

Im Folgenden werden wir als exakten Test für diese Fragestellung den *Multinomialtest* (auch *Polynomialtest* genannt) kennenlernen (▶ Abschn. 2.2.1). Bei größeren Stichproben kann dieser Test durch sein asymptotisches Pendant, den Mehrfelder-Chi-Quadrat-Test, ersetzt werden (▶ Abschn. 2.2.2). Da man mit dem Mehrfelder-Chi-Quadrat-Test feststellen kann, wie gut sich eine beobachtete Verteilung an eine theoretisch vorgegebene Verteilung anpasst, wird dieser Test auch „Goodness-of-fit"-Test genannt.

Wichtig ist an dieser Stelle der Hinweis, dass mit diesen Verfahren nicht nur die Besetzungszahlen von Kategorien eines nominalskalierten Merkmals geprüft werden können, sondern auch die Häufigkeiten der Kategorien eines gruppiert-ordinalen Merkmals bzw. der Kategorien eines kardinalskalierten Merkmals. Dies werden wir uns im ▶ Abschn. 2.2.2 zunutze machen, wenn es darum geht zu überprüfen, ob ein kardinalskaliertes Merkmal normalverteilt ist.

2.2.1   Der Multinomialtest

Zielsetzung

Man hat eine kleine Stichprobe von N Individuen (Patienten = Ptn) untersucht und jedes Individuum (Pt) einer von k Kategorien (z. B. Diagnose) zugeordnet. Die Nullhypothese gibt vor, mit welcher Wahrscheinlichkeit ein Individuum in eine bestimmte Kategorie fallen würde. Es soll nun geprüft werden, mit welcher Punktwahrscheinlichkeit die beobachtete Verteilung zustande kommt, wenn die H_0 gilt. Diese Punktwahrscheinlichkeit sowie die Punktwahrscheinlichkeiten aller noch deutlicher von H_0 abweichenden Verteilungen ergeben zusammengenommen die Überschreitungswahrscheinlichkeit, die wie üblich mit dem Signifikanzniveau α verglichen wird.

> Wenn es darum geht, die Verteilung einer kleinen Stichprobe von N Individuen auf k Kategorien mit einer gemäß der Nullhypothese erwarteten Verteilung zu vergleichen, wenden wir den Multinomialtest an.

Durchführung

Bezeichnen wir die Populationsanteile, die gemäß H_0 auf die k Kategorien entfallen, mit $\pi_1, \pi_2, \ldots, \pi_k$, so sind die beobachteten Häufigkeiten bei Gültigkeit von H_0 multinomial verteilt. Danach beträgt die Wahrscheinlichkeit p_0^*, dass unter N als Zufallsstichprobe erhobenen Individuen genau x_1 in die Kategorie 1, x_2 in die Kategorie 2, ... und x_k in die Kategorie k fallen, nach kombinatorischen Überlegungen

$$p_0^* = \frac{N!}{x_1! \cdot x_2! \cdot \ldots \cdot x_k!} \cdot \pi_1^{x_1} \cdot \pi_2^{x_2} \cdot \ldots \cdot \pi_k^{x_k} \tag{2.9}$$

Die vorstehende Gleichung gibt jedoch wie im Binomialfall die Gl. 2.1 nur die Punktwahrscheinlichkeit an, dass man bei einer vorgegebenen theoretischen Verteilung eben die beobachtete (und keine andere) Verteilung als Stichprobe erhält.

Um zu der für die Anpassungsprüfung allein relevanten Überschreitungswahrscheinlichkeit zu gelangen, müssen wir nach Gl. 2.9 die Punktwahrscheinlichkeiten aller extremeren oder gleich extremen Beobachtungsmöglichkeiten berechnen – wir bezeichnen sie mit p_i^* und deren Anzahl mit a – und über diese summieren.

$$P' = \sum_{i=0}^{a} p_i^* \tag{2.10}$$

Eine extremere oder gleich extreme Verteilung liegt dann vor, wenn Gl. 2.9 ein $p_i \leq p_0^*$ liefert. Der Multinomialtest prüft analog zu dem unter
▶ Abschn. 2.2.2 behandelten Mehrfelder-Chi-Quadrat-Test stets eine *ungerichtete* Hypothese, da alle Abweichungen von der Erwartung, gleich welcher Größe und Richtung, bewertet werden, sofern sie nur ebenso selten oder seltener als die beobachtete Abweichung per Zufall eintreten.

Leider gibt es kein Rationale, nachdem man vorweg ermitteln könnte, welche der möglichen Verteilungen extremer oder gleich extrem sind. Deshalb empfiehlt es sich, alle „nach dem Augenschein verdächtigen" Frequenzanordnungen nach Gl. 2.9 auszuwerten, sofern man nicht alle überhaupt möglichen Anordnungen auf die Zufallswahrscheinlichkeit p_i ihres Auftretens hin untersucht (Kontrolle: Die Summe aller p_i-Werte muss 1 ergeben).

> Aus dem Gesagten geht bereits hervor, dass der Multinomialtest praktisch nur auf kleine, ja kleinste Stichproben von Kategorialdaten angewendet werden kann. Aber gerade hier ist er von besonderem Wert, da bei derart kleinen Stichproben der in ▶ Abschn. 2.2.2 zu besprechende Mehrfelder-Chi-Quadrat-Test versagt.

Wie nützlich dieser Test zur „Frühentdeckung" außerzufälliger Einflussgrößen sein kann, soll das folgende Beispiel zeigen.

Beispiel 2.3. Skelettanomalien bei Neugeborenen

Problem. Unter den Skelettanomalien bei Neugeborenen und Kleinkindern finden sich in der überwiegenden Mehrzahl der Fälle Fehlbildungen des Beckens (in erster Linie Hüftgelenkluxationen); erst mit Abstand folgen Missbildungen des übrigen Skeletts und der Extremitäten. Angenommen, eine diesbzgl. Statistik hätte $\pi_1 = 0{,}7$ Beckenfehlbildungen, $\pi_2 = 0{,}2$ Extremitätenfehlbildungen und $\pi_3 = 0{,}1$ sonstige Fehlbildungen des Skeletts ergeben, und in einer Stichprobe von $N = 3$ einschlägigen Behandlungsfällen eines Krankenhauses hätte man folgende Zahlen für Skelettanomalien ermittelt: $x_1 = 0$, $x_2 = 3$ und $x_3 = 0$. Kann man davon ausgehen, dass diese Verteilung nur zufällig von der laut Statistik zu erwartenden Verteilung (mit $e_1 = 0{,}7 \cdot 3 = 2{,}1$, $e_2 = 0{,}2 \cdot 3 = 0{,}6$ und $e_3 = 0{,}1 \cdot 3 = 0{,}3$) abweicht?

Alternativhypothese. Die untersuchte Stichprobe gehört nicht zu der in der Statistik beschriebenen Population (*ungerichtete* Alternativhypothese).

Nullhypothese. Das Beobachtungsergebnis ist mit der theoretischen Erwartung ($\pi_1 = 0{,}7$, $\pi_2 = 0{,}2$, $\pi_3 = 0{,}1$) zu vereinbaren.

Signifikanzniveau. Da die Konsequenzen einer fälschlichen Annahme von H_1 für nicht sehr gravierend gehalten werden, setzen wir $\alpha = 0{,}05$.

Testwahl. Da die Verteilung eines k-stufigen Merkmals mit einer theoretischen Verteilung zu vergleichen ist, wählen wir wegen des kleinen Stichprobenumfanges den *Multinomialtest*.

Testanwendung. Wir berechnen zunächst die Zufallswahrscheinlichkeit der vorliegenden Verteilung unter der Annahme, dass H_0 gilt:

$$p_0^* = \frac{3!}{(0!) \cdot (3!) \cdot (0!)} \cdot (0{,}7)^0 \cdot (0{,}2)^3 \cdot (0{,}1)^0 = 0{,}008$$

Es gibt in diesem Fall offensichtlich keine extremere Verteilung, sondern nur 2 gleich extrem erscheinende, nämlich $x_1 = 3$, $x_2 = 0$, $x_3 = 0$ und $x_1 = 0$, $x_2 = 0$, $x_3 = 3$; deren Zufallswahrscheinlichkeiten bestimmen wir in analoger Weise:

$$\frac{3!}{(3!) \cdot (0!) \cdot (0!)} \cdot (0{,}7)^3 \cdot (0{,}2)^0 \cdot (0{,}1)^0 = 0{,}343$$

$$\frac{3!}{(0!) \cdot (0!) \cdot (3!)} \cdot (0{,}7)^0 \cdot (0{,}2)^0 \cdot (0{,}1)^3 = 0{,}001 = p_1^*$$

Wie wir sehen, ist nach unserer Definition der 1. Fall (mit $x_1 = 3$) nicht extremer oder gleich extrem, da seine Zufallswahrscheinlichkeit mit 0,343 höher liegt als die des Beobachtungsfalls. Der 2. Fall (mit $x_3 = 3$) dagegen ist extremer, da sein p-Wert kleiner ist als 0,008; deswegen haben wir ihn definitionsgemäß mit einem Stern versehen.

Wir müssen nun noch untersuchen, ob sich zusätzlich eine augenscheinlich „verdächtige" Verteilung, z.B. $x_1 = 0$, $x_2 = 2$, $x_3 = 1$ oder $x_1 = 0$, $x_2 = 1$, $x_3 = 2$, $p \leq p_0^*$, ergibt:

$$\frac{3!}{(0!) \cdot (2!) \cdot (1!)} \cdot (0{,}7)^0 \cdot (0{,}2)^2 \cdot (0{,}1)^1 = 0{,}012$$

$$\frac{3!}{(0!) \cdot (1!) \cdot (2!)} \cdot (0{,}7)^0 \cdot (0{,}2)^1 \cdot (0{,}1)^2 = 0{,}006 = p_2^*$$

Mit p_1^* und p_2^* haben wir, wie man leicht nachrechnen kann, alle gleich- und weniger wahrscheinlichen Fälle numerisch erfasst, so dass wir in Gl. 2.10 einsetzen können:

$$P' = 0{,}008 + 0{,}001 + 0{,}006 = 0{,}015$$

Entscheidung. Da $P' < \alpha$ ist, wird die H_0 verworfen. Die beobachtete Verteilung weicht von der unter H_0 erwarteten Verteilung ab.

Interpretation. Es sieht so aus, als ob sich Extremitätenmissbildungen häuften, was zu einer Erforschung der Bedingungsfaktoren dieser Häufung veranlasst haben sollte; das Ergebnis hätte sich in den Jahren 1958–1963 (Conterganskandal!) als Frühhinweis auf die später erkannte Conterganwirkung zu Dysmelien deuten lassen.

Anmerkungen. Das instruktive Anwendungsbeispiel ist in vieler Hinsicht nicht optimal: Weder können die Patienten als populationsrepräsentativ angesehen werden, noch ist wegen der Ähnlichkeit der Missbildungen die Gewähr für deren Unabhängigkeit (evtl. Erbkrankheiten) gegeben. Die gewählten Kategorien wiederum sind zwar erschöpfend (durch die Hinzunahme einer Kategorie „Sonstige"), schließen sich jedoch wechselseitig nicht vollkommen aus, da ein Kind gleichzeitig 2 Fehlbildungstypen aufweisen kann (wie Hüftgelenkluxation und Klumpfuß). Alle diese Voraussetzungen müssten eigentlich erfüllt sein, wenn der Multinomialtest gültig sein sollte.

Hinweis

Der Multinomialtest kann auch für längsschnittlich anfallende Daten eingesetzt werden, wie z.B. bei der Vorsorgehaltung teurer Arzneimittel, Seren oder Blutersatzstoffe. Blutkonserven werden entsprechend der Blutgruppenverteilung in Mitteleuropa wie folgt bereitgehalten: $\pi = 0{,}43$ für Gruppe 0, $\pi = 0{,}46$ für Gruppe A, aber nur $\pi = 0{,}07$ für Gruppe B und $\pi = 0{,}04$ für Gruppe AB. In einem Notlazarett (z. B. in einem Kriegsgebiet) wurden aber die ersten $N = 10$ Blutverlustpatienten im Verhältnis $4 : 2 : 1 : 3$ versorgt, wobei AB mit $x_{AB} = 3$ gegenüber $\pi = 0{,}04$ öfter als erwartet benötigt wurde. Sollten Blutkonserven der AB-Gruppe nachbestellt werden (H_1) oder soll damit noch zugewartet werden, weil diese Verteilung auch mit dem Zufall erklärt werden kann (H_0)? Ein Multinomialtest kann die Entscheidung früh (schon bei kleinem Stichprobenumfang) herbeiführen.

2.2.2 Der Mehrfelder-Chi-Quadrat-Test (Goodness-of-fit-Test)

Zielsetzung

Die Zielsetzung des Mehrfelder-Chi-Quadrat-Tests entspricht der Zielsetzung des Multinomialtests: Man hat N Individuen auf k Kategorien verteilt (jedes Individuum darf nur einer Kategorie zugeordnet werden!) und will nun überprüfen, ob die so resultierende Verteilung statistisch bedeutsam von einer gemäß H_0 erwarteten Verteilung abweicht. Ist der Stichprobenumfang genügend groß (► unten), kann zur Überprüfung dieser Fragestellung statt des exakten Multinomialtests der Mehrfelder-Chi-Quadrat-Test als asymptotischer Test eingesetzt werden.

Durchführung

Man hat für jede der k Kategorien die beobachtete Häufigkeit b_i ausgezählt. Wie beim Zweifelder-Chi-Quadrat-Test werden auch hier erwartete Häufigkeiten e_i benötigt, die man nach der Beziehung $e_i = N \cdot \pi_i$ errechnet. Die π_i-Werte repräsentieren die Wahrscheinlichkeiten der Kategorien gemäß der Nullhypothese. Sind die π_i-Werte für alle Kategorien identisch (*Test auf Gleichverteilung*), ergibt sich für jede Kategorie $e_i = N/k$.

Um zu einem χ^2-Wert zu gelangen, verallgemeinern wir Gl. 2.7 für k Kategorien:

$$\chi^2 = \sum_{i=1}^{k} \frac{(b_i - e_i)^2}{e_i} \tag{2.11}$$

Dasselbe Ergebnis erhalten wir nach folgender Gleichung:

$$\chi^2 = \left(\sum_{i=1}^{k} \frac{b_i^2}{e_i} \right) - N \tag{2.12}$$

Da bei vorgegebenem N nur k–1 Summanden frei variieren können (die Summe aller b_i- bzw. e_i-Werte muss N ergeben), hat der χ^2-Wert k–1 Freiheitsgrade (Fg = k–1).

Die nach den Gl. 2.11 bzw. 2.12 ermittelte Prüfgröße ist bei Gültigkeit von H_0 nur bei größeren Stichproben asymptotisch χ^2-verteilt. Für praktische Zwecke ist es ausreichend, wenn die erwarteten Häufigkeiten für mindestens 80% aller Kategorien größer als 5 ($e_i > 5$) und für die restlichen 20% größer als 1 sind.

Die Alternativhypothese, die dieser Test prüft, ist grundsätzlich *ungerichtet*. (Ein Test auf gerichteten Trend der Häufigkeiten eines gruppiert ordinalen Merkmals wird in ▸ Abschn. 8.3.3, S. 368 beschrieben). Wir lesen deshalb in Tafel B den kritischen χ^2-Wert für den zweiseitigen Test ab (mit Fg = k–1 und α). Die H_0 ist zu verwerfen, wenn der kritische χ^2-Wert kleiner ist als der empirische χ^2-Wert ($\chi^2_{emp} > \chi^2_{crit}$).

Beispiel 2.4. Analyse einer regionalen Krankheitsstatistik

Problem. In einer Vorsorgestudie der AOK werden in Stuttgart unter Ausschluss von Krebsverdachtsfällen k = 3 Diagnosegruppen an N = 265 Patienten erhoben und zwar

1. endokrine Störungen mit $b_1 = 74$ Patienten,
2. Nerven- und psychische Störungen mit $b_2 = 36$ Patienten und
3. Kreislauferkrankungen mit $b_3 = 155$ Patienten.

Nach einer AOK-Regionalstatistik sind die 3 Diagnosen mit $\pi_1 = 0{,}25$, $\pi_2 = 0{,}12$ und $\pi_3 = 0{,}63$ anteilmäßig aufgetreten. Es wird gefragt, ob die Stuttgarter Population bzw. deren Stichprobe von der Regionalpopulation abweicht (Beispiel nach Walter 1975).

Alternativhypothese. Die in Stuttgart angetroffene Verteilung weicht von der Regionalverteilung ab. Die Richtung der Abweichung der beobachteten Häufigkeiten von den erwarteten Häufigkeiten wird nicht berücksichtigt, d.h. die H_1 ist *ungerichtet*.

Nullhypothese. Die 3 Diagnosegruppen sind auch in der Stuttgarter Population anteilsmäßig mit $\pi_1 = 0{,}25$, $\pi_2 = 0{,}12$ und $\pi_3 = 0{,}63$ verteilt.

Signifikanzniveau. Wir vereinbaren $\alpha = 0{,}05$.

Testwahl. Da beobachtete Häufigkeiten eines 3fach gestuften Merkmals (3 Diagnosegruppen) mit erwarteten Häufigkeiten zu vergleichen sind und zudem eine größere Stichprobe untersucht wurde, wählen wir als Auswertungsverfahren den *Mehrfelder-Chi-Quadrat-Test*.

Testanwendung. Als beobachtete Häufigkeiten wurden ermittelt: $b_1 = 74$, $b_2 = 36$ und $b_3 = 155$.

Als erwartete Häufigkeiten errechnen wir $e_1 = 0{,}25 \cdot 265 = 66{,}25$; $e_2 = 0{,}12 \cdot 265 = 31{,}80$; $e_3 = 0{,}63 \cdot 265 = 166{,}95$.

Nach Gl. 2.11 ergibt sich

$$\chi^2 = \frac{(74 - 66{,}25)^2}{66{,}25} + \frac{(36 - 31{,}80)^2}{31{,}80} + \frac{(155 - 166{,}95)^2}{166{,}95} = 2{,}32.$$

Man ermittelt diesen Wert auch über Gl. 2.12:

$$\chi^2 = \left(\frac{74^2}{66{,}25} + \frac{36^2}{31{,}80} + \frac{155^2}{166{,}95} \right) - 265 = 2{,}32$$

Entscheidung. In Tafel B des Anhanges finden wir für Fg $= 2$, $\alpha = 0{,}05$ und zweiseitigem Test einen Grenzwert von $\chi^2_{crit} = 5{,}99$. Der erhaltene χ^2-Wert erlaubt also die Beibehaltung von H_0.

Interpretation. Es kann nicht davon ausgegangen werden, dass die im Stuttgarter Raum angetroffene Verteilung der Diagnosegruppen bedeutsam von der Regionalstatistik abweicht.

Prüfung auf Normalverteilung

Eine Normalverteilung ist durch den Mittelwertparameter μ und den Streuungsparameter σ festgelegt (▶ S. 41 ff). Da μ und σ kardinalskalierte Daten voraussetzen, kann der Test auf Normalverteilung nur bei einem kardinalskalierten Merkmal durchgeführt werden.

Hierbei geht man wie folgt vor:

Man unterteilt das Merkmal in k gleich große Kategorien und zählt aus, wie viele Individuen einer Stichprobe des Umfanges N auf die einzelnen Kategorien entfallen. Dies sind die beobachteten Häufigkeiten b_j. Für die Bestimmung der Anzahl der Kategorien hat sich die Faustregel $k \approx \sqrt{N}$ bewährt.

Als nächstes sind die gemäß H_0 bzw. nach dem Normalverteilungsmodell erwarteten Häufigkeiten zu bestimmen. Wir errechnen aus den Stichprobendaten $\bar{x}$ und s als Schätzwerte für μ und σ, um sodann die Kategoriengrenzen KG_j in z-Werte der Standardnormalverteilung zu überführen.

$$z\,(KG_j) = \frac{KG_j - \bar{x}}{s} \tag{2.13}$$

Da die theoretische Normalverteilung beidseitig unbegrenzt ist, setzen wir die untere Grenze der untersten Kategorie $-\infty$ und die obere Grenze der

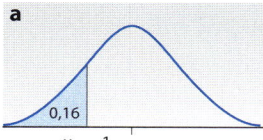 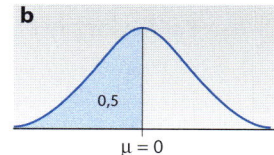 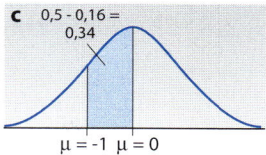

◘ Abb. 2.1. Bestimmung des Flächenanteils im Intervall z = –1 bis z = 0 in der Standardnormalverteilung

obersten Kategorie +∞. Anhand Tafel A des Anhanges können wir nun feststellen, welche Flächenanteile der Standardnormalverteilung auf die einzelnen Kategorien entfallen. Hierfür wird pro Kategorie der für den kleineren z-Wert (untere Kategoriengrenze) tabellierte Flächenanteil vom Flächenanteil des größeren z-Wertes (obere Kategoriengrenze) abgezogen. In ◘ Abb. 2.1 ist das Vorgehen für eine Kategorie mit den Grenzen z = –1 und z = 0 verdeutlicht.

Tafel A entnehmen wir als Flächenanteil zwischen z = 1 und z = +∞ den Wert 0,16. Wegen der Symmetrie der Verteilung ist dies auch der Flächenanteil zwischen z = –∞ und z = –1 (◘ Abb. 2.1a). Zwischen z = –∞ und z = 0 befindet sich ein Flächenanteil von 0,5 (◘ Abb. 2.1b). Damit befindet sich zwischen z = –1 und z = 0 eine Fläche von 0,5–0,16 = 0,34 (◘ Abb. 2.1c).

> Die resultierenden Teilflächen sind die π_i-Werte bzw. die Wahrscheinlichkeiten, mit denen ein Individuum in Kategorie i fallen würde, falls das Merkmal normalverteilt wäre. Sie addieren sich zu 1.

Zu den erwarteten Häufigkeiten kommen wir, wenn wir – wie üblich – die π_i-Werte mit N multiplizieren: $e_i = \pi_i \cdot N$.

Damit sind die b_i- und die e_i-Werte bekannt, und wir können in Gl. 2.11 bzw. 2.12 einsetzen. Da wir bei der Bestimmung der erwarteten Häufigkeiten $\bar{x}$, s und N der beobachteten Verteilung „benutzt" haben ($\bar{x}$ und s als Schätzwerte der Populationsparameter μ und σ), sind nur k–3 Summanden in Gl. 2.11 frei variierbar, d.h. der χ^2-Wert hat k–3 Freiheitsgrade.

> Auch bei diesem Test ist darauf zu achten, dass die erwarteten Häufigkeiten genügend groß sind. Die oben genannte Faustregel (mindestens 80% aller e_i-Werte > 5) gilt auch hier als Orientierung.
>
> Falls diese Regel verletzt ist, können benachbarte Kategorien zusammengefasst werden, so dass statt k eine reduzierte Anzahl von k′ Kategorien resultiert. Allerdings muss k′ > 3 sein, weil der Test sonst (wegen Fg = k′–3 ≤ 0) nicht durchführbar ist.

2

Beispiel 2.5. Lösungszeiten für den Benton-Test bei Hirnorganikern

Problem. Eine Stichprobe von N = 90 Patienten mit hirnorganischen Schäden wird hinsichtlich der Fähigkeit untersucht, vorgegebene Figuren möglichst genau nachzuzeichnen (Benton-Test). Es soll überprüft werden, ob die Bearbeitungszeiten normalverteilt sind.

Alternativhypothese. Die Bearbeitungszeiten sind nicht normalverteilt (*ungerichtete* Alternativhypothese).

Nullhypothese. Die Bearbeitungszeiten sind normalverteilt.

Signifikanzniveau. Als Signifikanzniveau wird $\alpha = 0,05$ festgelegt.

Testwahl. Da für eine größere Stichprobe überprüft werden soll, ob ein intervallskaliertes Merkmal normalverteilt ist, kommt der χ^2-Anpassungstest auf Normalverteilung zur Anwendung.

Testanwendung. Zur Bestimmung der beobachteten Häufigkeiten werden die Bearbeitungszeiten zunächst in Kategorien eingeteilt. Wir wählen k = 9 Kategorien ($\sqrt{90} = 9,49$), die in der 1. Spalte der ▫ Tabelle 2.1 aufgeführt sind. Die Zuordnung der 90 Patienten zu diesen Kategorien führt zu den in Spalte 2 genannten beobachteten Häufigkeiten.

Die 90 Bearbeitungszeiten haben einen Mittelwert von $\bar{x} = 106,78$ und eine Standardabweichung von s = 21,48 s. Mithilfe dieser Werte bestimmen wir über Gl. 2.13 die z-Werte für die Kategoriengrenzen. Für die untere Grenze der untersten Kategorie setzen wir $-\infty$ ein. Die obere Grenze dieser Kategorie ergibt sich zu (69,9–106,78)/21,48 = –1,71. Dementsprechend wurden alle Werte der 3. Spalte bestimmt.

Nun sind über Tafel A des Anhanges die auf die einzelnen Kategorien entfallenden Flächenanteile der Standardnormalverteilung zu ermitteln. Die 1. Kategorie erstreckt sich von $-\infty$ bis –1,71. Hierfür entnehmen wir Tafel A eine Fläche von 0,044. Die zweite Kategorie hat die Grenzen –1,71 und –1,25. Zwischen $-\infty$ und –1,25 befindet sich ein Flächenanteil von 0,106 und zwischen $-\infty$ und –1,71 der bereits bekannte Flächenanteil von 0,044. Damit befindet sich zwischen –1,71 und –1,25 ein Flächenanteil von 0,106–0,044 = 0,062. Auf diese Weise ergeben sich die in Spalte 4 genannten Werte, die sich – bis auf Rundungsungenauigkeiten – zu 1 addieren.

Die in Spalte 5 aufgeführten erwarteten Häufigkeiten erhält man einfach durch Multiplikation der Flächenanteile mit N = 90 (z.B. $0,044 \cdot 90 = 3,96$). Diese Werte addieren sich – gerundet – zu N = 90.

Die letzte Spalte von ▫ Tabelle 2.1 enthält die für jede Kategorie nach Gl. 2.11 errechnete χ^2-Komponente, die addiert den Gesamt-χ^2-Wert von 2,77 ergibt. Hierbei wurden die 1. und die 2. Kategorie zu einer Kategorie zusammengefasst, da die erwartete Häufigkeit in der 1. Kategorie unter 5 liegt ($e_1 = 3,96$). Für die zusammengefasste 1. Kategorie errechnet man folgende χ^2-Komponente: $(13 - 9,54)^2/9,54 = 1,25$. Die reduzierte Kategorienanzahl beträgt nunmehr $k' = 8$. (Da nur eine Kategorie bzw. 11% aller Kategorien die Voraussetzung $e > 5$ nicht erfüllt, ist diese Maßnahme nicht unbedingt erforderlich. Sie dient hier v.a. zu Demonstrationszwecken).

◻ **Tabelle 2.1.** Durchführung des Goodness-of-fit-Tests auf Normalverteilung

Kategorien	Beobachtete Häufigkeiten	z-Werte der Kategoriengrenzen	Flächenanteile	Erwartete Häufigkeiten	χ^2-Komponenten $(b_i-e_i)^2/e_i$
60–69,9	5 ⎫ 13	$-\infty$ bis $-1,71$	0,044	3,96 ⎫ 9,54	1,25
70–79,9	8 ⎭	$-1,71$ bis $-1,25$	0,062	5,58 ⎭	
80–89,9	7	$-1,25$ bis $-0,78$	0,111	9,99	0,89
90–99,9	12	$-0,78$ bis $-0,32$	0,157	14,13	0,32
100–109,9	17	$-0,32$ bis $0,15$	0,181	16,29	0,03
110–119,9	15	$0,15$ bis $0,62$	0,173	15,57	0,02
120–129,9	13	$0,62$ bis $1,08$	0,128	11,52	0,19
130–139,9	7	$1,08$ bis $1,55$	0,080	7,20	0,01
140–149,9	6	$1,55$ bis $+\infty$	0,061	5,49	0,05
	90		$\approx 1,0$	≈ 90	$\chi^2 = 2,77$

Entscheidung. Der ermittelte χ^2-Wert hat $k' - 3 = 8 - 3 = 5$ Freiheitsgrade. Tafel B entnehmen wir für $\alpha = 0,05$ einen kritischen Wert von $\chi^2_{crit} = 11,07$. Da der empirische χ^2-Wert (2,77) kleiner als der kritische ist, wird die H_0 beibehalten.

Interpretation. Die Normalverteilungshypothese kann nicht verworfen werden, obschon Bearbeitungszeiten in aller Regel eher lognormal (linksgipflig) als normalverteilt sind.

Die H_0 als Wunschhypothese (Goodness-of-fit-Test)

Gelegentlich ist man daran interessiert, die H_0 als Wunschhypothese beizubehalten. Dies ist beispielsweise der Fall, wenn man davon ausgehen möchte, dass ein Merkmal hinreichend mit einer Normalverteilung übereinstimmt („Goodness of fit"), um z.B. parametrisch auswerten zu können. Hier wäre also das Risiko, einen *Fehler vom Typus II* zu begehen, möglichst klein zu halten (niedrige Wahrscheinlichkeit, die H_0 fälschlicherweise anzunehmen bzw. niedrige *β-Fehlerwahrscheinlichkeit*).

> Eine niedrige β-Fehlerwahrscheinlichkeit kann man indirekt sicherstellen, indem man ein möglichst hohes „Signifikanzniveau" wählt, denn durch diese Maßnahme erleichtert man Entscheidungen zugunsten der Alternativhypothese, was gleichzeitig bedeutet, dass die Nullhypothese (also die Wunschhypothese) seltener zu Unrecht beibehalten wird.

Kleine χ^2-Werte bzw. χ^2-Werte mit einer hohen Überschreitungswahrscheinlichkeit (P′) sprechen also für die Beibehaltung der H_0 bzw. für eine gute Anpassung der empirischen Verteilung an die gemäß H_0 postulierte Verteilung. Wie gut die Anpassung ist, lässt sich anhand der folgenden Richtlinien abschätzen:

Richtlinien zur Abschätzung der Güte der Anpassung

- Gute Anpassung: $P′ > 0,5$
- Mäßige Anpassung: $0,5 \geq P′ > 0,2$
- Schwache Anpassung: $0,2 \geq P′ > 0,05$
- Unzureichende Anpassung: $P′ \leq 0,05$

Bezogen auf unser Beispiel stellen wir über Tafel B fest, dass der empirische χ^2-Wert sogar noch kleiner ist als der kritische χ^2-Wert für $\alpha = 0,5$ ($2,77 < 4,35$), d. h. die Überschreitungswahrscheinlichkeit P′ ist in unserem Beispiel größer als 0,5. Die Anpassung der empirischen Verteilung an die Normalverteilung ist also als „gut" zu bezeichnen.

Bei diesen Richtlinien sollte man jedoch bedenken, dass es mit wachsendem Stichprobenumfang zunehmend schwieriger wird, eine gute oder auch nur eine mäßige Anpassung zu erzielen.

Genau genommen gehören Tests, die die Voraussetzungen parametrischer Tests überprüfen, in die Kategorie der Äquivalenztests (▶ S. 33). Bei der hier erörterten Goodness-of-fit-Problematik müsste man fragen, ob die geprüfte empirische Verteilung zu einer Normalverteilung äquivalent ist, was wiederum die Festlegung eines Äquivalenzbereiches voraussetzt (z. B. schwache-mittlere-starke Äquivalenz; vgl. Klemmert 2004).

Ausführlich wird die Thematik „H_0 als Wunschhypothese" auch bei Bortz u. Döring (2006, S. 650 ff) behandelt. Hier wird darauf hingewiesen, dass die Nullhypothese nur dann als bestätigt gelten kann, wenn man von einem kleinen, zu vernachlässigenden Effekt ausgeht (zur Bestimmung der Effektgröße für Häufigkeiten ▶ Beispiel 1.5 auf S. 55 f); außerdem muss eine große Stichprobe untersucht werden, um die Untersuchung mit einer hohen Teststärke ($1-\beta$) auszustatten, so dass die β-Fehlerwahrscheinlichkeit bei Annahme von H_0 klein wird. In einem Beispiel bei Bortz u. Döring (2006, S. 654) wird demonstriert, dass für einen Effekt mit kleiner bzw. mittlerer Abweichung von der Normalität ein nicht signifikanter χ^2-Wert ($\alpha = 0,10$) zur Annahme von H_0 berechtigt, wenn $N \approx 450$ ist. In diesem Falle läge das β-Fehlerrisiko einer fälschlichen Annahme von H_0 bei ca. 5%.

Anmerkungen. Der Goodness-of-fit-Test versagt bei kleinen Stichproben bzw. bei vielen Kategorien mit zu kleinen erwarteten Häufigkeiten. In diesem Falle wird empfohlen, den in den ▶ Abschn. 4.2.1 und 4.2.2 behandelten *Kolmogoroff-Smirnov-Anpassungstest* (kurz: KSA-Test oder KSA-Test mit *Lilliefors-Schranken*) einzusetzen. Für kleine Stichproben geeignet ist ebenfalls der sog. Null-klassentest (vgl. Bortz et al. 2008, Abschn. 5.1.4). Das oben erörterte Problem „H_0 als Wunschhypothese" ist allerdings auch bei diesem Test nicht ausgeräumt.

Wichtig ist auch eine „visuelle" Überprüfung der Verteilungsform. Zu bezweifeln ist, dass eine Population normalverteilt sei, wenn die Stichproben augenscheinlich asymmetrisch (meist mit langem Auslauf nach rechts und einem Gipfel nahe 0) oder symmetrisch, aber mit weit auslaufenden Ästen (hyperexzessiv) verteilt sind. *Linksgipflig* (rechtsschief) verteilt sind in der Regel:

- Zeitmesswerte (wie Klinikaufenthaltsdauer),
- dosisabhängige Wirkungsindikatoren,
- viele Laborwerte mit 0 als unterer Grenze sowie
- Stichprobenwerte aus Mischpopulationen (wie Hyper- und Normotoniker).

Rechtsgipflig (linksschief) verteilt sind oft Testwerte von Neurose- und Psychomatosefragebogen bei einschlägig diagnostizierten Patienten.

2.3 Der Vergleich zweier unabhängiger Stichproben bzgl. eines zweifach gestuften Merkmals

Im letzten Abschnitt ging es um die Analyse eines kategorialen Merkmals, das an *einer* Stichprobe erhoben wurde. Wir fragten nach der Anpassung der beobachteten Häufigkeitsverteilung an eine gemäß H_0 erwartete Verteilung.

Im Folgenden geht es um das in der Forschungspraxis weitaus häufiger auftauchende Problem, ob sich 2 Stichproben bzgl. eines kategorialen Merkmals unterscheiden, wobei zunächst nur 2fach gestufte Merkmale betrachtet werden, wie Eintritt oder Ausbleiben einer Behandlungswirkung.

Die Daten, die für die folgenden Auswertungsverfahren geeignet sind, können auf unterschiedliche Weise entstanden sein:

- Man erhebt ein alternatives Merkmal (z. B. Behandlungserfolg: Ja oder Nein) an Zufallsstichproben, die aus 2 Populationen (wie Männer und Frauen ab 60 Jahren) gezogen wurden (*quasiexperimenteller Ansatz*).
- Man bildet aus einer Stichprobe per Zufallsaufteilung (Randomisierung) 2 Gruppen (z. B. eine zu behandelnde Experimentalgruppe und eine nicht zu behandelnde Kontrollgruppe) und zählt nach erfolgter Behandlung wiederum für jede Gruppe aus, wie sich die Individuen auf die beiden Kategorien der geprüften Alternative (z. B. Zustand gebessert oder nicht gebessert) verteilen (*experimenteller Ansatz*).
- Man zieht eine Zufallsstichprobe aus einer Population und klassifiziert die N Individuen dieser Stichprobe nicht nur nach einem Merkmal, sondern nach 2 Merkmalen, und zählt aus, wie häufig die 4 resultierenden Merk-

malskombinationen besetzt sind (wie Raucher ja/nein; Arteriosklerose ja/nein; *epidemiologischer Ansatz*).

Die 1. Vorgehensweise hat gegenüber der 2. Vorgehensweise eine geringere *interne Validität* (vgl. z.B. Bortz u. Döring 2006, Abschn. 2.3). Beim 3. Ansatz kann es sich als nachteilig erweisen, dass man keinen Einfluss auf die Größe der durch die Alternativmerkmale gebildeten Stichproben hat.

Für die Auswertung von Daten dieser Art behandeln wir im Folgenden den exakten Fisher-Yates-Test für kleine Stichproben (▶ Abschn. 2.3.1) und den asymptotischen Vierfelder-Chi-Quadrat-Test für größere Stichproben (▶ Abschn. 2.3.2). In ▶ Abschn. 5.1.2 werden wir weitere Auswertungs- bzw. Interpretationsvarianten für Daten dieser Art kennenlernen.

2.3.1 Der Fisher-Yates-Test

Zielsetzung

Wir haben in 2 Stichproben ein alternatives Merkmal erhoben, dessen Kategorien wir vereinfachend mit + (z.B. Behandlungserfolg) und mit – (z.B. kein Behandlungserfolg) bezeichnen. Es soll nun überprüft werden, ob sich der +-Anteil in der einen Stichprobe vom +-Anteil in der anderen Stichprobe unterscheidet. Die Nullhypothese formulieren wir mit $H_0: \pi_{1(+)} = \pi_{2(+)}$ (bzw. $\pi_{1(-)} = \pi_{2(-)}$), wenn die Alternativhypothese ungerichtet ist ($\pi_{1(+)} \neq \pi_{2(+)}$). Bei gerichteter H_1 (z.B. $\pi_{1(+)} > \pi_{2(+)}$) lautet die $H_0: \pi_{1(+)} \leq \pi_{2(+)}$. Hierbei bezeichnen $\pi_{1(+)}$ und $\pi_{2(+)}$ die Wahrscheinlichkeiten für Behandlungserfolge in der 1. und der 2. Population, denen die Stichproben entnommen wurden.

Werden 2 alternative Merkmale an einer Stichprobe untersucht, ist es sachlogisch naheliegender, nach dem Zusammenhang beider Merkmale zu fragen (z.B. gibt es zwischen den Symptomen A und B einen Zusammenhang?). Hier würde man mit der Nullhypothese keinen Zusammenhang und mit der Alternativhypothese einen gerichteten oder ungerichteten Zusammenhang behaupten. Natürlich kann man auch hier die Nullhypothese als Unterschiedshypothese formulieren: Individuen, die das Symptom A (z.B. Fieber) aufweisen, unterscheiden sich in Bezug auf das Symptom B (z.B. Husten) nicht von Individuen, bei denen das Symptom A fehlt. Wie wir in ▶ Abschn. 2.3.2 sehen werden, erfordern beide Hypothesenvarianten denselben Test.

Zuvor aber wenden wir uns der Durchführung des Fisher-Yates-Tests zu, der ebenfalls zur *Überprüfung einer Unterschieds- bzw. Zusammenhangshypothese* herangezogen werden kann. (Wir demonstrieren hier nur den für praktische Zwecke wichtigeren einseitigen Test; zum zweiseitigen Test vgl. Bortz et al. 2008, S. 112 f oder ▶ Anhang, Tafel D.)

Durchführung

Wurde ein Alternativmerkmal in 2 Stichproben ausgezählt, kann man die resultierenden Häufigkeiten in einer sog. Vierfeldertafel anordnen (◘ Tab. 2.2).

Die Buchstaben a, b, c und d in ◘ Tabelle 2.2 symbolisieren hierbei die entsprechenden beobachteten Häufigkeiten. Man kann nun unter Bezugnahme auf die jeweils beobachteten und als festliegend anzusehenden Randsummenverteilungen die Punktwahrscheinlichkeit des zufälligen Auftretens einer beobachteten Vierfelder-Häufigkeitsverteilung nach Fisher (1956, S. 98) und Yates (1934) in folgender Weise über die *hypergeometrische Verteilung* exakt bestimmen:

$$p = \frac{(a+b)! \cdot (c+d)! \cdot (a+c)! \cdot (b+d)!}{N! \cdot a! \cdot b! \cdot c! \cdot d!} \tag{2.14}$$

Die so gewonnene Punktwahrscheinlichkeit p ist jedoch für die statistische Entscheidung über H_0 noch keine zureichende Information. Wir haben nur die Zufälligkeit *einer* bestimmten Vierfeldertafel erhalten und müssen zusätzlich noch alle Punktwahrscheinlichkeiten ermitteln, die sich aus Verteilungen von a, b, c und d mit gleichen Randsummen, aber in Richtung von H_1 extremeren Felderhäufigkeitsverteilungen ergeben, um die Überschreitungswahrscheinlichkeit P für die Beurteilung von H_0 zu erhalten.

Wir demonstrieren dieses Vorgehen anhand eines Beispiels.

◘ **Tabelle 2.2.** Vierfeldertafel

	Merkmal		Zeilensummen
	+	−	
Stichprobe 1	a	b	$a+b = N_1$
2	c	d	$c+d = N_2$
Spaltensummen	a+c	b+d	N

Beispiel 2.6. Differenzialdiagnose zwischen Typhus und Paratyphus

Problem. Angenommen, wir wollen die *Spezifität* der sog. Gruber-Widal-Reaktion als Typhusdiagnostikum überprüfen. $N_1 = 5$ bakteriologisch festgestellte Typhusfälle werden mit $N_2 = 10$ Paratyphusfällen hinsichtlich des Ausfalls der Reaktion verglichen (◻ Tab. 2.3).

◻ **Tabelle 2.3.** Daten für einen Fisher-Yates-Test

	Ausfall der Gruber-Widal-Reaktion		
	+	–	Summe
Typhus-fälle	4 a	1 b	$5 = N_1$
Paratyphus-fälle	c 3	d 7	$10 = N_2$
Summe	7	8	$15 = N$

Alternativhypothese. Die Gruber-Widal-Reaktion ist spezifisch, d.h. die Typhusfälle zeigen häufiger positive Reaktionsausfälle als die typhusähnlichen Krankheitsfälle (*gerichtete* H_1: $\pi_{1(+)} > \pi_{2(+)}$).

Nullhypothese. Die Gruber-Widal-Reaktion ist unspezifisch, d.h. positive Reaktionen sind bei Typhusfällen genauso wahrscheinlich wie bei Paratyphusfällen.

Signifikanzniveau. Wir wählen $\alpha = 0{,}05$ für einen einseitigen Test.

Testwahl. Da die Anteilswerte der +-Variante eines alternativen Merkmals in 2 Stichproben zu vergleichen sind und die beiden Stichproben relativ klein sind, wählen wir den *exakten Fisher-Yates-Test*.

Testanwendung. Zunächst ermitteln wir die Punktwahrscheinlichkeit der Verteilung in ◻ Tabelle 2.3 nach Gl. 2.14.

$$p = \frac{5! \cdot 10! \cdot 7! \cdot 8!}{15! \cdot 4! \cdot 1! \cdot 3! \cdot 7!} = 0{,}09324$$

Nun prüfen wir, wieviel extremere Häufigkeitsverteilungen bei gleichbleibenden Randsummen möglich wären. Wir „verschieben" in jeder Stichprobe ein Individuum in Richtung der Erwartung unter H_1 (◻ Tab. 2.4).

□ Tabelle 2.4. Extremere Verteilung zu **□** Tabelle 2.3

	Reaktionsausfall		
	+	–	$\sum$
Typhus	5	0	5
Paratyphus	2	8	10
$\sum$	7	8	15

Bestimmen wir nun die Punktwahrscheinlichkeit dieser (extremeren) Verteilung nach Gl. 2.14. Sie wird wesentlich geringer sein als die der beobachteten Verteilung.

$$p = \frac{5! \cdot 10! \cdot 7! \cdot 8!}{15! \cdot 5! \cdot 0! \cdot 2! \cdot 8!} = 0{,}00699$$

Eine noch extremere Verteilung als die letztgewonnene zu erhalten, ist unmöglich, da bereits ein Feld (b) mit der Häufigkeit 0 besetzt ist.

Die Wahrscheinlichkeit, dass unsere beobachtete oder eine noch extremere Verteilung zufällig zustande kommt (H_0), ergibt sich durch Addition der beiden Punktwahrscheinlichkeiten.

$$P = 0{,}09324 + 0{,}00699 = 0{,}10023$$

Entscheidung. Da $P > \alpha$ ist, behalten wir H_0 bei.

Interpretation. Wir vertrauen nicht auf die Spezifität der Gruber-Widal-Reaktion als Indikator einer Erkrankung an Bauchtyphus, obschon sie klinischerseits als serologischer Indikator für die Differenzialdiagnose zwischen Typhus und Paratyphus gilt, wenn ein Titer 1:200 überschritten wird.

Der tabellierte Fisher-Yates-Test

Die Durchführung des Fisher-Yates-Tests ist ohne Benutzung eines Taschenrechners mit Fakultätenautomatik recht aufwendig. Man verwendet deshalb einfachheitshalber Tafel D des Anhangs, die für $N \leq 15$ gilt und wie folgt aufgebaut ist:

Wir suchen zunächst den zu $N = N_1 + N_2$ gehörenden Zahlenblock auf und bestimmen S_1 als kleinste Randsumme sowie S_2 als zweitkleinste Randsumme, wobei auch $S_1 = S_2$ sein kann. X ist die beobachtete Häufigkeit in der Zelle, die zu S_1 und S_2 gehört. Damit liegt die Zeile fest, der die einseitige Überschreitungswahrscheinlichkeit (P) oder die zweiseitige Überschreitungswahrscheinlichkeit (P') der beobachteten Aufteilung zu entnehmen ist.

2

Für unser Beispiel gilt $N = 15$, $S_1 = 5$, $S_2 = 7$ und damit $X = 4$ (Anzahl der +-Reaktionen in der Typhusgruppe). Tafel D hat in dieser Zeile den Wert $P = 0{,}100$. Dieser Wert entspricht dem über Gl. 2.14 bereits errechneten Wert.

Im Übrigen verweisen wir für die Durchführung dieses Tests auf die im Vorwort genannten Statistik-Software-Pakete.

2.3.2 Der Vierfelder-Chi-Quadrat-Test

Zielsetzung

> Der Vierfelder-Chi-Quadrat-Test hat die gleiche Zielsetzung wie der Fisher-Yates-Test: Wir wollen überprüfen, ob sich 2 unabhängige Stichproben bzgl. eines Alternativmerkmals signifikant unterscheiden bzw. ob zwischen 2 an einer Stichprobe erhobenen Alternativmerkmalen ein signifikanter Zusammenhang besteht. Der rechnerisch aufwendige Fisher-Yates-Test kann bei größeren Stichproben durch den rechnerisch einfachen Vierfelder-Chi-Quadrat-Test ersetzt werden.

Durchführung

Wie wir gesehen haben, ist bei Anwendung des Chi-Quadrat-Tests stets eine Information über die erwarteten Häufigkeiten unter H_0 erforderlich. Die erwarteten Häufigkeiten müssen nun, wenn die H_0-Population selbst nicht bekannt ist, aufgrund einer spezifizierten Nullhypothese aus den Stichproben geschätzt werden. Auf diesem Prinzip beruht auch der folgende Test:

Haben wir N Individuen, von denen N_1 der Stichprobe 1 und N_2 der Stichprobe 2 angehören, nach Vorhandensein (+) oder Fehlen (−) eines Merkmals bzw. nach seiner größeren oder geringeren Ausprägung kategorisiert, so resultiert eine Vierfeldertafel nach Art der ◻ Tabelle 2.2. Die Nullhypothese soll zunächst lauten: Beide Stichproben stammen aus einer Grundgesamtheit mit einem Anteil von π für die positiven Merkmalsausprägungen oder anders formuliert: Die beobachteten Anteile von $p_1 = a/N_1$ und $p_2 = c/N_2$ unterscheiden sich von π nur zufällig.

Da wir nun aber π nicht kennen, schätzen wir es aus den beiden vereinten Stichproben: $\pi = (a + c)/N$. Wie üblich multiplizieren wir diese Wahrscheinlichkeit mit den jeweiligen Stichprobenumfängen $N_1 = a + b$ und $N_2 = c + d$ und erhalten so die erwarteten Häufigkeiten.

$$e_a = \frac{a + c}{N} \cdot (a + b) \; ; \; e_c = \frac{a + c}{N} \cdot (c + d)$$

Die erwarteten Häufigkeiten für die Felder b und d, nämlich e_b und e_d, ergeben sich aus analogen Überlegungen.

$$e_b = \frac{b + d}{N} \cdot (a + b) \; ; \; e_d = \frac{b + d}{N} \cdot (c + d)$$

Man erkennt, dass sich die erwarteten Häufigkeiten für ein Feld aus dem Produkt der Zeilensumme und der Spaltensumme für dieses Feld, dividiert durch die Gesamtanzahl N aller Individuen, ergibt. Da diese Regel auch für größere Tafeln mit k Zeilen und m Spalten gilt (▶ Abschn. 2.4.3), formulieren wir allgemein

$$e_{ij} = \frac{\text{Zeilensumme } i \cdot \text{Spaltensumme } j}{N} \qquad (2.15)$$

Nun möge die Nullhypothese lauten: Zwei an einer Stichprobe erhobene Alternativmerkmale seien voneinander unabhängig. Für diese Nullhypothese führen die folgenden Überlegungen zu den erwarteten Häufigkeiten:

Gemäß dem *Multiplikationstheorem* für voneinander unabhängige Ereignisse (▶ Abschn. 1.1.2) ergibt sich die Wahrscheinlichkeit für eine Ereigniskombination aus dem Produkt der Wahrscheinlichkeiten für die beiden kombinierten Einzelereignisse. Wenden wir diese Regel auf eine Vierfeldertafel an, erhält man die Wahrscheinlichkeit $p(a)$ – d.h. die Wahrscheinlichkeit, dass ein Individuum bei Unabhängigkeit der Merkmale 1 und 2 in das Feld a fällt – als Produkt der Wahrscheinlichkeiten für die +-Kategorie des einen Merkmals ($\pi_{1(+)}$) und der +-Kategorie des anderen Merkmals ($\pi_{2(+)}$). Diese Wahrscheinlichkeiten werden üblicherweise aus den Randsummen geschätzt:

$$\pi_{1(+)} = (a + b)/N\,;\ \pi_{2(+)} = (a + c)/N$$

Damit ergibt sich

$$p(a) = \frac{(a + b)}{N} \cdot \frac{(a + c)}{N}$$

Wir multiplizieren diese Wahrscheinlichkeit mit N und erhalten so die bereits bekannte erwartete Häufigkeit für das Feld a:

$$e_a = \frac{(a + b) \cdot (a + c)}{N}$$

Entsprechende Überlegungen führen zu den ebenfalls bereits bekannten erwarteten Häufigkeiten der Felder b, c und d. Auch hier gilt also Gl. 2.15, d.h. dass es für die erwarteten Häufigkeiten unerheblich ist, ob wir die Nullhypothese als *Unterschiedshypothese* (kein Unterschied zwischen 2 Stichproben in Bezug auf ein Alternativmerkmal) oder als *Zusammenhangshypothese* formulieren (kein Zusammenhang zwischen 2 Alternativmerkmalen).

Zur Beurteilung, ob die beobachteten Vierfelderhäufigkeiten a, b, c, d mit den unter H_0 erwarteten Häufigkeiten e_a, e_b, e_c, e_d hinreichend gut übereinstimmen, bilden wir die Prüfgröße χ^2 analog zu Gl. 2.11.

$$\chi^2 = \sum_{i=1}^{2} \sum_{j=1}^{2} \frac{(b_{ij} - e_{ij})^2}{e_{ij}} = \frac{(a - e_a)^2}{e_a} + \frac{(b - e_b)^2}{e_b} + \frac{(c - e_c)^2}{e_c} + \frac{(d - e_d)^2}{e_d} \qquad (2.16)$$

Führt man diese Summe algebraisch aus, so erhält man folgenden einfacher zu berechnenden Ausdruck mit den Zeilen- und Spaltensummen als Nennerfaktoren:

$$\chi^2 = \frac{N \cdot (a \cdot d - b \cdot c)^2}{(a + b) \cdot (c + d) \cdot (a + c) \cdot (b + d)} \qquad (2.17)$$

Der resultierende χ^2-Wert ist – da bei festliegenden Randsummen nur eine Felderhäufigkeit frei gewählt werden kann – mit 1 Fg anhand von Tafel B des Anhangs zufallskritisch zu beurteilen. Tafel B (Teil I) enthält die kritischen χ^2-Werte sowohl für den einseitigen als auch den zweiseitigen Test.

Wünscht man eine genauere Angabe der Überschreitungswahrscheinlichkeit für eine bestimmte Vierfelderanordnung, so kann man gemäß Gl. 1.10 von der Beziehung $\chi^2 = z^2$, die bei χ^2 mit einem Freiheitsgrad gilt, Gebrauch machen:

$$z = \frac{\sqrt{N} \cdot (a \cdot d - b \cdot c)}{\sqrt{(a + b) \cdot (c + d) \cdot (a + c) \cdot (b + d)}} \, . \qquad (2.18)$$

Die zu z gehörige Überschreitungswahrscheinlichkeit P ist dann Tafel A des Anhangs zu entnehmen.

Die χ^2- bzw. die z-Statistik sind stetig verteilt und werden hier auf diskret verteilte Häufigkeitswerte angewendet. Man sollte deshalb die folgende *Kontinuitätskorrektur* berücksichtigen, wenn die Stichprobe von nur mäßigem Umfang ist ($N \leq 60$):

$$\chi^2 = \frac{N \cdot (|a \cdot d - b \cdot c| - N/2)^2}{(a + b) \cdot (c + d) \cdot (a + c) \cdot (b + d)} \qquad (2.19)$$

> Wie alle χ^2-Tests setzt auch der Vierfelder-Chi-Quadrat-Test voraus, dass jedes Individuum eindeutig nur *einer* Merkmalskombination zugeordnet ist und dass die erwarteten Häufigkeiten nicht zu klein sind ($e > 5$). Wenn die Voraussetzungen für einen validen Vierfelder-Chi-Quadrat-Test verletzt sind, sollte der exakte Test von Fisher und Yates (▶ Abschn. 2.3.1) eingesetzt werden.

Beispiel 2.7. Familiäre Belastung und Manifestationsalter von Epilepsien

Problem. Es soll untersucht werden, ob zwischen familiärer Belastung (+, –) und dem Manifestationsalter (prä-, postpuberal) juveniler Epilepsien ein Zusammenhang besteht.

Alternativhypothese. Zwischen den beiden Merkmalen besteht ein Zusammenhang. Oder: Epilepsien manifestieren sich bei einer hohen familiären Belastung in einem anderen Alter als bei geringer familiärer Belastung (*ungerichtete* Alternativhypothese).

Nullhypothese. Die beiden Merkmale sind voneinander unabhängig. Alternativ hierzu können wir auch formulieren: Zwischen Epileptikern mit hoher familiärer Belastung und Epileptikern mit geringer familiärer Belastung gibt es keinen Unterschied im Manifestationsalter der Epilepsien.

Signifikanzniveau. Da die Konsequenzen einer fälschlichen Annahme von H_1 nicht übermäßig gravierend sind, wählen wir $\alpha = 0,05$.

Testwahl. Es ist zu überprüfen, ob zwischen 2 Alternativmerkmalen ein signifikanter Zusammenhang besteht. Wegen des Stichprobenumfangs ($N = 40$) wählen wir statt des exakten Fisher-Yates-Tests den *asymptotischen Vierfelder-Chi-Quadrat-Test*.

Testdurchführung. $N = 40$ Epileptiker werden je binär nach Belastung und Manifestationsalter (7–12, 13–18 Jahre) klassifiziert und in einer Vierfeldertafel angeordnet (◘ Tab. 2.5).

◘ **Tabelle 2.5.** Daten für einen Vierfelder-χ^2-Test

	Manifestationsalter		
	7–12	13–18	$\sum$
Familiäre +	5	5	10
Belastung –	6	24	30
$\sum$	11	29	40

Nach Gl. 2.19 ermittelt man

$$\chi^2 = \frac{40 \cdot (|5 \cdot 24 - 5 \cdot 6| - 40/2)^2}{10 \cdot 30 \cdot 11 \cdot 29} = 2,05$$

Entscheidung. Dieser χ^2-Wert ist gemäß Tafel B für Fg = 1 nicht signifikant ($\chi^2_{crit} = 3,84 > 2,05$), d. h. die H_0 wird beibehalten. Ohne Kontinuitätskorrektur wäre das Ergebnis mit $\chi^2 = 3,39$ ebenfalls nicht signifikant.

Interpretation. Mit der Untersuchung kann nicht belegt werden, dass zwischen familiärer Belastung und dem Manifestationsalter juveniler Epilepsien ein Zusammenhang besteht – ein Zusammenhang, der aus klinischer Sicht vermutet wird, und zwar in dem Sinne, dass bei hoher familiärer Belastung Epilepsien bereits in jüngerem Alter auftreten als ohne solch eine Belastung. Mit dieser klinisch begründeten Alternative wäre wie folgt einseitig zu testen:

Einseitiger Test. Unter der obigen Vermutung, dass früh auftretende Epilepsien eine Folge erblicher Belastung seien, wäre der Nullhypothese die folgende Alternative gegenüberzustellen: Es besteht eine Kontingenz in dem Sinne, dass kindliche Epilepsien bei familiärer Belastung früher manifest werden als ohne familiäre Belastung. Da die Häufigkeiten der Vierfeldertafel die Richtung dieser Kontingenz bestätigen, testen wir einseitig mit $z = \sqrt{\chi^2} = \sqrt{2,05} = 1,43$. Nach Tafel A hat dieser z-Wert eine Überschreitungswahrscheinlichkeit von P = 0,0764, d. h. die H_0 müsste auch bei einseitigem Test beibehalten werden.

Hätten wir auf die hier angemessene Kontinuitätskorrektur verzichtet, wäre der einseitige Test mit $z = \sqrt{3,39} = 1,84$ signifikant geworden. Wir sehen an diesem Beispiel, dass die Kontinuitätskorrektur – wie auf S. 70 bereits erwähnt – zu eher konservativen Testentscheidungen führt. Weniger konservativ als die Kontinuitätskorrektur ist die sog. *Delta-Option* (vgl. Clogg u. Eliason 1988), bei der man jede der Vierfelder-Frequenzen um 1/2 erhöht, ehe χ^2 berechnet wird. Diese Korrektur wurde von Plackett (1974, S. 44) empfohlen, auch und gerade für Tafeln, die eine Nullfrequenz enthalten.

Anmerkungen. Zur Quantifizierung des Zusammenhangs zweier Alternativmerkmale im Sinne einer sog. Vierfelder-Korrelation gibt es einige interessante Maßzahlen, auf die wir in ► Abschn. 5.1 ausführlicher eingehen.

Wurden – wie bei multizentrischen, an k verschiedenen Kliniken oder neurologischen Praxen durchgeführten Studien – merkmalsidentische Vierfeldertafeln (über den Zusammenhang zwischen familiärer Belastung und dem Manifestationsalter der Epilepsie) erhoben, stellt sich die Frage, ob sich die k Tafeln zu einer Gesamt-Vierfeldertafel zusammenfassen bzw. agglutinieren lassen, um den Merkmalszusammenhang an den vereinigten Stichproben zu überprüfen. Die Agglutinierung bereitet Probleme, wenn sich die Stichprobenumfänge und korrespondierenden Randwahrscheinlichkeiten der Vierfeldertafeln deutlich unterscheiden, weil dann evtl. in Einzeltafeln vorhandene Zusammenhänge zwischen den untersuchten Merkmalen durch die Zusammenfassung verdeckt werden können. In diesem Falle sollte die Nullhypothese der Unabhängigkeit beider Merkmale nach einer bei Bortz et al. (2008, Abschn. 5.2.3) beschriebenen Methode überprüft werden.

Ein anderes Verfahren, die Mantel-Heanszel-Prozedur, wird bei Schumacher u. Schulgen (1994, S. 93 ff) beschrieben.

2.4 Der Vergleich mehrerer unabhängiger Stichproben bzgl. eines zwei- oder mehrfach gestuften Merkmals

Im letzten Abschnitt stellten wir uns die Aufgabe, 2 Stichproben von Alternativen daraufhin zu untersuchen, ob sie aus einer durch die 4 Randsummen repräsentierten Grundgesamtheit stammen. Vergleichen wir nun mehrere – sagen wir k – Stichproben dieser Art miteinander, und lassen nicht nur Alternativmerkmale, sondern kategoriale Merkmale mit m Abstufungen zu, benötigen wir zur Überprüfung von Stichprobenunterschieden die in diesem Abschnitt behandelten Verfahren.

Untersuchungstechnisch lassen sich – ähnlich wie beim Vierfelder-Chi-Quadrat-Test – 3 Varianten der Datenerhebung unterscheiden:

- Je eine Zufallsstichprobe (von Patienten) wird aus k Populationen (z.B. Patienten mit der Epilepsiediagnose Grand Mal, Petit Mal oder Fokalanfälle, k = 3) gezogen, und bzgl. m = 3 Erstmanifestationsaltersstufen verglichen (quasiexperimenteller Ansatz mit k „natürlichen" Stichproben).
- Aus einer einzigen Population (von Epileptikern) werden nach Zufall k Stichproben gezogen, die unterschiedlich behandelt werden (mit Valproinsäure, Phenobarbital oder Carbamazepin bei k = 3 Stichproben); die Behandlungserfolge werden durch m = 2 Kategorien (Erfolg, Misserfolg) beurteilt (experimenteller Ansatz mit k randomisierten Stichproben).
- Aus einer einzigen Population (von Epileptikern) wird nach Zufall eine einzige Stichprobe von N Epileptikern gezogen und diese nach k Diagnosen und m Erfolgsstufen bzw. nach den entsprechenden k×m Merkmalskombinationen kreuzklassifiziert (epidemiologischer Ansatz mit einer einzigen bivariaten Stichprobe).

Während bei den beiden ersten Datenerhebungsvarianten Stichprobenunterschiede interessieren, steht bei der dritten Variante die Frage nach dem Zusammenhang des k-fach und des m-fach gestuften Merkmals im Vordergrund. Für die statistische Auswertung ist es unerheblich, um welche dieser 3 Erhebungsvarianten es sich handelt, denn in jedem Falle lassen sich die Daten in einer sog. k×m-Kontingenztafel anordnen, die nach einheitlichen Regeln ausgewertet wird.

Wir beginnen mit den Besonderheiten der Auswertung einer k×2-Kontingenztafel und behandeln in ▶ Abschn. 2.4.1 die für kleine Stichproben erforderliche exakte Analyse nach Freeman u. Halton (1951) sowie in ▶ Abschn. 2.4.2 den für größere Stichproben zulässigen k×2-Chi-Quadrat-Test. Die Analyse von k×m-Kontingenztafeln ist Gegenstand von ▶ Abschn. 2.4.3. In ▶ Abschn. 2.4.4 schließlich werden wir ein Verfahren kennenlernen, mit dem man eine überproportionale bzw. unterproportionale Besetzung einzelner Felder einer k×m-Tafel identifizieren kann.

2.4.1 Der Freeman-Halton-Test

Zielsetzung

Vergleichen wir k Stichproben bzgl. eines Alternativmerkmals, so erhalten wir als Datenschema eine k×2-Tafel (◘ Tab. 2.6).

Die in ◘ Tabelle 2.6 verwendeten Symbole haben folgende Bedeutung:

- N = Anzahl der Individuen in allen k Stichproben,
- N_i = Anzahl der Individuen der Stichprobe i,
- N_a = Anzahl der Individuen mit der Positivvariante des Merkmals,
- N_b = Anzahl der Individuen mit der Negativvariante des Merkmals,
- a_i = Anzahl der Individuen mit der Positivvariante in der Stichprobe i,
- b_i = Anzahl der Individuen mit der Negativvariante in der Stichprobe i.

Die zu überprüfende Nullhypothese für den Vergleich der k Stichproben lautet:

$$H_0: \pi_1 = \pi_2 = \ldots = \pi_i = \ldots = \pi_k$$

In Worten: Der Anteil der Positivvariante des Merkmals ist in allen k Populationen, denen die Stichproben entnommen wurden, identisch.

Ein vergleichbares Datenschema erhält man, wenn 2 Stichproben bzgl. eines k-fach gestuften Merkmals untersucht wurden (H_0: beide Stichprobenverteilungen gehören derselben Population an) oder eine Stichprobe nach den

◘ **Tabelle 2.6.** k×2-Tafel

	Merkmalsalternative		$\sum$
	+	−	
Stichprobe 1	a_1	b_1	N_1
Stichprobe 2	a_2	b_2	N_2
⋮	⋮	⋮	⋮
Stichprobe i	a_i	b_i	N_i
⋮	⋮	⋮	⋮
Stichprobe k	a_k	b_k	N_k
$\sum$	N_a	N_b	N

$k \times 2$ Kombinationen der Merkmalskategorien aufgeteilt wurden (H_0: zwischen dem k-fach und dem 2fach gestuften Merkmal besteht kein Zusammenhang). Für den im Folgenden behandelten Freeman-Halton-Test sind alle 3 Nullhypothesen äquivalent.

Durchführung

Der Freeman-Halton-Test stellt eine Verallgemeinerung des in ▶ Abschn. 2.3.1 behandelten Fisher-Yates-Tests dar. Die Punktwahrscheinlichkeit, die beobachteten Häufigkeiten a_i und b_i einer $k \times 2$-Tafel bei fixierten Randsummen per Zufall zu erhalten, ergibt sich nach der *Polynomialverteilung* zu

$$p = \frac{N_a! \cdot N_b! \cdot N_1! \cdot N_2! \cdot \ldots \cdot N_k!}{N! \cdot a_1! \cdot a_2! \cdot \ldots \cdot a_k! \cdot b_1! \cdot b_2! \cdot \ldots \cdot b_k!} \tag{2.20}$$

Wie kommt man nun von der Punktwahrscheinlichkeit p zu der für eine Testentscheidung notwendigen Überschreitungswahrscheinlichkeit? Freeman u. Halton geben folgende Testvorschrift: Man erstelle alle bei festen Randsummen möglichen $k \times 2$-Feldertafeln, berechne deren Punktwahrscheinlichkeit p und summiere alle jene p*-Werte, die kleiner oder gleich sind der Punktwahrscheinlichkeit p der beobachteten $k \times 2$-Felder-Tafel ($p^* \leq p$):

$$P' = \sum p^* \tag{2.21}$$

Durch diese Testvorschrift werden implizit all jene Tafeln als extremer von H_0 abweichend definiert, deren Realisationswahrscheinlichkeit unter H_0 geringer ist als die der beobachteten Tafel. Es wird damit also eine Überschreitungswahrscheinlichkeit für einen zweiseitigen Test ermittelt. Wir illustrieren diese Testvorschrift am Zahlenbeispiel der Testautoren.

Beispiel 2.8. Behandlungserfolge bei Zwangs- und Angstneurotikern

Problem. Zwei unabhängige Gruppen von Neurotikern, $N_A = 5$ Zwangsneurotiker und $N_B = 12$ Angstneurotiker, wurden verhaltenstherapeutisch (über 12 Wochen hinweg 2-mal pro Woche) behandelt. Die Behandlungswirkung wurde von unbeteiligten Therapeuten (blind) als $Z_1 = $ gut, $Z_2 = $ mäßig und $Z_3 = $ unbefriedigend beurteilt bzw. zensiert. Beide Gruppen (k = 2) und die 3 Zensuren (m = 3) konstituieren die in ◘ Tabelle 2.7 dargestellte 2×3-Feldertafel.

Alternativhypothese. Die Gruppen wurden verschieden (inhomogen) zensiert.

Nullhypothese. Beide Gruppen von Patienten wurden gleich (homogen) zensiert.

�«▪ **Tabelle 2.7.** Daten für einen Freeman-Halton-Test

	Zensuren			
	Z_1	Z_2	Z_3	
Zwangsneurotiker	0	3	2	$N_a = 5$
Angstneurotiker	6	5	1	$N_b = 12$
N_i	6	8	3	$N = 17$

Signifikanzniveau. Weil die Untersuchung nur einen erkundenden Charakter hat, setzen wir $\alpha = 0{,}10$.

Testwahl. Zwei kleine Stichproben sind bzgl. eines 3fach gestuften Merkmals zu vergleichen. Es wird deshalb mit dem *Freeman-Halton-Test* ausgewertet.

Testanwendung. Wir berechnen zunächst nach Gl. 2.20 die Punktwahrscheinlichkeit der beobachteten Tafel.

$$p = \frac{5! \cdot 12! \cdot 6! \cdot 8! \cdot 3!}{17! \cdot 0! \cdot 3! \cdot 2! \cdot 6! \cdot 5! \cdot 1!} = 0{,}0271$$

Nun sind alle 2×3-Tafeln zu erstellen, die bei fixierten Randsummen möglich sind. Hierbei empfiehlt es sich, wie folgt vorzugehen:

Da eine 2×3-Tafel 2 Freiheitsgrade hat (▶ S. 99), können wir 2 Frequenzen der Tafel frei wählen. Die übrigen ergeben sich als Differenzen zu den Randsummen. Wir wählen zweckmäßigerweise 2 Felder (die rechtsseitigen) der schwächer besetzten Zeile (der oberen Zeile) in ▪ Tabelle 2.7 und permutieren deren Frequenzen, wobei wir darauf achten, dass die Spaltensummen nicht überschritten werden. In der Aufstellung in ▪ Tabelle 2.8 wurde so permutiert, dass die Summe dieser beiden Frequenzen zunächst (in den Tafeln 1–4) gleich der zugehörigen Randsumme ist und sich dann schrittweise um 1 vermindert (Tafeln 5–8 usw.). Als Ergebnis dieses Vorgehens erhalten wir 18 Tafeln, die wir zeilenweise durchnummeriert haben (▪ Tab. 2.8). Die beobachtete Tafel ist Tafel 2 (umrandet).

Wie man sich leicht überzeugen kann, haben alle Tafeln die gleichen Zeilen- und Spaltensummen wie die beobachtete Tafel. Um den exakten k×2-Felder-Test lege artis anzuwenden, müssen wir die Punktwahrscheinlichkeiten p aller 18 Tafeln nach Gl. 2.20 berechnen. Das Ergebnis zeigt ▪ Tabelle 2.9.

Die Wahrscheinlichkeit der beobachteten Tafel mit $p = 0{,}0271$ (unterstrichen) wird von 8 weiteren p-Werten (mit * signiert) unterschritten. Die Summe dieser 9 p-Werte ergibt $P' = 0{,}0882$ als Überschreitungswahrscheinlichkeit.

◘ Tabelle 2.8. Tafelvarianten zu ◘ Tabelle 2.7

Tafel Nr.	Tafelvarianten				Bemerkungen
1–4	$\begin{array}{ccc}0 & \underline{2} & 3\\ 6 & \underline{6} & 0\end{array}$	$\boxed{\begin{array}{ccc}0 & \underline{3} & 2\\ 6 & \underline{5} & 1\end{array}}$	$\begin{array}{ccc}0 & \underline{4} & 1\\ 6 & \underline{4} & 2\end{array}$	$\begin{array}{ccc}0 & \underline{5} & 0\\ 6 & \underline{3} & 3\end{array}$	Die unterstrichenen Frequenzen ergeben als Zeilensumme $\underline{5}$
5–8	$\begin{array}{ccc}1 & \underline{1} & 3\\ 5 & \underline{7} & 0\end{array}$	$\begin{array}{ccc}1 & \underline{2} & 2\\ 5 & \underline{6} & 1\end{array}$	$\begin{array}{ccc}1 & \underline{3} & 1\\ 5 & \underline{5} & 2\end{array}$	$\begin{array}{ccc}1 & \underline{4} & 0\\ 5 & \underline{4} & 3\end{array}$	Die unterstrichenen Frequenzen ergeben als Zeilensumme $\underline{4}$
9–12	$\begin{array}{ccc}2 & \underline{0} & 3\\ 4 & \underline{8} & 0\end{array}$	$\begin{array}{ccc}2 & \underline{1} & 2\\ 4 & \underline{7} & 1\end{array}$	$\begin{array}{ccc}2 & \underline{2} & 1\\ 4 & \underline{6} & 2\end{array}$	$\begin{array}{ccc}2 & \underline{3} & 0\\ 4 & \underline{5} & 3\end{array}$	Die unterstrichenen Frequenzen ergeben als Zeilensumme $\underline{3}$
13–15	$\begin{array}{ccc}3 & \underline{0} & 2\\ 3 & \underline{8} & 1\end{array}$	$\begin{array}{ccc}3 & \underline{1} & 1\\ 3 & \underline{7} & 2\end{array}$	$\begin{array}{ccc}3 & \underline{2} & 0\\ 3 & \underline{6} & 3\end{array}$		Die unterstrichenen Frequenzen ergeben als Zeilensumme $\underline{2}$
16–17	$\begin{array}{ccc}4 & \underline{0} & 1\\ 2 & \underline{8} & 2\end{array}$	$\begin{array}{ccc}4 & \underline{1} & 0\\ 2 & \underline{7} & 3\end{array}$			Die unterstrichenen Frequenzen ergeben als Zeilensumme $\underline{1}$
18	$\begin{array}{ccc}5 & \underline{0} & 0\\ 1 & \underline{8} & 3\end{array}$				Die unterstrichenen Frequenzen ergeben als Zeilensumme $\underline{0}$

◘ Tabelle 2.9. Punktwahrscheinlichkeiten der Tafeln in ◘ Tabelle 2.8

$p_1 = 0{,}0045^\star$	$p_2 = 0{,}0271^\star$	$p_3 = 0{,}0339$	$p_4 = 0{,}0090^\star$
$p_5 = 0{,}0078^\star$	$p_6 = 0{,}0815$	$p_7 = 0{,}1629$	$p_8 = 0{,}0679$
$p_9 = 0{,}0024^\star$	$p_{10} = 0{,}0582$	$p_{11} = 0{,}2036$	$p_{12} = 0{,}1357$
$p_{13} = 0{,}0097^\star$	$p_{14} = 0{,}0776$	$p_{15} = 0{,}0905$	
$p_{16} = 0{,}0073^\star$	$p_{17} = 0{,}0194^\star$		$\sum p^\star = 0{,}0882 = P'$
$p_{18} = 0{,}0010^\star$			$\sum p = 1{,}0000$

Um sicher zu sein, dass tatsächlich alle möglichen Häufigkeitsanordnungen geprüft wurden, empfiehlt es sich, die Summe aller p-Werte zu berechnen. Diese muss 1 ergeben. Man beachte, dass der Zähler in Gl. 2.20 für alle p-Werte konstant bleibt (Produkt der Fakultäten aller Zeilen- und Spaltensummen), was die Auswertung vereinfacht.

Entscheidung. Da $P' = 0{,}0882 < 0{,}10 = \alpha$, verwerfen wir die Nullhypothese.

Interpretation. Zwangs- und Angstneurotiker werden unterschiedlich zensiert, wobei nach Inspektion von ◘ Tabelle 2.7 Angstneurotiker erfolgreicher therapiert wurden als Zwangsneurotiker.

Hinweise

Krauth (1973) empfiehlt, für alle Tafeln nach Gl. 2.22 (S. 99) χ^2-Werte zu berechnen. Zusätzlich zur beobachteten Tafel werden dann diejenigen Tafeln ausgewählt, deren χ^2-Wert mindestens so groß ist wie der χ^2-Wert der beobachteten Tafel. Die Summe der Punktwahrscheinlichkeiten dieser Tafeln ergibt die zweiseitige Überschreitungswahrscheinlichkeit. Bei diesem Vorgehen werden tatsächlich all jene Tafeln zusammengefasst, die vergleichbar oder extremer von der unter H_0 erwarteten Tafel abweichen als die empirische Tafel.

Handelt es sich – wie in unserem Beispiel – beim k-stufigen Merkmal um Kategorien eines ordinalen Merkmals, lässt sich der Test verschärfen, indem man der H_0 eine einseitige *Trendalternativhypothese* gegenüberstellt. Diese könnte im Beispiel etwa lauten, dass die Häufigkeiten über die Zensuren hinweg (von gut bis schlecht) bei Zwangsneurotikern zunehmen und bei Angstneurotikern abnehmen.

Um diese Hypothese zu prüfen, bildet man $i \cdot a_i$ als Trendindikator ($i = 1, \ldots$ k). Für die von uns beobachtete Tafel im ► Beispiel 2.8 erhält man $1 \cdot 0 + 2 \cdot 3 + 3 \cdot 2 = 12$. Es werden nun aus ◘ Tabelle 2.8 diejenigen Tafelvarianten herausgesucht, deren Trendindikatoren den Wert 12 erreichen oder überschreiten. Es sind dies die Tafeln 1 ($1 \cdot 0 + 2 \cdot 2 + 3 \cdot 3 = 13$) und 5 ($1 \cdot 1 + 2 \cdot 1 + 3 \cdot 3 = 12$). Die einseitige Überschreitungswahrscheinlichkeit ergibt sich nun als Summe der Punktwahrscheinlichkeiten der Tafeln 1, 2 (beobachtete Tafel) und 5. ◘ Tabelle 2.9 entnehmen wir hierfür:

$$P = 0,0045 + 0,0271 + 0,0078 = 0,0394$$

Die Trendhypothese könnte also für $\alpha = 0,05$ angenommen werden.

Alternativ könnte man den Test auch mit den Daten der Angstneurotiker durchführen. Hierfür erhält man als Trendindikator $1 \cdot 6 + 2 \cdot 5 + 3 \cdot 1 = 19$. Nun sucht man diejenigen Tafeln aus, deren Trendindikator den Wert 19 erreichen oder *unter*schreiten. Es sind dies die bereits bekannten Tafeln 1 ($1 \cdot 6 + 2 \cdot 6 + 3 \cdot 0 = 18$) und 5 ($1 \cdot 5 + 2 \cdot 7 + 3 \cdot 0 = 19$). Die Überschreitungswahrscheinlichkeit beträgt damit auch auf der Basis der Daten der Angstneurotiker $P = 0,0394$.

2.4.2 Der k×2-Felder-Chi-Quadrat-Test

Zielsetzung

> Wie beim Freeman-Halton-Test geht es um den Vergleich von 2 unabhängigen Stichproben bzgl. eines k-fach gestuften Merkmals oder um den Vergleich von k unabhängigen Stichproben bzgl. eines 2fach gestuften Merkmals oder um den Zusammenhang eines k-fach und eines 2fach gestuften Merkmals. Für alle 3 Fragestellungen ist der k×2-Felder-Chi-Quadrat-Test geeignet, sofern die Stichproben genügend groß sind.

Durchführung

Wir übertragen zunächst die erhobenen Daten in eine k×2-Tafel nach Art der ◘ Tabelle 2.6. Wie beim Vierfelder-Chi-Quadrat-Test schätzen wir aus den Randsummen der beobachteten Tafel erwartete Häufigkeiten, die in üblicher

χ^2-Manier mit den beobachteten Häufigkeiten zu vergleichen sind. Für die Bestimmung der erwarteten Häufigkeiten verwenden wir erneut Gl. 2.15, so dass z. B. für das Feld a_1 in ◩ Tabelle 2.6 als erwartete Häufigkeit $N_a \cdot N_1 / N$ resultiert.

Die beobachteten und die erwarteten Häufigkeiten (b_{ij} und e_{ij}) werden in folgende χ^2-Formel eingesetzt:

$$\chi^2 = \sum_{i=1}^{k} \sum_{j=1}^{2} \frac{(b_{ij} - e_{ij})^2}{e_{ij}} \qquad (2.22)$$

Wegen der festgelegten Randsummen können von den $k \times 2$-Summanden der Gl. 2.22 nur $(k-1) \cdot (2-1) = k-1$ frei variieren, d.h. der χ^2-Wert hat $k-1$ Freiheitsgrade.

Mit der Symbolik von ◩ Tabelle 2.6 erhält man

$$\chi^2 = \frac{(a_1 - e_{a_1})^2}{e_{a_1}} + \frac{(a_2 - e_{a_2})^2}{e_{a_2}} + \ldots + \frac{(a_k - e_{a_k})^2}{e_{a_k}}$$
$$+ \frac{(b_1 - e_{b_1})^2}{e_{b_1}} + \frac{(b_2 - e_{b_2})^2}{e_{b_2}} + \ldots + \frac{(b_k - e_{b_k})^2}{e_{b_k}} \qquad (2.23)$$

Ähnlich wie die Vierfelder-χ^2-Formel lässt sich auch diese Gleichung zur sog. *Brandt-Snedecor-Formel* vereinfachen, die ohne Berechnung der erwarteten Häufigkeiten auskommt.

$$\chi^2 = \frac{N^2}{N_a \cdot N_b} \cdot \left[\left(\sum_{i=1}^{k} \frac{a_i^2}{N_i} \right) - \frac{N_a^2}{N} \right] \qquad (2.24)$$

Diese Gleichung lässt sich auch so umformen, dass die χ^2-Beiträge der k Zeilen in ◩ Tabelle 2.6 als Summanden deutlich werden (*Gebhardt-Lienert-Formel*):

$$\chi^2 = \sum_{i=1}^{k} \chi_i^2 = \sum_{i=1}^{k} \left[\frac{N}{N_i} \cdot \left(\frac{a_i^2}{N_a} + \frac{b_i^2}{N_b} \right) - N_i \right] \qquad (2.25)$$

Überschreitet der nach Gl. 2.23, 2.24, 2.25 ermittelte und nach $k-1$ Freiheitsgraden beurteilte χ^2-Wert den kritischen Wert der Tafel B des Anhangs, ist die Nullhypothese abzulehnen.

> Der Test ist allerdings nur dann valide, wenn mindestens 80% aller erwarteten Häufigkeiten größer als 5 und die restlichen 20% größer als 1 sind. Auch hier ist natürlich darauf zu achten, dass jedes Individuum nur einem der $k \times 2$-Felder zugeordnet werden darf.

2

Beispiel 2.9. Schizophrene Erkrankungen bei Männern und Frauen

Problem. Wir wollen wissen, ob die verschiedenen Formen der Schizophrenie Männer und Frauen gleich häufig befallen. Dazu wird eine Stichprobe von Hebephrenien, eine von Katatonien und eine 3. von paranoiden Schizophrenien hinsichtlich des Alternativmerkmals „Geschlecht" untersucht. Die Ergebnisse sind in ◘ Tabelle 2.10 zusammengefasst.

◘ **Tabelle 2.10.** Daten für einen $k \times 2$-χ^2-Test

Stichprobe	männlich	weiblich	$\sum$
Hebephrene	30	25	55
Katatone	60	55	115
Paranoide	61	93	154
$\sum$	151	173	324

Alternativhypothese. Männliche und weibliche Schizophrene unterscheiden sich hinsichtlich der Art der Schizophrenie. Oder: Zwischen dem Geschlecht und der Art der Schizophrenie besteht ein Zusammenhang (*ungerichtete* Alternativhypothese).

Nullhypothese. Die verschiedenen Formen der Schizophrenie kommen bei Männern genau so häufig vor wie bei Frauen. Oder: Zwischen dem Geschlecht und der Art der Schizophrenie gibt es keinen Zusammenhang.

Signifikanzniveau. Da wir die Annahme von H_1 nicht allzu sehr erschweren wollen, begnügen wir uns mit $\alpha = 0{,}05$.

Testwahl. Die Stichproben sind genügend groß, so dass wir für die statistische Überprüfung des Zusammenhangs der Merkmale „Geschlecht" und „Art der Schizophrenie" problemlos den k×2-Chi-Quadrat-Test verwenden können.

Testanwendung. Über Gl. 2.24 errechnet man folgenden χ^2-Wert:

$$\chi^2 = \frac{324^2}{151 \cdot 173} \cdot \left[\left(\frac{30^2}{55} + \frac{60^2}{115} + \frac{61^2}{154} \right) - \frac{151^2}{324} \right] = 5{,}85$$

Diesen Wert ermittelt man auch nach Gl. 2.25:

$$\chi^2 = \frac{324}{55} \cdot \left(\frac{30^2}{151} + \frac{25^2}{173} \right) - 55$$

$$+ \frac{324}{115} \cdot \left(\frac{60^2}{151} + \frac{55^2}{173} \right) - 115$$

$$+ \frac{324}{154} \cdot \left(\frac{61^2}{151} + \frac{93^2}{173} \right) - 154$$

$$= 1{,}39 + 1{,}43 + 3{,}03$$

$$= 5{,}85$$

Man erkennt, dass die χ^2-Komponente für die Gruppe der Paranoiden am größten ist ($\chi_3^2 = 3{,}03$), d.h. in dieser Gruppe besteht – wie auch ◘ Tabelle 2.10 zu entnehmen ist – der größte Häufigkeitsunterschied zwischen Männern und Frauen.

Entscheidung. $\chi^2 = 5{,}85$ erreicht den für Fg = 3–1 = 2 abzulesenden kritischen Wert von $\chi_{crit}^2 = 5{,}99$ nicht, d.h. die H_0 ist beizubehalten.

Interpretation. Die Untersuchung konnte nicht nachweisen, dass zwischen dem Geschlecht von Schizophrenen und der Art der Schizophrenie ein statistisch bedeutsamer Zusammenhang besteht. Weitere Untersuchungen sind jedoch wegen des relativ hohen χ^2-Werts zu empfehlen.

Trendtest

Ähnlich wie der Freeman-Halton-Test (▶ Abschn. 2.4.1) lässt sich auch der k × 2-Felder-Chi-Quadrat-Test durch die Formulierung einer Trendalternativhypothese verschärfen, die für eine der m = 2 stichprobenartig untersuchten Populationen gültig sein soll. Der Trend bezieht sich auf die Anteile der Stufen des k-stufigen Merkmals in einer der beiden Populationen.

Nach Pfanzagl (1974, S. 193) wird folgende bei Gültigkeit von H_0 asymptotisch normalverteilte Prüfgröße berechnet:

$$T = \frac{N \cdot \sum_{i=1}^{k} i \cdot a_i - N_a \cdot \sum_{i=1}^{k} i \cdot N_i}{\sqrt{N_a \cdot N_b \cdot [N \cdot \sum_{i=1}^{k} i^2 \cdot N_i - (\sum_{i=1}^{k} i \cdot N_i)^2]/(N-1)}} \tag{2.26}$$

Datenrückgriff. Vereinfachend wollen wir annehmen, wir hätten im ▶ Beispiel 2.9 (vor der Datenerhebung!) für die Frauen (deren Häufigkeiten wir mit a_i kennzeichnen) folgende Trendhypothese aufgestellt:

Hebephrene (i = 1) < Katatone (i = 2) < Paranoide (i = 3).

Diese Anteile schätzen wir auf der Basis der Daten in ◘ Tabelle 2.10 mit 25/55 = 0,45; 55/115 = 0,48 und 93/154 = 0,60

Für die Bestimmung des T-Werts nach Gl. 2.26 sind die folgenden Teilauswertungen vorzunehmen:

$$\sum_{i=1}^{k} i \cdot a_i = 1 \cdot 25 + 2 \cdot 55 + 3 \cdot 93 = 414$$

$$\sum_{i=1}^{k} i \cdot N_i = 1 \cdot 55 + 2 \cdot 115 + 3 \cdot 154 = 747$$

$$\sum_{i=1}^{k} i^2 \cdot N_i = 1^2 \cdot 55 + 2^2 \cdot 115 + 3^2 \cdot 154 = 1901$$

Für T ergibt sich also

$$T = \frac{324 \cdot 414 - 173 \cdot 747}{\sqrt{173 \cdot 151 \cdot (324 \cdot 1901 - 747^2)/(324 - 1)}}$$
$$= \frac{4905}{2164{,}24} = 2{,}27 > 1{,}65 = z_{0{,}05}$$

Gemäß Tafel A könnte die Trendhypothese also für $\alpha = 0{,}05$ angenommen werden. Inhaltlich wäre zu interpretieren, dass der für Frauen postulierte Trend bestätigt wird.

Für die Anteile der männlichen Patienten ergibt sich folgerichtig ein fallender Trend: 0,55, 0,52 und 0,40. Für die männlichen Patienten ergibt sich nach Gl. 2.26 der gleiche T-Wert wie für die weiblichen Patienten, allerdings mit negativem Vorzeichen.

Einzelvergleiche von Kategorien

Ein signifikanter $k \times 2$-Chi-Quadrat-Test signalisiert, dass die untersuchten k Stichproben in Bezug auf ein Alternativmerkmal nicht als homogen anzusehen sind. Häufig will man nun erfahren, zwischen welchen Stichproben signifikante Unterschiede bestehen bzw. welche Stichprobenvergleiche am meisten zum Gesamt-χ^2-Wert beitragen.

Diese Frage lässt sich durch (additive) Zerlegung der Gesamttafel in Teiltafeln (Vierfeldertafeln) beantworten (Kimball 1954). Die Auswahl dieser Teiltafeln ist allerdings nicht beliebig, denn hierbei könnten abhängige Teiltafeln entstehen, deren Interpretation schwierig ist (vgl. Bortz et al. 2008, S. 128 f.). Zudem müssen die Einzelvergleiche vor der Auswertung festgelegt werden. Einzelvergleiche, die erst angesichts der Daten ausgewählt werden, haben ohne Bonferroni- bzw. Holm-Korrektur (▶ S. 39 f) nur heuristischen Wert. Wie man zu unabhängigen Teiltafeln kommt, veranschaulicht ▢ Abb. 2.2 für eine 4×2-Tafel.

Das hierbei deutlich werdende Konstruktionsprinzip kann entsprechend auf Tafeln mit $k > 4$ erweitert werden.

Gehören die Kategorien zu einem gruppiert-ordinalen (z. B. Stadien der Krebsentwicklung) bzw. kardinalen Merkmal (z. B. Altersgruppen), werden in

a_1	b_1
a_2	b_2

1. Teiltafel

$a_1 + a_2$	$b_1 + b_2$
a_3	b_3

2. Teiltafel

$a_1 + a_2 + a_3$	$b_1 + b_2 + b_3$
a_4	b_4

3. Teiltafel

a_1	b_1
a_2	b_2
a_3	b_3
a_4	b_4

Gesamttafel

Abb. 2.2. Zerlegung einer 4×2-Tafel in 3 unabhängige Teiltafeln

aufsteigender (oder auch absteigender) Reihenfolge aufeinander folgende Kategorien sukzessiv zusammengefasst. Bei Kategorien eines nominalen Merkmals sollte die Reihenfolge der Zusammenfassungen inhaltlich gut begründet sein.

Für die resultierenden Vierfelder-Teiltafeln werden nach folgenden Gleichungen χ^2-Werte berechnet (zur Notation ◘ Tabelle 2.6):

- 1. Tafel:

$$\chi_1^2 = \frac{N^2 \cdot (a_1 \cdot b_2 - a_2 \cdot b_1)^2}{N_a \cdot N_b \cdot N_1 \cdot N_2 \cdot (N_1 + N_2)} \tag{2.27}$$

- 2. Tafel

$$\chi_2^2 = \frac{N^2 \cdot [b_3 \cdot (a_1 + a_2) - a_3 \cdot (b_1 + b_2)]^2}{N_a \cdot N_b \cdot N_3 \cdot (N_1 + N_2) \cdot (N_1 + N_2 + N_3)} \tag{2.28}$$

- 3. Tafel:

$$\chi_3^2 = \frac{N^2 \cdot [b_4 \cdot (a_1 + a_2 + a_3) - a_4 \cdot (b_1 + b_2 + b_3)]^2}{N_a \cdot N_b \cdot N_4 \cdot (N_1 + N_2 + N_3) \cdot (N_1 + N_2 + N_3 + N_4)} \tag{2.29}$$

Die χ^2-Werte der Teiltafeln haben jeweils einen Freiheitsgrad und die Summe der χ^2-Werte ergibt den Gesamt-χ^2-Wert der vollständigen Tafel. Die Formeln für Teiltafeln, die aus einer k×2-Tafel mit k>4 zu bilden wären, sind hieraus leicht ableitbar. Man erkennt, dass die Teiltafeln nicht mit dem üblichen Vierfelder-Chi-Quadrat-Test ausgewertet werden (Gl. 2.17); die verwendeten Randsummen im Nenner sind nicht auf die jeweiligen Teiltafeln, sondern auf die Gesamttafel bezogen.

Zur Illustration des Vorgehens greifen wir noch einmal auf das ▶ Beispiel 2.9 (Schizophrene Erkrankungen bei Männern und Frauen) zurück.

Datenrückgriff. Wir wollen einmal annehmen, man hätte vor der Untersuchung die Hypothesen formuliert, dass (1) Männer und Frauen sowohl bei hebephrenen als auch bei katatonen Patienten ungefähr gleich häufig vorkommen, dass aber (2) an Paranoia mehr Frauen erkranken als Männer. Die 1. Teilhypothese wäre an der in ■ Tabelle 2.11 dargestellten Teiltafel zu überprüfen. Für diese Teiltafel erwarten wir keinen signifikanten Zusammenhang.

In der 2. Teiltafel werden hebephrene und katatone Patienten zusammengefasst und den paranoiden Patienten gegenübergestellt (■ Tab. 2.12). Hier erwarten wir, dass der einseitige Test zu einem signifikanten Ergebnis führt.

■ **Tabelle 2.11.** Erste Teiltafel zu ▶ Beispiel 2.9

	Männlich	Weiblich
Hebephrene	30	25
Katatone	60	55

■ **Tabelle 2.12.** Zweite Teiltafel zu ▶ Beispiel 2.9

	Männlich	Weiblich
Hebephrene + Katatone	90	80
Paranoide	61	93

Die 1. Teiltafel werten wir nach Gl. 2.27 aus:

$$\chi_1^2 = \frac{324^2 \cdot (30 \cdot 55 - 60 \cdot 25)^2}{151 \cdot 173 \cdot 55 \cdot 115 \cdot 170} = 0{,}08$$

Dieser Wert ist für Fg = 1 wie erwartet nicht signifikant.
Für die 2. Teiltafel ergibt sich nach Gl. 2.28

$$\chi_2^2 = \frac{324^2 \cdot (93 \cdot 90 - 61 \cdot 80)^2}{151 \cdot 173 \cdot 154 \cdot 170 \cdot 324} = 5{,}77$$

Auch dieser χ^2-Wert hat einen Freiheitsgrad. Da wir einseitig testen, transformieren wir den χ^2-Wert in einen z-Wert der Standardnormalverteilung: $\sqrt{5{,}77} = 2{,}40$ (▶ S. 46). Der kritische Wert für den einseitigen Test und $\alpha = 0{,}05$ lautet $z_{crit} = 1{,}65$ (vgl. Tafel A im Anhang). Unser empirischer z-Wert ist größer, d. h. die H_0 wird verworfen.

Zusammenfassend können wir interpretieren, dass sich hebephrene und katatone Patienten in Bezug auf das Geschlecht nicht signifikant unterscheiden, dass aber unter Paranoikern weibliche Patienten häufiger anzutreffen sind als männliche Patienten.

Die beiden χ^2-Werte addieren sich zum Gesamt-χ^2-Wert: $0{,}08 + 5{,}77 = 5{,}85$. Man beachte, dass der 2. χ^2-Wert (auch bei zweiseitigem Test) signifikant ist, obwohl der Test für die gesamte Tafel zu keinem signifikanten Ergebnis führt. Dies liegt daran, dass die Gesamtkontingenz der 3×2-Tafel praktisch ausschließlich durch die 2. Teiltafel erklärt wird, die im Unterschied zur Gesamttafel (mit Fg = 2) nur einen Freiheitsgrad hat.

2.4.3 Der k×m-Felder-Chi-Quadrat-Test

Zielsetzung

Betrachten wir abschließend noch den allgemeinsten Fall, nämlich den Vergleich von k Stichproben zu m Merkmalskategorien.

> Die Nullhypothese lautet hier, dass die Anteile der m Kategorien in allen k Populationen die gleichen sind und durch die Durchschnittsanteile der k Stichproben geschätzt werden können. Die Alternativhypothese besagt, dass mindestens eine der k Populationen hinsichtlich ihrer Anteile von den übrigen k–1 Populationen abweicht. Auf Zusammenhänge abzielend können wir auch formulieren: Zwischen einem k-fach und einem m-fach gestuften Merkmal besteht kein Zusammenhang bzw. keine Kontingenz (H_0). Die entsprechende Alternativhypothese würde einen ungerichteten Zusammenhang (Kontingenz) behaupten.

Durchführung

Bezeichnet man analog der $k \times 2$-Feldertafel die Stichproben (Zeilen) mit 1, 2, ... , k und die Merkmalskategorien (-stufen, -klassen) mit a, b, ... , m, so erhält man das Schema der ◘ Tabelle 2.13.

Um zu prüfen, ob die k Populationen homogen über die m Merkmalsstufen verteilt sind, kann man für jede beobachtete Häufigkeit nach der Regel „Zeilensumme·Spaltensumme/Gesamtsumme" (Gl. 2.15) eine erwartete Häufigkeit berechnen und damit in die allgemeine χ^2-Formel (analog zu Gl. 2.22

◘ **Tabelle 2.13.** k×m-Tafel

Merkmalskategorien		a	b	...	m	$\sum$
	1	a_1	b_1	...	m_1	N_1
	2	a_2	b_2	...	m_2	N_2
	.	.	.		.	.
Stichproben	.	.	.		.	.
	.	.	.		.	.
	k	a_k	b_k	...	m_k	N_k
	$\sum$	N_a	N_b	...	N_m	N

2

mit $j = 1, \ldots, m$) einsetzen. Formalisiert man diese Prozedur entsprechend der Brandt-Snedecor-Formel (Gl. 2.24) für k Stichproben, ergibt sich die Prüfgröße

$$\chi^2 = \frac{N}{N_a} \cdot \sum_{i=1}^{k} \frac{a_i^2}{N_i} + \frac{N}{N_b} \cdot \sum_{i=1}^{k} \frac{b_i^2}{N_i} + \ldots + \frac{N}{N_m} \cdot \sum_{i=1}^{k} \frac{m_i^2}{N_i} - N \qquad (2.30)$$

die wegen der festgelegten Randverteilungen nach $(k-1) \cdot (m-1)$ Freiheitsgraden zu beurteilen ist, wobei m die Zahl der Kategorien bezeichnet und $i = 1, \ldots, k$ durchläuft.

Sind – was öfter der Fall ist – die Stichproben von gleichem Umfang ($N_i = n$), dann vereinfacht sich die obige Gleichung wie folgt:

$$\chi^2 = \frac{N}{n} \cdot \left(\sum_{i=1}^{k} a_i^2 / N_a + \sum_{i=1}^{k} b_i^2 / N_b + \ldots + \sum_{i=1}^{k} m_i^2 / N_m \right) - N \qquad (2.31)$$

Für die Prüfung des χ^2-Wertes wird vorausgesetzt, dass die erwarteten Häufigkeiten nicht zu klein sind (etwa 80% der erwarteten Häufigkeiten größer als 5 und keine kleiner als 1). Wie man verfährt, wenn diese Voraussetzung nicht erfüllt ist, wird auf ▶ S. 112 unter der Überschrift „Kleine Stichproben" erörtert.

Beispiel 2.10. Ein neues Antibiotikum zur Behandlung verschiedener bakterieller Infektionen

Problem. Ein neues vollsynthetisches Antibiotikum wurde an einer Stichprobe von $N = 90$ Kindern, die an eitriger Mittelohrentzündung litten, angewandt und der Therapieerfolg (++, +, –) nach $m = 3$ Stufen beurteilt. Gleichzeitig wurde untersucht, welcher von $k = 3$ Erregern der Entzündung zugrunde lag. Die 3×3-Feldertafel der ◘ Tabelle 2.14 fasst die Ergebnisse zusammen.

◘ **Tabelle 2.14.** 3×3-Tafel des ▶ Beispiels 2.10

Erreger	Behandlungserfolg			$\sum$
	++	+	–	
Staphylokokken	28	9	3	40
Streptokokken	17	1	2	20
Pseudomonas aeruginosa	5	0	25	30
$\sum$	50	10	30	90

Alternativhypothese. Zwischen der Art des Erregers und dem Behandlungs-erfolg besteht eine Kontingenz (*ungerichtete* Alternativhypothese).

Nullhypothese. Der Behandlungserfolg ist unabhängig von der Art des Er-regers.

Signifikanzniveau. Da das neue Antibiotikum bei irrtümlicher Annahme von H_1 zu Unrecht unterschiedlich indiziert erscheint, erschweren wir die Annahme von H_1 und setzen $\alpha = 0,01$.

Testwahl. Es sind 3 Stichproben bzgl. eines dreifach gestuften Merkmals zu vergleichen. Da die Stichproben genügend groß sind, kommt der $k \times m$-Felder-Chi-Quadrat-Test zum Einsatz.

Testanwendung. Die Stichprobenumfänge sind mit $N_1 = 40$, $N_2 = 20$ und $N_3 = 30$ ungleich groß, so dass wir den χ^2-Wert nach Gl. 2.30 berechnen.

$$\chi^2 = \frac{90}{50} \cdot \left(\frac{28^2}{40} + \frac{17^2}{20} + \frac{5^2}{30} \right)$$
$$+ \frac{90}{10} \cdot \left(\frac{9^2}{40} + \frac{1^2}{20} + \frac{0^2}{30} \right)$$
$$+ \frac{90}{30} \cdot \left(\frac{3^2}{40} + \frac{2^2}{20} + \frac{25^2}{30} \right)$$
$$- 90$$
$$= 62,79 + 18,67 + 63,78 - 90$$
$$= 55,24$$

Entscheidung. Wir entnehmen Tafel B des Anhangs den kritischen Wert für $Fg = (3-1) \cdot (3-1) = 4$ und $\alpha = 0,01$: $\chi^2_{crit} = 13,28$. Dieser Wert ist kleiner als der empirische χ^2-Wert, d. h. die H_0 wird verworfen.

Interpretation. Der Behandlungserfolg hängt von der Art des Erregers ab. ◘ Tabelle 2.14 ist zu entnehmen, dass das neue Antibiotikum offenbar v. a. bei Pseudomonas aeruginosa versagt. Man beachte jedoch, dass die Patien-ten nicht nach Zufall mit verschiedenen Erregern infiziert wurden (keine randomisierten Stichproben), sondern ihre Erreger spontan aquirierten. Damit sind Erregertyp und Individualität der Patienten konfundiert, so dass nicht zu entscheiden ist, ob der Erregertyp oder die unterschiedliche Ansprechbarkeit der Patienten auf die Behandlung für das signifikante Er-gebnis verantwortlich ist.

Einzelvergleiche von Kategorien

Ähnlich wie eine k×2-Tafel kann auch eine k×m-Tafel in unabhängige Teiltafeln zerlegt werden. Auch hier sei jedoch darauf hingewiesen, dass der Nachweis einer Kontingenz in einer Teiltafel inferenzstatistisch nur dann Sinn macht, wenn entsprechende Hypothesen vor der Datenerhebung formuliert wurden. Beliebige Zusammenfassungen und Überprüfungen von Teiltafeln führen bestenfalls zu heuristischen Erkenntnissen, deren Bestand nur mit neuem Datenmaterial gesichert werden kann.

Die Zerlegung in unabhängige Teiltafeln wird im Folgenden für eine 3×3-Tafel demonstriert. Die hierbei deutlich werdenden Konstruktionsregeln sind für größere Tafeln zu verallgemeinern.

In ◘ Abb. 2.3 wird gezeigt (mit der Symbolik von ◘ Tab. 2.13), wie eine 3×3-Tafel in 4 unabhängige Teiltafeln zerlegt werden kann.

Das allgemeine Konstruktionsprinzip lässt sich wie folgt beschreiben: Im Feld unten rechts steht eine einzelne Häufigkeit (z. B. c_3). Oberhalb dieses Feldes befindet sich die Summe der restlichen Häufigkeiten derselben Spalte (c_1+c_2) und links neben diesem Feld die Summe der restlichen Häufigkeiten derselben Zeile (a_3+b_3). Das Feld oben links enthält die Summe aller Häufigkeiten, die sich links von Spalte 3 und gleichzeitig oberhalb der Zeile 3 befinden ($a_1+b_1+a_2+b_2$). Für das Beispiel (mit c_3 als „Startzelle") resultiert also die 4. Teiltafel. Die übrigen 3 Teiltafeln ergeben sich, wenn wir das allgemeine Konstruktionsprinzip mit b_2, c_2 und b_3 als „Startzellen" anwenden.

Die χ^2-Werte der 4 Teiltafeln errechnet man mit folgenden Gleichungen:

a_1	b_1
a_2	b_2

1. Teiltafel

a_1+b_1	c_1
a_2+b_2	c_2

2. Teiltafel

a_1+a_2	b_1+b_2
a_3	b_3

3. Teiltafel

$a_1+b_1+a_2+b_2$	c_1+c_2
a_3+b_3	c_3

4. Teiltafel

a_1	b_1	c_1
a_2	b_2	c_2
a_3	b_3	c_3

Gesamttafel

◘ **Abb. 2.3.** Zerlegung einer 3 × 3-Tafel in 4 unabhängige Teiltafeln

- 1. Teiltafel

$$\chi_1^2 = \frac{N}{N_a \cdot N_b \cdot (N_a + N_b)} \cdot \left(\frac{K_{11}^2}{N_1} + \frac{K_{12}^2}{N_2} - \frac{K_{13}^2}{N_1 + N_2} \right) \tag{2.32}$$

mit: $K_{11} = a_1 \cdot N_b - b_1 \cdot N_a$
$K_{12} = a_2 \cdot N_b - b_2 \cdot N_a$
$K_{13} = K_{11} + K_{12}$

- 2. Teiltafel

$$\chi_2^2 = \frac{N}{(N_a + N_b) \cdot N_c \cdot (N_a + N_b + N_c)} \cdot \left(\frac{K_{21}^2}{N_1} + \frac{K_{22}^2}{N_2} - \frac{K_{23}^2}{N_1 + N_2} \right) \tag{2.33}$$

mit: $K_{21} = (a_1 + b_1) \cdot N_c - c_1 \cdot (N_a + N_b)$
$K_{22} = (a_2 + b_2) \cdot N_c - c_2 \cdot (N_a + N_b)$
$K_{23} = K_{21} + K_{22}$

- 3. Teiltafel

$$\chi_3^2 = \frac{N}{N_a \cdot N_b \cdot (N_a + N_b)} \cdot \left(\frac{K_{31}^2}{N_1 + N_2} + \frac{K_{32}^2}{N_3} - \frac{K_{33}^2}{N_1 + N_2 + N_3} \right) \tag{2.34}$$

mit: $K_{31} = (a_1 + a_2) \cdot N_b - (b_1 + b_2) \cdot N_a$
$K_{32} = a_3 \cdot N_b - b_3 \cdot N_a$
$K_{33} = K_{31} + K_{32}$

- 4. Teiltafel

$$\chi_4^2 = \frac{N}{(N_a + N_b) \cdot N_c \cdot (N_a + N_b + N_c)} \cdot \left(\frac{K_{41}^2}{N_1 + N_2} + \frac{K_{42}^2}{N_3} - \frac{K_{43}^2}{N_1 + N_2 + N_3} \right) \tag{2.35}$$

mit: $K_{41} = (a_1 + b_1 + a_2 + b_2) \cdot N_c - (c_1 + c_2) \cdot (N_a + N_b)$
$K_{42} = (a_3 + b_3) \cdot N_c - c_3 \cdot (N_a + N_b)$
$K_{43} = K_{41} + K_{42}$

Die χ^2-Werte der Teiltafeln haben jeweils einen Freiheitsgrad. Eine allgemeine Formel zur Berechnung des χ^2-Werts einer Teiltafel aus einer beliebigen k×m-Tafel findet man bei Bortz et al. (2008, S. 150, Gl. 5.75).

Datenrückgriff. Zur Veranschaulichung des Vorgehens greifen wir noch einmal auf die Daten des ▶ Beispiels 2.10 (Antibiotikum) zurück. Wir nehmen an, dass vor der Datenerhebung folgende Teilhypothesen formuliert wurden ($\alpha = 0{,}01$; ungerichtete Alternativhypothesen):

■ **Tabelle 2.15.** Zerlegung von ■ Tabelle 2.14 in vier unabhängige Teiltafeln

Erreger	++	+
Staphylokokken	28	9
Streptokokken	17	1

a)

Erreger	++, +	–
Staphylokokken	37	3
Streptokokken	18	2

b)

Erreger	++	+
Staphylokokken oder Streptokokken	45	10
Pseudomonas aeruginosa	5	0

c)

Erreger	++, +	–
Staphylokokken oder Streptokokken	55	5
Pseudomonas aeruginosa	5	25

d)

- 1. Teilhypothese: Die Behandlungserfolge ++ und + unterscheiden sich bei Patienten mit Staphylokokken und mit Streptokokken (■ Tab. 2.15 a).
- 2. Teilhypothese: Erfolgreiche Behandlungen (++, +) und nichterfolgreiche Behandlungen (–) kommen bei Patienten mit Staphylokokken und Streptokokken unterschiedlich häufig vor (■ Tab. 2.15 b).
- 3. Teilhypothese: Erneut betrachten wir nur Behandlungserfolge (++ oder +). Außerdem fassen wir Patienten mit Staphylokokken und mit Streptokokken zu einer Kokkengruppe zusammen und fragen, ob sich diese Gruppe von der Patientengruppe mit Pseudomonas aeruginosa in Bezug auf ++ und + unterscheidet (■ Tab. 2.15 c).
- 4. Teilhypothese: Wir fragen, ob sich die Kokkengruppe und die Pseudomonas aeruginosa-Gruppe in Bezug auf Behandlungserfolg (++, +) bzw. Misserfolg (–) unterscheiden (■ Tab. 2.15 d).

Die Teiltafeln, anhand derer wir die 4 Teilhypothesen prüfen, sind in ■ Tabelle 2.15 zusammengefasst.

Es erfolgt nun die Auswertung dieser Teiltafeln.

Für ■ Tabelle 2.15 a errechnen wir nach Gl. 2.32:

$$K_{11} = 28 \cdot 10 - 9 \cdot 50 = -170$$

$$K_{12} = 17 \cdot 10 - 1 \cdot 50 = 120$$

$$K_{13} = (-170) + 120 = -50$$

$$\chi_1^2 = \frac{90}{50 \cdot 10 \cdot 60} \cdot \left(\frac{-170^2}{40} + \frac{120^2}{20} - \frac{-50^2}{60} \right) = 4{,}2025$$

Dieser Wert ist für $\alpha = 0{,}01$ und zweiseitigen Test nicht signifikant.

⚬ Tabelle 2.15 b wird über Gl. 2.33 ausgewertet:

$$K_{21} = 37 \cdot 30 - 3 \cdot 60 = 930$$

$$K_{22} = 18 \cdot 30 - 2 \cdot 60 = 420$$

$$K_{23} = 930 + 420 = 1350$$

$$\chi_2^2 = \frac{90}{60 \cdot 30 \cdot 90} \cdot \left(\frac{930^2}{40} + \frac{420^2}{20} - \frac{1350^2}{60} \right) = 0{,}0375$$

Auch dieser Wert ist nicht signifikant.

Für ⚬ Tabelle 2.15 c verwenden wir Gl. 2.34:

$$K_{31} = 45 \cdot 10 - 10 \cdot 50 = -50$$

$$K_{32} = 5 \cdot 10 - 0 \cdot 50 = 50$$

$$K_{33} = (-50) + 50 = 0$$

$$\chi_3^2 = \frac{90}{50 \cdot 10 \cdot 60} \cdot \left(\frac{-50^2}{60} + \frac{50^2}{30} - \frac{0^2}{90} \right) = 0{,}3750$$

Dies ist erneut ein nichtsignifikanter χ^2-Wert.

Die letzte Teiltafel (⚬ Tab. 2.15 d) wird über Gl. 2.35 ausgewertet:

$$K_{41} = 55 \cdot 30 - 5 \cdot 60 = 1350$$

$$K_{42} = 5 \cdot 30 - 25 \cdot 60 = -1350$$

$$K_{43} = 1350 + (-1350) = 0$$

$$\chi_4^2 = \frac{90}{60 \cdot 30 \cdot 90} \cdot \left(\frac{1350^2}{60} + \frac{-1350^2}{30} - \frac{0^2}{90} \right) = 50{,}6250$$

Dieser Wert ist statistisch signifikant ($\chi_{crit}^2 = 6{,}64$; vgl. Tafel B für $\alpha = 0{,}01$, Fg = 1 und zweiseitigen Test).

Kontrolle: Die 4 χ^2-Werte der Teiltafeln ergeben zusammen den auf S. 107 bereits errechneten Gesamt-χ^2-Wert ($4{,}2025 + 0{,}0375 + 0{,}3750 + 50{,}6250 = 55{,}24$).

Zusammenfassend kann also interpretiert werden, dass das Antibiotikum bei Patienten mit Staphylokokken- und Streptokokken-Infektionen, wie klinisch denn auch zu erwarten, keine differenzielle Wirkung erzielt. Fassen wir die Patienten mit diesen Erregern zu einer Gruppe zusammen, ergibt sich gegenüber Patienten mit Pseudomonas aeruginosa ebenfalls kein Unterschied, wenn nur die Erfolgskategorien ++ und + betrachtet werden. Unterscheiden wir jedoch lediglich erfolgreiche (++ oder +) und nichterfolgreiche (–) Behandlungen, ist festzustellen, dass es zwischen den Behandlungserfolgen bei Staphylostreptokokken und Pseudomonas aeruginosa erhebliche Unterschiede gibt. Rein deskriptiv (wir hatten eine ungerichtete Alternativhypothese formuliert!) ist ⚬ Tabelle 2.15 d zu entnehmen, dass das Antibiotikum bei Patienten mit Pseudomonas aeruginosa offenbar versagt.

Abschließend sei darauf hingewiesen, dass es in der Forschungspraxis nicht üblich ist, alle Teiltafeln, die zu einem vollständigen Satz unabhängiger Teiltafeln gehören, durchzutesten. Meistens lassen sich nur für eine oder zwei Teiltafeln inhaltlich begründete Hypothesen formulieren (im Beispiel etwa für ◘ Tab. 2.15 d), die dann nach dem hier beschriebenen Vorgehen zu prüfen wären.

Kleine Stichproben

Wie bei allen bislang behandelten χ^2-Tests gilt auch beim k×m-Chi-Quadrat-Test die Forderung von Cochran (1954), dass in der Regel mindestens 80% aller $e_{ij} > 5$ und kein $e_{ij} < 1$ sein sollte und dass jede Beobachtung nur einer der k×m-Merkmalskombinationen eindeutig zugeordnet werden kann. Ist eine χ^2-Prüfung einer Kontingenztafel wegen zu kleiner erwarteter Häufigkeiten fragwürdig, dann stellt sich dem Anwender das Problem, welche Alternativen in Betracht zu ziehen sind.

Eine Alternative besteht darin, Zeilen und/oder Spalten der Kontingenztafel zusammenzufassen. Derartige Zusammenfassungen müssen jedoch sachlogisch zu rechtfertigen sein, wie es z.B. bei der Zusammenfassung benachbarter Kategorien eines ordinalskalierten Merkmals (wie schwacher und fehlender Behandlungserfolg in ◘ Tab. 2.14) der Fall wäre. Führt die Zusammenfassung zu genügend großen erwarteten Häufigkeiten, kann die χ^2-Prüfung anhand der reduzierten Tafel vorgenommen werden.

Oftmals verbietet die Untersuchungsfrage jedoch das Zusammenlegen von Merkmalskategorien. In diesem Falle kann eines der folgenden Alternativverfahren zur Anwendung kommen:

Alternativverfahren bei kleinen Stichproben

- Ist die Kontingenztafel klein (2×3 oder 3×3 Felder) und sind alle Felder schwach besetzt, dann kommt ein exakter Kontingenztest in Betracht (vgl. Bortz et al. 2008, S. 140 ff).
- Haben schwach besetzte Kontingenztafeln höchstens 5×5 Felder und sind alle erwarteten Häufigkeiten größer als 1, wählt man den Craddock-Flood-Chi-Quadrat-Test (vgl. Bortz et al. 2000, S. 139 f).
- Haben Kontingenztafeln mit niedrigen Besetzungszahlen deutlich mehr als 5×5 Felder, dann prüft man, selbst wenn die erwarteten Häufigkeiten teilweise kleiner als 1 sind, mittels eines für diese Bedingungen modifizierten χ^2-Test (Haldane-Dawson-Test, vgl. Bortz et al. 2008, S. 137 ff).

Im Übrigen wird für die Analyse von k×m-Tafeln mit kleinen Stichproben auf die im Vorwort genannte Statistik-Software verwiesen.

2.4.4 Der Fuchs-Kenett-Ausreißertest (FKA-Test) als Einfeldertest

Zielsetzung

> Die im letzten Abschnitt behandelte Zerlegung einer $k \times m$-Tafel in $(k-1) \cdot (m-1)$ unabhängige Teiltafeln ermöglicht es, spezifische Hypothesen über Teilkontingenzen im Kontext einer Gesamttafel zu überprüfen oder auch eine Gesamtkontingenz im Nachhinein detailliert zu interpretieren. Häufig jedoch stellt man fest, dass ein Feld oder auch mehrere mit überraschend hohen bzw. niedrigen Häufigkeitszahlen besetzt sind. Man will nun erfahren, ob diese „Ausreißerfrequenzen" ein Produkt des Zufalls sind oder ein besonders interpretationswürdiges Forschungsergebnis darstellen.

Wie man hierbei vorgehen kann, wird im Folgenden beschrieben:

Durchführung

Ob ein Feld über- oder unterfrequentiert ist, erfährt man durch einen Vergleich der beobachteten Häufigkeit b_{ij} mit der entsprechenden über Gl. 2.15 errechneten erwarteten Häufigkeit e_{ij}. Die Differenz $b_{ij} - e_{ij}$ bezeichnen wir als *Residuum*.

Zur Analyse von derartigen Residuen wurde eine Reihe von Verfahren vorgeschlagen, die jedoch alle mehr oder weniger problematisch sind. (Einen Überblick hierzu geben Lautsch u. von Weber 1995, Kap. 1.3.) Einer dieser Vorschläge läuft darauf hinaus, jedes Residuum über die entsprechende χ^2-Komponente $(b_{ij} - e_{ij})^2 / e_{ij}$ mit Fg = 1 zu überprüfen und die signifikanten Komponenten als Indikatoren für Ausreißerfrequenzen anzusehen.

Dass diese Vorgehensweise nicht unproblematisch ist, verdeutlichen die folgenden Überlegungen: Zwar addieren sich die χ^2-Komponenten der einzelnen Felder zum Gesamt-χ^2-Wert; dies trifft aber nicht auf die Freiheitsgrade zu. Wenn jede χ^2-Komponente tatsächlich einen Freiheitsgrad hätte, würden sich die Freiheitsgrade der gesamten Tafel zu Fg = $k \cdot m$ addieren. Tatsächlich hat eine $k \times m$-Tafel aber nur $(k-1) \cdot (m-1)$ Freiheitsgrade.

Der Grund für diese Diskrepanz liegt darin, dass die χ^2-Komponenten der $k \times m$-Felder nicht unabhängig voneinander sind. Dieser Sachverhalt lässt sich am einfachsten an einer Vierfeldertafel (mit Fg = 1) veranschaulichen. Wenn ein Residuum der Vierfeldertafel bekannt ist, kennt man gleichzeitig alle übrigen Residuen, denn die Residuen sind hier betragsmäßig alle gleich groß. Wenn also eine Feldbesetzung als Ausreißerfrequenz identifiziert wurde, sind zwangsläufig auch die übrigen 3 Felder mit Ausreißerfrequenzen besetzt. Da sich die Residuen zu Null addieren, hat man in diesem Fall immer 2 überfrequentierte (positive Residuen) und 2 unterfrequentierte Felder (negative Residuen).

Dieser Sachverhalt wird mit ◘ Tabelle 2.16a verdeutlicht.

Für das (++)-Feld erwarten wir $e_{++} = 20 \cdot 20 / 100 = 4$, d.h. das Residuum lautet $b_{++} - e_{++} = 20 - 4 = 16$. Wie man sich leicht überzeugen kann, haben alle

◘ Tabelle 2.16a. Beispiel für die Residuen einer 2×2-Tafel

	+	−	
+	20	0	20
−	0	80	80
	20	80	100

◘ Tabelle 2.16b. Beispiel für eine 3×3-Tafel mit einer Ausreißerfrequenz

	+	0	−
+	13 (5)	1 (5)	1 (5)
0	1 (5)	7 (5)	7 (5)
−	1 (5)	7 (5)	7 (5)

4 Felder vom Betrag her das gleiche Residuum von 16 (+16 für ++ und − − sowie −16 für +− und −+).

Entsprechendes gilt – wie ◘ Tabelle 2.16b verdeutlicht – auch für k×m-Tafeln. Hier ist $a_1 = f_{++} = 13$ offenbar ein Ausreißer (die erwarteten Häufigkeiten sind in Klammern gesetzt). Auch hier addieren sich die Residuen zu Null, d. h. ein stark überfrequentiertes Feld muss durch ein stark unterfrequentiertes Feld oder – wie in ◘ Tabelle 2.16b – durch mehrere mäßig unterfrequentierte Felder „kompensiert" werden. Diese Abhängigkeit ist bei den sog. Einfeldertests zu berücksichtigen.

Der folgende, ausführlicher dargestellte Ausreißertest von Fuchs u. Kenett (1980) beachtet, dass ein stark überfrequentiertes Feld ein oder mehrere unterfrequentierte Felder nach sich zieht. Zur Durchführung des Tests berechnet man für jedes Feld folgende, aus dem Residuum abgeleitete Prüfgröße z_{ij} des FKA-Tests:

$$z_{ij} = \frac{b_{ij} - e_{ij}}{\sqrt{e_{ij} \cdot (1 - \text{Zeilensumme } i/N - \text{Spaltensumme } j/N + e_{ij}/N)}} \qquad (2.36)$$

Die Prüfgrößen z_{ij} sind bei genügend großen Stichproben (mindestens 80% aller $e_{ij} > 5$) standardnormalverteilt und können somit über Tafel A des Anhangs zufallskritisch bewertet werden. Allerdings ist hierbei das Signifikanzniveau über eine *Bonferroni-* bzw. *Holm-Korrektur* (S. 39 f) der Anzahl der simultanen Tests anzupassen. Führt man $r = k \cdot m$ simultane Tests durch, gilt ein Testergebnis gemäß der Bonferroni-Korrektur erst dann für ein bestimmtes Signifikanzniveau α als statistisch signifikant, wenn die Überschreitungswahrscheinlichkeit den Wert α^* nicht überschreitet, wobei

$$\alpha^* = \alpha/r \qquad (2.37)$$

Tabelle 2.17. Erwartete Häufigkeiten für **Tabelle 2.14**

Erreger	Behandlungserfolg			
	++	+	–	Σ
Staphylokokken	22,22	4,44	13,33	40
Streptokokken	11,11	2,22	6,67	20
Pseudomonas aeruginosa	16,67	3,33	10,00	30
Σ	50	10	30	90

Dies ist die Signifikanzschranke für eine multiple Testprozedur mit einseitigen Tests. Bei zweiseitigen Tests ist α^* zu halbieren.

Wird der FKA-Test z.B. mit $\alpha = 0,05$ über eine 3×2-Tafel durchgeführt, muss die einseitige Überschreitungswahrscheinlichkeit eines z_{ij}-Werts den Wert $\alpha^* = 0,05/6 = 0,0083$ erreichen oder unterschreiten, um von einer statistisch bedeutsamen Ausreißerfrequenz ausgehen zu können.

Datenrückgriff. Zur Verdeutlichung der praktischen Anwendung des FKA-Tests wollen wir noch einmal das ▶ Beispiel 2.10 (Antibiotikum) heranziehen. Wir interessieren uns für die Frage, ob es Kategorien des Behandlungserfolgs (++, +, –) gibt, die bei einem oder mehreren Erregern statistisch bedeutsam über- bzw. unterfrequentiert sind.

Zur Anwendung von Gl. 2.36 berechnen wir zunächst die erwarteten Häufigkeiten e_{ij} für ▶ Tabelle 2.14. Nach Gl. 2.15 errechnen wir $e_{11} = 40 \cdot 50/90 = 22,22$; $e_{12} = 40 \cdot 10/90 = 4,44$ etc. ▶ Tabelle 2.17 fasst die erwarteten Häufigkeiten zusammen.

Zunächst müssen wir feststellen, dass 3 von 9 e_{ij}-Werten kleiner als 5 sind, womit die Voraussetzung für einen validen $k \times m$-Felder-Chi-Quadrat-Test nach Gl. 2.30 – höchstens 20% aller e_{ij}-Werte kleiner als 5 – verletzt ist. Nun ist jedoch der χ^2-Wert der Tafel so groß ($\chi^2_{emp} = 55,24$ gegenüber $\chi^2_{crit} = 13,28$), dass die H_0 trotz nicht erfüllter Voraussetzung bedenkenlos mit $\alpha = 0,01$ verworfen werden kann. Sicherheitshalber wurde noch ein Craddock-Flood-Test (▶ S. 112) durchgeführt, der diese Entscheidung bestätigt.

Nun jedoch zurück zum FKA-Test, den wir trotz der z.T. zu kleinen erwarteten Häufigkeiten für explorative Zwecke durchführen wollen. Mit den erwarteten Häufigkeiten der ▶ Tabelle 2.17 errechnen wir nach Gl. 2.36 z_{ij}-Werte, wie z.B.

$$z_{11} = \frac{28 - 22,22}{\sqrt{22,22 \cdot (1 - 40/90 - 50/90 + 22,22/90)}} = 2,47$$

$$z_{12} = \frac{9 - 4,44}{\sqrt{4,44 \cdot (1 - 40/90 - 10/90 + 4,44/90)}} = 3,08$$

etc.

2

◘ **Tabelle 2.18.** z_{ij}-Werte des FKA-Feinfeldertests

Erreger	Behandlungserfolg		
	++	+	−
Staphylokokken	2,47	3,08	−4,65*
Streptokokken	3,01	−0,98	−2,51
Pseudomonas aeruginosa	−5,25*	−2,37	7,12**

* signifikant

Eine Aufstellung aller z_{ij}-Werte enthält ◘ Tabelle 2.18.

Diese z_{ij}-Werte sind mit einem kritischen z-Wert zu vergleichen. Da wir $\alpha = 0,01$ gewählt haben (vgl. S. 107), dürfen die z_{ij}-Werte für den Nachweis einer Ausreißerfrequenz höchstens eine Überschreitungswahrscheinlichkeit von $\alpha^* = 0,01/9 = 0,0011$ aufweisen (Gl. 2.37). Gemäß Tafel A ist dies der Wert z = 3,06. Dieser Wert schneidet von einer Seite der Standardnormalverteilung einen Flächenanteil von 0,0011 (bzw. 0,11%) ab, d. h. dieser Wert wäre für einseitige Tests zu verwenden. Da wir jedoch keine gerichteten Hypothesen formuliert haben, müssen wir zweiseitig testen, d. h. wir benötigen 2 kritische Werte, die von beiden Seiten der Standardnormalverteilung insgesamt 0,11% der Fläche abschneiden bzw. von einer Seite die Hälfte von 0,11%, also 0,055%. Tafel A im Anhang entnehmen wir hierfür $z_{crit} = \pm 3,26$. Alle z_{ij}-Werte der ◘ Tabelle 2.18, deren Absolutbetrag größer als 3,26 ist, hätten bei einem FKA-Einzeltest eine zweiseitige Überschreitungswahrscheinlichkeit von höchstens $P' = 0,00055$. Im Kontext einer multiplen Testprozedur über alle z_{ij}-Werte „kumulieren" sich die Überschreitungswahrscheinlichkeiten zu $\alpha = 0,01$, d. h. alle $|z_{ij}| \geq 3,26$ können für $\alpha = 0,01$ als statistisch signifikant gelten.

Die signifikanten z_{ij}-Werte sind in ◘ Tabelle 2.18 mit ** gekennzeichnet. Dem Vorzeichen eines z_{ij}-Werts ist zu entnehmen, ob das Feld überfrequentiert (positives Vorzeichen) oder unterfrequentiert ist (negatives Vorzeichen). Wir haben 3 signifikante Felder ermittelt, die wie folgt zu interpretieren sind:

Ein Behandlungsmisserfolg (−) kommt bei Patienten mit Staphylokokken äußerst selten vor. Bei Patienten mit Pseudomonas aeruginosa hingegen sind sehr gute Behandlungserfolge (++) die Ausnahme und Misserfolge (−) besonders häufig zu verzeichnen, wie dies denn auch klinisch plausibel erscheint.

Hinweis: Eine Alternative zur Berechnung der z_{ij}-Werte findet man bei Kotze u. Hawkins (1984).

2.5 Der Vergleich abhängiger Stichproben bzgl. eines zwei- oder mehrfach gestuften Merkmals

Wenn wir ein- und dieselbe Stichprobe von Individuen zwei- oder mehrmals – etwa in einem gewissen zeitlichen Abstand oder unter veränderten Bedingungen – auf ein bestimmtes Merkmal hin untersuchen, so haben wir es nicht mehr mit unabhängigen, sondern mit abhängigen (korrelierenden oder gepaarten) Stichproben zu tun (▶ auch S. 24 u. 185). Dabei liefert also jedes Individuum 2 oder mehr Beobachtungen.

Abhängige Stichproben erhalten wir auch, wenn wir nach einem bestimmten Kriterium *Parallelstichproben* („matched samples") bilden. Hierbei werden Paare, Tripel, Quadrupel etc. von Individuen mit gleichen Merkmalsausprägungen (z. B. gleichen Gewichts oder Antigenübereinstimmung) zusammengestellt und die Individuen einer jeden merkmalshomogenen Gruppe nach Zufall einer der 2, 3, 4 etc. Stichproben (Behandlungen) zugeteilt.

Im Folgenden behandeln wir zunächst Fragestellungen, die sich ergeben, wenn eine Stichprobe hinsichtlich eines Alternativmerkmals 2-mal untersucht wird (bzw. zwei Parallelstichproben bzgl. eines Alternativmerkmals einmal untersucht werden). Der dafür einschlägige *Test von McNemar* (1947) wird im ▶ Abschn. 2.5.1 behandelt.

Untersuchen wir 2-mal (oder einmal an 2 Parallelstichproben) ein mehrfach gestuftes Merkmal, sind 2 Problemstellungen zu unterscheiden: Zum einen können wir fragen, ob die Merkmalsverteilung bei der 1. Untersuchung (oder bei der 1. Stichprobe) mit der Merkmalsverteilung bei der 2. Untersuchung (oder der 2. Stichprobe) übereinstimmt. Diese Hypothese überprüfen wir im ▶ Abschn. 2.5.2 mit dem *Marginalhomogenitätstest von Lehmacher* (1980). Sollte diese Hypothese zutreffen, kann es dennoch zwischen der 1. und der 2. Messung (bzw. zwischen den beiden parallelen Stichproben) zu Veränderungen gekommen sein. Ob dies der Fall ist, zeigt uns der im ▶ Abschn. 2.5.3 behandelte *Symmetrietest von Bowker* (1948).

Ein weiteres wichtiges Verfahren, der *Q-Test von Cochran* (1950), kommt zum Einsatz, wenn eine Stichprobe mehrmals (m-fach) bzgl. eines Alternativmerkmals untersucht wird (▶ Abschn. 2.5.4). Bei Anwendung auf m Parallelstichproben überprüft der Q-Test die Unterschiedlichkeit der m Parallelstichproben in Bezug auf ein Alternativmerkmal, analog dem McNemar-Symmetrietest für m = 2 Parallelstichproben, den wir nachfolgend vorwegnehmen.

2.5.1 Der Chi-Quadrat-Test von McNemar

Zielsetzung

Betrachten wir den Fall, dass ein- und dieselbe Gruppe von Patienten 2-mal (etwa während und nach einer Erkrankung) hinsichtlich eines Alternativmerkmals, z.B. des Auftretens einer biologischen Reaktion (+, –), untersucht worden ist, dann sieht das Tafelschema von McNemar wie in ◻ Tabelle 2.19 dargestellt aus.

In ◻ Tabelle 2.19 erscheint die Zahl der Patienten, die in der Untersuchung I positiv und in der Untersuchung II negativ reagierte, im Feld b; im Feld c dagegen finden sich die Patienten mit negativer Reaktion in Untersuchung I und mit positiver Reaktion in Untersuchung II. Die Zahl der Patienten, deren Reaktion unverändert positiv oder negativ geblieben ist, steht in den Feldern a und d.

Wenn wir nun ausschließlich die Fälle b und c betrachten, in denen eine Veränderung der Reaktion zustande kam, so erwarten wir unter der Annahme, dass diese Veränderung rein zufälliger Natur ist (H_0), dass die eine Hälfte der Veränderungen in Richtung von + nach – (Feld b) und die andere in Richtung von – nach + (Feld c) führt. Die Überprüfung dieser Nullhypothese ist Aufgabe des McNemar-Tests. (Warum wir diesen Test ohne Beachtung der Felder a und d durchführen können, wird auf ▶ S. 123 begründet.)

Wurden 2 Parallelstichproben untersucht (z.B. eine behandelte Experimentalgruppe und eine hierzu parallelisierte, nichtbehandelte Kontrollgruppe; geprüft wird jeweils das Vorhandensein oder Ausbleiben einer biologischen Reaktion), enthält das Feld a die Anzahl aller Paare, bei denen sowohl der behandelte als auch der nichtbehandelte Paarling die Reaktion zeigen. In Feld d stehen dementsprechend alle Paare, bei denen beide Paarlinge keine Reaktion zeigen. Die „sensiblen" Felder sind auch hier wieder die Felder b und c. Die Häufigkeit für das Feld b gibt an, bei wie vielen Paaren der behandelte Paarling positiv und der nichtbehandelte Paarling negativ reagierte. Umgekehrt enthält Feld c die Anzahl aller Paare mit negativer Reaktion beim behandelten und positiver Reaktion beim nichtbehandelten Paarling.

Auch hier wäre bei Gültigkeit der Nullhypothese (keine Behandlungswirkung) zu erwarten, dass die Felder b und c gleich häufig besetzt sind, d.h. der McNemar-Test wäre auch bei dieser Fragestellung die Methode der Wahl.

◻ **Tabelle 2.19.** McNemar-Tafel

Untersuchung I	Untersuchung II	
	+	–
+	a	b
–	c	d

Durchführung

Unter H_0 gilt für die beobachteten Häufigkeiten b und c eine erwartete Häufigkeit von $e_b = e_c = (b + c)/2$, d.h. wir erwarten eine *symmetrische Häufigkeitsverteilung* um die durch die Felder a und d verlaufende Symmetrieachse. Je mehr b und c von ihrem Durchschnitt $(b + c)/2$ abweichen, umso weniger werden wir auf die Geltung der Nullhypothese vertrauen.

Wie üblich vergleichen wir die beobachteten und die erwarteten Häufigkeiten über die allgemeine χ^2-Formel: $\chi^2 = \sum_i (b_i - e_i)^2 / e_i$. In diesem Falle erhält man

$$\chi^2 = \frac{\left(b - \dfrac{b + c}{2}\right)^2}{\dfrac{b + c}{2}} + \frac{\left(c - \dfrac{b + c}{2}\right)^2}{\dfrac{b + c}{2}} \tag{2.38}$$

Algebraisch vereinfacht resultiert daraus die übliche Formel des χ^2-Tests von McNemar.

$$\chi^2 = \frac{(b - c)^2}{b + c} \text{ , mit Fg} = 1 \tag{2.39}$$

Berücksichtigt man – was bei $(b + c) < 30$ zweckmäßig erscheint – , dass die Frequenzen diskret, χ^2 aber stetig verteilt ist, ergibt sich die kontinuitätskorrigierte χ^2-Formel zu

$$\chi^2 = \frac{(|b - c| - 1)^2}{b + c} \text{ , mit Fg} = 1 \tag{2.40}$$

Den resultierenden χ^2-Wert beurteilen wir nach Tafel B des Anhangs zweiseitig oder auch einseitig, wenn über die Größenordnung von b und c (b > c oder b < c) bereits vor der Durchführung des Versuchs eine begründete Voraussage gemacht wurde. Man bildet zu diesem Zweck $z = \sqrt{\chi^2}$ und vergleicht diesen z-Wert mit dem kritischen Wert gemäß Tafel A des Anhangs oder verwendet in Tafel B die kritischen Werte für den einseitigen Test.

Voraussetzungen des McNemar-Tests

- Die Untersuchungseinheiten – Individuen oder Individuenpaare – sind zufallsmäßig und wechselseitig unabhängig aus einer definierten Population entnommen worden.
- Die Untersuchungseinheiten können eindeutig und vollständig in ein Vierfelderschema für abhängige Stichproben eingeordnet werden.
- Die erwarteten Häufigkeiten sind $e_b = e_c > 5$. Ist diese Voraussetzung nicht erfüllt, rechnet man mit der Häufigkeit des Feldes b (oder c) einen *Binomialtest* (▶ Abschn. 2.1.1) mit $\pi = 1/2$ und $N = b + c$ als Parameter (▶ Beispiel 2.11).

Ein Beispiel soll die Anwendung des McNemar-Tests bzw. – wie er auch genannt wird – des Vierfelder-Symmetrietests auf die Therapieerfolgsforschung veranschaulichen.

Beispiel 2.11. Evaluation eines leistungsaktivierenden Präparats

Problem. Ein Kombinationspräparat, das Vitamine, Mineralstoffe und Kreatin enthält, soll die allgemeine Leistungsfähigkeit erhöhen.

Versuchsplan. Ein praktischer Arzt behandelt eine Stichprobe von 38 Patienten in einem Abstand von einem Monat einmal mit dem neuen Präparat und ein 2. Mal mit einem Standardpräparat nach Art eines *Überkreuzungsplans*. (Die Patienten beginnen je zur Hälfte mit dem einen bzw. dem anderen Präparat, ▶ S. 21). Aufgrund der Aussagen der Patienten stuft der Arzt die Wirkung als „gering" oder „stark" ein. (Den Patienten wurde erklärt, es handle sich um 2 verschiedene Mittel, die man individuell ausprobieren müsse.)

Alternativhypothese. Das neue Präparat ist wirksamer als das Standardpräparat (*gerichtete* Alternativhypothese).

Nullhypothese. Beide Präparate sind gleich wirksam.

Signifikanzniveau. $\alpha = 0{,}05$.

Testwahl. Da ein- und dieselbe Stichprobe 2-mal untersucht wird, liegen zwei abhängige (Daten-)Stichproben vor. Da außerdem die Ergebnisse alternativ bewertet werden, ist der *Test von McNemar* einschlägig.

Testanwendung. Die Wirkungseinstufungen der jeweiligen Behandlung durch die 38 Patienten zeigt ◘ Tabelle 2.20.

◘ **Tabelle 2.20.** Daten für einen McNemar-Test

Wirkung		Standardpräparat		
		stark	gering	Σ
Kombipräparat	stark	9	15	24
	gering	4	10	14
Σ		13	25	38

Unsere Erwartung unter H_1, dass das neue Kombipräparat stärker wirkt als das Standardpräparat, dass also $b > c$ ist, scheint der Dateninspektion nach zuzutreffen. Die Prüfung nach Gl. 2.40 ergibt:

$$\chi^2 = \frac{(|15 - 4| - 1)^2}{15 + 4} = 5{,}26$$

Entscheidung. Bei dem gebotenen einseitigen Test lesen wir in Tafel B für Fg = 1 bei $\alpha = 0{,}05$ einen kritischen χ^2-Wert von 2,71 ab. Unser Wert von 5,26 übersteigt ihn weit und ist somit auf der 5%-Stufe signifikant.

Auch wenn die Voraussetzungen für einen validen McNemar-Test erfüllt sind ($e_b = e_c = 19/2 = 9{,}5 > 5$), wollen wir zu Demonstrationszwecken auch den *Binomialtest* auf das Beispiel anwenden. Für den Binomialtest (vgl. S. 63 ff) setzen wir x = min $(b, c) = 4$, $N = b + c = 19$ und $\pi = 0{,}5$, so dass sich gemäß Tafel C P = 0,010 < $\alpha = 0{,}05$ bei einseitigem Test ergibt. Der exakte Binomialtest bestätigt also unsere Entscheidung aufgrund des asymptotischen McNemar-Tests.

Interpretation. Die Wirkung des Kombipräparats übersteigt die des Standardpräparats wesentlich.

Teststärke und Stichprobenumfang. Da der exakte McNemar-Test ein Binomialtest mit $\pi_0 = 0{,}5$ ist, sind die Ausführungen zur Teststärkebestimmung von ▶ S. 66 ff übertragbar. Für das ▶ Beispiel 2.11 ermitteln wir $x_{crit} = 5$. Zudem soll davon ausgegangen werden, dass das neue Präparat bei mindestens 70% aller Patienten dem Standardpräparat überlegen bzw. bei höchstens 30% unterlegen ist. Wir setzen deshalb $\pi_1 = 0{,}3$ und fragen nun nach der Teststärke, d. h. nach der Wahrscheinlichkeit eines signifikanten Ergebnisses, wenn $\pi_1 = 0{,}3$ gilt. Es ergibt sich

$$P(x \leq 5 | \pi_1 = 0{,}3 ; \ N = 19) = 0{,}47$$

Wie groß müsste der Stic\!hprobenumfang sein, um eine Teststärke von 80% zu erzielen? Da $\pi_0 = 0{,}5$ ist, können wir für diese Berechnung die auf ▶ S. 190 eingeführte Gl. 3.35 verwenden:

$$N_{opt} = \frac{4 \cdot (1{,}645 + 0{,}840)^2}{4 \cdot (0{,}3 - 0{,}5)^2} \approx 39$$

Anwendungsvarianten

- Am häufigsten kommt der McNemar-Test zum Einsatz, wenn – wie beschrieben – überprüft werden soll, ob ein signifikanter Anteil der untersuchten Probanden zwischen einer Erst- und einer Zweitmessung eines Alternativmerkmals die Merkmalskategorie gewechselt hat („test for significance of change"). Der McNemar-Test ist jedoch auch zu verwenden, wenn die Differenz zweier Prozentwerte aus abhängigen Stichproben auf Signifikanz getestet werden soll.

Im ▶ Beispiel 2.11 stellen wir fest, dass das Kombipräparat bei

$$P_1 = \frac{a + b}{N} \cdot 100\% = \frac{24}{38} \cdot 100\% = 63\%$$

aller Patienten wirksam war, das Standardpräparat hingegen nur bei

$$P_2 = \frac{a + c}{N} \cdot 100\% = \frac{13}{38} \cdot 100\% = 34\%$$

Es resultiert damit eine Differenz von $P_1–P_2 = 29\%$. Da die im Beispiel geprüfte Verteilung der „Veränderer" nicht mit der H_0 zu vereinbaren war, ist auch diese Prozentwertedifferenz signifikant. (Ausführlicher hierzu vgl. Bortz et al. 2008, S. 162 f.)

Beim Vergleich zweier Prozentwerte aus abhängigen Stichproben ist jedoch zu beachten, dass die Prozentwerte allein nicht ausreichen, um den Test durchführen zu können. Hierfür ist es erforderlich, dass mindestens eines der 4 Felder der McNemar-Tafel bekannt ist, denn erst dann lässt sich unter Zuhilfenahme der Prozentzahlen die vollständige McNemar-Tafel rekonstruieren.

- Die zweite, bereits angesprochene Anwendungsvariante ist der Vergleich von 2 parallelisierten Stichproben bzgl. eines Alternativmerkmals. Hier besagt ein signifikanter McNemar-Test, dass (z.B.) die +-Kategorie eines Alternativmerkmals in der einen Stichprobe prozentual häufiger besetzt ist als in der anderen Stichprobe. Auch hier reichen jedoch Angaben wie z.B.: „In der einen Stichprobe befinden sich x% in der +-Kategorie und in der anderen y%" für eine Testdurchführung nicht aus. Erneut muss mindestens ein Feld der McNemar-Tafel (z.B. das Feld a mit allen Paaren, bei denen beide Paarlinge zur +-Kategorie gehören) bekannt sein, um den McNemar-Test durchführen zu können.
- Eine weitere Anwendungsvariante ergibt sich, wenn *Zuwachsraten* in 2 Merkmalen zu vergleichen sind. Hierzu betrachten wir z.B. eine Stichprobe von N Patienten, die einmal vor und ein 2. Mal nach einer (wirksamen) Behandlung hinsichtlich *zweier* Besserungsmerkmale untersucht worden ist. Bei Behandlung einer Influenza z.B. sinkt das Fieber X und es sinkt zugleich auch die Pulsfrequenz Y. Wir bilden für jeden Patienten $d_x = x_2–x_1$ und $d_y = y_2–y_1$ und tragen die Vorzeichenpaare der Differenzen in ein Vierfelderschema ein.

Aus den 4 Vorzeichenkombinationen der d_x- und der d_y-Werte (++, +–, –+, ––) ergeben sich dann die Besetzungszahlen für die McNemar-Tafel. Ein signifikanter McNemar-Test würde besagen, dass – entgegen der Erwartung – die Behandlung bei einem der beiden Merkmale (z.B. Fieber) häufiger wirkt als bei dem anderen Merkmal (Pulsfrequenz). (Ein Zahlenbeispiel aus der Testpsychologie findet man bei Bortz et al. 2008, S. 163 f.)

Hinweis

Gelegentlich löst die Tatsache, dass der McNemar-Test die Felder a und d nicht berücksichtigt (also die Felder, in denen sich die „Nichtwechsler" befinden), Irritationen aus. Warum ist – so die häufig gestellte Frage – das Verhältnis von „Wechslern" zu „Nichtwechslern" bzw. der Anteil der „Wechsler" an der Gesamtstichprobe für das Testergebnis irrelevant?

Im ▶ Beispiel 2.11 gibt es $15 + 4 = 19$ „Wechsler" bzw. einen „Wechsleranteil" von $19/38 = 0,5$. Den Ausführungen zum Thema „Anwendungsvarianten" entnehmen wir, dass die Wirkungsdifferenz zwischen neuem Präparat und Standardpräparat 29% beträgt.

Nun erhöhen wir zu Demonstrationszwecken die Häufigkeiten in den Feldern a und d um jeweils 100 Patienten, was zu einer Erhöhung des Gesamtstichprobenumfanges von 38 auf 238 führt. Die Felder b und c bleiben unverändert, d. h. das McNemar-χ^2 ergibt sich nach wie vor zu 5,26. Was sich jedoch ändert, ist die Wirkungsdifferenz zwischen den beiden Präparaten. Sie beträgt jetzt $(124/238) \cdot 100\% - (113/238) \cdot 100\% = 52,1\% - 47,5\% = 4,6\%$. Sie ist also deutlich kleiner geworden.

Die Chance, dass eine kleinere Differenz signifikant wird, müsste – so könnte man meinen – eigentlich sinken. Das McNemar-χ^2 hat sich jedoch nicht verändert, d. h. wir haben nach wie vor einen signifikanten χ^2-Wert von 5,26 mit einer unveränderten Überschreitungswahrscheinlichkeit, obwohl die Wirkungsdifferenz kleiner geworden ist. Hier zeigt sich die im ▶ Abschn. 1.2.5 dargelegte Abhängigkeit des Signifikanztests vom Stichprobenumfang: Je größer der Stichprobenumfang, desto kleiner werden statistisch signifikante Effekte (hier: Wirkungsdifferenzen).

Zusammenfassend können wir schlussfolgern, dass die Häufigkeiten für a und d bzw. der Gesamtstichprobenumfang N sehr wohl – allerdings indirekt – das Ergebnis eines McNemar-Tests beeinflussen. Mit größer werdenden a- und d-Frequenzen („Nichtwechslerfrequenzen") und konstanten b- und c-Frequenzen („Wechslerfrequenzen") bleibt das McNemar-χ^2-Testergebnis zwar unverändert; was sich jedoch verändert ist die „Wirkungsdifferenz"; sie wird kleiner bei unveränderter Überschreitungswahrscheinlichkeit. Das sollte wegen des vergrößerten Stichprobenumfanges nach den Ausführungen des ▶ Abschn. 1.2.5 plausibel sein.

2.5.2 Der Marginalhomogenitätstest von Lehmacher

Zielsetzung

Die Nullhypothese des McNemar-Tests behauptet – wie im letzten Abschnitt ausgeführt – dass Veränderungen von + nach – (z. B. Genesungen) gleich häufig vorkommen wie von – nach + (Neuerkrankungen). Es wird also nicht behauptet, dass überhaupt keine Veränderungen eintreten, sondern lediglich, dass die Veränderungen zur Hauptdiagonale der McNemar-Tafel (der Krankgebliebenen und der Nichterkrankten) symmetrisch sind.

Wird nun ein McNemar-Test signifikant, wissen wir, dass die Veränderer (von + nach − bzw. von − nach +) asymmetrisch verteilt sind. (Hier und im Folgenden konzentrieren wir uns auf die wiederholte Messung eines Merkmals. Die Überlegungen gelten analog für die Untersuchung von Parallelstichproben.) Wir wissen in diesem Fall aber auch, dass der Prozentwert für die +-Kategorie aufgrund der 1. Untersuchung (Felder a + b) signifikant vom Prozentwert der +-Kategorie in der 2. Untersuchung (Felder a + c) abweicht. Kurz formuliert: Falls signifikante Veränderungen (von + nach − oder umgekehrt) eintreten, so müssen sich diese in den Randverteilungen der McNemar-Tafel widerspiegeln.

Diese Aussage gilt in dieser Form nur für Alternativmerkmale. Haben wir ein k-fach gestuftes Merkmal (k > 2) 2-mal untersucht, ist es durchaus denkbar, dass zwischen 2 beliebigen Kategorien i und j asymmetrische Veränderungen vorkommen (z. B. signifikant mehr Wechsler von i nach j als umgekehrt), ohne dass sich diese in einem signifikanten Unterschied zwischen den Merkmalsverteilungen für die beiden Untersuchungszeitpunkte widerspiegeln. Aus der Tatsache, dass sich die Merkmalsverteilungen nicht unterscheiden, kann bei einem k-fach gestuften Merkmal also nicht geschlossen werden, dass zwischen beliebigen Kategorienpaaren nur unwesentliche bzw. symmetrische Veränderungen stattfinden.

Ein klassisches Beispiel hierfür ist die Wahlanalyse. Wenn man feststellt, dass sich die Wahlergebnisse der Parteien bei 2 zu vergleichenden Wahlen nicht verändert haben, bedeutet dies noch lange nicht, dass alle Wähler ihrer Partei treu geblieben sind bzw. dass nur symmetrische Veränderungen eintraten. Zwei identische Wahlergebnisse können auch dann resultieren, wenn x% der Wähler von Partei A zu Partei B „gewandert" sind, x% von B nach C und x% von C nach A oder kurz: wenn sich die Wählerwanderungen im Saldo ausgleichen.

> Der folgende Test von Lehmacher (1980) prüft, ob die Verteilung eines kategorialen Merkmals bei wiederholter Untersuchung gleichgeblieben ist. Klinischerseits prüft er, ob trotz eines evtl. Symptomwandels die Symptomanteile gleichgeblieben sind (H_0 der Marginalsymmetrie).

Durchführung

Die Durchführung des Marginalhomogenitätstests ist denkbar einfach. Die Untersuchungsergebnisse werden zunächst in eine k×k-Tafel eingetragen (◘ Tab. 2.21).

Mit b_{12} z. B. wird eine beobachtete Häufigkeit gekennzeichnet, die angibt, wie viele Individuen von Kategorie 1 (in der 1. Untersuchung) zu Kategorie 2 (in der 2. Untersuchung) wechselten und b_{21} kennzeichnet umgekehrt die An-

□ Tabelle 2.21. Allgemeine k×k-Tafel

1. Untersuchung		2. Untersuchung						
		1	2	...	j	...	k	$\sum$
	1	b_{11}	b_{12}		b_{1j}		b_{1k}	$b_{1\cdot}$
	2	b_{21}	b_{22}		b_{2j}		b_{2k}	$b_{2\cdot}$
	$\vdots$							
	i	b_{i1}	b_{i2}		b_{ij}		b_{ik}	$b_{i\cdot}$
	$\vdots$							
	k	b_{k1}	b_{k2}		b_{kj}		b_{kk}	$b_{k\cdot}$
	$\sum$	$b_{\cdot 1}$	$b_{\cdot 2}$		$b_{\cdot j}$		$b_{\cdot k}$	$b_{\cdot\cdot}=N$

zahl der Wechsler von Kategorie 2 zu Kategorie 1. Mit b_{ij} ($i = 1 \ldots k$, $j = 1 \ldots k$) bezeichnen wir allgemein die Wechsel von i nach j. In der Diagonale der Tafel sind die Individuen ohne Kategorienwechsel genannt (b_{ij} mit $i = j$).

Für die Zeilen- und Spaltensummen wird hier die sog. Punkt-Index-Notation eingeführt. Das Symbol $b_{1\cdot}$ z.B. steht für die Anzahl der Individuen, die in der ersten Untersuchung zu Kategorie 1 gehören (1. Zeilensumme) und $b_{\cdot j}$ für die Anzahl der Individuen der Kategorie j in der 2. Untersuchung (j-te Spaltensumme).

Der Marginalhomogenitätstest vergleicht nun jede Zeilensumme i mit der entsprechenden Spaltensumme j ($i = j$), d.h. also die Besetzungszahl einer Kategorie i aufgrund der 1. Untersuchung mit der Besetzungszahl derselben Kategorie aufgrund der 2. Untersuchung. Für jeden Vergleich wird folgende, bei Gültigkeit von H_0 asymptotisch χ^2-verteilte Größe errechnet:

$$\chi_i^2 = \frac{(b_{i\cdot} - b_{\cdot j})^2}{b_{i\cdot} + b_{\cdot j} - 2 \cdot b_{ij}} \quad (i = j) \tag{2.41}$$

Es sind somit insgesamt k χ_i^2-Werte zu berechnen, wobei jeder χ_i^2-Wert einen Freiheitsgrad hat. Zwei Rand- (bzw. Marginal-)summen sind signifikant verschieden, wenn der entsprechende empirische χ_i^2-Wert den für ein bestimmtes Signifikanzniveau erforderlichen Schwellenwert bei ein- oder zweiseitigem Test erreicht oder überschreitet.

Dieses Vorgehen gilt allerdings nur für A-priori-Hypothesen über einen Randsummenunterschied bei einer speziellen Kategorie. Hat man keine A-priori-Hypothesen formuliert und will stattdessen alle Kategorien simultan überprüfen, ist das Signifikanzniveau nach Bonferroni (oder Holm; vgl. S. 39 f) zu adjustieren.

Vorausgesetzt wird bei diesem Test, dass die erwarteten Häufigkeiten der Zeilen- und Spaltensummen $e_{i\cdot} = e_{\cdot j} = (b_{i\cdot} + b_{\cdot j})/2$ ($i = j$) nicht kleiner als 10 sind.

2

Beispiel 2.12. Stabilität von Abwehrmechanismen

Problem. Abwehrmechanismen haben nach der Freud-Theorie die Funktion, die äußere Realität sowie auch eigene Gefühle und Wünsche zu entstellen bzw. zu verzerren, um dadurch neurotisierende Konflikte zu entschärfen. Es soll nun überprüft werden, ob das für ein Individuum typische Abwehrverhalten zeitstabil ist (also eher „trait"-Charakter hat) oder entwicklungsbedingten Veränderungen unterliegt.

Versuchsplan. Bei 280 Jugendlichen im Adoleszenzalter wird mittels eines geeigneten diagnostischen Verfahrens der dominante bzw. am häufigsten eingesetzte Abwehrmechanismus bestimmt. Das Verfahren möge die folgenden Abwehrmechanismen erfassen:
- K (Kompensation),
- I (Identifikation),
- P (Projektion),
- R (Rationalisierung),
- S (sonstiges).

Dieselbe Stichprobe wird in einer Follow-up-Studie im frühen Erwachsenenalter erneut geprüft. Es interessiert zunächst die Frage, ob die einzelnen Abwehrmechanismen beim 1. Untersuchungszeitpunkt genauso häufig registriert werden wie beim 2. Untersuchungszeitpunkt oder ob im frühen Erwachsenenalter bestimmte Abwehrmechanismen häufiger zum Tragen kommen als in der Adoleszenz.

Alternativhypothese. Im frühen Erwachsenenalter dominieren andere Abwehrmechanismen als in der Adoleszenz (*ungerichtete* Alternativhypothese).

Nullhypothese. Die Art des dominierenden Abwehrmechanismus ändert sich nicht beim Übergang von der Adoleszenz zum frühen Erwachsenenalter.

Signifikanzniveau. Die Studie hat eher erkundenden Charakter, so dass wir uns mit $\alpha = 0{,}05$ begnügen wollen. Da wir nicht erwarten, dass ein bestimmter Abwehrmechanismus einem besonderen entwicklungsbedingten Wandel unterliegt, sind $k = 5$ simultane Tests durchzuführen, d.h. α ist (nach Bonferroni) auf $\alpha^* = 0{,}05/5 = 0{,}01$ zu adjustieren.

Testwahl. Ein 5-stufiges nominales Merkmal wird wiederholt an einer Stichprobe untersucht. Es interessiert die Frage, ob sich die Merkmalsverteilungen für die beiden Untersuchungszeitpunkte unterscheiden. Diese Fragestellung überprüfen wir mit dem *Marginalhomogenitätstest*.

Testanwendung. Die Untersuchung möge zu den in ▫ Tabelle 2.22 zusammengefassten Ergebnissen geführt haben.

Tabelle 2.22. Beispieldaten für den Marginalhomogenitätstest

		2. Untersuchung					
		K	I	P	R	S	$\sum$
	K	18	1	8	7	2	36
	I	7	52	9	6	1	75
1. Untersuchung	P	2	4	33	5	8	52
	R	9	5	5	31	7	57
	S	8	8	0	4	40	60
	$\sum$	44	70	55	53	58	280

Der ■ Tabelle 2.22 entnehmen wir z. B. folgende Informationen: In der 1. Untersuchung wurde bei 36 Probanden (bzw. 12,9%) Kompensation (K) als dominanter Abwehrmechanismus festgestellt. In der 2. Untersuchung entfielen auf diesen Abwehrmechanismus 44 Probanden bzw. 15,7%. Ist dieser Unterschied signifikant, wenn wir berücksichtigen, dass 18 Probanden die K-Kategorie nicht gewechselt haben?

Für diese und die übrigen Kategorien ergeben sich nach Gl. 2.41 die folgenden χ^2-Werte:

$$\chi_K^2 = \frac{(36-44)^2}{36+44-2\cdot 18} = 1{,}45$$

$$\chi_J^2 = \frac{(75-70)^2}{75+70-2\cdot 52} = 0{,}61$$

$$\chi_P^2 = \frac{(52-55)^2}{52+55-2\cdot 33} = 0{,}22$$

$$\chi_R^2 = \frac{(57-53)^2}{57+53-2\cdot 31} = 0{,}33$$

$$\chi_S^2 = \frac{(60-58)^2}{60+58-2\cdot 40} = 0{,}11$$

Als kritischen Wert entnehmen wir Tafel B des Anhangs (für Fg = 1, $\alpha^* = 0{,}01$ und zweiseitigen Test): $\chi^2 = 6{,}64$.

Entscheidung. Alle empirischen χ^2-Werte liegen deutlich unter dem kritischen Wert, d. h. es ist davon auszugehen, dass die Rand- bzw. Marginalverteilungen im Sinne der H_0 homogen sind.

Interpretation. Die Häufigkeiten der geprüften Abwehrmechanismen haben sich beim Übergang von der Adoleszenz zum frühen Erwachsenenalter nicht signifikant verändert.

> Dies muss jedoch nicht bedeuten, dass die primären Abwehrmechanismen der Probanden unverändert geblieben sind. Für eine entsprechende Analyse der „Kategorienwechsler" verwenden wir den im Folgenden zu behandelnden Bowker-Test.

2.5.3 Der Symmetrietest von Bowker

Zielsetzung

Um die Zielsetzung des Bowker-Tests zu erklären, knüpfen wir einfachheitshalber an den McNemar-Test an: Dessen Nullhypothese behauptet, dass Veränderungen von + nach − genauso wahrscheinlich sind wie Veränderungen von − nach +.

Nun haben wir es mit der 2-maligen Untersuchung eines k-fach gestuften Merkmals (k > 2) zu tun und verallgemeinern dementsprechend die Nullhypothese des McNemar-Tests:

> Veränderungen von einer Kategorie i zu einer Kategorie j sind genauso wahrscheinlich wie Veränderungen von der Kategorie j zur Kategorie i.

Wohlgemerkt: Auch hier behauptet die H_0 nicht, dass überhaupt keine Veränderungen eintreten. Veränderungen bzw. Kategorienwechsel sind durchaus mit der H_0 zu vereinbaren, so lange diese Veränderungen „symmetrisch" sind. Bezogen auf die allgemeine k×k-Tafel in ◗ Tabelle 2.21 bedeutet dies, dass gemäß H_0 von gleichen Frequenzen in denjenigen Feldern ausgegangen wird, die symmetrisch zur Hauptdiagonale (von links oben nach rechts unten) liegen: $b_{ij} = b_{ji}$. Diese Symmetriebedingung begründet den Namen „Symmetrietest".

Durchführung

Der Bowker-Test vergleicht alle symmetrisch zur Hauptdiagonale gelegenen Felder paarweise hinsichtlich ihrer Frequenzen. Wie beim McNemar-Test bleiben auch hier die Felder in der Diagonale außer Acht, denen die Anzahl der Nichtwechsler zu entnehmen ist.

Zur Prüfung der H_0 des Bowker-Tests wird folgende Teststatistik berechnet:

$$\chi^2 = \sum_{i=1}^{k-1}\sum_{j=2}^{k} \frac{(b_{ij} - b_{ji})^2}{b_{ij} + b_{ji}} \ , \ (j > i) \quad \text{mit} \quad Fg = \binom{k}{2} = \frac{k \cdot (k-1)}{2} \qquad (2.42)$$

Man erkennt, dass der Bowker-Test für k = 2 mit dem McNemar-Test übereinstimmt. Der Test ist zweiseitig ausgelegt, denn er unterscheidet nicht, ob b_{ij} größer oder kleiner als b_{ji} ist.

Es wird vorausgesetzt, dass die erwarteten Häufigkeiten $e_{ij} = e_{ji} = (b_{ij} + b_{ji})/2 \geq 5$ sind bzw. – nach Krauth (1988, S. 138) – dass die kleinste Summe $b_{ij} + b_{ji} > 8$ ist. Ist die Validität des Bowker-Tests wegen zu kleiner erwarteter Häufigkeiten zweifelhaft, sollte man einen exakten Test durchführen (vgl. hierzu Bortz et al. 2008, S. 166 ff).

Datenrückgriff. Zur Veranschaulichung des Bowker-Tests wollen wir – wie angekündigt – das ▶ Beispiel 2.12 fortführen.

Beispiel 2.12 (Fortsetzung)

Problem. Mit dem Marginalhomogenitätstest konnten insgesamt keine signifikanten Veränderungen der überprüften Abwehrmechanismen festgestellt werden. Wir mussten jedoch offenlassen, ob dennoch ein signifikanter Anteil der Probanden seinen primären Abwehrmechanismus geändert hat. Dieser Frage wollen wir nun nachgehen.

Alternativhypothese. Beim Übergang von der Adoleszenz zum frühen Erwachsenenalter kommt es zu einem Wechsel des primären Abwehrmechanismus, wobei Wechsel von einem Abwehrmechanismus i zu einem anderen Abwehrmechanismus j wahrscheinlicher sind als Wechsel in umgekehrter Richtung (*zweiseitige* Alternativhypothese).

Nullhypothese. Falls Probanden ihren primären Abwehrmechanismus von einer Kategorie i zu einer Kategorie j geändert haben, gibt es genauso viele Probanden mit Veränderung von j nach i.

Signifikanzniveau. $\alpha = 0,05$ (wie in ▶ Beispiel 2.12).

Testwahl. Da Kategorienwechsel bei 2-maliger Untersuchung eines k-fach gestuften Merkmals interessieren, kommt der *Symmetrietest von Bowker* zum Einsatz.

Testanwendung. Wir setzen die Daten der ◘ Tabelle 2.22 in Gl. 2.42 ein und erhalten

$$\chi^2 = \frac{(1-7)^2}{1+7} + \frac{(8-2)^2}{8+2} + \frac{(7-9)^2}{7+9} + \frac{(2-8)^2}{2+8}$$

$$+ \frac{(9-4)^2}{9+4} + \frac{(6-5)^2}{6+5} + \frac{(1-8)^2}{1+8}$$

$$+ \frac{(5-5)^2}{5+5} + \frac{(8-0)^2}{8+0} + \frac{(7-4)^2}{7+4}$$

$$= 4{,}50 + 3{,}60 + 0{,}25 + 3{,}60 + 1{,}92 + 0{,}09 + 5{,}44 + 0{,}00 + 8{,}00 + 0{,}82$$

$$= 28{,}22$$

2

Dieser Wert hat $5 \cdot 4/2 = 10$ Freiheitsgrade. Tafel B im Anhang entnehmen wir als kritischen Wert für Fg $= 10$ und $\alpha = 0{,}05$: $\chi^2 = 18{,}31$.

Entscheidung. Der empirische χ^2-Wert ist größer als der kritische χ^2-Wert, d.h. die H_0 muss verworfen werden.

Interpretation. Beim Übergang von der Adoleszenz zum frühen Erwachsenenalter gibt es asymmetrische Veränderungen im primären Abwehrmechanismus (was gegen die „trait"-Hypothese spricht). ◘ Tabelle 2.22 (bzw. den einzelnen χ^2-Komponenten) ist z.B. zu entnehmen, dass 8 Probanden, die in der Adoleszenz zu Kategorie P (Projektion) gehörten, im frühen Erwachsenenalter in die Kategorie S (sonstiges) eingestuft wurden. Umgekehrte Wechsel – von S nach P – kommen nicht vor. Wir verzeichnen ferner nur einen Wechsel von K (Kompensation) nach I (Identifikation), aber 7 Wechsel von I nach K. Ein Beispiel für symmetrische Veränderungen sind die Abwehrmechanismen P (Projektion) und R (Rationalisierung): 5 Probanden wechselten von P nach R und ebenfalls 5 Probanden von R nach P.

Hinweis

Der Bowker-Test kann auch für jedes der $r = k \times (k-1)/2$ Paare von symmetrisch gelegenen Zellfrequenzen vorgenommen werden, wobei jede χ^2-Komponente mit Fg $= 1$ nach Bonferroni mit $\alpha^* = \alpha/r$ zu beurteilen ist, wenn H_1 nicht auf ein bestimmtes Frequenzpaar spezifiziert wurde.

Marginalhomogenität und Symmetrie

Wie ist nun der signifikante Bowker-Test – so wollen wir abschließend fragen – mit der auf S. 127 nachgewiesenen Homogenität der Randverteilungen zu vereinbaren? Zur Klärung dieser Frage wählen wir exemplarisch die Kategorie S des obigen Beispiels, die in der 1. Untersuchung mit 60 Probanden praktisch genauso häufig besetzt war wie in der 2. Untersuchung (58 Probanden).

Zunächst zählen 40 Nichtwechsler zu Kategorie S aufgrund der 1. und der 2. Untersuchung. In diese Kategorie hineingewechselt sind $2 + 1 + 8 + 7 = 18$ Probanden und verlassen haben diese Kategorie $8 + 8 + 0 + 4 = 20$ Probanden. Die Wechsel sind also insgesamt einigermaßen symmetrisch, was die Homogenität der beiden Randsummen (60 und 58) erklärt.

Betrachten wir die Wechsler jedoch kategorienweise, sind erhebliche Asymmetrien festzustellen. Nur $2 + 1 = 3$ Probanden sind von K bzw. I nach S gewechselt, aber umgekehrt $8 + 8 = 16$ Probanden von S nach K oder I. Diese Asymmetrie wird durch die Austauschraten zwischen P und S sowie R und S kompensiert. Hier sind es bedeutend mehr Probanden, die in die Kategorie S hineinwechseln (8 von P nach S und 7 von R nach S, also insgesamt 15 Probanden). Diesen Probanden stehen nur 4 Probanden gegenüber, die die Kategorie S verlassen haben (0 von S nach P und 4 von S nach R).

> Dieses Beispiel verdeutlicht, dass Marginalhomogenität bei Merkmalen mit mehr als 2 Kategorien nicht mit symmetrischen Veränderungen gleichzusetzen ist. Anders als beim McNemar-Test, bei dem Marginalhomogenität und Axialsymmetrie identisch sind, bei dem also gleiche Randverteilungen nur bei symmetrischen Veränderungen zustande kommen können, sind bei einer k×k-Tafel (mit k > 2) auch asymmetrische Veränderungen trotz Marginalhomogenität möglich. Axialsymmetrie impliziert also Marginalhomogenität, aber Marginalhomogenität impliziert nicht Axialsymmetrie.

Anders formuliert: Hat man via Marginalhomogenitätstest ungleiche Randverteilungen von z. B. Symptomen oder Abwehrmechanismen vor und nach einer Behandlung nachgewiesen, so müssen auch „Symptomverschiebungen" oder Abwehrmechanismusänderungen eingetreten sein.

2.5.4 Der Q-Test von Cochran

Zielsetzung

Beim McNemar-Test wird ein Alternativmerkmal 2-mal an einer Stichprobe (oder einmal an 2 Parallelstichproben) untersucht. Wird das Alternativmerkmal nicht 2fach, sondern m-fach gemessen, lässt sich mithilfe des Q-Tests von Cochran (1950) prüfen, ob die Häufigkeiten für die Merkmalskategorien konstant bleiben (H_0) oder ob Veränderungen eintreten (H_1). Bei Anwendung auf m Parallelstichproben überprüft der Q-Test die Unterschiedlichkeit der Parallelstichproben.

> Typische Anwendungsfälle des Q-Tests sind m-fache Überprüfungen des Behandlungserfolgs einer Therapie (+ oder –) an einer Stichprobe von Patienten (H_0: keine Veränderung des Behandlungserfolgs) oder vergleichende Untersuchungen des Erfolgs (+ oder –) von m Behandlungen an m parallelisierten Stichproben (H_0: keine Unterschiede im Erfolg der Behandlungen).

Durchführung

Für die Durchführung eines Q-Tests fertigen wir ein N×m-Datenschema an (N = Anzahl der Personen, m = Anzahl der Messungen oder Behandlungen), in das wir die Reaktion einer jeden Person (z. B. positive Reaktion = +, negative Reaktion = –) eintragen (◘ Tab. 2.23). Bezeichnen wir (bei Messwiederholungen) mit L_i die Anzahl der positiven Reaktionen des Individuums i auf die m Behandlungen (Zeilensumme = individuelle Reaktionstendenz) und mit T_j die Anzahl der positiven Reaktionen der N Individuen auf die Behandlung j (Spaltensumme = Behandlungswirkung), so ist die Prüfgröße

$$Q = \frac{(m-1) \cdot \left[m \cdot \sum_{j=1}^{m} T_j^2 - \left(\sum_{j=1}^{m} T_j \right)^2 \right]}{m \cdot \sum_{i=1}^{N} L_i - \sum_{i=1}^{N} L_i^2} \qquad (2.43)$$

unter H_0 (keine Behandlungswirkung) angenähert wie χ^2 mit m–1 Freiheitsgraden verteilt. Der Test ist nur für *ungerichtete* Alternativhypothesen geeignet.

Individuen mit $L_i = 0$ oder $L_i = m$ tragen nicht zur Unterschiedlichkeit der Behandlungen bei. Man kann sie deshalb bei der Anwendung von Gl. 2.43 weglassen, ohne dass sich dadurch der Q-Wert verändert. Für den Spezialfall zweier Behandlungen (m = 2) geht der Q-Test in den McNemar-Test über.
    Die asymptotische Gl. 2.43 sollte nur verwendet werden, wenn $N \times m \geq 24$ ist. Bei kleineren Stichproben verwendet man den vertafelten, exakten Q-Test (vgl. Bortz et al. 2008, Tafel 46).

Beispiel 2.13. Immunantwort durch Diphtherieimpfung

Problem. Wie wir wissen, ändert sich die Reaktionsbereitschaft des Organismus, wenn er mehrmals vom gleichen Erreger befallen wird. Im Falle der Diphtherieimpfung tritt eine Immunisierung ein, von der allerdings nicht feststeht, wie lange sie anhält; dieser Frage soll nachgegangen werden.

Untersuchungsplan. 18 Kinder werden im Alter von 12 Monaten geimpft und 4-mal in angemessenen zeitlichen Abständen auf ihre Diphtherieempfänglichkeit untersucht. Ein positiver Ausfall der toxininduzierten Hautreaktion (Moloney-Test) deutet auf Anfälligkeit, ein negativer Ausfall auf Immunität hin.

Alternativhypothese. Die individuelle Wahrscheinlichkeit, auf den Hauttest positiv zu reagieren, verändert sich (*ungerichtete* Alternativhypothese).

Nullhypothese. Die individuelle Wahrscheinlichkeit, auf den Hauttest positiv zu reagieren, bleibt während der 4 Immunitätskontrollen unverändert.

Signifikanzniveau. $\alpha = 0{,}01$.

Testwahl. Es handelt sich um 4 wiederholte Untersuchungen eines Alternativmerkmals; daher wenden wir den *Q-Test* an.

Testanwendung. In ◘ Tabelle 2.23 ist für jedes der N = 18 Kinder und jeden der m = 4 Untersuchungstermine der Ausfall der Hautprobe (+, –) angegeben.

◘ **Tabelle 2.23.** Daten für einen Q-Test

Kind	nach der Diphtherieschutzimpfung				L_i	L_i^2
	1 3 Wochen	2 2 Jahre	3 4 Jahre	4 6 Jahre		
A	–	–	–	–	0	0
B	–	–	–	+	1	1
C	–	+	+	+	3	9
D	–	–	–	–	0	0
E	–	–	–	+	1	1
F	–	–	+	+	2	4
G	–	+	+	+	3	9
H	–	–	+	–	1	1
I	–	–	–	+	1	1
J	–	–	–	–	0	0
K	+	–	–	+	2	4
L	+	+	+	+	4	16
M	–	–	+	+	2	4
N	–	+	+	+	3	9
O	–	–	–	–	0	0
P	+	+	+	+	4	16
Q	–	–	–	–	0	0
R	–	–	+	+	2	4
	3	5	9	12	29	79
	T_1	T_2	T_3	T_4	$\sum L_i$	$\sum L_i^2$

Wir haben bereits die Zeilen- und Spaltensummen in der Tabelle verzeichnet, die wir in Gl. 2.43 einsetzen.

$$Q = \frac{(4-1) \cdot [4 \cdot (3^2 + 5^2 + 9^2 + 12^2) - 29^2]}{4 \cdot 29 - 79} = 15{,}81$$

Wenn wir die Kinder A, D, J, O und Q (mit $L_i = 0$) sowie die Kinder L und P (mit $L_i = 4$) in Gl. 2.43 nicht berücksichtigen, resultiert mit

$$Q = \frac{(4-1) \cdot [4 \cdot (1^2 + 3^2 + 7^2 + 10^2) - 21^2]}{4 \cdot 21 - 47} = 15{,}81$$

der gleiche Wert.

2

Entscheidung. Wir akzeptieren die H_1, denn für Fg = 4–1 = 3 ist das errechnete Q – wie Tafel B anzeigt – auf dem geforderten Niveau von $\alpha = 0{,}01$ bedeutsam (kritischer Wert: $\chi^2 = 11{,}34$).

Interpretation. Der Schutz vor einer Diphtherieerkrankung, soweit er sich an dem Ausfall des Hautreaktionstests ermessen lässt, unterliegt zeitbedingten Veränderungen. Den T_j-Werten ist interpretativ zu entnehmen, dass die Schutzwirkung im Verlauf der Zeit abnimmt.

Einzelvergleiche

Ergänzend zum Q-Test von Cochran können Einzelvergleiche durchgeführt werden, bei denen eine Teilmenge der Messungen (Stichproben) m_1 einer anderen Teilmenge von Messungen (Stichproben) m_2 gegenübergestellt wird ($m_1 + m_2 = m$). Im ▶ Beispiel 2.13 (Diphtherieimpfung) könnte man etwa fragen, ob die Anzahl der Positivreaktionen zu den Zeitpunkten „3 Wochen" und „2 Jahre" niedriger ausfällt als zu den Zeitpunkten „4 Jahre" und „6 Jahre". Zusätzlich kann man Unterschiede innerhalb der Teilgruppen m_1 und m_2 prüfen, im Beispiel also die Anzahl der Positivreaktionen nach 3 Wochen mit der nach 2 Jahren vergleichen, und die Anzahl der Positivreaktionen nach 4 Jahren mit der nach 6 Jahren. Mit diesen Einzelvergleichen lässt sich also der in den Daten sichtbar werdende *zeitprogrediente Trend* im Detail analysieren. (Zur Durchführung der Einzelvergleichstests vgl. Bortz et al. 2008, S. 171 f.)

Hinweis

Wenn sich mit dem Q-Test von Cochran nicht belegen lässt, dass die k an einer Stichprobe geprüften Behandlungen unterschiedlich wirksam sind, kann man mit dem *Symmetrietest* von Wall (1976) feststellen, ob die k Behandlungen hoch korrelierten und damit untereinander austauschbar sind. Hierüber wird ebenfalls bei Bortz et al. (2008, Abschn. 5.6.5) berichtet.

Testmethoden für Rangdaten

In diesem Kapitel wollen wir verteilungsfreie Testverfahren vorstellen, die angewendet werden können, wenn Daten mit mindestens ordinalem Messniveau auszuwerten sind, also Daten, bei denen die Individuen oder Merkmalsträger in eine Rangordnung gebracht werden können (▶ Abschn. 1.2.1, S. 27f). Idealerweise resultiert hierbei eine *singuläre Rangreihe*, also eine Rangreihe, bei der jeder Rangplatz mit nur einem Individuum besetzt ist. Wie wir sehen werden, sind die wichtigsten Verfahren jedoch so konzipiert, dass sie auch dann eingesetzt werden können, wenn sich mehrere Individuen einen Rangplatz teilen, wenn also Rangbindungen (▶ S. 27f) vorliegen.

Rangordnungen sind sowohl durch schätzende als auch durch messende Verfahren herzustellen. Die schätzenden Verfahren setzen dem Stichprobenumfang jedoch enge Grenzen. Nur selten können mehr als 15 Individuen in eine eindeutige Rangordnung gebracht werden. Günstiger steht es mit den messenden Verfahren. Die Grundlage der Bildung von Rangplätzen sind hier nichtnormalverteilte Messwerte mit zweifelhaftem Intervallskalencharakter. Wandelt man derartige Messwerte in Ränge um, so gibt man weniger an Information preis, als wenn man sie in Alternativinformationen überführt, die nach den in Kap. 2 beschriebenen Verfahren auszuwerten wären.

Das Kapitel behandelt Verfahren, mit denen Lagenunterschiede (Unterschiede in der zentralen Tendenz) zwischen unabhängigen Stichproben (▶ Abschn. 3.1 und 3.2) und abhängigen Stichproben (▶ Abschn. 3.3 und 3.4) überprüft werden können. In ▶ Abschn. 3.5 geht es um den Vergleich von Verlaufskurven.

3.1   Der Vergleich zweier unabhängiger Stichproben

Von den unterschiedlichen Varianten für den nonparametrischen Vergleich zweier unabhängiger Stichproben werden im Folgenden die wichtigsten dargestellt:

- der Mediantest (▶ Abschn. 3.1.1) und
- der U-Test (▶ Abschn. 3.1.2).

> Diese Verfahren überprüfen, ob sich 2 Stichproben hinsichtlich ihrer „zentralen Tendenz" unterscheiden bzw. – anders formuliert – ob die Merkmalsausprägungen in der einen Stichprobe rangmäßig höher ausfallen als in der anderen.

(Verfahren zur Überprüfung von *Dispersionsunterschieden* werden hier nicht behandelt. Entsprechende Informationen findet man bei Bortz et al. 2008, Abschn. 6.1.6.) ▶ Abschnitt 3.1.3 schließlich behandelt sog. Pre-Posttest-Pläne für 2 unabhängige Stichproben. Mit diesen Plänen lässt sich beispielsweise prüfen, ob sich eine Experimentalgruppe, die vor und nach einer Behandlung untersucht wurde, anders verändert hat als eine nichtbehandelte Kontrollgruppe.

3.1.1 Der Mediantest

Zielsetzung

Wie bereits erwähnt, können Rangdaten auf sehr unterschiedliche Weise zustandekommen. Auf der einen Seite können Messungen mit zweifelhaftem Intervallskalencharakter vorliegen, die man für statistische Auswertungen sicherheitshalber in Rangdaten überführen möchte. Auf der anderen Seite hat man es häufig mit originären Rangreihen zu tun, die durch subjektive Schätzurteile zustandekommen.

Unabhängig davon, wie man eine Rangreihe erstellt, ist man sich manchmal nicht sicher, ob die ermittelte Rangreihe der Individuen wirklich stimmt oder ob – bedingt durch ungenaue Messungen oder unsichere Rangordnungsprozeduren – vielleicht auch andere Rangreihen zu rechtfertigen sind. Unter diesen Bedingungen lässt sich ein Test anwenden, der die ordinale Information der Daten nur insoweit nutzt, als zu entscheiden ist, ob ein Individuum oberhalb oder unterhalb des gemeinsamen Durchschnitts der Messwerte beider Stichproben liegt. Zur Charakterisierung des gemeinsamen Durchschnitts aller Messungen verwenden wir den *Medianwert,* der so bestimmt wird, dass sich oberhalb und unterhalb des Medianwertes jeweils 50% aller Individuen befinden (vgl. z.B. Bortz 2005, S. 38). Das Verfahren heißt deshalb Mediantest.

> Die Nullhypothese, die der Mediantest prüft, besagt, dass die beiden zu vergleichenden Stichproben aus Populationen mit identischem Median stammen. Bei Gültigkeit der H_0 erwartet man in beiden Stichproben 50% aller Messungen über und 50% aller Messungen unter dem gemeinsamen Populationsmedianwert, der über die Messwerte der zusammengefassten Stichproben geschätzt wird.

Durchführung

Zur Überprüfung der H_0 zählen wir in jeder Stichprobe aus, wie viele Messwerte über bzw. unter dem Median der vereinten Stichproben liegen. Diese Häufigkeiten konstituieren eine Vierfeldertafel, die wir nach Gl. 2.17 oder 2.19 bzw. bei kleinen erwarteten Häufigkeiten mit dem exakten Vierfeldertest nach Gl. 2.14 auswerten.

Bei diesem Verfahren kann es passieren, dass eine Messung oder auch mehrere Messungen mit dem Median identisch sind. Wie soll man mit diesen Messungen umgehen?

- Fällt bei ungeradzahligem $N = N_1 + N_2$ der Median auf einen Messwert, kann dieser für die weiteren Berechnungen außer Acht gelassen werden.
- Bei mehreren medianangebundenen Messungen dichotomiere man so nahe wie möglich am Median und bezeichne diesen Test als *Paramediantest* (▶ S. 156).

Das folgende Beispiel demonstriert die Durchführung des Mediantests.

Beispiel 3.1. Soziale Isolierung und Sozialverhalten bei Schimpansen

Problem. Es soll der Einfluss früher sozialer Isolierung auf das spätere Sozialverhalten im Tierexperiment untersucht werden.

Versuchsplan. Von $N = 20$ Schimpansensäuglingen werden $N_A = 9$ zufällig ausgewählt und nach dem Abstillen bis zur Geschlechtsreife isoliert aufgezogen. Dann kehren sie in die Tiergemeinschaft zurück und werden ebenso wie die $N_B = 11$ darin verbliebenen Schimpansen von einem naiven Beurteiler auf einer 5-stufigen Ratingskala (1 = schlechtes und 5 = gutes Sozialverhalten) bewertet.

Alternativhypothese. Isoliert gehaltene Schimpansen zeigen ein schlechteres Sozialverhalten als Schimpansen, die von vornherein in der Tiergemeinschaft integriert sind (*gerichtete* Alternativhypothese).

Nullhypothese. Isoliert gehaltene Schimpansen und Schimpansen, die in der Tiergemeinschaft integriert aufwachsen, unterscheiden sich nicht in ihrem Sozialverhalten.

Signifikanzniveau. Wir wählen $\alpha = 0{,}05$.

Testwahl. Der Beurteiler gibt zu verstehen, dass ihm die Bewertung des Sozialverhaltens der Schimpansen erhebliche Schwierigkeiten bereitet habe. Das erhobene Datenmaterial ist deshalb offenkundig wenig reliabel, so dass man berechtigte Zweifel am Ordinalskalencharakter der Bewertungen hat. Man entscheidet deshalb, die Bewertungen am Median der vereinten Stichproben zu dichotomisieren (eher gutes oder eher schlechtes Sozialverhalten) und zur Hypothesenprüfung den *Mediantest* einzusetzen.

Testanwendung. ◘ Tabelle 3.1 zeigt die Ergebnisse der Untersuchung.

◘ **Tabelle 3.1.** Benotung der Schimpansen

Isolierte Schimpansen (Gruppe A)	Integrierte Schimpansen (Gruppe B)
1	1
4	4
1	4
2	1
2	3
1	2
5	4
1	4
2	5
$\overline{N_A = 9}$	4
	4
	$\overline{N_B = 11}$

Zunächst bestimmen wir den Median der vereinten Stichproben. Bei insgesamt $N_A + N_B = 20$ Tieren zählen wir aus, welche Bewertungen zu den schlechteren 50% und welche zu den besseren 50% gehören. 6 Schimpansen sind mit „1" bewertet worden und 4 weitere mit „2". Dies sind die schlechteren 50%. Die nächstbeste Bewertung ist eine „3", d.h. der Median befindet sich zwischen den Stufen 2 und 3. Alle Schimpansen mit den Bewertungen 1 und 2 befinden sich unterhalb und alle mit 3, 4 und 5 oberhalb des Medians. Die für beide Stichproben getrennt vorgenommene Auszählung führt zu den in ◘ Tabelle 3.2 dargestellten Häufigkeiten.

◘ **Tabelle 3.2.** Vierfeldertafel für den Mediantest

	Gruppe A	Gruppe B	$\sum$
> Md	2	8	10
< Md	7	3	10
$\sum$	9	11	20

Für diese Vierfeldertafel errechnen wir nach Gl. 2.17

$$\chi^2 = \frac{20 \cdot (2 \cdot 3 - 7 \cdot 8)^2}{10 \cdot 10 \cdot 9 \cdot 11} = 5{,}05$$

Entscheidung. Tafel B im Anhang entnehmen wir für den einseitigen Test, $\alpha = 0{,}05$ und Fg = 1 einen kritischen Wert von 2,71. Der empirische Wert ist mit $\chi^2 = 5{,}05$ größer, d.h. die H_0 muss verworfen werden.

Da die erwarteten Häufigkeiten relativ klein sind, führen wir sicherheitshalber noch einen exakten Fisher-Yates-Test nach Gl. 2.14 durch. Die exakte einseitige Überschreitungswahrscheinlichkeit ergibt sich zu $P = 0{,}03215 + 0{,}00268 + 0{,}00006 = 0{,}03489$. Sie ist kleiner als $\alpha = 0{,}05$, so dass unsere aufgrund des χ^2-Tests getroffene Entscheidung (H_0 verwerfen) bestätigt wird.

Interpretation. Sozial isoliert aufgewachsene Schimpansen zeigen ein schlechteres Sozialverhalten als Schimpansen, die in der Tiergemeinschaft groß werden.

Hinweis

Der an sich schwache Mediantest kann effizienter sein als alle anderen Lageunterschiedstests einschließlich des parametrischen t-Tests für 2 unabhängige Stichproben, wenn Ausreißermesswerte auftreten. Dies trifft besonders dann zu, wenn die lageniedrigere Stichprobe nach oben und die lagehöhere Stichprobe nach unten „ausreißt". Man überzeuge sich, dass die Stichproben $X_1 = (3\ 4\ 5\ 6\ 7\ 23)$ und $X_2 = (0\ 8\ 9\ 10\ 10\ 11)$ nur mit dem Mediantest als lageverschieden nachgewiesen werden können, obschon beide den gleichen Mittelwert von 8 haben. Für $b = c = 5$ und $a = d = 1$ resultiert nach dem Fisher-Yates-Test immerhin ein einseitiges $P = 0{,}039 + 0{,}001 = 0{,}04 < 0{,}05 = \alpha$.

3.1.2 Der U-Test von Mann-Whitney

Zielsetzung

Als ein häufig verwendeter verteilungsfreier Test für den Vergleich der zentralen Tendenz zweier unabhängiger Stichproben hat sich der von Mann u. Whitney (1947) entwickelte U-Test bewährt. Eine hierzu algebraisch äquivalente Testvariante – den Rangsummentest – hat Wilcoxon (1947) vorgeschlagen, auf dessen Behandlung wir verzichten. Der U-Test ist das verteilungsfreie Pendant zum parametrischen t-Test für unabhängige Stichproben (vgl. z. B. Bortz 2005, Abschn. 5.1.2).

> Der U-Test prüft die Nullhypothese, dass 2 zu vergleichende Stichproben aus formgleich (homomer) verteilten Populationen mit identischem Medianwert stammen.

Wird der U-Test signifikant, ist davon auszugehen, dass sich die Mediane der zugrunde liegenden Populationen unterscheiden (H_1). Mit dieser Zielsetzung haben wir in ▶ Abschn. 3.1.1 bereits den Mediantest kennengelernt. Man beachte jedoch, dass der U-Test im Vergleich zum Mediantest in der Regel eine wesentlich höhere Teststärke hat, d. h. eine tatsächlich richtige H_1 wird vom U-Test mit einer höheren Wahrscheinlichkeit „entdeckt" als vom Mediantest (Ausnahme ▶ oben). Dies liegt daran, dass der U-Test die in den Daten enthaltenen Ranginformationen vollständig nutzt, während der Mediantest nur auf der Basis dichotomer Informationen (Messung oberhalb/unterhalb des gemeinsamen Medians) entscheidet.

Durchführung

Es liegen Daten von 2 unabhängigen Zufallsstichproben aus formgleich, aber nicht notwendig symmetrisch oder gar normalverteilten Populationen vor. Pro Individuum wurde eine Messung der abhängigen Variablen erhoben. Die Stichprobe 1 möge N_1 und die Stichprobe 2 N_2 Messungen umfassen. Liegt nicht bereits eine originäre Rangreihe der zusammengefassten Stichproben vor, werden die Messungen rangtransformiert, indem allen Individuen der zusammengefassten Stichproben 1 und 2 Ränge von 1 (für den kleinsten Wert) bis $N_1 + N_2 = N$ (für den größten Wert) entsprechend ihrer Messwertausprägungen zugeteilt werden.

Man berechnet als nächstes die Summe der Ränge für die Stichprobe 1 (T_1) und für die Stichprobe 2 (T_2). Die Summe $T_1 + T_2$ muss dann der Summe aller Zahlen von 1 bis N entsprechen. Für diese gilt

$$1 + 2 + 3 + \ldots + N = \frac{N \cdot (N + 1)}{2} \tag{3.1}$$

so dass man folgende Kontrolle durchführen kann:

$$T_1 + T_2 = \frac{N \cdot (N + 1)}{2} \tag{3.2}$$

Aus den Rangsummen T_1 und T_2 werden nun U-Werte berechnet.

$$U_1 = N_1 \cdot N_2 + \frac{N_1 \cdot (N_1 + 1)}{2} - T_1 \tag{3.3}$$

$$U_2 = N_1 \cdot N_2 + \frac{N_2 \cdot (N_2 + 1)}{2} - T_2 \tag{3.4}$$

Auch hier ist eine einfache Rechenkontrolle möglich. Sie lautet

$$U_1 + U_2 = N_1 \cdot N_2 \tag{3.5}$$

Für den Signifikanztest benötigt man den kleineren der beiden U-Werte. Der exakte Test ist für $N_2 \leq 20$ ($N_1 \leq N_2$) im Anhang (Tafel E) tabelliert.

Hat man weder in der einen noch in der anderen Stichprobe mehr als 10 Individuen untersucht, kann man Tafel E die exakte einseitige Überschreitungswahrscheinlichkeit für den kleineren U-Wert entnehmen. Diese Überschreitungswahrscheinlichkeit ist bei zweiseitigem Test zu verdoppeln. Die H_0 ist zu verwerfen, wenn P (bzw. P') $\leq \alpha$ ist.

Befinden sich in beiden Stichproben mindestens 10, aber höchstens 20 Individuen, wird der exakte Signifikanztest über kritische Schwellenwerte durchgeführt, die ebenfalls in Tafel E aufgeführt sind. Unterschreitet der kleinere U-Wert den für ein bestimmtes α-Niveau und ein- oder zweiseitigen Test genannten kritischen Wert, ist die H_0 zu verwerfen.

Wie ist nun zu verfahren, wenn Tafel E wegen zu großer Stichproben nicht benutzt werden kann? In diesem Falle kann man von der Normalverteilungsapproximation der Prüfgröße U Gebrauch machen (asymptotischer Test; genauer hierzu s. Hilgers 1981). Gilt die H_0, erwarten wir für U einen Durchschnittswert von

$$\mu_U = \frac{N_1 \cdot N_2}{2} \tag{3.6}$$

Die U-Werte sind bei Gültigkeit von H_0 um μ_U asymptotisch normalverteilt mit einer Streuung von

$$\sigma_U = \sqrt{\frac{N_1 \cdot N_2 \cdot (N_1 + N_2 + 1)}{12}} \tag{3.7}$$

Der empirische U-Wert wird über folgende Gleichung in einen z-Wert der Standardnormalverteilung überführt:

$$z = \frac{U - \mu_U}{\sigma_U} \tag{3.8}$$

Da die H_0-Verteilung von U symmetrisch ist, kann man sowohl den größeren als auch den kleineren U-Wert in Gl. 3.8 einsetzen. Die resultierenden z-Werte sind bis auf das Vorzeichen identisch. Bei einseitigem Test prüfen wir, ob der Unterschied in den Rangdurchschnitten der Vorhersage der gerichteten Alternativhypothese entspricht ($\bar{T}_1 > \bar{T}_2$ oder $\bar{T}_1 < \bar{T}_2$ mit $\bar{T}_1 = T_1/N_1$ und $\bar{T}_2 = T_2/N_2$). Der einseitige Test ist signifikant, wenn $|z| > 1,65$ ($\alpha = 0,05$) bzw. $|z| > 2,33$ ($\alpha = 0,01$). Bei zweiseitigem Test muss z außerhalb der Grenzen $\pm 1,96$ ($\alpha = 0,05$) oder $\pm 2,58$ ($\alpha = 0,01$) liegen, um die H_0 verwerfen zu können.

Anzumerken wäre noch, dass es sich empfiehlt, beim asymptotischen U-Test eine Kontinuitätskorrektur vorzunehmen, wenn die Stichprobenumfänge N_1 und N_2 stärker differieren.

$$z = \frac{|U - \mu_U| - 0,5}{\sigma_U} \tag{3.9}$$

> Der U-Test verliert an Schärfe, wenn die Stichproben unterschiedlich groß sind, und auch an Aussagekraft (Validität), wenn die kleinere Stichprobe mehr streut als die größere. Hier und auch bei Deckeneffekten sollte der U-Test durch den Mediantest ersetzt werden.

Für die Interpretation des Testergebnisses haben Mann u. Whitney (1947; zit. nach Brunner u. Munzel 2002, S. 16) den sog. relativen Effekt vorgeschlagen, über den man schätzen kann, mit welcher Wahrscheinlichkeit die Werte in der Population 1 kleiner sind als die Werte in der Population 2.

$$\hat{p} = \frac{1}{N} \cdot (\bar{T}_2 - \bar{T}_1) + 0,5 \tag{3.10}$$

Ist $\hat{p} > 0,5$, besteht eine stochastische Tendenz zu kleineren Werten in der Population 1 im Vergleich zur Population 2 und für $\hat{p} < 0,5$ sind die Werte in der Population 1 der Tendenz nach größer. Der $\hat{p}$-Wert ist ein Schätzwert, der stichprobenbedingten Schwankungen unterliegt. Wie groß diese Schwankungsbreite ist, kann man über ein sog. Konfidenzintervall ermitteln, das bei Brunner u. Munzel (2002, Abschn. 2.1.4.1) beschrieben wird.

Beispiel 3.2. Psychogen und somatogen Erkrankte im Konzentrationsvergleich

Problem. Nach klinisch-psychologischer Erfahrung zeigen Patienten mit Erkrankungen psychogener Genese (Psychogene) im einstündigen Pauli-Rechentest (Arnold, 1961) überdurchschnittlich viele Fehler im Vergleich zu Patienten mit Erkrankungen somatogener Genese (Somatogene). Diese Beobachtung soll exakt überprüft werden.

Untersuchungsplan. In der Inneren Abteilung einer Privatklinik werden $N = 14$ Patienten mit chronischer Dyspepsie behandelt; $N_1 = 6$ von ihnen lassen jeglichen objektiven Befund vermissen und erweisen sich auch als behandlungsresistent, so dass eine psychogene Ursache angenommen wird. Die restlichen $N_2 = 8$ Patienten werden gastroskopisch als somatogen erkrankt klassifiziert. Mit allen 14 Patienten wird unter dem Vorwand, den Einfluss der psychischen Anspannung auf die Magensaftsekretion kontrollieren zu wollen, der Additionstest durchgeführt. Das Fehlerprozent, die Anzahl der auf 100 Additionen entfallenden Fehler, wird ausgezählt und ergibt:
- für die psychogen Kranken: 2,0 3,7 8,3 4,3 3,1 3,2;
- für die somatogen Kranken: 1,5 3,0 4,2 2,4 0,7 1,9 3,5 2,8.

Alternativhypothese. Psychogen Kranke zeigen höhere Fehlerprozente (*gerichtete* Alternativhypothese).

Nullhypothese. Zwischen psychogen und somatogen Magenkranken besteht kein Unterschied bzgl. der Fehlerprozentzahl im Pauli-Test.

Signifikanzniveau. $\alpha = 0,05$.

Testwahl. Da die Fehlerprozente weder normalverteilt noch homogen variant zu sein pflegen und es sich um den Vergleich zweier unabhängiger Stichproben handelt, entschließen wir uns, statt des t-Tests den U-Test anzuwenden.

Auswertung. Zunächst wandeln wir die Fehlerprozente in eine gemeinsame Rangreihe und bilden die Rangsummen T_1 und T_2 (◘ Tab. 3.3).

◘ **Tabelle 3.3.** Daten für einen U-Test

$N_1 = 6$ psychogen Kr.	4	11	14	13	8	9			$T_1 = 59$
$N_2 = 8$ somatogen Kr.	2	7	12	5	1	3	10	6	$T_2 = 46$

Wir kontrollieren zunächst die Rangsummen nach Gl. 3.2.

$$59 + 46 = \frac{14 \cdot 15}{2} = 105$$

Schon an dieser Stelle können wir erkennen, dass die Richtung des Unterschieds der Rangdurchschnitte unserer Erwartung entspricht. Wir errechnen $\bar{T}_1 = 59/6 = 9{,}83$ und $\bar{T}_2 = 46/8 = 5{,}75$. Die Gruppe der psychogen Erkrankten hat also im Durchschnitt höhere Rangwerte (höhere Fehlerprozente) erzielt als die Gruppe der somatogen Erkrankten.

Zur Bestimmung der U-Werte verwenden wir Gl. 3.3 und 3.4.

$$U_1 = 6 \cdot 8 + \frac{6 \cdot 7}{2} - 59 = 10$$

$$U_2 = 6 \cdot 8 + \frac{8 \cdot 9}{2} - 46 = 38$$

Die U-Werte erfüllen die Kontrollbedingung gemäß Gl. 3.5.

$$10 + 38 = 6 \cdot 8 = 48$$

U_1 ist der kleinere U-Wert, d.h. wir setzen für den exakten Signifikanztest gemäß Tafel E im Anhang $U = 10$. Tafel E ist so eingerichtet, dass $N_2 \geq N_1$ sein soll. Das trifft in unserem Falle zu. (Andernfalls müßten wir die Symbole austauschen.)

Um zu beurteilen, ob ein $U = 10$ einem signifikanten Unterschied entspricht, suchen wir den Zahlenblock mit $N_2 = 8$ auf. Für $U = 10$ und $N_1 = 6$ entnehmen wir diesem Zahlenblock eine einseitige Überschreitungswahrscheinlichkeit von $P = 0{,}041$.

Entscheidung. H_0 wird verworfen, da das erhaltene $P < \alpha$ ist. H_1 gilt als bestätigt.

Interpretation. Psychogen Magenkranke neigen (möglicherweise wegen stressbedingter Konzentrationsstörungen) zu schlechteren Rechenleistungen (im Pauli-Test) als somatogen Kranke. Man ermittelt über Gl. 3.10 einen relativen Effekt von

$$\hat{p} = \frac{1}{14} \cdot (5{,}75 - 9{,}83) + 0{,}5 = 0{,}209$$

Die Wahrscheinlichkeit, dass psychogen Erkrankte weniger Rechenfehler machen als somatogen Erkrankte, wird mit nur 20,9% geschätzt.

t-Test-Vergleich. Prüfen wir unsere Ausgangsdaten mit dem klassischen t-Test, resultiert ein nichtsignifikanter Wert. Wir konnten also – offenbar wegen der nichtnormalen Messwerteverteilung – mit dem U-Test „erfolgreicher" arbeiten als mit dem t-Test.

Der U-Test bei Rangbindungen

Wir wollen nun eine Modifikation des U-Tests betrachten, die dann anzuwenden ist, wenn das Merkmal nur bis zu einem Genauigkeitsgrad gemessen wurde, der bedingt, dass verschiedene Messwerte doppelt oder mehrfach auftreten, was zur Mittelung von Rangplätzen im Sinne der Ausführungen von ▶ S. 27 f veranlasst. Für den Umgang mit diesem *Rangbindungsproblem* gibt es 2 Vorschläge:

- Vorschlag 1 lautet: Wenn gleiche Ränge (Rangbindungen) innerhalb einer Stichprobe und/oder innerhalb der anderen Stichprobe auftreten, brauchen sie nicht berücksichtigt zu werden.
- Vorschlag 2 lautet: Wenn Rangbindungen zwischen den beiden Stichproben auftreten, bildet man Mittelränge und verfährt mit diesen wie ohne Rangbindungen.

Um zu verdeutlichen, wie man gemäß Vorschlag 2 bei der Bestimmung des U-Werts vorgeht, greifen wir nochmals auf ▶ Beispiel 3.2 (Psychogen und somatogen Erkrankte) zurück. Wir wollen einmal annehmen, man hätte die Fehlerprozentwerte ganzzahlig gerundet. Das Ergebnis zeigt folgende Aufstellung:
- psychogen Kranke: 2 4 8 4 3 3,
- somatogen Kranke: 2 3 4 2 1 2 4 3.

Bringen wir diese Werte in eine gemeinsame Rangreihe, ist zu beachten, dass die Messwerte 2, 3 und 4 jeweils 4-mal vorkommen. Der Messwert 1 erhält den Rangplatz 1. Der Messwert 2 taucht 4-mal auf, d. h. es sind die Rangplätze 2, 3, 4 und 5 zu verteilen. Für diese Rangplatzgruppe ergibt sich ein Mittelrang, d. h. ein durchschnittlicher Rangplatz von $(2 + 3 + 4 + 5)/4 = 14/4 = 3{,}5$. Mit diesen Überlegungen ermitteln wir für die 4 Messungen mit dem Wert 3 einen durchschnittlichen Rangplatz von 7,5 und für die vier Messungen mit dem Wert 4 einen durchschnittlichen Rangplatz von 11,5. Der Messwert 8 schließlich erhält Rangplatz 14.
□ Tabelle 3.4 fasst die Rangtransformation zusammen:

□ **Tabelle 3.4.** U-Test mit Rangbindungen (kleine Stichproben)

	Rangplätze								
Psychogen Kranke	3,5	11,5	14	11,5	7,5	7,5			$T_1 = 55{,}5$
Somatogen Kranke	3,5	7,5	11,5	3,5	1	3,5	11,5	7,5	$T_2 = 49{,}5$

Aus den in □ Tabelle 3.4 genannten T-Werten (Kontrolle gemäß Gl. 3.2: $55{,}5 + 49{,}5 = 14 \cdot 15/2 = 105$) errechnen wir über Gl. 3.3 und 3.4 die entsprechenden U-Werte:

$$U_1 = 6 \cdot 8 + \frac{6 \cdot 7}{2} - 55{,}5 = 13{,}5$$

$$U_2 = 6 \cdot 8 + \frac{8 \cdot 9}{2} - 49{,}5 = 34{,}5$$

(Kontrolle gemäß Gl. 3.5: $13{,}5 + 34{,}5 = 6 \cdot 8 = 48$)

U_1 ist der kleinere Wert, d.h. wir setzen $U = 13{,}5$.

Zur Ermittlung der einseitigen Überschreitungswahrscheinlichkeit verwenden wir ersatzweise Tafel E im Anhang, obwohl diese Tafel exakt nur für Rangreihen *ohne* Bindungen gilt. Tafel E führt bei Rangbindungen jedoch zu konservativen Entscheidungen. Wir lesen dort für $N_2 = 8$ und $N_1 = 6$ eine Überschreitungswahrscheinlichkeit zwischen $P = 0{,}091$ (für $U = 13$) und $P = 0{,}114$ (für $U = 14$) ab, d.h. die H_0 wäre beizubehalten.

Hat man über Tafel E bei Rangbindungen einen signifikanten U-Wert ermittelt, ist man mit der Ablehnung von H_0 immer auf der „sicheren Seite". Liegt die Überschreitungswahrscheinlichkeit gemäß Tafel E hingegen nur geringfügig über dem Signifikanzniveau, so dass die H_0 beizubehalten wäre, könnte dies eine Folge des konservativen Testens sein. In diesem Falle sollte die Durchführung eines exakten U-Tests für Rangbindungen und kleine Stichproben erwogen werden, der bei Bortz et al. (2008, S. 208 ff) beschrieben wird.

Hat man *große* Stichproben ($N_1 > 20$ oder $N_2 > 20$) untersucht, kommt der *asymptotische U-Test* gemäß Gl. 3.8 in Betracht. Rangbindungen führen in diesem Falle zu einer Verkleinerung der Streuung der U-Werte. Es empfiehlt sich deshalb, die Streuungsformel (Gl. 3.7) wie folgt zu korrigieren:

$$\sigma_{U\,(corr)} = \sqrt{\frac{N_1 \cdot N_2}{N \cdot (N-1)} \cdot \left(\frac{N^3 - N}{12} - C \right)} \quad \text{mit} \quad C = \sum_{i=1}^{m} \frac{t_i^3 - t_i}{12} \qquad (3.11)$$

Das Korrekturglied C in Gl. 3.10 berücksichtigt sowohl die Anzahl der Rangbindungsgruppen (m) als auch deren Länge t_i (d.h. die Anzahl der in einer Rangbindungsgruppe i zusammengefassten Rangplätze). Wir werden die Berechnung von C weiter unten an einem Beispiel erläutern.

Zunächst wollen wir darauf aufmerksam machen, dass die Streuung $\sigma_{U\,(corr)}$ kleiner wird, je mehr Rangbindungsgruppen vorkommen und je länger die Rangbindungsgruppen sind. Gibt es keine Rangbindungen (wenn also jeder Rangplatz eine eigene „Bindungsgruppe" der Länge 1 bildet), ist $m = N$ und $t_i = 1$, so dass das Korrekturglied 0 wird. In diesem Falle erhält man nach Gl. 3.7 und 3.11 identische Werte für die Streuung.

> Hat man es jedoch mit Rangbindungen zu tun, ist σ_U stets größer als $\sigma_{U\,(corr)}$, d.h. der z-Wert gemäß Gl. 3.8 ist bei Verwendung der rangbindungskorrigierten Streuung größer als bei Verwendung der unkorrigierten Streuung. Ein Verzicht auf die Rangbindungskorrektur begünstigt also auch hier Entscheidungen zugunsten von H_0 (konservative Entscheidung).

Das folgende Beispiel wird diesen Sachverhalt verdeutlichen:

Beispiel 3.3. Typische und atypische Neuroleptika bei Schizophrenie

Problem. Es soll überprüft werden, ob das Neuroleptikum Fluphenazin die psychotische Symptomatik von schizophrenen Patienten stärker dämpft als ein Standardneuroleptikum (Haloperidol).

Versuchsplan. 54 akut schizophrene Patienten werden nach Zufall in eine Experimentalgruppe ($N_1 = 27$) und eine Kontrollgruppe ($N_2 = 27$) eingeteilt (Randomisierung). In einem Doppelblindversuch erhält die Experimentalgruppe Fluphenazin und die Kontrollgruppe Haloperidol. Nach einer Behandlungsdauer von 4 Wochen beurteilt ein Psychiater (als erfahrener Experte) blind, d.h. ohne die Gruppenzugehörigkeit der Patienten zu kennen, die Patienten anhand der folgenden Kategorien: Ohne Befund (o.B.) – schwache Symptomatik – mittlere Symptomatik – starke Symptomatik, wobei diese 4 Kategorien in etwa den Stufen 1–2, 3, 4 und 5–6 der 7-stufigen CGI-Skala des „Clinical Global Rating" entsprechen (CIPS 2005). Die 4 Kategorien konstituieren eine Ordinalskala.

Alternativhypothese. Die Experimentalbedingung führt zu weniger (bzw. schwächeren) psychotischen Symptomen als die Kontrollbedingung (*gerichtete* H_1).

Nullhypothese. Patienten mit den o.g. Behandlungen unterscheiden sich nicht in ihrer psychotischen Symptomatik.

Signifikanzniveau. Das Signifikanzniveau wird auf $\alpha = 0,05$ festgesetzt.

Testwahl. Zwei Stichproben sollen hinsichtlich der Ausprägung eines ordinalen Merkmals verglichen werden. Da das Merkmal nur in 4 ordinal gestuften Kategorien erfasst wird, müssen bei N = 54 Patienten zwangsläufig Rangbindungen auftreten. Die Größe der Stichproben rechtfertigt die Anwendung des *asymptotischen U-Tests* bei Rangbindungen.

    Oberflächlich gesehen könnte man meinen, der k × 2-Felder-Chi-Quadrat-Test sei die Methode der Wahl. Diese naheliegende Auswertungsstrategie (man betrachte hierzu die beiden 1. Zeilen von ◻ Tabelle 3.5, die in der Tat eine 4 × 2-Tafel darstellen) wäre jedoch falsch, da der χ^2-Test die in den Daten enthaltenen Informationen nicht vollständig ausschöpft, weil er die Ordnung der 4 Urteilskategorien nicht berücksichtigt.

Testanwendung. ◻ Tabelle 3.5 zeigt in den beiden 1. Zeilen, wie der Psychiater die Patienten der Experimentalgruppe und der Kontrollgruppe eingestuft hat.

◻ **Tabelle 3.5.** U-Test mit Rangbindungen (große Stichproben)

	Intensität der psychotischen Symptomatik				
	o. B.	schwach	mittel	stark	$\sum$
Experimentalgruppe (f_{1s})	8	11	6	2	27
Kontrollgruppe (f_{2s})	6	8	9	4	27
Gesamt	14	19	15	6	54
Gesamt kumuliert	14	33	48	54	
$\bar{R}_s$	7,5	24	41	51,5	
$f_{1s} \cdot \bar{R}_s$	60	264	246	103	$673 = T_1$
$f_{2s} \cdot \bar{R}_s$	45	192	369	206	$812 = T_2$

Wegen der 4-stufigen Ratingskala sind die 54 Patienten auf 4 Rangbindungsgruppen zu verteilen. Wie viele Patienten auf die einzelnen Rangbindungsgruppen entfallen, ist der Zeile „Gesamt" zu entnehmen. In der Kategorie „o. B." z. B. befinden sich 14 Patienten, d. h. der durchschnittliche Rangplatz dieser Patienten entspricht der Summe der Zahlen 1–14 dividiert durch 14 (105/14 = 7,5). Der durchschnittliche Rangplatz der 19 Patienten in der Kategorie „schwach" resultiert aus der Summe der Zahlen 15–33 dividiert durch 19 (456/19 = 24) etc.

Man erkennt, dass die Bestimmung der durchschnittlichen Rangplätze auf eine recht mühsame Zählarbeit hinausläuft, die man sich jedoch erheblich vereinfachen kann, wenn man folgende Gleichung verwendet:

$$\bar{R}_s = \frac{R_{min(s)} + R_{max(s)}}{2} \tag{3.12}$$

mit $s = 1, \ldots, v$

v = Anzahl der Kategorien

Wir bezeichnen den durchschnittlichen (mittleren) Rangplatz einer Kategorie s mit $\bar{R}_s$. Er ergibt sich, wenn man die Summe aus dem niedrigsten ($R_{min(s)}$) und dem höchsten ($R_{max(s)}$) aller in dieser Kategorie zu vergebenden Rangplätze durch 2 dividiert.

Angewendet auf die Daten der ◻ Tabelle 3.5 erhalten wir für die 1. Kategorie:

$$\bar{R}_1 = \frac{1 + 14}{2} = 7,5$$

Für die Kategorie 2–15 der niedrigste und 33 der höchste Rangplatz. Diese Grenzwerte entnimmt man einfachheitshalber der Zeile „Gesamt kumuliert", in der die Häufigkeiten der Zeile „Gesamt" sukzessiv aufaddiert (kumuliert) sind. Der obere Grenzwert entspricht der kumulierten Häufigkeit in dieser Kategorie (33) und der untere Grenzwert der um 1 erhöhten kumulierten Häufigkeit der vorangegangenen Kategorie ($14 + 1 = 15$).

$$\bar{R}_2 = \frac{15 + 33}{2} = 24$$

Auf diese Weise ermitteln wir auch die übrigen in der Zeile „$\bar{R}_s$" eingetragenen Werte:

$$\bar{R}_3 = \frac{34 + 48}{2} = 41$$

$$\bar{R}_4 = \frac{49 + 54}{2} = 51,5$$

Nun sind die Rangsummen T_1 und T_2 zu bestimmen. Hierzu multiplizieren wir zeilenweise die Häufigkeiten in der Experimentalgruppe (f_{1s}) und die Häufigkeiten in der Kontrollgruppe (f_{2s}) mit den durchschnittlichen Rangplätzen $\bar{R}_s$ (z. B. $f_{11} \cdot \bar{R}_1 = 8 \cdot 7,5 = 60$ oder $f_{23} \cdot \bar{R}_3 = 9 \cdot 41 = 369$) und summieren die entsprechenden Produkte. Das Ergebnis ist bereits in ◘ Tabelle 3.5 eingetragen: $T_1 = 673$ und $T_2 = 812$ (Kontrolle nach Gl. 3.2: $673 + 812 = 54 \cdot 55/2 = 1485$).

Als mittleren Rangplatz für die Experimentalgruppe errechnen wir $673/27 = 24,9$ (dies entspricht etwa dem Rangplatz 24 für die Kategorie „schwache Symptomatik") und für die Kontrollgruppe ergibt sich $812/27 = 30,1$ (schwache bis mittlere Symptomatik). Unsere Vorhersage gemäß H_1 ist also zumindest der Tendenz nach richtig.

Aus den T-Werten ermitteln wir über Gl. 3.3 und 3.4 die U-Werte:

$$U_1 = 27 \cdot 27 + \frac{27 \cdot 28}{2} - 673 = 434$$

$$U_2 = 27 \cdot 27 + \frac{27 \cdot 28}{2} - 812 = 295$$

Kontrolle nach Gl. 3.5: $434 + 295 = 27 \cdot 27 = 729$.

Für den asymptotischen Test benötigen wir ferner μ_U und $\sigma_{U(corr)}$. Wir erhalten nach Gl. 3.6

$$\mu_U = \frac{27 \cdot 27}{2} = 364,5$$

Um die Streuung σ_{corr} nach Gl. 3.11 ausrechnen zu können, beginnen wir mit der Bestimmung des Korrekturglieds C. Wie bereits erwähnt, haben wir es mit m = 4 Rangbindungsgruppen zu tun. Die Länge der Rangbindungsgruppen entnehmen wir ⊡ Tabelle 3.5, Zeile „Gesamt": $t_1 = 14$, $t_2 = 19$, $t_3 = 15$ und $t_4 = 6$. Damit ergibt sich für C:

$$C = \frac{14^3 - 14}{12} + \frac{19^3 - 19}{12} + \frac{15^3 - 15}{12} + \frac{6^3 - 6}{12} = 1095$$

Eingesetzt in Gl. 3.11 resultiert für $\sigma_{U(corr)}$:

$$\sigma_{U(corr)} = \sqrt{\frac{27 \cdot 27}{54 \cdot 53} \cdot \left(\frac{54^3 - 54}{12} - 1095 \right)} = 55{,}34$$

Mit diesen Werten erhält man über Gl. 3.8 den z-Wert der Standardnormalverteilung (wobei wir σ_U durch $\sigma_{U(corr)}$ ersetzen).

$$z_{(corr)} = \frac{434 - 364{,}5}{55{,}34} = 1{,}26$$

(Hätten wir statt $U_1 = 434$ den Wert $U_2 = 295$ eingesetzt, würde z = −1,26 resultieren.)

Entscheidung. Tafel A des Anhangs entnehmen wir für $\alpha = 0{,}05$ und einseitigem Test einen kritischen Wert von z = 1,65. Der empirische Wert ist kleiner, d.h. die H_0 ist beizubehalten (P ≈ 0,10 > $\alpha = 0{,}05$).

Interpretation. Es kann nicht davon ausgegangen werden, dass Fluphenazin die psychotische Symptomatik schizophrener Patienten stärker dämpft als das Standardneuroleptikum.

Über Gl. 3.10 schätzen wir mit $\bar{T}_1 = 673/27 = 24{,}92$ und $\bar{T}_2 = 812/27 = 30{,}07$ einen relativen Effekt von

$$\hat{p} = \frac{1}{54} \cdot (30{,}07) - 24{,}92 + 0{,}5 = 0{,}595$$

Mit einer Wahrscheinlichkeit von 59,5% sind die Werte in der Experimentalgruppe kleiner, d.h. hier besteht eine geringe (aber nicht signifikante) Tendenz zu einer schwächeren psychotischen Symptomatik.

Testvergleiche. Hätte man auf die Bindungskorrektur der Streuung σ_U verzichtet, würde man nach Gl. 3.7 $\sigma_U = 57{,}8$ bzw. nach Gl. 3.8 $z = 1{,}20$ errechnen. Dieser z-Wert ist ein wenig kleiner als der bindungskorrigierte z-Wert, d. h. ein Verzicht auf die Bindungskorrektur würde zu einer tendenziell konservativen Entscheidung führen. (In unserem Beispiel ist jedoch in beiden Fällen die H_0 beizubehalten.)

Eine χ^2-Auswertung der 4×2-Tafel nach Gl. 2.24 führt zu $\chi^2 = 2{,}03$ mit Fg = 3. Dieser χ^2-Wert hat mit $P' \approx 0{,}5$ eine sehr viel größere Überschreitungswahrscheinlichkeit als der z-Wert mit $P \approx 0{,}10$. Auch wenn beide Ergebnisse nicht signifikant sind, verdeutlicht dieser Vergleich, dass der U-Test bei Fragestellungen der hier geprüften Art eine wesentlich höhere Teststärke aufweist als der $k \times 2$-Felder-Chi-Quadrat-Test oder auch der hier legitime Mediantest.

Hinweis

Gelegentlich sind die Messwerte in den zu vergleichenden Stichproben wegen eines Deckeneffektes gestutzt (Beispiel: Lebensqualitätswerte können nach voller Genesung nicht mehr verbessert werden). In diesem Falle kann z. B. ein Verfahren von Gehan (1965 a, b) eingesetzt werden, das bei Krauth (1988, S. 68) beschrieben wird.

3.1.3 Pretest-Posttest-Pläne für 2 unabhängige Stichproben (Solomon-Pläne)

Zielsetzung

Im letzten Beispiel wurde zum Wirkungsnachweis eines neuen Medikamentes eine behandelte Experimentalgruppe mit einer nichtbehandelten (bzw. standardbehandelten) Kontrollgruppe verglichen. Die hierbei verwendeten Daten wurden nach der Behandlung erhoben, wobei wir implizit unterstellt haben, dass die beiden Gruppen vor der Behandlung in Bezug auf das untersuchte Merkmal vergleichbar bzw. äquivalent waren. Diese Vorgehensweise ist korrekt, weil durch die Randomisierung davon auszugehen ist, dass die zu vergleichenden Gruppen vor der Behandlung tatsächlich äquivalent sind. Nach der Behandlung festgestellte Unterschiede zwischen Experimental- und Kontrollgruppe können also – auch wegen der Doppelblindauswertung – konklusiv auf die Behandlung zurückgeführt werden (wobei wir allerdings die Wirksamkeit von behandlungsspezifischen Störfaktoren ausschließen müssen).

In der klinischen Forschung kommt es jedoch nicht selten vor, dass man (z. B. aus ethischen oder untersuchungstechnischen Gründen) auf eine Randomisierung ebenso wie auf eine Blindanordnung verzichten muss. Man spricht von einer *offenen Studie*, in der sowohl der Arzt als auch der Patient weiß, welches Arzneimittel verabreicht wird. Offene Studien werden oft ersatzweise an 2 Behandlungszentren (Kliniken, Praxen) durchgeführt, wobei eine neue Behandlung dem einen (nach Los ausgewählten) Zentrum und die erprobte Standardbehandlung dem anderen Zentrum zugewiesen werden.

Wenn man nun trotz ungleicher (inhomogener) Stichproben von Patienten annehmen darf, dass sich in beiden Stichproben gleiche (H_0) oder unterschiedliche (H_1) Behandlungswirkungen manifestieren würden, dann kann ein Solomon-Plan (Solomon 1949) mit Einschränkung konklusiv in Bezug auf die Besserungsraten von Behandlung und Kontrolle interpretiert werden.

> Mit einem Solomon-Plan wird untersucht, ob sich die durchschnittlichen *Veränderungsraten* unter Experimental- bzw. Kontrollbedingungen signifikant unterscheiden.

Eine besondere Indikation für ein Solomon-Design ist gegeben, wenn die interindividuellen Ausgangslagen sehr verschieden sind, so dass es großer Stichproben bedarf, wenn man nur auf ein Posttestergebnis rekurriert, das die interindividuellen Unterschiede einbezieht (► hierzu auch S. 21 zum Stichwort „Überkreuzungsplan"). Ein Solomon-Plan schaltet diese Unterschiede aus, weil er nur die *Besserungsraten* der einzelnen Patienten berücksichtigt, nicht die möglicherweise sehr unterschiedlichen Schweregrade ihrer Erkrankung.

Mit dieser Zielsetzung entspricht der im Folgenden behandelte Test dem Interaktionsnachweis in der parametrischen Varianzanalyse mit einem 2fach gestuften Gruppierungsfaktor und einem 2fach gestuften Messwiederholungsfaktor.

Durchführung

Für die Auswertung eines Solomon-Plans benötigen wir keinen neuen Test, sondern können auf den bereits bekannten U-Test (oder ggf. den Mediantest) zurückgreifen. Wir ermitteln zunächst für jedes Individuum der Experimental- und Kontrollgruppe die Differenz zwischen Pretestwert und Posttestwert und bringen sodann die Differenzen in eine gemeinsame Rangreihe. Über die Ränge der „Paardifferenzen" wird ein U-Test berechnet, der deshalb nach Buck (1975) auch *U-Test für Paardifferenzen* genannt wird. Sollte sich die Experimentalgruppe stärker verändert haben als die Kontrollgruppe, sind die Differenzwerte und damit auch die Ränge der Differenzen in der Experimentalgruppe größer als in der Kontrollgruppe, was für die Gültigkeit von H_1 spräche.

► Beispiel 3.4 verdeutlicht das Vorgehen.

Beispiel 3.4. Zwei konzentrationsfördernde Medikamente im Vergleich

Problem. Zwei vermeintlich konzentrationsfördernde Medikamente a_1 (Methylphenidat) und a_2 (Metamphetamin) sollen hinsichtlich ihrer Wirksamkeit verglichen werden, und zwar in einem offenen Versuchsplan, bei dem Medikament a_1 in der Kinderneurologie einer Klinik I und Medikament a_2 in einer Klinik II verabreicht werden. Beide Kliniken sollen je 5 unterschiedlich hyperaktive sowie konzentrationsgestörte und nach schulpsychologischer Empfehlung zu behandelnde Kinder einmal vor und ein 2. Mal nach der Behandlung (mit a_1 oder a_2) auf ihre Konzentrationsfähigkeit mit einem Vigilanztest untersuchen.

Alternativhypothese. Die Vigilanztestverbesserungen unterscheiden sich (*ungerichtete* Alternativhypothese).

Nullhypothese. Die Vigilanztestverbesserung ist unter a_1 gleich jener unter a_2.

Signifikanzniveau. Da man bislang noch keine systematischen Erfahrungen mit den Medikamenten gemacht hat, wählen wir $\alpha = 0,05$.

Testwahl. Es geht um den Vergleich von Differenzen aus 2 unabhängigen Stichproben. Über die Verteilungseigenschaften der Differenzwerte ist nichts bekannt. Zudem sind die geprüften Stichproben sehr klein, so dass wir verteilungsfrei mit dem *U-Test für Paardifferenzen* auswerten.

Testanwendung. ◨ Tabelle 3.6 zeigt die Testwerte der Schüler.

◨ **Tabelle 3.6.** Veranschaulichung des U-Tests für Paardifferenzen

	1. Messung	2. Messung	d_i	$R(d_i)$
	16	22	–6	2
	17	21	–4	4
Medikament a_1	13	19	–6	2
	18	18	0	7
	19	25	–6	2
				$T_1 = 17$
	14	15	–1	6
	15	14	1	8,5
Medikament a_2	18	17	1	8,5
	20	18	2	10
	14	17	–3	5
				$T_2 = 38$

Wir bilden zunächst für jeden Schüler die Differenz d_i der beiden Messungen. Auf diese Differenzen wird der in ▶ Abschn. 3.1.2 beschriebene U-Test angewendet, d.h. man überführt die Differenzen in eine gemeinsame Rangreihe $R(d_i)$ und ermittelt $T_1 = 17$ und $T_2 = 38$. Daraus resultieren nach Gl. 3.3 und 3.4 $U_1 = 23$ und $U_2 = 2$, d.h. wir prüfen über $U = 2$ als dem kleineren Wert. Tafel E (Teil I) entnehmen wir als einseitige Überschreitungswahrscheinlichkeit $P = 0{,}016$, die für den zweiseitigen Test zu verdoppeln ist: $P' = 2 \cdot 0{,}016 = 0{,}032$.

Entscheidung. Die Überschreitungswahrscheinlichkeit ist kleiner als das Signifikanzniveau ($0{,}032 < 0{,}05$), d.h. die H_0 ist zu verwerfen.

Interpretation. Die beiden Medikamente sind in ihrer Wirkung nicht vergleichbar. Medikament a_1 wirkt offenbar beim hyperkinetischen Syndrom von Schulkindern in höherem Maße konzentrationsfördernd als Medikament a_2.

Eine Alternative zur hier beschriebenen Auswertung werden wir unter ▶ Abschn. 3.4.3 behandeln.

3.2   Der Vergleich mehrerer unabhängiger Stichproben

Sind allgemein k unabhängige Stichproben von nichtnormalverteilten Messwerten zu vergleichen, oder hat man eine Rangreihe über alle Individuen aus k Stichproben gebildet – etwa im Rating durch Experten oder durch sog. Paarvergleiche (vgl. z.B. Bortz u. Döring 2006, S. 159 f) –, interessiert häufig die Frage, ob sich die Stichproben hinsichtlich ihrer zentralen Tendenz unterscheiden. Zur Überprüfung dieser Frage werden wir im Folgenden 2 Verfahren kennenlernen: den *erweiterten Mediantest* (▶ Abschn. 3.2.1) und den H-Test von Kruskal u. Wallis (▶ Abschn. 3.2.2). Ferner gehen wir auf ein Verfahren ein, mit dem man überprüfen kann, ob die Größenordnung der Durchschnittsränge von k Stichproben mit einer hypothetisch festgelegten Reihenfolge der Durchschnittsränge zu vereinbaren ist: den Trendtest von Jonckheere (▶ Abschn. 3.2.3). Unterschiede zwischen 4 in einem 2×2-Design angeordneten Gruppen können parameterfrei mit Hilfe eines Verfahrens nach Brunner u. Munzel geprüft werden (▶ Abschn. 3.2.4). Eine Verallgemeinerung der Solomon-Pläne auf k Stichproben (▶ Abschn. 3.2.5) beschließt dieses Teilkapitel.

3.2.1 Die Extension des Mediantests

Zielsetzung

Zu vergleichen sind k unabhängige Stichproben bzgl. einer ordinalskalierten abhängigen Variablen. Wie beim Mediantest für 2 unabhängige Stichproben (▶ Abschn. 3.1.1) hat man es mit einem Datenmaterial zu tun, das wenig reliabel ist, so dass die Rangreihe aller Individuen wenig zuverlässig erscheint. Die Ranginformationen werden deshalb nur insoweit genutzt, als für jedes Individuum zu entscheiden ist, ob es sich oberhalb oder unterhalb des Medianwerts aller Messungen befindet.

> Die mit dem extendierten Mediantest geprüfte Nullhypothese lautet: Die k Stichproben stammen aus Populationen mit identischen Medianwerten. Die Alternativhypothese negiert diese Annahme.

Durchführung

Wir bringen die $N = N_1 + N_2 + \ldots + N_k$ Messungen in eine gemeinsame Rangreihe und bestimmen den Medianwert dieser Rangreihe. Für jede Stichprobe wird nun ausgezählt, wie viele Individuen Rangplätze oberhalb des Medians bzw. unterhalb des Medians erhalten haben. Diese Häufigkeiten tragen wir in eine $k \times 2$-Feldertafel ein, die über Gl. 2.24 bzw. – bei zu kleinen erwarteten Häufigkeiten – über den exakten Freeman-Halton-Test (▶ Abschn. 2.4.1) ausgewertet wird.

Beispiel 3.5. Vergleich unterschiedlicher Behandlungen von Schlafstörungen

Problem. Es soll überprüft werden, wie sich ein Schlafmittel S (Glutethimiol) und ein Tranquilizer T (Bromazepan) in Kombination mit einem Plazebo P auf die Schlafdauer von Patienten mit Durchschlafstörungen auswirken. Ferner werden die beiden Medikamente in kombinierter Form (ST) sowie eine reine Placebokombination (PP) geprüft. 40 Patienten werden per Zufall in vier Gruppen zu je 10 Patienten eingeteilt und aufgefordert, vor dem Einschlafen die ihnen zugewiesenen Tablettenkombinationen einzunehmen:
- 1. Gruppe: Plazebo + Plazebo (PP),
- 2. Gruppe: Plazebo + Schlafmittel (PS),
- 3. Gruppe: Plazebo + Tranquilizer (PT) und
- 4. Gruppe: Schlafmittel + Tranquilizer (ST).

Am nächsten Vormittag werden die Patienten nach ihrer Schlafdauer (in Stunden) befragt.

Alternativhypothese. Die Schlafdauer hängt davon ab, welche Tablettenkombination eingenommen wurde (*ungerichtete* Alternativhypothese).

Nullhypothese. Die Art der Tablettenkombination hat keinen Einfluss auf die Schlafdauer.

Signifikanzniveau. $\alpha = 0,05$.

Testwahl. Es geht um den Vergleich der zentralen Tendenz in 4 unabhängigen Stichproben. Abhängige Variable ist die Selbsteinschätzung der Schlafdauer. Da derartige Selbsteinschätzungen in der Regel ziemlich ungenau sind, entschließt man sich, die Patienten nur danach zu klassifizieren, ob sie eher überdurchschnittlich ($> Md$) oder eher unterdurchschnittlich ($< Md$) lange geschlafen haben. Die Auswertung dieser Daten kann deshalb mit der *Extension des Mediantests* erfolgen.

Testanwendung. Die von den Patienten genannten Schlafzeiten sind in ◘ Tabelle 3.7 eingetragen.

◘ **Tabelle 3.7.** Beispiel für den k-Stichproben-Mediantest

Schlafdauer in Stunden			
PP	**PS**	**PT**	**ST**
6	7	7	6
5	8	6	8
8	6	8	8
5	9	6	8
4	8	5	7
7	10	8	9
7	6	9	7
4	5	7	9
9	8	5	9
6	9	9	8

Für die 40 Werte in ◘ Tabelle 3.7 ist nun der Medianwert zu bestimmen, also der Wert, der die Gesamtstichprobe halbiert.

2 Patienten haben 4 h, 5 Patienten 5 h, 7 Patienten 6 h und 7 Patienten 7 h geschlafen. Zusammengenommen sind es also 21 Patienten, die 4–7 h geschlafen haben. Der Medianwert liegt somit zwischen 7 h und 8 h (genau bei 7,14 h), d.h. bei den 7 Patienten mit 7-stündiger Schlafdauer kann nicht entschieden werden, ob sich ihre Messwerte oberhalb oder unterhalb des Medianwerts befinden. (Man beachte, dass 7 die Mitte des Intervalls 6,5–7,5 ist.) Da sich die 7 mit dem Medianwert verbundenen Messungen über die 4 Stichproben verteilen, müssen sie einheitlich als sub- oder als supramedian gezählt werden. Wir entscheiden uns für eine submediane Zählung, weil die dadurch entstehende Aufteilung (21 Patienten unterhalb und 19 Patienten oberhalb des Medians) der Idealaufteilung des Mediansplits (20:20) am nächsten kommt *(Paramediandichotomie)*.

Nun müssen wir nur noch pro Gruppe auszählen, wie viele Patienten 4–7 h (submedian) bzw. 8–10 h (supramedian) geschlafen haben. Das Resultat zeigt ◨ Tabelle 3.8.

◨ **Tabelle 3.8.** 4×2-Tafel der Daten aus Tabelle 3.7

	PP	PS	PT	ST	$\sum$
4–7 h	8	4	6	3	21
8–10 h	2	6	4	7	19
$\sum$	10	10	10	10	40

Um zu überprüfen, ob sich die 4 Gruppen bzgl. des Alternativmerkmals „Schlafdauer" signifikant unterscheiden, werten wir die 4×2-Tafel über Gl. 2.24 aus:

$$\chi^2 = \frac{40^2}{21 \cdot 19} \cdot \left(\frac{8^2}{10} + \frac{4^2}{10} + \frac{6^2}{10} + \frac{3^2}{10} - \frac{21^2}{40} \right) = 5,91$$

Entscheidung. Tafel B des Anhangs entnehmen wir für Fg = 3 und $\alpha = 0,05$ einen kritischen Wert von $\chi^2 = 7,81$. Der empirische Wert ist kleiner als der kritische Wert, d. h. die H_0 ist beizubehalten.

Interpretation. Es kann nicht davon ausgegangen werden, dass die Selbsteinschätzungen der Schlafzeiten von der Art der verabreichten Medikamente abhängen. Man kann also nicht sagen, dass PP am wenigsten und ST am stärksten wirkt, obwohl ◨ Tabelle 3.8 dies nahelegt.

Bei Messwerten, die mit dem Median der Gesamtstichprobe verbunden sind, verfährt man – wie das ▶ Beispiel 3.5 zeigt – entsprechend den Vorschlägen auf ▶ S. 137.

Hinweis

Der k-Stichproben-Mediantest fordert nicht, dass die k Stichproben aus formgleich (homomer) verteilten Populationen stammen, sondern lässt im Unterschied zu folgendem Test auch ungleich (inhomomer) verteilte Populationen zu, ohne an Wirksamkeit zu verlieren.

3.2.2 Der H-Test von Kruskal u. Wallis

Zielsetzung

Sind k unabhängige Stichproben (die z. B. k verschiedenen Behandlungen ausgesetzt worden) hinsichtlich ihrer zentralen Tendenz zu vergleichen, wenden wir ein Verfahren an, das der parametrischen Varianzanalyse weitgehend entspricht; ein verteilungsfreies Verfahren dieser Art stellt der H-Test von Kruskal u. Wallis (1952) dar.

Im Unterschied zur Extension des Mediantests schöpft der H-Test die ordinalen Informationen der Rangdaten vollständig aus. Er hat deshalb eine höhere Teststärke als der extendierte Mediantest, es sei denn, dass Ausreißerwerte nach beiden Richtungen in mindestens einer der k Stichproben auftreten oder dass die Stichproben aus Populationen mit Deckeneffekten stammen. Mit dem H-Test überprüfen wir die Nullhypothese, dass die k Stichproben aus formgleich verteilten Populationen mit identischen Medianwerten stammen.

Es wird vorausgesetzt, dass die Merkmalsverteilungen in den k Populationen bei Gültigkeit von H_0 formgleich sind. Bei Gültigkeit von H_1 ist davon auszugehen, dass sich mindestens 2 Medianwerte unterscheiden (ungerichtete Alternativhypothese).

Durchführung

Falls keine originäre Rangreihe vorliegt, vereinigen wir die k Stichproben zu einer Gesamtstichprobe mit dem Umfang N und teilen allen Messwerten Ränge von 1 bis N zu. Daraufhin sortieren wir die Ränge nach den k Einzelstichproben und betrachten die Rangsummen T_j ($j = 1 \ldots k$) bzw. Rangdurchschnitte ($\bar{T}_j = T_j/N_j$).

Bei Geltung von H_0 erwarten wir, dass die Rangdurchschnitte nicht erheblich voneinander abweichen. Gibt es hingegen deutliche Unterschiede, so vermuten wir mit Recht, dass die Alternativhypothese zutrifft.

Kruskal u. Wallis haben nun eine Prüfgröße H definiert, die sich unter H_0 asymptotisch nach χ^2 mit k–1 Freiheitsgraden verteilt. Im allgemeinen Fall unterschiedlicher Stichprobenumfänge N_j berechnet sie sich zu

$$H = \frac{12}{N \cdot (N+1)} \cdot \sum_{j=1}^{k} \frac{T_j^2}{N_j} - 3 \cdot (N+1) \qquad (3.13)$$

Sind die Stichproben gleich groß, ist also $N_j = N/k$, rechnet man bequemer nach der vereinfachten Gleichung

$$H = \frac{12 \cdot k}{N^2 \cdot (N+1)} \cdot \sum_{j=1}^{k} T_j^2 - 3 \cdot (N+1) \qquad (3.14)$$

Ähnlich wie für den U-Test besteht auch für den H-Test die Möglichkeit einer Korrektur, wenn Rangbindungen auftreten. Die Korrekturformel für H lautet

$$H_{corr} = \frac{H}{C} \quad \text{mit} \quad C = 1 - \frac{\sum_{i=1}^{m}(t_i^3 - t_i)}{N^3 - N} \qquad (3.15)$$

Wie beim U-Test mit Rangbindungen steht auch hier m für die Anzahl der Rangbindungsgruppen und t_i für die Länge der Bindungsgruppe i.

Der asymptotische Test ist für praktische Zwecke hinreichend genau, wenn der kleinste Stichprobenumfang größer als 5 ist (vgl. Gabriel u. Lachenbruch 1969, zit. nach Hafner 2001, S. 192). Ist diese Bedingung nicht erfüllt, sollte ein exakter Test durchgeführt werden. Hierfür enthält Tafel F des Anhangs kritische Schwellenwerte für $\alpha \approx 0{,}05$ und $\alpha \approx 0{,}01$. Der asymptotische Test führt gegenüber dem exakten Test zu konservativen Entscheidungen, d.h. für Konstellationen, die in Tafel F nicht enthalten sind, kann man den asymptotischen Test verwenden (vgl. Sen u. Krishnaiah 1984, S. 948).

Für die Interpretation signifikanter Testergebnisse können auch für den H-Test die auf ▶ S. 142 eingeführten relativen Effekte berechnet werden. Hierbei werden allerdings die einzelnen Rangdurchschnitte ($\bar{T}_j$) nicht paarweise miteinander verglichen, sondern mit dem Gesamtdurchschnitt aller Ränge: $\bar{T} = (N+1)/2$. Setzt man in Gl. 3.10 für $\bar{T}_1$ den Wert für $\bar{T}$ ein, ergibt sich nach einigen Transformationen

$$\hat{p}_j = \frac{1}{N} \cdot (\bar{T}_j - 0{,}5) \tag{3.16}$$

$\hat{p}_j$ entspricht der Wahrscheinlichkeit, mit der im Durchschnitt aller Populationen kleinere Werte erzielt werden als in der Population j.

▶ Beispiel 3.6 erläutert die Durchführung des H-Tests.

Beispiel 3.6. Anoxämische Empfindlichkeit der peripheren Nerven bei verschiedenen Tierarten

Problem. Es soll festgestellt werden, ob das Nervengewebe verschiedener Tierarten gegen Sauerstoffmangel gleich empfindlich ist.

Methode. Das Peronäus-Nerv-Muskel-Präparat von 6 Katzen, 5 Rhesusaffen und 9 Meerschweinchen wird im Gebiet der Nerven unter Anoxämie gesetzt. Gemessen wird die Zeit, in der der Nerv für elektrische Reize leitfähig bleibt.

Alternativhypothese. Es bestehen Unterschiede in der anoxämischen Empfindlichkeit der peripheren Nerven zwischen den Tierarten (*ungerichtete* Alternativhypothese).

Nullhypothese. Alle $k = 3$ Spezies sind gegen neuronalen Sauerstoffmangel gleich empfindlich.

Signifikanzniveau. Wir begnügen uns mit einem $\alpha = 0{,}05$, da der Nachweis von Unterschieden mit phylogenetischen Theorien in Einklang stünde.

Testwahl. Ursprünglich war eine einfache Varianzanalyse beabsichtigt. Da aber die Leitfähigkeitszeiten schief verteilt und die Stichproben zudem relativ klein sind, entscheiden wir uns für den *H-Test*.

Testanwendung. In ▫ Tabelle 3.9 sind die Leitfähigkeitszeiten in Ränge transformiert und auf 3 Gruppen verteilt worden.

▫ **Tabelle 3.9.** Daten für einen H-Test

Tierart	Messwerte		Ränge		
	Leitfähigkeit – Zeit in min.	als Rang	Katzen $N_1 = 6$	Affen $N_2 = 5$	Meerschweinchen $N_3 = 9$
Affe	12	1,5		1,5	
Affe	12	1,5		1,5	
Meerschw.	13	3			3
Affe	15	4		4	
Meerschw.	16	5			5
Katze	17	6	6		
Meerschw.	19	7			7
Meerschw.	20	9			9
Affe	20	9		9	
Meerschw.	20	9			9
Meerschw.	23	11			11
Meerschw.	25	12			12
Katze	26	13	13		
Affe	28	14		14	
Meerschw.	30	15			15
Katze	33	16	16		
Meerschw.	37	17			17
Katze	40	18	18		
Katze	45	19	19		
Katze	55	20	20		
			$T_1 = 92$	$T_2 = 30$	$T_3 = 88$

Wir haben bereits die 3 Rangsummen gebildet und können in Gl. 3.13 einsetzen.

$$H = \frac{12}{20 \cdot (20 + 1)} \cdot \left(\frac{92^2}{6} + \frac{30^2}{5} + \frac{88^2}{9} \right) - 3 \cdot (20 + 1)$$

$$= \frac{1}{5 \cdot 7} \cdot (1411 + 180 + 860) - 63 = 7{,}03$$

Da 2 Rangbindungsgruppen aufgetreten sind (2-mal Rangplatz 1,5; 3-mal Rangplatz 9), berechnen wir den rangbindungskorrigierten Wert nach Gl. 3.15. Der Korrekturfaktor beträgt

$$C = 1 - \frac{(2^3 - 2) + (3^3 - 3)}{20^3 - 20} = 0{,}996,$$

so dass man erhält:

$$H_{corr} = \frac{7,03}{0,996} = 7,06$$

Die Korrektur verändert den H-Wert also nur unwesentlich.

Entscheidung. Laut Tafel B (Teil I) des Anhangs ist ein $\chi^2 = 7,06$ für Fg $= 3-1 = 2$ auf der geforderten Stufe ($\alpha = 0,05$) signifikant ($\chi^2_{(crit)} = 5,99$). H_0 wird zugunsten von H_1 verworfen.

Interpretation. Die peripheren Nerven von Katzen, Meerschweinchen und Affen zeigen unterschiedliche Widerstandsfähigkeit gegenüber Sauerstoffmangel. Den Rangdurchschnitten ($\bar{T}_1 = 15,3$, $\bar{T}_2 = 6,0$, $\bar{T}_3 = 9,8$) entnehmen wir, dass Katzen über die längste Leitfähigkeitszeit verfügen. Als relative Effekte errechnet man über Gl. 3.16 $\hat{p}_1 = 0,74$; $\hat{p}_2 = 0,275$ und $\hat{p}_3 = 0,465$. Der Wert $\hat{p}_1 = 0,74$ z. B. besagt, dass die durchschnittliche Leitfähigkeitszeit mit einer Wahrscheinlichkeit von 74% niedriger ausfällt als die Leitfähigkeitszeit bei Katzen.

Gruppierte Daten

Wenn das erhobene Merkmal nur wenige Merkmalskategorien aufweist (z. B. Ratingskalen, Schulnoten, soziale Schicht) und gleichzeitig die untersuchte Stichprobe groß ist, muss es zwangsläufig zu großen Rangbindungsgruppen für die Individuen mit identischen Messungen kommen. Wir wollen im Folgenden an ▶ Beispiel 3.7 veranschaulichen, wie man in diesem Falle den H-Test möglichst ökonomisch durchführen kann. Hierbei erweitern wir das bereits bekannte Auswertungsschema für den U-Test mit gruppierten Daten (vgl. ◘ Tabelle 3.5) auf den Vergleich von k Gruppen.

Beispiel 3.7. Geburtskomplikationen und kognitiv-soziale Entwicklung

Problem. Es wird gefragt, ob perinatale Anoxämie, Rhesusinkompatibilität oder Frühgeburt die kognitiv-soziale Entwicklung von Kindern in unterschiedlichem Grade hemmen, wie dies aus Sicht der Neonatalpädiatrie vermutet wird.

Versuchsplan. $N_1 = 15$ Kinder mit perinataler Anoxämie („blue baby" mit einem Apgar-Index unter 7), $N_2 = 18$ Kinder mit Rhesusinkompatibilität (Icterus neonatorum) und $N_3 = 19$ Kinder mit einer Frühgeburt („too-small-for-the-date-baby" mit relativem Untergewicht) werden im Alter von 3 Jahren von einem Kinderpsychologen hinsichtlich ihres Entwicklungsstandes beurteilt. Zu Kontrollzwecken untersucht der Kinderpsychologe zusätzlich eine Kontrollgruppe (4) mit $N_4 = 20$ Kindern ohne erkennbare Geburtsprobleme. Der Entwicklungsstand der insgesamt $N = 72$ Kinder wird auf folgender Ratingskala eingestuft:

- stark zurückgeblieben,
- wenig zurückgeblieben,
- normal entwickelt und
- überdurchschnittlich entwickelt.

Die $v = 4$ Kategorien bilden eine 4-stufige Ordinalskala.

Alternativhypothese. Der Entwicklungsstand der Dreijährigen hängt von der Art der Geburtsproblematik ab (*ungerichtete* Alternativhypothese).

Nullhypothese. Die Art der Geburtsproblematik hat keinen Einfluss auf den Entwicklungsstand.

Signifikanzniveau. $\alpha = 0{,}05$.

Testwahl. Es sind $k = 4$ Stichproben bzgl. der durchschnittlichen Ausprägung eines ordinalen Merkmals zu vergleichen. Es handelt sich damit um eine Fragestellung, für deren Beantwortung der H-Test einschlägig ist. Aufgrund des methodischen Vorgehens ist mit $v = 4$ großen Rangbindungsgruppen zu rechnen, weshalb der H-Test in der Variante *für gruppierte Daten* zum Einsatz kommt.

Testanwendung. ◘ Tabelle 3.10 zeigt in den ersten 4 Zeilen, wie der Kinderpsychologe die 72 Kinder beurteilt hat.

Mit den 4 Urteilskategorien und den 4 Gruppen entspricht das Datenschema einer 4 × 4-Kontingenztafel, für deren Auswertung im Prinzip auch der k × m-Felder-Chi-Quadrat-Test infrage käme (▶ Abschn. 2.4.3). Hierbei würde man jedoch nicht berücksichtigen, dass die 4 Häufigkeitswerte zeilenweise Besetzungszahlen für die Kategorien eines ordinalen Merkmals sind.

□ Tabelle 3.10. Beispiel für einen H-Test mit gruppierten Daten

	Entwicklungsstand				
	stark zurück- geblieben	wenig zurück- geblieben	normal entwickelt	überdurch- schnittlich entwickelt	$\sum$
Anoxämie (f_{1s})	1	6	6	2	15
Rhesusinkompatibilität (f_{2s})	9	4	5	0	18
Frühgeburt (f_{3s})	0	7	10	2	19
Kontrolle (f_{4s})	0	5	12	3	20
Gesamt	10	22	33	7	72
Gesamt kumuliert	10	32	65	72	
$\bar{R}_s$	5,5	21,5	49	69	
$f_{1s} \cdot \bar{R}_s$	5,5	129	294	138	$566{,}5 = T_1$
$f_{2s} \cdot \bar{R}_s$	49,5	86	245	0	$380{,}5 = T_2$
$f_{3s} \cdot \bar{R}_s$	0	150,5	490	138	$778{,}5 = T_3$
$f_{4s} \cdot \bar{R}_s$	0	107,5	588	207	$902{,}5 = T_4$

Die ordinale Information bliebe bei einer Auswertung über den k×m-Chi-Quadrat-Test unberücksichtigt.

Um über Gl. 3.13 auswerten zu können, benötigen wir die Rangsummen (T-Werte) für die 4 Gruppen. Hierfür fragen wir zunächst nach den Rangwerten (Rangdurchschnitte $\bar{R}_s$ mit $s = 1, \ldots, v$) der 10 Kinder in der Kategorie „stark zurückgeblieben", der 22 Kinder in der Kategorie „wenig zurückgeblieben", der 33 Kinder in der Kategorie „normal entwickelt" und der 7 Kinder in der Kategorie „überdurchschnittlich entwickelt". Diese sind mit Gl. 3.12 leicht zu berechnen.

$$\bar{R}_1 = \frac{1 + 10}{2} = 5{,}5$$

$$\bar{R}_2 = \frac{11 + 32}{2} = 21{,}5$$

$$\bar{R}_3 = \frac{33 + 65}{2} = 49$$

$$\bar{R}_4 = \frac{66 + 72}{2} = 69$$

(Im Einzelnen vgl. hierzu die Ausführungen auf ▶ S. 148.)

Diese Durchschnittsränge sind in □ Tabelle 3.10 in der Zeile „$\bar{R}_s$" eingetragen. Zu den Rangsummen (T_j) kommt man nun, indem man pro Gruppe die Besetzungszahlen für die Urteilskategorien mit den entsprechenden Rangwerten $\bar{R}_s$ multipliziert und die Produkte addiert (z. B. für die erste Gruppe: $1 \times 5{,}5 + 6 \times 21{,}5 + 6 \times 49 + 2 \times 69 = 5{,}5 + 129 + 294 + 138 = 566{,}5 = T_1$).

Zur Kontrolle überprüfen wir, ob die Summe der T-Werte der Summe aller Zahlen von 1–72 (72 × 73/2 gemäß Gl. 3.1) entspricht.

$$566{,}5 + 380{,}5 + 778{,}5 + 902{,}5 = 72 \cdot 73/2 = 2628.$$

Wir können nun den (zunächst unkorrigierten) H-Wert nach Gl. 3.13 ausrechnen.

$$H = \frac{12}{72 \cdot 73} \cdot \left(\frac{566{,}5^2}{15} + \frac{380{,}5^2}{18} + \frac{778{,}5^2}{19} + \frac{902{,}5^2}{20} \right) - 3 \cdot 73 = 14{,}02$$

Die t_i-Werte für den Korrekturfaktor C entsprechen den Häufigkeiten in der Zeile „Gesamt". Mit diesen Werten ergibt sich

$$C = 1 - \frac{(10^3 - 10) + (22^3 - 22) + (33^3 - 33) + (7^3 - 7)}{72^3 - 72}$$

$$= 1 - \frac{47856}{373176} = 0{,}872$$

Hieraus folgt über Gl. 3.15

$$H_{corr} = \frac{14{,}02}{0{,}872} = 16{,}10$$

Entscheidung. Die Stichprobenumfänge sind für den asymptotischen H-Test genügend groß, so dass wir den kritischen Wert für $\alpha = 0{,}05$ und Fg = 4 − 1 = 3 Tafel B des Anhangs entnehmen können. Er lautet $\chi^2_{crit} = 7{,}82$. Dieser Wert ist kleiner als der empirische Wert, d.h. die H_0 ist zu verwerfen.

Interpretation. Es konnte gezeigt werden, dass der Entwicklungsstand Dreijähriger von der Art der hier geprüften Geburtskomplikationen abhängt. Mit $\bar{T}_1 = 37{,}77$; $\bar{T}_2 = 21{,}14$; $\bar{T}_3 = 40{,}97$ und $\bar{T}_4 = 45{,}13$ ergeben sich über Gl. 3.16 die folgenden relativen Effekte: $\hat{p}_1 = 0{,}518$; $\hat{p}_2 = 0{,}287$; $\hat{p}_3 = 0{,}562$ und $\hat{p}_4 = 0{,}620$. Der Wert $\hat{p}_4 = 0{,}620$ z.B. besagt, dass der durchschnittliche Entwicklungsstand mit einer Wahrscheinlichkeit von 62% unterhalb des Entwicklungsstandes gesund geborener Kinder (Kontrollgruppe) liegt.

Einzelvergleiche

Wir haben mit dem H-Test einen Mehrstichprobentest kennengelernt, der Unterschiede in der zentralen Tendenz zwischen k Stichproben zu prüfen gestattet. Ein signifikantes Ergebnis dieses Tests besagt lediglich, dass die Nullhypothese gleicher zentraler Tendenz nicht zutrifft bzw. dass mindestens eine der k Populationen eine andere zentrale Tendenz aufweist als eine andere der k Populationen. Jede weitergehende Spezifizierung der Aussage aufgrund eines solchen globalen Tests ist nur datenexplorativ.

> Interessieren nicht nur globale Unterschiede in der zentralen Tendenz, sondern Unterschiede zwischen bestimmten Populationen, müssen differentielle Tests in Form von Einzelvergleichen (Kontrasten) durchgeführt werden. Das im Folgenden behandelte Einzelvergleichsverfahren basiert auf dem Prinzip der *impliziten α-Fehlerprotektion*, bei dem das vereinbarte α-Fehlerrisiko für den gesamten Satz der im Einzelvergleichsverfahren zu treffenden Entscheidungen gilt (eine *explizite α-Fehlerprotektion* liegt vor, wenn man bei r durchgeführten Vergleichen – hier U-Tests – ein $\alpha^* = \alpha/r$ zugrunde legt; ▶ S. 39).

Will man alle k Stichproben paarweise miteinander vergleichen, ermittelt man folgende kritische Differenz (vgl. Schaich u. Hamerle 1984):

$$D_{\bar{T}_j - \bar{T}_{j'(crit)}} = \sqrt{H_{(N_j, k, \alpha)} \cdot \frac{N \cdot (N+1)}{12} \cdot \left(\frac{1}{N_j} + \frac{1}{N_{j'}} \right)} \qquad (3.17)$$

wobei $H_{(N_j, k, \alpha)}$ = kritischer H-Wert für ein vorgegebenes α-Niveau und eine vorgegebene $N_1, N_2, \ldots, N_k$-Konstellation gemäß Tafel F im Anhang, $N_j, N_{j'}$ = Stichprobenumfänge der verglichenen Stichproben j und j'.

Für k- und N_j-Konstellationen, die in Tafel F nicht verzeichnet sind, ersetzt man den kritischen H-Wert durch den für k–1 Freiheitsgraden und α Tafel B zu entnehmenden χ^2-Schrankenwert.

$D_{\bar{T}_j - \bar{T}_{j'(crit)}}$ wird mit allen Rangdurchschnittsdifferenzen $|\bar{T}_j - \bar{T}_{j'}|$ verglichen. Einzelvergleiche, für die $|\bar{T}_j - \bar{T}_{j'}| \geq D_{\bar{T}_j - \bar{T}_{j'(crit)}}$ gilt, sind signifikant. Gibt es Rangbindungen, multipliziert man die kritische Differenz mit $\sqrt{c}$, wobei der Korrekturfaktor c über Gl. 3.15 errechnet wird (vgl. Marascuilo u. McSweeney 1977, Kap. 12.9). Für die Bestimmung relativer Effekte verwendet man Gl. 3.10 (paarweiser Vergleich) oder Gl. 3.16 (Vergleich der Rangmittelwerte mit dem Gesamtmittel).

Datenrückgriff. Zur Veranschaulichung des Verfahrens verwenden wir die Daten des Beispiels 3.7 (Geburtskomplikationen). Wir berechnen zunächst die mittleren Rangplätze für die 4 Gruppen:

- $\bar{T}_1 = 566,5/15 = 37,77$,
- $\bar{T}_2 = 380,5/18 = 21,14$,
- $\bar{T}_3 = 778,5/19 = 40,97$ und
- $\bar{T}_4 = 902,5/20 = 45,13$.

Der größte Unterschied besteht zwischen der 2. Gruppe (Rhesusinkompatibilität) und der 4. Gruppe (Kontrolle). Er beträgt 45,13–21,14 = 23,99. Wir prüfen nun über Gl. 3.17, ob dieser Unterschied für $\alpha = 0,05$ signifikant ist. Da die Stichprobenumfänge für den asymptotischen Test genügend groß sind, verwenden wir in Gl. 3.17 statt des kritischen H-Werts den kritischen χ^2-Wert für $\alpha = 0,05$ und Fg = 3. Er lautet $\chi^2_{crit} = 7,81$.

$$D_{\bar{T}_j-\bar{T}_{j'(\text{crit})}} = \sqrt{7{,}81 \cdot \frac{72 \cdot 73}{12} \cdot \left(\frac{1}{18} + \frac{1}{20}\right)} = 19{,}00$$

Wegen der Rangbindungen multiplizieren wir diesen Wert mit $\sqrt{c} = \sqrt{0{,}872} = 0{,}934$. Damit ergibt sich

$$D_{\bar{T}_4-\bar{T}_{2(\text{crit, corr})}} = 19{,}00 \cdot 0{,}934 = 17{,}76$$

Diese kritische Differenz wird von der größten empirischen Differenz überschritten, d.h. der Unterschied $\bar{T}_4 - \bar{T}_2 = 23{,}99$ ist signifikant. Dies gilt – mit einer kritischen Differenz von $19{,}23 \cdot 0{,}934 = 17{,}96$ – auch für die zweitgrößte Differenz $\bar{T}_3 - \bar{T}_2 = 19{,}83$. Alle übrigen Differenzen sind nicht signifikant.

Inhaltlich würde man also interpretieren, dass sowohl die Kontrollgruppenkinder als auch Kinder mit Frühgeburt besser entwickelt sind als Kinder mit Rhesusinkompatibilität.

Der Test für den paarweisen Vergleich von Rangmittelwerten ist nach Marascuilo u. McSweeney (1977, Abschn. 12.2) ein Spezialfall für beliebige Einzelvergleiche (Kontraste; zur Theorie von Einzelvergleichen im Rahmen der parametrischen Varianzanalyse vgl. etwa Bortz 2005, Abschn. 7.3). Die kritische Differenz für einen beliebigen Einzelvergleich ($D_{\text{bel(crit)}}$) wird wie folgt bestimmt:

$$D_{\text{bel (crit)}} = \sqrt{H_{(N_{j,k,\alpha})} \cdot \frac{N \cdot (N+1)}{12} \cdot \sum_{j=1}^{k} \frac{c_j^2}{N_J}} \tag{3.18}$$

Die Werte c_j sind Gewichtungskoeffizienten, mit denen die Rangmittelwerte $\bar{T}_j$ gewichtet werden. Sie müssen folgende Bedingungen erfüllen:

$$\sum_{j=1}^{k} c_j = 0 \tag{3.19}$$

Der Wert eines Einzelvergleiches ergibt sich zu

$$D_{\text{bel}} = c_1 \cdot \bar{T}_1 + c_2 \cdot \bar{T}_2 + \ldots + c_k \cdot \bar{T}_k = \sum_{j=1}^{k} c_j \cdot \bar{T}_j \tag{3.20}$$

Für einen Paarvergleich setzt man $c_j = 1$ und $c_{j'} = -1$ und die übrigen c-Werte Null. Liegen Rangbindungen vor, wird die kritische Differenz mit $\sqrt{c}$ (c = Korrekturfaktor gem. Gl. 3.15) multipliziert.

Datenrückgriff. Im ▶ Beispiel 3.7 möge die Frage interessieren, ob sich Kinder ohne erkennbare Geburtsprobleme (Kontrollgruppe bzw. Gruppe 4) von Kindern mit Geburtsproblemen (Gruppen 1–3) unterscheiden. Für diesen Einzelvergleich prüfen wir die Differenz zwischen dem (ungewichteten) Rangdurchschnitt der Werte $\bar{T}_1, \bar{T}_2$ und $\bar{T}_3$ sowie dem Rangdurchschnittswert $\bar{T}_4$. Als c-Koeffizienten wählen wir:

$$c_1 = -1/3; \; c_2 = -1/3; \; c_3 = -1/3; \; c_4 = 1$$

Gl. 3.19 ist erfüllt. Als Wert des Einzelvergleiches ergibt sich nach Gl. 3.20

$$D_{bel} = -\frac{(37{,}77 + 21{,}14 + 40{,}97)}{3} + 45{,}13 = 11{,}84$$

Für die kritische Differenz errechnen wir über Gl. 3.18: (mit $H_{N_{j,k,\alpha}} \approx \chi^2_{k-1,\alpha} = 7{,}81$):

$$D_{bel(crit)}$$

$$= \sqrt{7{,}81 \cdot \frac{72 \cdot 73}{12} \cdot \left[(-1/3)^2/15 + (-1/3)^2/18 + (-1/3)^2)/19 + 1^2/20\right]}$$

$$= \sqrt{3420{,}78 \cdot 0{,}0694}$$

$$= 15{,}41$$

Wegen $D_{bel} < D_{bel(crit)}$ kann nicht behauptet werden, dass sich Kinder mit Geburtsschäden im Alter von 3 Jahren insgesamt in ihrem Entwicklungsstand von Kindern ohne Geburtsschäden unterscheiden. Dies gilt auch für die bzgl. der Rangbindungen korrigierte kritische Differenz:

$$D_{bel(crit, korr)} = \sqrt{0{,}872} \cdot 15{,}42 = 14{,}40 > 11{,}84$$

Übrigens: Hätte man statt der o.g. andere c-Koeffizienten gewählt, die die Bedingung der Gl. 3.19 erfüllen (z. B. die Werte –1, –1, –1, 3, die sich um den Faktor 3 von –1/3, –1/3, –1/3, 1 unterscheiden), würde das gleiche Ergebnis resultieren (man würde mit $D_{bel} = 35{,}51$ und $D_{bel(crit)} = 46{,}26$ Werte erhalten, die sich um den Faktor 3 von den oben errechneten unterscheiden).

Hinweis

Für die simultane Überprüfung mehrerer Paarvergleiche (z.B. Gruppe 1 vs. Kontrolle, Gruppe 2 vs. Kontrolle und Gruppe 3 vs. Kontrolle im ▶ Beispiel 3.7) kann auch die auf ▶ S. 39 beschriebene Holm-Prozedur eingesetzt werden. Man benötigt hierfür die exakten Überschreitungswahrscheinlichkeiten der U-Tests (▶ Abschn. 3.1.2) für die 3 o.g. Paarvergleiche (ausführlicher hierzu s. Brunner u. Munzel 2002, S. 113 ff).

Sind die Messwertreihen der zu vergleichenden Stichproben gestutzt, kann – ähnlich wie der Gehan-Test als Ersatz für den U-Test (▶ S. 151) – ein Verfahren von Schemper (1983) eingesetzt werden, das bei Krauth (1988, S. 217–223) beschrieben wird.

3.2.3 Der Trendtest von Jonckheere

Zielsetzung

Der H-Test beantwortet die Frage, ob zwischen Stichprobenmedianwerten signifikante Unterschiede nachweisbar sind; welcher Art diese Unterschiede sind, darüber können wir – im Hinblick auf die Grundgesamtheiten – keine nähere Aussage machen. Die zugrunde liegende H_1 ist in der vorliegenden allgemeinen Form eine bloße Negation der H_0. Differenziertere Interpretationen sind erst auf der Basis von Einzelvergleichen (▶ oben) möglich.

> In vielen Experimenten, besonders solchen, deren Bedingungsvariation quantitativer Natur ist, sind wir in der Lage, die Hypothese H_1 durch die Behauptung zu präzisieren, dass die Medianwerte der Grundgesamtheiten $\mu(\text{Md})_j$ einer bestimmten (schwach monotonen) Rangordnung folgen:

$$\mu(\text{Md})_1 \leq \mu(\text{Md})_2 \leq \dots \leq \mu(\text{Md})_k$$

Hierbei sollte mindestens ein „≤"-Zeichen durch ein „<"-Zeichen ersetzbar sein. Die H_0 hingegen behauptet Gleichheit aller Populationsmediane.

Man stelle sich etwa vor, dass man k unabhängige Zufallsstichproben von Versuchstieren (Mäusen) mit steigenden Dosen eines nicht völlig atoxischen, neu entwickelten Konservierungsmittels (etwa zur Schimmelbekämpfung bei Marmeladen) „behandelt" oder dass man in der Arbeitsmedizin Arbeitsleistungen unter zunehmender Lärmbeeinträchtigung durchführen lässt. In diesen und ähnlichen Fällen ist man durchaus imstande, bereits vor Ablauf des Experiments eine begründete Annahme über die zu erwartende Reihenfolge der Medianwerte der abhängigen Variablen zu formulieren, etwa in der Form: Die Leberzellen der Mäuse mit der niedrigsten Giftdosis werden am wenigsten, die mit der höheren Dosis mehr und die mit der höchsten Dosis am meisten geschädigt sein.

Eine solche Spezifizierung der Alternativhypothese bedeutet jedoch nur dann einen Gewinn, wenn ein Test verfügbar ist, der auf die Hypothese einer bestimmten Rangordnung der Medianwerte besonders gut anspricht. Diese Qualifikation besitzt der „k sample test against ordered alternatives" von Jonckheere (1954). Dieser Test wurde unabhängig von Jonckheere auch von Terpstra (1952) entwickelt, weshalb dieser Trendtest in der Literatur auch *Jonckheere-Terpstra-Test* genannt wird.

Durchführung

> Der Trendtest von Jonckheere ist von seinem Rationale her ein additives
> Verfahren einseitiger U-Tests (▶ Abschn. 3.1.2).

Die Prüfgröße lautet:

$$S = \sum_{i<j}^{k} \left[N_i \cdot N_j + \frac{N_i \cdot (N_i + 1)}{2} - T_i \right] \tag{3.21}$$

Die Summe durchläuft hier alle Stichprobenpaarvergleiche, d.h. z.B. für $k=3$, dass zunächst die Stichprobe $i=1$ mit Stichprobe $j=2$ verglichen wird, sodann Stichprobe $i=1$ mit Stichprobe $j=3$ und schließlich Stichprobe $i=2$ mit Stichprobe $j=3$. Der Index i bezieht sich immer auf diejenige Stichprobe, für die wir gemäß H_1 den *kleineren* Medianwert erwarten. Dementsprechend steht der Index j in jedem Vergleich für die Stichprobe mit dem *größeren* erwarteten Medianwert.

Um T_i zu bestimmen, werden die Messungen *der beiden jeweils verglichenen Stichproben* – wie beim U-Test üblich – in eine gemeinsame Rangreihe gebracht. T_i berechnet sich dann als Summe der Rangplätze der Stichprobe mit gemäß H_1 kleinerem Medianwert.

Ob die Prüfgröße S signifikant ist, ermittelt man exakt über Tafel G des Anhangs, die für $k=3$ und $N_i(N_j) \leq 5$ ausgelegt ist. Die dort angegebenen Überschreitungswahrscheinlichkeiten gelten exakt nur für Rangreihen ohne Bindungen.

Für größere Stichproben kann ein asymptotischer Test durchgeführt werden. Hierfür berechnet man zunächst den Erwartungswert von S

$$\mu_S = \frac{N^2 - \sum_{j=1}^{k} N_j^2}{4} \tag{3.22}$$

und die Streuung von S

$$\sigma_S = \sqrt{\frac{N^2 \cdot (2 \cdot N + 3) - \sum_{j=1}^{k} N_j^2 \cdot (2 \cdot N_j + 3)}{72}} \tag{3.23}$$

S wird dann über folgende Gleichung in einen z-Wert der Standardnormalverteilung transformiert:

$$z = \frac{S - \mu_S}{\sigma_S} \tag{3.24}$$

Ein S-Wert ist signifikant, wenn z bei einseitigem Test den kritischen z-Wert für ein vorgegebenes α-Niveau erreicht oder überschreitet.

Bevor wir den Rechengang anhand eines Beispiels verdeutlichen, muss geklärt werden, wie Verbundränge zu behandeln sind. Wie alle Rangtests setzt auch der vorliegende eine stetige Merkmalsverteilung voraus, wodurch die Existenz gleicher Messwerte per definitionem ausgeschlossen wird. Wegen des Messfehlers beispielsweise werden wir aber in der Praxis des Öfteren auf Ranggleichheit stoßen. Wie verfahren wir in solchen Fällen? Befinden sich die gleichen Ränge innerhalb der Stichproben, so brauchen wir auf sie keine Rücksicht zu nehmen, denn sie beeinflussen den numerischen Wert der Prüfgröße nicht.

Anders verhält es sich, wenn gleiche Ränge zwischen den Stichproben auftauchen. Hier lautet die Regel: Man löse die Ranggleichheit in einer Weise auf, die der Beibehaltung von H_0 zugute kommt (konservatives Vorgehen). Die Ränge für identische Messungen in 2 verschiedenen Stichproben werden so aufgeteilt, dass die höheren Rangplätze derjenigen Stichprobe zugeteilt werden, für die gemäß H_1 der kleinere Medianwert erwartet wird. Auch diese Vorgehensweise wird in ▶ Beispiel 3.8 demonstriert. Hat man es – wie etwa bei Ratingskalen – mit großen Rangbindungsgruppen zu tun, prüft man besser nach Pfanzagl (1974, S. 193) als nach Jonckheere. Im Übrigen findet man weitere Informationen zu Bindungskorrekturen bei Hollander u. Wolfe (1999, S. 203; zit. nach Brunner u. Munzel 2002, S. 119).

Die Anwendung des nonparametrischen Trendtests nach Jonckheere setzt voraus, dass eine inhaltlich begründete Trendhypothese a priori, d. h. vor der Datenerhebung, aufgestellt wurde. Eine empirisch ermittelte Ordnungsrelation im Nachhinein als Trendhypothese aufzustellen und mit einem Trendtest zu überprüfen (bzw. zu „bestätigen"), ist wissenschaftlich nicht legitim, denn mit diesem Vorgehen lassen sich letztlich beliebige theoriefreie Ordnungsrelationen bestätigen.

Beispiel 3.8. Psychopharmaka und Psychotherapie bei reaktiver Depression (I)

Problem. Der Einsatz von Psychopharmaka bei der Behandlung reaktiver Depressionen wird kritisch gesehen. Ein Ärzte- und Psychologenteam plant eine Untersuchung zur Auswirkung verschiedener Behandlungsmethoden auf die subjektive Befindlichkeit von Patienten mit dieser Diagnose.

Versuchsplan. 15 Patienten werden per Zufall 3 Behandlungsgruppen zugewiesen. Die 1. Gruppe (a_1) mit $N_1 = 5$ Patienten wird psychotherapeutisch behandelt. In der 2. Gruppe (a_2) wird die psychotherapeutische Behandlung durch ein Plazebo ergänzt. Da ein Patient dieser Gruppe die Behandlung vorzeitig abbricht, ist $N_2 = 4$. Die 3. Gruppe (a_3) mit $N_3 = 5$ Patienten erhält zusätzlich zur Psychotherapie ein Antidepressivum. Der Behandlungserfolg wird über eine 15-stufige Ratingskala (1 = keine Verbesserung, 15 = extreme Verbesserung) erfasst.

Alternativhypothese. Man vermutet, dass die Kombination Psychotherapie plus Plazebo wirksamer ist als die Psychotherapie allein. Außerdem wird davon ausgegangen, dass die Kombination Psychotherapie plus Antidepressivum wirksamer ist als die Kombination Psychotherapie plus Plazebo. Gemäß H_1 sollten die Populationsmediane also in der Reihenfolge $a_1 < a_2 < a_3$ stehen (*gerichtete* Alternativhypothese).

Nullhypothese. Die 3 Behandlungsarten haben keine unterschiedliche Wirkung.

Signifikanzniveau. $\alpha = 0,05$.

Testwahl. Es sind 3 unabhängige Stichproben hinsichtlich ihrer zentralen Tendenz auf einem ordinalen Merkmal zu vergleichen. Da für die Größenordnung der Populationsmediane hypothetisch eine Rangfolge vorgegeben ist, kommt der *Trendtest von Jonckheere* zum Einsatz.

Testanwendung. ◘ Tabelle 3.11 zeigt, wie die Behandlungserfolge bei den 14 Patienten eingestuft wurden.

◘ **Tabelle 3.11.** Ausgangsdaten für den Trendtest

a_1	a_2	a_3
2	1	3
4	3	8
4	6	8
5	9	9
6		11

Nun sind 3 Stichprobenpaarvergleiche durchzuführen (a_1 mit a_2, a_1 mit a_3 und a_2 mit a_3). Für jeden Stichprobenpaarvergleich wird die gemeinsame Rangreihe der Messwerte der jeweils verglichenen Stichproben aufgestellt (◘ Tab. 3.12).

◘ **Tabelle 3.12.** Ränge für die 3 Stichprobenpaarvergleiche

a_1	a_2		a_1	a_3		a_2	a_3
2	1		1	2		1	2
4,5	3		3,5	7,5		3	5,5
4,5	7		3,5	7,5		4	5,5
6	9		5	9		8	7
8			6	10			9
$T_1 = 25$			$T_2 = 19$			$T_3 = 16$	

In ◘ Tabelle 3.12 wird deutlich, wie mit Rangbindungen identischer Messungen aus verschiedenen Stichproben verfahren wurde. Der Meßwert 6 kommt sowohl in der Stichprobe a_1 als auch in der Stichprobe a_2 vor (◘ Tab. 3.11). In der gemeinsamen Rangreihe dieser beiden Stichproben würden wir normalerweise diesen beiden Messwerten den Durchschnitt der Rangplätze 7 und 8, also 7,5 zuordnen. Im Sinne eines konservativen Vorgehens haben wir jedoch den höheren Rangplatz, also Rangplatz 8, an diejenige Stichprobe vergeben, für die wir gemäß H_1 einen kleineren Rangdurchschnitt erwarten, also an die Stichprobe a_1. Der niedrigere Rangplatz, also Rangplatz 7, wird Stichprobe a_2 zugeschlagen, für die ein höherer Rangdurchschnitt erwartet wird. Diese Maßnahme erschwert also eine Entscheidung zugunsten von H_1.

In gleicher Weise wurde mit den beiden Dreiermessungen im Stichprobenvergleich a_2 mit a_3 verfahren: Der Rangplatz 3 fällt an die Stichprobe a_2 und der Rangplatz 2 an die Stichprobe a_3.

Die 3 Rangsummen T_1 bis T_3 sind bereits in ◘ Tabelle 3.12 eingetragen, so dass wir in Gl. 3.21 einsetzen können:

$$S = 5 \cdot 4 + \frac{5 \cdot 6}{2} - 25$$
$$+ 5 \cdot 5 + \frac{5 \cdot 6}{2} - 19$$
$$+ 4 \cdot 5 + \frac{4 \cdot 5}{2} - 16$$
$$= 10 + 21 + 14$$
$$= 45$$

Entscheidung. Tafel G entnehmen wir für die Stichprobenkonstellation 5, 5, 4, dass $S = 45$ bei Gültigkeit von H_0 mit einer Überschreitungswahrscheinlichkeit von $P = 0,082$ auftritt. Dieser Wert überschreitet das α-Niveau von 0,05, so dass die H_0 beizubehalten ist. (Man beachte, dass $P = 0,082$ der exakten Überschreitungswahrscheinlichkeit wegen der Rangbindungen nur ungefähr entspricht.)

Asymptotischer Test. Zu Demonstrationszwecken wollen wir auch den asymptotischen Test durchführen. Gl. 3.22 ergibt

$$\mu_S = \frac{14^2 - (5^2 + 4^2 + 5^2)}{4} = 32,5$$

und Gl. 3.23

$$\sigma_S = \sqrt{\frac{14^2 \cdot 31 - (25 \cdot 13 + 16 \cdot 11 + 25 \cdot 13)}{72}} = 8,54$$

Man erhält also nach Gl. 3.24

$$z = \frac{45 - 32,5}{8,54} = 1,46$$

Dieser Wert hat nach Tafel A des Anhangs eine einseitige Überschreitungswahrscheinlichkeit von $P = 0,0721$, die etwa der Überschreitungswahrscheinlichkeit des exakten Tests entspricht. Auch nach dem asymptotischen Test wäre die H_0 also beizubehalten.

Interpretation. Die Annahme, dass die Kombination Psychotherapie plus Antidepressivum wirksamer sei als die Kombination Psychotherapie plus Placebo und dass diese wiederum wirksamer sei als Psychotherapie allein, konnte statistisch nicht abgesichert werden, obwohl die Daten diesem Trend entsprechen.

Weiter setzt der Jonckheere-Test wie der H-Test voraus, dass die k Stichproben aus homomeren, bis auf Lagetrend formgleichen Populationen stammen. Daran wäre zu zweifeln, wenn eine Stichprobe links- und eine andere der k Stichproben rechtsgipflig verteilt erscheint, aber auch, wenn eine stark und eine andere schwach streut. In diesen Fällen sollte der extendierte Mediantest in der Trendvariante von Pfanzagl (1974, S. 193) den Jonckheere-Test ersetzen.

3.2.4 Die Auswertung von 2×2-Plänen nach Brunner u. Munzel

Häufig interessiert die Frage, ob die Wirkung verschiedener Behandlungen von der Art der behandelten Patienten abhängt. Will man etwa die Wirkung von 2 Behandlungen (z. B. Verum und Placebo) bei 2 Patientengruppen (z. B. weibliche und männliche Patienten) vergleichend untersuchen, benötigt man 4 unabhängige Stichproben, die nach Art von ◘ Tabelle 3.13 einen 2×2-Plan konstituieren.

◘ **Tabelle 3.13.** 2×2-Plan für 4 unabhängige Stichproben

		Faktor B b_1	b_2	
Faktor A	a_1	N_{11}	N_{12}	
	a_2	N_{21}	N_{22}	

Hier kennzeichnet Faktor A die Behandlungsvarianten (z. B. a_1=Verum; a_2=Placebo) und Faktor B die Art der Patienten (z. B. b_1=weiblich; b_2=männlich). N_{11}, N_{12}, N_{21} und N_{22} geben an, wie viele Verum behandelte Patienten und wie viele Placebo behandelte Patienten weiblich bzw. männlich sind. Die 4 Stichproben müssen nicht gleichgroß sein. Erhoben wird pro Patient eine abhängige Variable für die Behandlungswirkung, die typischerweise kardinalskaliert ist.

Die statistische Auswertung dieses Untersuchungsplans erfolgt parametrisch mit einer 2-faktoriellen Varianzanalyse (vgl. z. B. Bortz 2005, Abschn. 8.1). Hierbei ist allerdings vorauszusetzen, dass die abhängige Variable normalverteilt ist und dass die Varianzen in den 4 Gruppen annähernd gleich bzw. homogen sind. Sind diese Voraussetzungen verletzt oder ist das kardinale Skalenniveau der abhängigen Variablen fraglich sollte man – zumal bei kleineren Stichproben – eine verteilungsfreie Auswertung vornehmen. Hierfür haben Brunner u. Munzel (2002, Abschn. 3.1 bzw. 3.1.3) ein Verfahren entwickelt, das im Folgenden übernommen wird.

2-faktorielle Varianzanalysen – ob parametrisch oder verteilungsfrei überprüfen 3 voneinander unabhängige Forschungshypothesen:
1) Gibt es einen signifikanten A-Effekt? (Unterscheiden sich Verum und Placebo signifikant in ihrer Wirkung, unabhängig von der Art der Patienten?)
2) Gibt es einen signifikanten B-Effekt (Unterscheiden sich weibliche und männliche Patienten signifikant in Bezug auf die Behandlungswirkung, unabhängig von der Art der Behandlung?)
3) Gibt es eine signifikante Wechselwirkung bzw. einen signifikanten A×B-Interaktionseffekt (Ist der Wirkungsunterschied zwischen Verum und Placebo z. B. bei Frauen signifikant größer als bei Männern?)

Wie diese Hypothesen geprüft werden, wird im Folgenden beschrieben.

Durchführung

Die Analyse beginnt mit der Transformation der Messwerte aller 4 Stichproben in eine gemeinsame Rangreihe (Ausnahme: Die Daten wurden bereits in Form einer originären Rangreihe erhoben). Rangbindungen sind zugelassen. Man berechnet pro Stichprobe die Rangsumme

$$T_{ij} = \sum_{m=1}^{N_{ij}} R_{ijm} \quad (i = 1, 2; j = 1, 2; m = 1, ..., N_{ij})$$

bzw. die Rangdurchschnitte ($\bar{T}_{ij} = T_{ij}/N_{ij}$). Ferner erhält man über Gl. 3.25 die stichprobenspezifischen Varianzschätzungen der Ränge:

$$\hat{\sigma}_{ij}^2 = \frac{\sum_{m=1}^{N_{ij}} (R_{ijm} - \bar{T}_{ij})^2}{N_{ij} - 1} \tag{3.25}$$

Als Nächstes werden für die drei Effekte die folgenden Prüfgrößen berechnet:

$$t_A = \frac{\bar{T}_{11} + \bar{T}_{12} - \bar{T}_{21} - \bar{T}_{22}}{S_0} \tag{3.26}$$

$$t_B = \frac{\bar{T}_{11} - \bar{T}_{12} + \bar{T}_{21} - \bar{T}_{22}}{S_0} \tag{3.27}$$

$$t_{A \times B} = \frac{\bar{T}_{11} - \bar{T}_{12} - \bar{T}_{21} + \bar{T}_{22}}{S_0} \tag{3.28}$$

mit

$$S_0 = \sqrt{\sum_{i=1}^{2} \sum_{j=1}^{2} \frac{\hat{\sigma}_{ij}^2}{N_{ij}}} \tag{3.29}$$

Die in den Gln. 3.26, 3.27 und 3.28 definierten Prüfgrößen sind approximativ t-verteilt für $N_{ij} \geq 7$ (vgl. Brunner u. Munzel 2002, S. 148). Als Freiheitsgrade berechnet man für alle 3 Prüfgrößen

$$Fg = \frac{S_0^4}{\sum_{i=1}^{2} \sum_{j=1}^{2} (\hat{\sigma}_{ij}^2/N_{ij})^2/(N_{ij} - 1)} \tag{3.30}$$

Die kritischen t-Werte für den einseitigen oder zweiseitigen Test sind der t-Verteilungstabelle im Anhang X zu entnehmen.

Zur Interpretation der Ergebnisse können wieder relative Effekte berechnet werden, die bereits auf ▶ S. 142 bzw. 159 eingeführt wurden. Man berechnet zunächst für jede Faktorstufenkombination ij einen $\hat{p}_{ij}$-Wert:

$$\hat{p}_{ij} = \frac{1}{N} \cdot (\bar{T}_{ij} - 1/2) \tag{3.31}$$

mit

$$N = \sum_{i=1}^{2} \sum_{j=1}^{2} N_{ij}$$

Zur Veranschaulichung einer Interaktion fertigt man mit den -Werten ein Interaktionsdiagramm an (▫ Abb. 3.1 im Beispiel 3.9). Je deutlicher die beiden Geraden von einem parallelen Verlauf abweichen, desto ausgeprägter ist die Interaktion.

Die relativen Effekte für die Haupteffekte ergeben sich als Zeilen- und Spaltendurchschnitte:

$$\hat{p}_{i.} = \sum_{j=1}^{2} \hat{p}_{ij}/2 \tag{3.32}$$

$$\hat{p}_{.j} = \sum_{j=1}^{2} \hat{p}_{ij}/2 \tag{3.33}$$

Die relativen Effekte werden wie auf ▶ S. 161 beschrieben interpretiert.

Man beachte, dass das von Brunner u. Munzel (2002) beschriebene Verfahren mit ungewichteten Mittelwerten operiert: wie die Gln. 3.32 und 3.33 verdeutlichen, werden bei der Zusammenfassung von $\hat{p}_{ij}$-Werten unterschiedliche Stichprobenumfänge nicht berücksichtigt. Dies hat zur Folge, dass die Mittelwerte von $\hat{p}_{1.}$ und $\hat{p}_{2.}$ (oder $\hat{p}_{.1}$ und $\hat{p}_{.2}$) von $\hat{p}_{00} = 0{,}5$ abweichen, und dies umso mehr, je stärker sich die Stichprobenumfänge unterscheiden. Der Ansatz entspricht dem bei Bortz (2005, S. 497) beschriebenen Modell I für eine nicht orthogonale 2-faktorielle Varianzanalyse. Außerdem ist zu berücksichtigen, dass sich die über die Gln. 3.31–3.33 errechneten relativen Effekte – wie auf ▶ S. 159 beschrieben – auf den Rangdurchschnitt ($\hat{T}_{..}$) beziehen. Für die Haupteffekte eines 2×2-Planes können die relativen Effekte jedoch auch über Gl. 310 bestimmt werden, bei der die Rangdurchschnitte zweier Stichproben (a_1 vs. a_2 oder b_1 vs. b_2) gegenübergestellt werden.

Das folgende Beispiel wurde Brunner u. Munzel (2002, S. 162 f) entnommen.

Beispiel 3.9 Schulterschmerzen nach einer laparoskopischen Operation

Problem. Es geht um die Frage, ob eine neue Methode (spezielles Verfahren zum Absaugen der für eine Laparoskopie benötigten Luft) die Schmerzen nach einer laparoskopischen Operation im Abdomen reduziert und ob Frauen auf die neue Behandlung anders reagieren als Männer.

Versuchsplan. Von 41 Patienten wurden 22 zufällig ausgewählte Patienten nach der neuen Methode behandelt (a_1) und die restlichen 19 Patienten dienten als Kontrollgruppe (a_2). In der behandelten Gruppe befanden sich $N_{11} = 14$ Frauen sowie $N_{12} = 8$ Männer und in der Kontrollgruppe $N_{21} = 11$ Frauen und $N_{22} = 8$ Männer. Es nahmen also insgesamt 25 Frauen (b_1) und 16 Männer (b_2) an der Studie teil. Die Patienten stuften ihre subjektiv empfundenen Schmerzen am Ende des 1. Tages nach der Operation auf einer 5-stufigen Ratingskala ein (1 = niedriger bis 5 = sehr starker Schmerz).

Alternativhypothesen. Der Versuchsplan gestattet es, 3 Hypothesen zu überprüfen:
1. Unter der Behandlungsbedingung kommt es zu einer stärkeren Schmerzlinderung als unter der Kontrollbedingung (gerichtete Alternativhypothese für Faktor A)
2. Weibliche Patienten und männliche Patienten unterscheiden sich in ihren Schmerzeinstufungen (ungerichtete Alternativhypothese für Faktor B)
3. Es besteht eine Interaktion zwischen den Faktoren A und B, d.h. es gibt einen geschlechtsspezifischen Behandlungseffekt (ungerichtete Alternativhypothese für die Interaktion $A \times B$).

Nullhypothesen
1. Es gibt keinen Behandlungseffekt, d. h. die behandelten Gruppen und die Kontrollgruppen unterscheiden sich nicht in Bezug auf ihre Schmerzen.
2. Es gibt keinen Geschlechtseffekt, d. h. Frauen und Männer unterscheiden sich insgesamt nicht in ihren Schmerzempfindungen.
3. Es gibt keine Wechselwirkung, d. h. ein möglicher Behandlungseffekt ist bei den Frauen genauso stark ausgeprägt wie bei den Männern.

Signifikanzniveau. $\alpha = 0{,}05$

Testwahl. Da nicht davon ausgegangen werden kann, dass die Schmerzratings normalverteilt und kardinalskaliert sind, wird eine verteilungsfreie Varianzanalyse für einen 2×2-Plan eingesetzt.

Testanwendung. ◘ Tabelle 3.14 zeigt die Schmerzratings der 41 Patienten.

◘ **Tabelle 3.14.** Schmerzratings

	Frauen (b_1)	Männer (b_2)
Behandelte Patienten (a_1)	1,2,1,1,2,1,1,1,1,4,4,1,1	2,2,3,1,2,1,1,1
Kontroll-Patienten (a_2)	2,5,4,4,1,3,2,2,1,5,4	4,3,3,1,5,1,3,3

Diese Werte werden in Ränge transformiert. Wegen der zahlreichen Rangbindungen wählen wir eine vereinfachte Schreibweise, indem wir angeben, wie häufig welcher Rangplatz in den 4 Feldern vorkommt. Bei der Bestimmung der durchschnittlichen Rangplätze ist Gl. 3.12 hilfreich. Beispiel: 10×9,5 in ◘ Tabelle 3.15 bedeutet, dass der durchschnittliche Rang 9,5 – dieser Wert resultiert nach Gl. 3.12, weil insgesamt 18 Patienten ihre Schmerzen mit der Stufe 1 bewertet haben – in der Gruppe ab_{11} 10-mal vorkommt.

◘ **Tabelle 3.15.** Rangplätze der Schmerzratings

	b_1	b_2
a_1	10×9,5; 2×22,5; 2×35,5	4×9,5; 3×22,5; 1×29,5
a_2	2×9,5; 3×22,5; 1×29,5 3×35,5; 2×40,0	2×9,5; 4×29,5 1×35,5; 1×40,0

◘ Tabelle 3.16 enthält pro Feld die Rangsumme T_{ij} (1. Wert), die Rangmittelwerte $\bar{T}_{ij}$ (2. Wert) sowie die nach Gl. 3.25 bestimmten Varianzschätzungen $\hat{\sigma}_{ij}^2$ (3. Wert)

◘ **Tabelle 3.16.** Summen (1. Wert), Mittelwerte (2. Wert) und Varianzen (3. Wert) der Ränge

	b_1	b_2	
a_1	211 15,07 96,57	135 16,88 67,41	
a_2	302,5 27,50 123,15	212,5 26,56 125,32	

S_0 ergibt sich nach Gl. 3.29 zu:

$$S_0 = \sqrt{\frac{96{,}57}{14} + \frac{67{,}41}{8} + \frac{123{,}15}{11} + \frac{125{,}32}{8}} = \sqrt{42{,}18} = 6{,}50$$

Schließlich errechnen wir die t-Werte nach den Gln. 3.26, 3.27 und 3.28.

$$t_A = \frac{15{,}07 + 16{,}88 - 27{,}50 - 26{,}56}{6{,}50} = \frac{-22{,}11}{6{,}50} = -3{,}40$$

$$t_B = \frac{15{,}07 - 16{,}88 + 27{,}50 - 26{,}56}{6{,}50} = \frac{-0{,}87}{6{,}50} = -0{,}13$$

$$t_{A \times B} = \frac{15{,}07 - 16{,}88 - 27{,}50 + 26{,}56}{6{,}50} = \frac{-2{,}75}{6{,}50} = -0{,}42$$

Die Freiheitsgrade dieser t-Werte ergeben sich nach Gl. 3.30 zu

$$Fg = \frac{6{,}50^4}{(96{,}57/14)^2/13 + (67{,}41/8)^2/7 + (123{,}15/11)^2/10 + (125{,}32/8)^2/7}$$

$$= \frac{1785{,}06}{3{,}66 + 10{,}14 + 12{,}53 + 35{,}06} = \frac{1785{,}06}{61{,}39} \approx 29$$

Entscheidungen. Tafel X entnehmen wir für $a = 0{,}05$ und zweiseitigen Test für Fg ≈ 29 einen kritischen t-Wert von $t_{crit} = 1{,}699$ bzw. – wegen der Symmetrie der t-Verteilung – $t_{crit} = -1{,}699$. Der empirische t_A-Wert liegt deutlich darunter, d. h. Haupteffekt A ist signifikant.

Die t-Werte für den Haupteffekt B und für die Interaktion A×B sind nicht signifikant.

Interpretation. Zur besseren Interpretierbarkeit der Ergebnisse bestimmen wir nach den Gln. 3.31, 3.32 und 3.33 die relativen Effekte. ◘ Tabelle 3.17 fasst die Berechnungen zusammen.

◘ **Tabelle 3.17.** Relative Effekte für die Faktoren A und B sowie für die Interaktion A×B

	b_1	b_2	
a_1	0,355	0,400	0,378
a_2	0,659	0,636	0,648
	0,507	0,518	0,513

Die Wahrscheinlichkeit, dass ein Kontrollpatient mehr Schmerzen bekundet als ein „durchschnittlicher Patient", beträgt 64,8%. Der Unterschied zwischen weiblichen und männlichen Patienten ist zu vernachlässigen. Dies gilt auch für die Interaktion, die in ◘ Abb. 3.1 zu Demonstrationszwecken graphisch dargestellt ist.

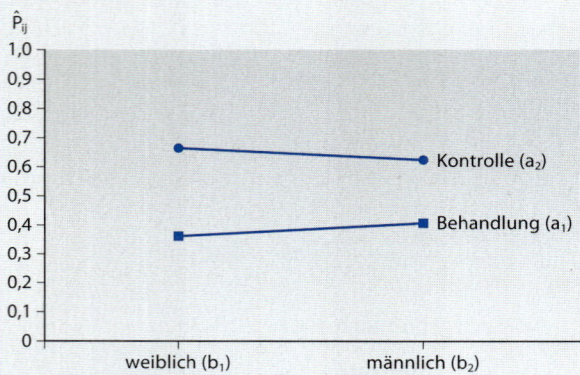

◘ **Abb. 3.1.** Interaktionsdiagramm der relativen Effekte

Die beiden Geraden weichen nur wenig von der Parallelität ab, was indikativ dafür ist, dass keine Interaktion besteht. Die Wahrscheinlichkeit überdurchschnittlicher Schmerzen ist mit 65,9% bei den weiblichen Kontrollpatienten am größten.

Der Gesamtdurchschnitt weicht mit $\hat{p}_{..} = 0{,}513$ geringfügig von 0,5 ab, was bei ungleich großen Stichproben mit dem Verfahren – Vergleich ungewichteter Mittelwerte – zu erklären ist.

Die über Gl. 3.10 berechneten relativen Effekte ergeben für Faktor A (Vergleich von a_1 und a_2) $\hat{p}_A = 0{,}778$ und für Faktor B (Vergleich von b_1 und b_2) $\hat{p}_B = 0{,}529$. Hierbei wurden die Rangdurchschnitte der jeweiligen Faktorstufen verwendet. Denn aus ◘ Tabelle 3.16 ergeben sich $\bar{T}_{1.} = (211 + 135)/22 = 15{,}73$; $\bar{T}_{2.} = (302{,}5 + 212{,}5)/19 = 27{,}10$; $\bar{T}_{.1} = (211 + 302{,}5)/25 = 20{,}54$ und $\bar{T}_{.2} = (135 + 212{,}5)/16 = 21{,}72$. Die Wahrscheinlichkeit kleinerer Werte (d.h. geringerer Schmerzen) in der Population 1 der behandelten Patienten beträgt also 77,8% und Frauen bekunden mit einer Wahrscheinlichkeit von 52,9% geringere Schmerzen als Männer.

Hinweis

Die Verallgemeinerung von 2×2-Plänen führt zu p×q-Plänen mit p≥2 Stufen des Faktors A und q≥2 Stufen des Faktors B. Wie man diese Pläne, drei- und mehrfaktorielle Pläne sowie hierarchische Pläne verteilungsfrei auswertet, wird bei Brunner u. Munzel (2002) beschrieben. Außerdem erläutern die Autoren den Einsatz des Programmpaketes SAS für die Auswertung dieser Pläne.

3.2.5 Pretest-Posttest-Pläne für k unabhängige Stichproben

Zielsetzung

In ▶ Abschn. 3.1.3 haben wir eine „klassische" Versuchsanordnung der klinischen Forschung kennengelernt, den Pretest-Posttest-Vergleich für 2 unabhängige Stichproben (sog. Solomon-Pläne). Mit Plänen dieser Art kann man z. B. überprüfen, ob sich eine behandelte Experimentalgruppe bzgl. eines behandlungsrelevanten Merkmals anders verändert als eine nichtbehandelte Kontrollgruppe.

Diesen Plan wollen wir nun für k unabhängige Stichproben erweitern. Die k Stichproben können mehrere unterschiedlich behandelte Patientengruppen sein, mehrere Experimentalgruppen und eine oder mehrere Kontrollgruppen, mehrere Patientengruppen unterschiedlicher Symptomatik bei gleicher Behandlung oder auch mehrere Patientengruppen aus unterschiedlichen Kliniken oder Praxen, wie dies in multizentrischen Studien die bei weitem wichtigste Anwendung ist.

> Unabhängig vom konkreten Anwendungsfall wird die Nullhypothese geprüft, dass sich die Veränderungen – gemessen als Pretest-Posttest-Differenz – in den verglichenen Populationen nicht unterscheiden. Die Alternativhypothese kann ungerichtet (H_1: Es gibt Unterschiede in den durchschnittlichen Veränderungsraten) oder als *Trendhypothese* gerichtet formuliert sein (H_1: Die durchschnittlichen Veränderungsraten weisen eine bestimmte Reihenfolge auf).

Durchführung

Für die Auswertung von Pretest-Posttest-Plänen mit 2 Stichproben haben wir in ▶ Abschn. 3.1.3 den U-Test für Paardifferenzen kennengelernt. Nun sind Differenzen aus k unabhängigen Stichproben zu vergleichen, so dass wir auf den bereits bekannten H-Test zurückgreifen können (▶ Abschn. 3.2.2). Wurde die Alternativhypothese als Trendhypothese formuliert, werten wir die Differenzen nach dem im ▶ Abschn. 3.2.3 behandelten Trendtest von Jonckheere aus.

Das konkrete Vorgehen wird im ▶ Beispiel 3.10 erläutert. Hierbei verwenden wir erneut die in ▶ Beispiel 3.8 angesprochene inhaltliche Problematik, die allerdings diesmal mit einem Pretest-Posttest-Plan untersucht wird.

Beispiel 3.10. Psychopharmaka und Psychotherapie bei reaktiver Depression (II)

Problem. ▶ Beispiel 3.8.

Versuchsplan. Über einen Depressionsfragebogen wird bei $N = 14$ Patienten mit reaktiver Depression ein Hamilton-Depressivitätsscore ermittelt (Pretest). Die 14 Patienten werden dann zufällig auf 3 Gruppen aufgeteilt: Gruppe a_1 mit $N_1 = 5$ Patienten erhält eine psychotherapeutische Behandlung, Gruppe a_2 mit $N_2 = 4$ Patienten erhält Psychotherapie plus Placebo und Gruppe a_3 mit $N_3 = 5$ Patienten Psychotherapie plus Antidepressivum. Nach Abschluss der Behandlung ermittelt man für jeden Patienten erneut einen Depressivitätsscore (Posttest).

Alternativhypothese. In diesem Beispiel sollen 2 Alternativhypothesen geprüft werden. Die 1. Alternativhypothese behauptet unterschiedliche Veränderungsraten für die 3 Behandlungen (*ungerichtete* H_1). Die 2. Alternativhypothese übernehmen wir aus ▶ Beispiel 3.8: Es wird behauptet, dass die Veränderungen unter a_1 am geringsten sind, gefolgt von a_2 und a_3 ($a_1 < a_2 < a_3$; *gerichtete* H_1).

Nullhypothese. Die Art der Behandlung hat keinen Einfluss darauf, wie sich die Depressivität zwischen Pre- und Posttest verändert.

Signifikanzniveau. $\alpha = 0{,}05$.

Testwahl. Es sind 3 kleine Stichproben von Differenzen zu vergleichen, über deren Verteilung nichts bekannt ist. Wir testen deshalb verteilungsfrei und wählen für die Überprüfung der ungerichteten H_1 den *H-Test* und zur Überprüfung der gerichteten H_1 den *Trendtest von Jonckheere*.

Testanwendung. ◻ Tabelle 3.18 zeigt für die 3 Gruppen die Ergebnisse der Pre- und Posttests sowie die Differenzen zwischen den Pretest- und Posttestscores.

◻ **Tabelle 3.18.** Ausgangsdaten für einen Pretest-Posttest-Vergleich mit 3 Stichproben

a_1			a_2			a_3		
Pretest	Posttest	Diff.	Pretest	Posttest	Diff.	Pretest	Posttest	Diff.
18	20	−2	19	18	1	20	15	5
17	14	3	22	20	2	21	16	5
16	13	3	16	14	2	20	15	5
19	15	4	18	12	6	16	9	7
21	13	8				17	8	9

Wir beginnen zunächst mit der Überprüfung der ungerichteten H_1, also dem H-Test. Hierfür sind die Differenzen aus den 3 vereinten Stichproben in eine gemeinsame Rangreihe zu bringen. ◘ Tabelle 3.19 zeigt das Ergebnis.

◘ **Tabelle 3.19.** Gemeinsame Rangreihe der Differenzen für alle 3 Stichproben

a_1	a_2	a_3
1	2	9
5,5	3,5	9
5,5	3,5	9
7	11	12
13		14
$T_1 = 32$	$T_2 = 20$	$T_3 = 53$

Mit den dort genannten T-Werten errechnen wir über Gl. 3.13 folgenden H-Wert:

$$H = \frac{12}{14 \cdot 15} \cdot \left(\frac{32^2}{5} + \frac{20^2}{4} + \frac{53^2}{5} \right) - 3 \cdot 15 = 4{,}52$$

Nun bereiten wir die Durchführung des Trendtests nach Jonckheere vor. Es sind 3 Stichprobenpaarvergleiche durchzuführen; für jeden Vergleich ist die gemeinsame Rangreihe der Differenzen aus den beiden jeweils vereinten Stichproben aufzustellen (◘ Tabelle 3.20).

Mit den in ◘ Tabelle 3.20 genannten T-Werten setzen wir zur Bestimmung von S in Gl. 3.21 ein.

◘ **Tabelle 3.20.** Gemeinsame Rangreihen der Differenzen für 3 Stichprobenpaarvergleiche

a_1	a_2	a_1	a_3	a_2	a_3
1	2	1	6	1	5
5,5	3,5	2,5	6	2,5	5
5,5	3,5	2,5	6	2,5	5
7	8	4	8	7	8
9		9	10		9
$T_1 = 28$		$T_2 = 19$		$T_3 = 13$	

$$S = 5 \cdot 4 + \frac{5 \cdot 6}{2} - 28$$
$$+ 5 \cdot 5 + \frac{5 \cdot 6}{2} - 19$$
$$+ 4 \cdot 5 - + \frac{4 \cdot 5}{2} - 13$$
$$= 7 + 21 + 17$$
$$= 45$$

(Dass dieser S-Wert mit dem S-Wert aus ▶ Beispiel 3.8 übereinstimmt, ist ein Zufallsergebnis.)

Entscheidungen. Den H-Test führen wir exakt über Tafel F durch. Dort wird für $\alpha \approx 0{,}05$ und die Stichprobenkonstellation 5, 5, 4 ein kritischer H-Wert von 5,64 genannt. Der empirische Wert ist mit $H = 4{,}52$ kleiner, d. h. die H_0 des H-Tests ist beizubehalten.

Für den Trendtest entnehmen wir Tafel G, dass ein $S = 45$ bei Gültigkeit von H_0 die bereits aus ▶ Beispiel 3.8 bekannte Überschreitungswahrscheinlichkeit von $P = 0{,}082$ hat. Wegen $P \geq \alpha = 0{,}05$ ist also auch die H_0 des Trendtests beizubehalten.

Interpretation. Es konnte nicht gezeigt werden, dass sich die Wirksamkeit der 3 Behandlungsmethoden unterscheidet. Auch die gerichtete Hypothese über die postulierte Abfolge in der Wirksamkeit der 3 Behandlungsmethoden konnte nicht gestützt werden.

Hinweis

Wie im Zweistichprobenfall sollten die Differenzen bis auf Lageunterschiede im H-Test eingipflig symmetrisch verteilt sein. Wenn dies offensichtlich nicht zutrifft, sollten für jede der k Stichproben nur die Vorzeichen der Differenzen ausgezählt und in eine $k \times 2$-Feldertafel als Frequenzen eingetragen und per χ^2 ausgewertet werden, wenn die Erwartungswerte nicht allzu klein sind.

Der Solomon-H-Test sollte insbesondere auch vermieden und durch einen χ^2-Test ersetzt werden, wenn Boden- oder Deckeneffekte (wie Nullen und Höchstwerte einer Symptom- oder Befindensskala) in mindestens einer der k Stichproben von Zuwachswerten auftreten. Bei Bodeneffekten mit vielen Nulldifferenzen in jeder oder den meisten der k Stichproben, wie sie bei Zählwerten psychiatrischer Skalen die Regel sind, sollten die Nulldifferenzen einer jeden der k Stichproben ausgezählt und deren Frequenzen in eine $k \times 3$-Tafel (mit +, −, 0) eingetragen werden.

3.3 Der Vergleich zweier abhängiger Stichproben

Wir haben in ▶ Abschn. 3.1 Rangtests für 2 unabhängige Stichproben kennengelernt, wobei eine Zufallsgruppe von N_1 Individuen z. B. der Behandlung 1 und
eine 2. Zufallsgruppe von N_2 Individuen der Behandlung 2 unterworfen worden
ist. Man kann jedoch die Präzision dieses Experiments steigern, wenn man Paare von Messungen bildet und vergleicht.

Wie lassen sich Paare von Messwerten gewinnen?

- Die häufigste, wenngleich nicht immer die beste Art, Paare von Messwerten zu gewinnen, besteht darin, ein- und dieselbe Stichprobe von Individuen vor und nach einer Behandlung oder einmal unter der Behandlung 1
  (z. B. experimentelle Bedingung) und ein 2. Mal unter der Behandlung 2
  (z. B. Kontrolle) zu messen. Dies ist jedoch nur möglich, wenn eine solche
  Messwiederholung an ein- und demselben Individuum überhaupt durch-
  führbar ist und wenn zugleich keinerlei Wechselwirkung zwischen Messungen und Individuen zustandekommt, etwa derart, dass eine voraus-
  gehende Untersuchung das Individuum hinsichtlich des untersuchten
  Merkmals verändert und damit das Ergebnis der nachfolgenden Untersuchung beeinflusst. Ein derartiger *Transfer* ist z. B. bei Leistungstests
  in der Psychologie oder auch bei Symptomfragebögen in der Psycho-
  pathologie nicht auszuschließen, selbst wenn zwischen beiden Beobachtungen (Messungen) ein genügend großes Zeitintervall liegt („Clearance-
  Periode" bei Arzneimitteln).

- Eine in der experimentellen Medizin gebräuchliche Methode der intraindividuellen Messwiederholung besteht darin, dass man einen sog. *Rechts-
  Links-Vergleich* durchführt: Man erzeugt an paarigen Organen (Extremitäten, Nieren, Augen) oder an symmetrischen Orten der Körperoberfläche
  (Haut) Krankheitsherde (z. B. durch Röntgenbestrahlung lokale Entzün-
  dungen) und entscheidet nach Los, welcher der beiden Herde behandelt
  wird und welcher zur Kontrolle verbleibt. Allerdings sichert dieses Verfahren keineswegs, dass Wechselwirkungen ausbleiben, da z. B. eine Lokalbe-
  handlung eines Pilzherds auf der linken Vorderpfote eines Versuchstieres
  das Versuchstier (per Blut- oder Lymphweg) allgemein, und damit auch
  gegenüber dem Pilzherd auf der rechten Pfote, resistenter machen kann.

- Gelingt es nicht, je ein Individuum 2-mal zu untersuchen oder muss man
  Wechselwirkungen (*Carry-over-Effekte*) befürchten, die die Behandlungswirkungen u. U. vollständig überdecken, dann geht man die via regia der
  Versuchsplanung und bildet Paare von möglichst gleichartigen Individu-
  en, wobei man nach Los (oder einem anderen Zufallsprozess) entscheidet,
  welcher Paarling der Behandlungs- und welcher der Kontrollstichprobe
  zugeteilt wird. Die so entstehenden *Parallelstichproben* sollen eine möglichst geringe Merkmalsvariation innerhalb der Paare im Vergleich zur

Merkmalsvariation zwischen den Paaren aufweisen. Man erreicht dies meist durch Paarung nach mess- oder schätzbaren Merkmalen, die mit dem untersuchten Merkmal möglichst hoch korrelieren.

Oft dient als *Paarungskriterium* auch ein qualitatives Merkmal, wie etwa die Paarung von Versuchstieren, die dem gleichen Wurf entstammen oder die Paarung von Versuchstieren gleicher Rasse oder gleicher Spezies. Bestimmte verteilungsfreie Tests (wie der Vorzeichentest in ► Abschn. 3.3.1) lassen heterogene Paare (mit homogenen Paarlingen) wie Paare von Mäusen, Ratten oder Meerschweinchen ausdrücklich zu, um die induktive Basis evolutionsbiologisch zu verbreitern. Gelegentlich dient aber auch das untersuchte quantitative Merkmal, wenn es (wie Puls und Blutdruck) über mehrere Zeitpunkte (Tage) gemessen wird und sich als gleichbleibend („stationär") erweist, als Paarungskriterium, indem man es in einem Vortest erfasst und Paare gleicher oder ähnlicher Vortestwerte bildet. Auch hier muss, wie oben, nach Los entschieden werden, welcher Paarling behandelt und welcher kontrolliert wird.

Ob man eine Beobachtung an ein- und demselben Individuum wiederholt oder 2 Paarlinge beobachtet, in beiden Fällen erhält man 2 abhängige Stichproben (oder auch korrelierende, parallele, verbundene oder paarige Stichproben, um die gängigsten Synonyme zu nennen) mit der Besonderheit, dass diese Stichproben wegen der Paarung stets den gleichen Umfang haben müssen. Im parametrischen Fall werden solche Messreihen mit dem t-Test für abhängige Stichproben verglichen (vgl. z. B. Bortz 2005, Abschn. 5.1.3).

Bei unbekannter Merkmalsverteilung und kleinen Stichproben sollte auf den t-Test verzichtet werden. Stattdessen ist entweder ein verteilungsfreies Verfahren einzusetzen, das nur die Richtung des Unterschieds innerhalb der Messwertpaare berücksichtigt, (Vorzeichentest; ► Abschn. 3.3.1) oder ein Verfahren, das zusätzlich auch die Größenordnung der Messwertdifferenzen in Rechnung stellt (Vorzeichenrangtest; ► Abschn. 3.3.2). Während der Vorzeichentest keinerlei Voraussetzungen über die Verteilung der Vor-/Nachunterschiede macht und daher nachfolgend als erster behandelt wird, verlangt der Vorzeichenrangtest, dass die Unterschiedswerte (Zuwachswerte von Paarling 1 zu Paarling 2 oder von Vortest zu Nachtest) aus einer symmetrischen (wenngleich nicht normalen) Verteilung stammen. Doch davon später in ► Abschn. 3.3.2.

3.3.1 Der Vorzeichentest

Zielsetzung

Wir behandeln in diesem Abschnitt einen auch bei größeren Stichproben einfach und ökonomisch durchzuführenden Test, den Vorzeichentest. Der Vorzeichentest ist vermutlich der historisch älteste Test überhaupt.

> Ausgehend von Messwertpaaren eines stetigen Merkmals überprüft der Test die Nullhypothese, dass der 1. Messwert eines Messwertpaares mit gleicher Wahrscheinlichkeit, nämlich der Wahrscheinlichkeit $\pi = 0{,}5$, größer oder kleiner ist als der 2. Messwert. Der Test betrachtet also pro Messwertpaar nur das Vorzeichen der Differenz der beiden Messungen, was den Namen „Vorzeichentest" begründet.

Gemäß der Nullhypothese wird also erwartet, dass positive Differenzen genauso häufig vorkommen wie negative Differenzen. Die Alternativhypothese behauptet, dass ein bestimmtes Vorzeichen (+ oder –) häufiger auftritt als das andere (gerichtete H_1) bzw. dass sich die Frequenzen für + und – in irgendeiner Weise unterscheiden (ungerichtete H_1).

Durchführung

Man hat Messwerte x_{Ai} und x_{Bi} (i = 1, ... , N) aus 2 abhängigen Stichproben A und B erhoben. Für jedes Messwertpaar wird ermittelt, ob die Differenz $x_{Ai} - x_{Bi}$ positiv oder negativ ist. Man stellt die Anzahl der positiven und die Anzahl der negativen Differenzen fest und definiert die Prüfgröße x als Häufigkeit des selteneren Vorzeichens.

Gilt die Nullhypothese, so ist x als Prüfgröße mit den Parametern N und $\pi = 0{,}5$ *binomial* verteilt, so dass man die Wahrscheinlichkeit eines beobachteten samt aller extremeren x-Werte exakt nach Tafel C des Anhangs bestimmen kann. Die dort genannten Überschreitungswahrscheinlichkeiten gelten für einseitige Tests und sind für zweiseitige Tests zu verdoppeln (▶ Abschn. 2.1.1).

Für größere Stichproben (N > 25) ermittelt man die Überschreitungswahrscheinlichkeit asymptotisch über Gl. 2.7, dem χ^2-Test für Alternativdaten (▶ Abschn. 2.1.2). Für 25 < N < 60 sollte die kontinuitätskorrigierte Gl. 2.8 eingesetzt werden.

Aus der Art, wie die Prüfgröße x bestimmt wird, geht hervor, dass die exakte Größe der Messungen x_{Ai} und x_{Bi} nicht unbedingt bekannt sein muss. Der Test ist auch dann anwendbar, wenn man pro Messwertpaar lediglich entscheiden kann, ob $x_{Ai} > x_{Bi}$ (positives Vorzeichen) oder $x_{Ai} < x_{Bi}$ ist (negatives Vorzeichen). Dieser Tatbestand erweitert die Einsatzmöglichkeiten des Vorzeichentests erheblich.

Für die praktische Anwendung des Vorzeichentests ist es ferner bedeutsam, dass er lediglich Homogenität innerhalb, nicht aber zwischen den Messwertpaaren voraussetzt – im Unterschied zum Vorzeichenrangtest, den wir im nächsten Abschnitt behandeln. Das bedeutet für die Versuchsplanung, dass Individuen unterschiedlicher Art, Tiere verschiedener Rasse, Versuchspersonen verschiedener Schulbildung, Patienten verschiedenen Geschlechts etc. in den Versuch mit einbezogen werden können, sofern sie 2 Messwerte der gleichen Variablen liefern, wie z. B. je einen Blutdruckwert vor und nach einer Behandlung.

Bevor wir den Vorzeichentest an einem Beispiel erläutern, ist noch zu klären, wie mit *Nulldifferenzen* (bzw. mit Angaben wie „keine Veränderung" oder „kein Unterschied") umzugehen ist. Viele Autoren plädieren dafür, die Nulldifferenzen einfach außer Acht zu lassen, d. h. den Stichprobenumfang um die Anzahl der Nulldifferenzen zu reduzieren. Man beachte jedoch, dass dieses Vorgehen Entscheidungen zugunsten von H_1 begünstigt, denn letztlich sind Nulldifferenzen ein Beleg für die Richtigkeit von H_0.

Wir empfehlen folgendes Vorgehen: Ist die Anzahl der Nulldifferenzen geradzahlig, erhält die eine Hälfte der Nulldifferenzen ein positives, die andere ein negatives Vorzeichen. Bei ungeradzahliger Anzahl lässt man eine Nulldifferenz außer Acht und reduziert damit N auf N–1 (zur Begründung vgl. Bortz et al. 2008, S. 257 f oder Wittkowski 1989).

Beispiel 3.11. Ein neues NSAR bei M. Bechterew

Problem. Zur Behandlung von rheumatoider Arthritis wurde ein neues, magenfreundliches, nichtsteroidales Antirheumatikum (NSAR) entwickelt. Es soll geprüft werden, ob dieses Medikament auch zur Behandlung akuter entzündlicher Schübe bei Patienten mit M. Bechterew eingesetzt werden kann.

Versuchsplan. Vor einem größeren Feldversuch soll das Medikament zunächst nur an einer kleinen Stichprobe erprobt werden. N = 20 Bechterewpatienten mit akuter Schmerzsymptomatik werden gebeten, statt der bisher bei Schmerzschüben verordneten Medikamente das neue NSAR einzunehmen. Nach einer Behandlungsdauer von 14 Tagen werden die Patienten gefragt, ob die neue Behandlung wirksamer ist als die alte Behandlung (+), weniger wirksam (–) oder gleich wirksam (0).

Alternativhypothese. Das neue NSAR ist wirksamer als die alte Behandlung (*gerichtete* H_1).

Nullhypothese. Die Behandlung mit dem neuen Medikament ist genauso wirksam wie die alte Behandlung.

Signifikanzniveau. Wegen des Vorstudiencharakters der Untersuchung begnügen wir uns mit $\alpha = 0{,}05$.

Testwahl. Obwohl die Patienten nur Vorzeichen generieren, handelt es sich implizit um einen Vergleich zweier abhängiger Stichproben, nämlich der Wirksamkeitseinschätzung der alten und der neuen Behandlung durch dieselben Patienten. Da die Größe der individuell eingeschätzten Unterschiede nicht bekannt ist, sondern nur deren Richtung, verwenden wir zur Hypothesenprüfung den *Vorzeichentest*.

Testanwendung. Die Befragung der Patienten ergab: 13-mal +, 2-mal − und 5-mal 0. Das seltenere Vorzeichen (−) wurde 2-mal genannt, d. h. wir setzen $x = 2$. Lassen wir die 5 Nulldifferenzen (bzw. die Antworten „gleich wirksam") außer Acht, reduziert sich der Stichprobenumfang von $N = 20$ auf $N' = 15$. Als einseitige Überschreitungswahrscheinlichkeit für $x = 2$ und $N' = 15$ entnehmen wir Tafel C des Anhangs $P = 0{,}004$.

Wählen wir den hier empfohlenen konservativen Test, bleibt nur eine Nulldifferenz unberücksichtigt, so dass wir N auf $N' = 19$ reduzieren. Zwei Nulldifferenzen werden der Plus-Kategorie und die restlichen 2 der Minus-Kategorie zugeschlagen, d. h. die Prüfgröße ist auf $x = 4$ zu erhöhen. Für $N' = 19$ und $x = 4$ entnehmen wir Tafel C eine einseitige Überschreitungswahrscheinlichkeit von $P = 0{,}01$. Man erkennt also, dass das Weglassen der Nulldifferenzen zu einer kleineren Überschreitungswahrscheinlichkeit führt und damit Entscheidungen zugunsten von H_1 begünstigt.

Entscheidung. Die Überschreitungswahrscheinlichkeit P ist auch bei konservativem Umgang mit den Nulldifferenzen kleiner als $\alpha = 0{,}05$, d. h. wir verwerfen die H_0 und akzeptieren die H_1.

Interpretation. Das neue NSAR ist aus der Sicht der Patienten wirksamer als die Medikamente, die sie sonst bei Schmerzschüben eingenommen haben. Diese Interpretation ist jedoch nur legitim, wenn man einen sog. *Novitäts-effekt* als Transferwirkung ausschließen kann; denn ein neues Mittel könnte der Schmerzpatient „autosuggestiv" als wirksamer einschätzen (und u. U. auch tatsächlich empfinden) als das bislang genutzte Mittel.

Konklusiver wäre eine *Überkreuzungsplan*-Behandlung, bei der die Patienten 14 Tage lang das übliche und 14 Tage lang das neue Medikament einnehmen. Hierbei ist es wichtig, dass die Patienten nicht erfahren, in welcher Phase sie welches Medikament einnehmen – z. B., indem man in Unkenntnis der Patienten für das alte Medikament eine rote und für das neue eine blaue, aber sonst formgleiche Pille wählt, und über die Abfolge der beiden Farben pro Patient nach Los entscheidet. Die Patienten sind dann zu befragen, unter welcher „Farbe" weniger Beschwerden auftraten (zu Problemen von Überkreuzungsplänen ▶ S. 21).

Asymptotischer Test. Der Vollständigkeit halber führen wir für $x = 4$ und $N' = 19$ auch einen asymptotischen Test durch (χ^2-Test für Alternativdaten). Die erwarteten Häufigkeiten für die Plus- und die Minus-Kategorie ergeben sich zu $e_+ = e_- = 0{,}5 \cdot 19 = 9{,}5$. Über Gl. 2.8 errechnen wir

$$\chi^2 = \frac{(|4 - 9{,}5| - 0{,}5)^2}{9{,}5} + \frac{(|15 - 9{,}5| - 0{,}5)^2}{9{,}5} = 5{,}26$$

> Wegen Fg = 1 können wir den χ^2-Wert in einen z-Wert der Standardnormalverteilung überführen: $z = \sqrt{\chi^2} = \sqrt{5{,}26} = 2{,}29$. Dieser z-Wert hat gemäß Tafel A des Anhangs eine einseitige Überschreitungswahrscheinlichkeit von P = 0,011, d. h. das Ergebnis des exakten (konservativen) Tests wird bestätigt.

Teststärke und Stichprobenumfang

Da es sich beim exakten Vorzeichentest um den Binomialtest mit $\pi_0 = 0{,}5$ handelt, können wir die Überlegungen von ▶ S. 187 hier übernehmen.

Zunächst benötigen wir einen x_{crit}-Wert, d. h. in unserem Beispiel die Anzahl der Minuszeichen, die für N = 19 und $\alpha = 0{,}05$ gerade eben signifikant wird. Tafel C entnehmen wir $x_{crit} = 5$:

$$P(x \leq 5 | \pi = 0{,}5;\ N = 19) = 0{,}032$$

Als nächstes ist ein H_1-Parameter festzulegen. Wir wollen davon ausgehen, dass die Überlegenheit des neuen Medikamentes als belegt gilt, wenn der Anteil der (+)-Patienten mindestens 60% beträgt bzw. der Anteil der (–)-Patienten nicht größer als 40% ist. Damit setzen wir $\pi_1 = 0{,}4$.

Wir müssen nun überprüfen, wir groß die Wahrscheinlichkeit für P(x≤5) für $\pi = 0{,}4$ ist. Hierzu verwenden wir z. B. Tabelle A in Bortz (2005) (oder geeignete Statistik-Software) und lesen $P(x \geq 5 | = 0{,}4;\ N = 19) = 0{,}163$ ab. Die Wahrscheinlichkeit eines signifikanten Ergebnisses bei Gültigkeit von H_1 bzw. die Teststärke beträgt also 16,3%. Sie ist äußerst gering. Sie ließe sich erhöhen, wenn wir von kleineren Parametern für π_1 ausgehen:

$$P(x \leq 5 | \pi_1 = 0{,}3;\ N = 19) = 0{,}474$$

$$P(x \leq 5 | \pi_1 = 0{,}2;\ N = 19) = 0{,}837$$

Eine bessere Teststärke resultiert auch, wenn man eine größere Stichprobe untersucht hätte. Der optimale Stichprobenumfang (N_{opt}) für eine vorgegebene Teststärke von 1–β, einem Signifikanzniveau von α und einem angenommenen H_1-Parameter von π_1 kann mit folgender Gleichung geschätzt werden (vgl. Noether 1987; zit. nach Sprent u. Smeeton 2001, S. 137):

$$N_{opt} = \frac{(z_\alpha + z_\beta)^2}{4 \cdot (\pi_1 - 0{,}5)^2} \tag{3.35}$$

z_α und z_β sind diejenigen z-Werte der Standardnormalverteilung, die einen Flächenanteil von α bzw. β abschneiden. Für $\alpha = 0{,}05$ und $\beta = 0{,}10$ (einseitiger Test) entnimmt man Tafel A des Anhangs $z_\alpha = 1{,}645$ und $z_\beta = 1{,}282$.

Kehren wir nun zu unserem Beispiel zurück und fragen, wie groß der Stichprobenumfang mindestens sein müsste, um dem (einseitigen) Vorzeichentest für $\pi_0 = 0{,}5$ und $\pi_1 = 0{,}4$ bei einem Signifikanzniveau von $\alpha = 0{,}05$ eine Teststärke von $1-\beta = 0{,}9$ zu verleihen. Wir setzen die entsprechenden Werte in Gl. 3.35 ein und erhalten:

$$N_{opt} = \frac{(1{,}645 + 1{,}282)^2}{4 \cdot (0{,}4 - 0{,}5)^2} = 214{,}18 \approx 214$$

Über die Gln. 2.6 und 2.5 (asymptotischer Binomialtest) kontrollieren wir, ob dieser Stichprobenumfang tatsächlich eine Teststärke von 90% gewährleistet.

Über Gl. 2.6 errechnen wir folgenden Wert für $\hat{\pi}_{crit}$:

$$\hat{\pi}_{crit} = -1{,}645 \cdot \sqrt{0{,}5 \cdot 0{,}5 / 214} + 0{,}5 = 0{,}4438$$

Wir bestimmen nun über Gl. 2.5, mit welcher Wahrscheinlichkeit dieser geschätzte Anteil an – –-Patienten signifikant werden würde, wenn $\pi_1 = 0{,}4$ gilt

$$z = \frac{0{,}4438 - 0{,}40}{\sqrt{0{,}4 \cdot 0{,}6 / 214}} = 1{,}31$$

Tafel A des Anhangs entnehmen wir $P(z \leq 1{,}31) = 0{,}0951 \approx 0{,}10$, d. h. wir erzielen wie geplant mit $N_{opt} = 214$ eine Teststärke von ca. 90%.

Für eine auch noch akzeptable Teststärke von 80% würde man gemäß Gl. 3.35 eine Stichprobe von $N_{opt} = 154$ benötigen ($\alpha = 0{,}05$; $\beta = 0{,}2$; $z_{\alpha} = 1{,}645$; $z_{\beta} = 0{,}840$; $\pi_1 = 0{,}4$).

3.3.2 Der Vorzeichenrangtest von Wilcoxon

Zielsetzung

Ähnlich wie der Vorzeichentest prüft auch der Vorzeichenrangtest von Wilcoxon (1945), ob sich 2 abhängige Stichproben in ihrer zentralen Tendenz unterscheiden. Allerdings wird jetzt genauer getestet: Während der Vorzeichentest nur die Richtung des Unterschieds von jeweils 2 paarigen Messungen berücksichtigt, verwertet der Vorzeichenrangtest auch die Größe des Unterschieds.

Hierbei muss allerdings vorausgesetzt werden, dass die paarigen Messungen hinreichend genau sind, so dass auch die Differenzen einigermaßen reliabel erscheinen. „Einigermaßen reliabel" bedeutet in diesem Zusammenhang, dass zumindest die Größenordnung der Differenzen stimmen muss. (Kann man bei ausreichender Messgenauigkeit die genauen Differenzen auswerten, sollte – zumindest bei größeren Stichproben – der t-Test für abhängige Stichproben eingesetzt werden.) Ist auf die Größenordnung der Differenzen kein Verlass (oder kennt man – wie im ▶ Beispiel 3.10 – nur die Vorzeichen der Differenzen), sollte besser der „anspruchslosere" Vorzeichentest eingesetzt werden. Idealerweise sollten die Daten für den Wilcoxon-Test kardinalskaliert sein (vgl. Brunner u. Langer 1999, S. 73). Ein Verfahren, das nur die ordinalen Informationen nutzt und das auch bei kleineren Stichproben eingesetzt werden kann, werden wir im ▶ Abschn. 3.3.3 kennenlernen.

Durchführung

Man hat 2 abhängige Stichproben von Messwerten erhoben (z. B. Blutzuckerwerte für 2 parallele Stichproben von Typ-II-Diabetikern mit paarweise annähernd gleichen Blutzucker-Basiswerten). Ein ausgeloster Paarling wird mit einem neuen Antidiabetikum A, der andere mit einem Standard-Antidiabetikum B von Sulfonylharnstoffderivaten behandelt. Man bildet zunächst für alle Messwertpaare (i = 1, ... N) die Differenzen der unter den Behandlungen A und B gewonnenen Messwerte (Nüchtern-Blutzucker in mg% bzw. mmol/l).

$$d_i = x_{Ai} - x_{Bi} \tag{3.36}$$

Dann ordnet man diesen Differenzen nach ihrem Absolutbetrag (!) Rangwerte von 1 (für die absolut niedrigste Differenz) bis N (für die absolut höchste Differenz) zu. Schließlich werden die Rangwerte in 2 Klassen geteilt, in solche mit positivem Vorzeichen der zugehörigen Differenz und in solche mit negativem Vorzeichen. Es wird zunächst davon ausgegangen, dass Nulldifferenzen nicht vorkommen.

Zur Definition der Prüfgröße T berechnen wir nun die Summe der Ränge T_-, denen ein negatives Vorzeichen zugeordnet wurde sowie die Summe der Ränge T_+, denen ein positives Vorzeichen zugeordnet wurde, wobei

$$T_+ = N \cdot (N+1)/2 - T_- \tag{3.37}$$

Als Prüfgröße T betrachten wir die kleinere der beiden Rangsummen.

$$T = \min(T_+, T_-) \tag{3.38}$$

Für den exakten Signifikanztest von T verwenden wir Tafel H des Anhangs, die für Stichprobenumfänge von N = 4 bis N = 50 gilt. Teil I enthält kritische Schwellenwerte für T, die vom empirischen T-Wert erreicht oder *unter*schritten werden müssen, um die H₀ bei ein- oder zweiseitigem Test auf dem vorgegebenen Signifikanzniveau verwerfen zu können. Zusätzlich enthält Teil II die exakten einseitigen Überschreitungswahrscheinlichkeiten der Prüfgröße T für N = 3–20.

Für N > 50 kann asymptotisch getestet werden. Wie man leicht einsieht, ist der Erwartungswert für T unter H₀ gleich der Hälfte der Summe aller Ränge N · (N + 1)/2, also

$$\mu_T = \frac{N \cdot (N+1)}{4} \tag{3.39}$$

Die T-Werte der Prüfverteilung sind für $N > 50$ um diesen Erwartungswert mit einer Standardabweichung von

$$\sigma_T = \sqrt{\frac{N \cdot (2 \cdot N + 1) \cdot (N + 1)}{24}} \tag{3.40}$$

angenähert normalverteilt, so dass die Überschreitungswahrscheinlichkeit eines beobachteten T-Werts über die Standardnormalverteilung nach

$$z = \frac{T - \mu_T}{\sigma_T} \tag{3.41}$$

oder für $N \leq 60$ mit Kontinuitätskorrektur nach

$$z = \frac{|T - \mu_T| - 0{,}5}{\sigma_T} \tag{3.42}$$

beurteilt werden kann.

Als Prüfgröße T dient im asymptotischen Test entweder die Summe der Ränge mit positivem Vorzeichen T_+ oder die Summe mit negativem Vorzeichen T_-, da eine Einschränkung auf die kleinere der beiden Rangsummen wegen der Symmetrie der Prüfverteilung nicht erforderlich ist.

Der Vorzeichenrangtest setzt voraus, dass die N Paare von Beobachtungen wechselseitig unabhängig sind und dass die Paare der Stichprobe aus einer homogenen Population von Paaren stammen müssen. Stammen die Beobachtungspaare von je ein- und demselben Individuum, so müssen folglich diese Individuen aus einer definierten Population von Individuen stammen und dürfen nicht – wie beim Vorzeichentest – aus verschiedenen Populationen stammen.

Bezüglich der Populationsverteilungen ist zu fordern, dass die Population der Differenzen bei Gültigkeit von H_0 um 0 symmetrisch (wenngleich nicht normal) verteilt sein muss.

Der Vorzeichenrangtest erfasst Unterschiede in der zentralen Tendenz zwischen A und B auch dann valide, wenn sie von Unterschieden der Dispersion begleitet sind (zu Dispersionsmaßen vgl. z.B. Bortz 2005, Abschn. 1.4.2). Damit ist der Vorzeichenrangtest auch auf Untersuchungspläne mit Behandlungen anzuwenden, die gleichzeitig auf die zentrale Tendenz und auf die Dispersion verändernd wirken. Es muss allerdings damit gerechnet werden, dass die Effizienz des Vorzeichenrangtests zur Erfassung von Unterschieden in der zentralen Tendenz durch simultan auftretende Dispersionsänderungen u.U. sogar geringer ist als die des im Prinzip schwächeren Vorzeichentests.

Beispiel 3.12. Vergleich zweier blutdrucksenkender Medikamente bei Diabetikern

Problem. Bluthochdruck bei Diabetikern birgt die Gefahr von Niereninsuffizienz (diabetische Nephropathie). Es soll überprüft werden, welches von 2 blutdrucksenkenden Medikamenten (ein ACE-Hemmer und ein Kalziumantagonist), die sich bei der Behandlung hypertonischer Normalpatienten bewährt haben, bei Diabetikern zu bevorzugen ist.

Versuchsplan. Es werden 2 parallele Stichproben A und B mit jeweils $N = 14$ hypertonischen Diabetikern gebildet. Die Parallelisierung erfolgt nach den Kriterien „Höhe des Blutdrucks", „Geschlecht", „Alter", „Körpergewicht" sowie „Schwere des Diabetes", d.h. jedes der 14 gebildeten Patientenpaare ist bzgl. dieser Merkmale homogen. Stichprobe A wird mit dem ACE-Hemmer und Stichprobe B mit dem Kalziumantagonisten behandelt. Die Zuordnung der Paarlinge zu den Stichproben A und B erfolgt zufällig. Nach einer Behandlungsdauer von 2 Monaten ermittelt man den (systolischen) Blutdruck der Patienten.

Alternativhypothese. Die beiden Medikamente unterscheiden sich in ihren Auswirkungen auf den Blutdruck von Diabetikern (*ungerichtete* H_1).

Nullhypothese. Die beiden Medikamente unterscheiden sich nicht in der Beeinflussung des Blutdrucks bei Diabetikern.

Signifikanzniveau. $\alpha = 0{,}05$.

Testwahl. Es sind 2 abhängige Stichproben hinsichtlich ihrer zentralen Tendenz zu vergleichen. Da die Verteilung des untersuchten Merkmals (Blutdruck bei Diabetikern) unbekannt ist und die geprüften Stichproben klein sind, kommt der *Vorzeichenrangtest* zum Einsatz. Der schwächere Vorzeichentest wird hier nicht verwendet, weil er nur die Richtung, aber nicht die Größe der Blutdruckunterschiede bei den zu vergleichenden Patienten berücksichtigen würde.

Testanwendung. Die Untersuchungsergebnisse sowie deren Aufbereitung für den Vorzeichenrangtest sind in ▢ Tabelle 3.21 zusammengefasst.

In der Spalte „d_i" ist für jedes Patientenpaar die Differenz der systolischen Blutdruckwerte eingetragen. Das Vorzeichen der Differenz wurde hierbei in Klammern gesetzt, weil für die Rangordnung der Differenzen (letzte Spalte) der Absolutbetrag der Differenzen maßgeblich ist. Die Rangplätze werden schließlich mit dem Vorzeichen der Differenzen versehen.

Die Addition der Rangplätze mit negativem Vorzeichen ergibt $T_- = 25$ und für die Rangplätze mit positivem Vorzeichen errechnet man $T_+ = 80$ (Kontrolle gemäß Gl. 3.37: $80 = 14 \cdot 15/2 - 25$). Damit hat unsere Prüfgröße nach Gl. 3.38 den Wert $T = 25$.

Tabelle 3.21. Ausgangsdaten für einen Vorzeichenrangtest

Nr. des Patientenpaares	Blutdruckwerte		Differenz (d_i)	Rangplatz für $|d_i|$
	A	B		
1	170	174	(−) 4	−3
2	211	188	(+)23	+14
3	181	168	(+)13	+10
4	174	162	(+)12	+9
5	166	167	(−) 1	−1
6	178	171	(+) 7	+5
7	190	172	(+)18	+11
8	177	172	(+) 5	+4
9	169	180	(−)11	−8
10	173	183	(−)10	−7
11	158	155	(+) 3	+2
12	193	172	(+)21	+13
13	151	159	(−) 8	−6
14	179	160	(+)19	+12
				$T_- = 25$

Entscheidung. Tafel H (Teil I) des Anhangs entnehmen wir für den zweiseitigen Test und $\alpha = 0{,}05$ den kritischen Wert $T_{crit} = 21$. Dieser Wert wird von $T = 25$ weder erreicht noch unterschritten, d.h., die H_0 ist beizubehalten. (Bei einseitigem Test wäre die H_0 wegen $P = 0{,}045 < 0{,}05$ gemäß Tafel H, Teil II, zu verwerfen gewesen.)

Interpretation. Aufgrund der Untersuchung kann nicht behauptet werden, dass der Blutdruck von Diabetikern durch die beiden Medikamente unterschiedlich beeinflusst wird.

Eine Auswertungsalternative für ▶ Beispiel 3.1.2 wird auf ▶ S. 201 dargestellt.

3

Null- und Verbunddifferenzen

Beim Vorzeichenrangtest sind 2 Typen von Verbundwerten von Bedeutung:
- sog. Nulldifferenzen, die auftreten, wenn trotz geforderter Stetigkeit des untersuchten Merkmals identische Messungen x_{Ai} und x_{Bi} auftreten, so dass $d_i = 0$ wird;
- verbundene Differenzen, die auftreten, wenn 2 oder mehr Differenzen ihrem Absolutbetrag nach identisch ausfallen.

Für den Umgang mit *Nulldifferenzen* wird folgendes Verfahren empfohlen: Treten p Nulldifferenzen auf, erhalten diese einheitlich den Rang $(p+1)/2$, wobei dieser Rang hälftig mit einem positiven und mit einem negativen Vorzeichen versehen wird. Ist p ungeradzahlig, wird der Rang für eine Nulldifferenz je zur Hälfte T_+ und T_- zugeschlagen.

Verbunddifferenzen werden wie üblich dadurch aufgelöst, dass dem Betrag nach identischen Differenzen einheitlich der mittlere Rangplatz zugewiesen wird. Diese Rangplätze werden dann mit dem jeweiligen Vorzeichen der algebraischen Differenz $d_i = x_{Ai} - x_{Bi}$ versehen.

Die hier vorgeschlagene Behandlung der Verbunddifferenzen beeinflusst die Streuung der Prüfverteilung von T, d. h. die in Tafel H aufgeführten kritischen T-Werte (bzw. die exakten P-Werte) gelten nur approximativ. Der über Tafel H durchgeführte Test führt in diesem Falle jedoch zu konservativen Entscheidungen.

Bei größeren Stichproben ($N > 50$) prüfen wir T über die Normalverteilungsapproximation gemäß Gl. 3.41 oder 3.42 mit Kontinuitätskorrektur, wobei σ_T bzgl. der Verbundränge, die sich nicht auf Nulldifferenzen beziehen (diese sind durch die gleichmäßige Verteilung auf T_+ und T_- gewissermaßen neutralisiert), folgendermaßen zu korrigieren ist:

$$\sigma_{T(corr)} = \sqrt{\frac{N \cdot (N+1) \cdot (2 \cdot N + 1) - \sum_{i=1}^{m} (t_i^3 - t_i)/2}{24}} \tag{3.43}$$

mit m = Anzahl der Verbundwertgruppen und t_i = Länge der Verbundgruppe i.

▶ Beispiel 3.13 verdeutlicht den Umgang mit Null- und Verbunddifferenzen. Das Beispiel wurde so konstruiert, dass viele identische Differenzen auftreten, so dass es sich lohnt, die auf ▶ S. 148 f (oder ▶ S. 163) bereits beschriebene Rangordnungsprozedur für gruppierte Daten (hier: gruppierte Differenzen) analog anzuwenden.

Beispiel 3.13. Zustandsangst und Angstbereitschaft bei Kindern

Problem. Es soll untersucht werden, ob sich Testwerte auf Skalen zur sog. manifesten Angst trotz gegenteiliger theoretischer Postulate durch potentiell angstinduzierende Reize manipulieren lassen.

Versuchsplan. 56 Kinder aus 2 Parallelklassen von Viertklässlern werden mit einer kurzen Angstskala für Kinder getestet. Anschließend wird ihnen ein sog. Zombiefilm gezeigt. Direkt nach Ende des Films erhebt man erneut Angstwerte.

Alternativhypothese. Der Zombiefilm erhöht die Angstwerte der Kinder (*gerichtete* H_1).

Nullhypothese. Die Angstwerte bleiben nach dem Betrachten des Zombiefilms unverändert.

Signifikanzniveau. Da man sich von dieser Untersuchung einen wichtigen Beitrag zur Klärung der Frage erwartet, wie sich Brutalität und Gewalt in Fernsehfilmen und und Videos auf die Psyche von Kindern auswirken, setzen wir $\alpha = 0{,}01$.

Testwahl. Die eingesetzte Angstskala für Kinder ist nicht sehr reliabel; deshalb soll nur die ordinale Information der Testwertdifferenzen genutzt werden. Für den Vergleich der beiden abhängigen Stichproben wählen wir deshalb statt des t-Tests den *Vorzeichenrangtest*.

Testanwendung. Von den 56 Kindern liegen jeweils 2 Testwerte vor. Wir verzichten auf die Wiedergabe dieser Testwerte und betrachten sogleich die pro Kind gebildete Testwertdifferenz. ◘ Tabelle 3.22a zeigt in den ersten beiden Spalten, wie häufig welche Differenzen vorkommen (z. B. einmal die Differenz −4).

Für die Berechnung der Rangsummen T_+ und T_- ist es empfehlenswert, eine kleine Hilfstabelle (◘ Tab. 3.22b) anzulegen. Hier betrachten wir die Absolutbeträge der Differenzen und ermitteln deren Häufigkeit. Für die Differenz |1| z. B. ergibt sich als Häufigkeit der Wert 19, der sich aus den Häufigkeiten 15 (für −1) und 4 (für +1) zusammensetzt. Wir kumulieren diese Häufigkeiten, um nach dem auf ► S. 148 beschriebenen Verfahren die mittleren Rangplätze der Rangbindungsgruppen errechnen zu können. Beispiel: Für die Differenz |1| ergibt sich ein mittlerer Rangplatz von $(9 + 27)/2 = 18$.

Nun können wir uns der letzten Spalte in ◘ Tabelle 3.22a zuwenden. Hier sind – dem Prozedere des Vorzeichenrangtests entsprechend – die Ränge mit dem Vorzeichen der jeweiligen Differenz zu versehen. Die Differenz |4| hat einen mittleren Rangplatz von 55 erhalten. Eine Viererdifferenz hat ein ne-

◘ **Tabelle 3.22 a.** Vorzeichenrangtest mit gruppierten Differenzen

Differenz d_j	Häufigkeit $f(d_j)$	$f(d_j) \cdot \bar{R}(|d_j|)$
−4	1	−55
−3	4	−204
−2	16	−608
−1	15	−270
0	8	±18
+1	4	+72
+2	5	+190
+3	1	+51
+4	2	+110
	56	$T_+ = 441$
		$T_- = 1155$

◘ **Tabelle 3.22 b.** Hilfstabelle zu Tabelle 3.22 a

$|d_j|$	Häufigkeit $f(|d_j|)$	Kumulierte Häufigkeit	Rangplatz $\bar{R}_j$
0	8	8	4,5
1	19	27	18
2	21	48	38
3	5	53	51
4	3	56	55
	56		

gatives Vorzeichen, d.h. der Beitrag dieses Rangplatzes zu T_- beträgt $1 \cdot -55 = -55$. In gleicher Weise ermitteln wir die übrigen Teilbeträge der Rangsummen T_+ und T_- ($4 \cdot -51 = -204$; ...; $1 \cdot +51 = +51$; $2 \cdot +55 = +110$).

Zuletzt betrachten wir die Differenz Null, die laut Anweisung in die Rangordnungsprozedur einbezogen wird. Es kommen 8 Nulldifferenzen vor, so dass sich ein mittlerer Rangplatz von $(1+8)/2 = 4,5$ ergibt. Die auf die Nulldifferenzen entfallende Rangsumme beträgt folglich $8 \cdot 4,5 = 36$. Die Hälfte dieser Rangsumme, also 18, wird zu T_+ und zu T_- gezählt (±18).

Nun können wir wie üblich T_+ und T_- bestimmen. Es ergeben sich $T_+ = 441$ und $T_- = 1155$.

(Kontrolle: $56 \cdot 57/2 = 441 + 1155 = 1596$).

Für den asymptotischen Test benötigen wir ferner μ_T und σ_T. Wir errechnen nach Gl. 3.39

$$\mu_T = \frac{56 \cdot 57}{4} = 798$$

Für die bindungskorrigierte Streuung gemäß Gl. 3.43 ermitteln wir zunächst

$$\sum_{i=1}^{m} (t_i^3 - t_i)/2 = (19^3 - 19 + 21^3 - 21 + 5^3 - 5 + 3^3 - 3)/2 = 8112$$

Da die Nulldifferenzen hierbei nicht berücksichtigt werden, gibt es $m = 4$ Rangbindungsgruppen, deren Länge t_i der 2. Spalte von ◘ Tabelle 3.17b zu entnehmen ist.

Wir setzen in Gl. 3.43 ein und erhalten

$$\sigma_{t\,(corr)} = \sqrt{\frac{56 \cdot 57 \cdot 113 - 8112}{24}} = 121,21$$

Als z-Wert ergibt sich nach Gl. 3.41 unter Verwendung von T_-

$$z = \frac{1155 - 798}{121,21} = 2,95$$

Den gleichen Wert (mit negativem Vorzeichen) errechnen wir für T_+.

Mit Kontinuitätskorrektur (Gl. 3.42) ergibt sich $z = 2,94$.

Entscheidung. Tafel A des Anhangs ist für $\alpha = 0,01$ bei einseitigem Test ein kritischer Wert von $z_{crit} = 2,33$ zu entnehmen. Der empirische z-Wert ist größer, d.h. die H_0 ist abzulehnen.

Interpretation. Es ist davon auszugehen, dass sich kindliche Angst durch angstinduzierende Reize manipulieren lässt. Offenbar wurde durch den Zombiefilm die Zustandsangst („state anxiety") erhöht. Ob sie als Angstbereitschaft („trait anxiety") überdauert, muss bis zu einer späteren Wiederbefragung der 56 Kinder offenbleiben.

Hinweis

Sind die Differenzen des Vorzeichenrangtests extrem schief oder hyperdispers verteilt, ist der Raviv-Test (1978) anzuwenden (vgl. hierzu auch Krauth 1988; Lam u. Longnecker 1983 oder Lienert 1984).

Gelegentlich trifft man bei paarigen Messwerten auf einen sog. Wilder-Effekt (vgl. Yin, 1992); er äußert sich darin, dass die Pretestwerte (wie Blutdruckwerte vor der Behandlung) wesentlich stärker streuen (etwa von 100–250) als die Posttestwerte nach Behandlung mit einem rhythmusstabilisierenden Betarezeptorenblocker (etwa von 120–150). In diesem Fall sind blutdrucksenkende mit blutdruckstreuungsmindernden Wirkungen verknüpft. Diese Verknüpfung manifestiert sich in einer Korrelation zwischen Differenzen und Summen der Messwertpaare. Ist diese Korrelation signifikant positiv, dann sollte der Wilcoxon-Test durch den Vorzeichentest ersetzt werden, um Lageänderungen (Blutdrucksenkungen) nachzuweisen.

Ein verteilungsfreier Test zum Nachweis von Streuungsänderungen existiert derzeit für paarige Stichproben noch nicht. Einen heuristischen Ansatz für die Konstruktion eines solchen Tests findet man bei Bortz et al. 2008, S. 292 ff.

3.3.3 Der Vergleich zweier abhängiger Stichproben nach Brunner u. Langer

Zielsetzung

Auf ▶ S. 191 haben wir darauf hingewiesen, dass die paarigen Messungen „hinreichend genau" sind, so dass die Bildung von Differenzen zulässig ist. Dies bedeutet letztlich, dass die Ausgangsdaten für den Wilcoxon-Test kardinalskaliert sein sollten. Auf ordinale Ausgangsdaten angewendet, kann der Wilcoxon-Test zu falschen Schlüssen führen (ein Beispiel hierfür findet man bei Bortz et al. 2008, S. 265 f).

Angesichts dieser Schwäche ist bei Ausgangsdaten mit fraglichem Kardinalskalenniveau ein Verfahren zu bevorzugen, das Brunner u. Langer (1999, ▶ Abschn. 7.1) vorgeschlagen haben. Dieses Verfahren operiert mit reinen Ordinaldaten; es ist auch für Daten mit Rangbindungen zulässig (▶ unten).

Durchführung

Sofern keine originäre Rangreihe der paarigen Messungen vorliegt, transformiert man die 2 N-Messwerte der N Messwertepaare in eine gemeinsame Rangreihe. Man ermittelt für die Vorhermessung (z. B. Behandlung A) und die Nachhermessung (z. B. Behandlung B) jeweils die Rangmittelwerte $\bar{T}_A$ und $\bar{T}_B$

$$\bar{T}_A = \sum_{i=1}^{N} R_{A(i)}/N$$

$$\bar{T}_B = \sum_{i=1}^{N} R_{B(i)}/N$$

(3.44)

Die Prüfgröße dieses Tests wird wie folgt bestimmt:

$$t = \sqrt{N} \cdot \frac{\bar{T}_B - \bar{T}_A}{S}$$

(3.45)

mit

$$S^2 = \frac{1}{N-1} \cdot \sum_{i=1}^{N} \left(R_{B(i)} - R_{A(i)} - \bar{T}_B + \bar{T}_A \right)^2 \tag{3.46}$$

Die Prüfgröße t ist approximativ t-verteilt mit N−1 Freiheitsgraden, wobei die Approximation nach Angaben der Autoren bereits für N≥7 hinreichend genau ist. Sie verschlechtert sich mit größer werdender Anzahl und Länge von Rangbindungen, aber sie ist auch in diesem Falle für N≥15 gut brauchbar, es sei denn, die Bindungsstruktur ist sehr extrem.

Die H_0: Keine Unterschiede in der zentralen Tendenz zwischen A und B kann verworfen werden, wenn der nach Gl. 3.45 ermittelte empirische t-Wert größer ist als der kritische t-Wert. Den kritischen t-Wert entnimmt man für ein vorgegebenes Signifikanzniveau und ein- bzw. zweiseitigen Test Tafel X im Anhang.

Zur Interpretation eines signifikanten Ergebnisses kann man auch für diese Analyse relative Effekte gemäß Gl. 3.31 berechnen.

Datenrückgriff

Zur Demonstration des praktischen Vorgehens verwenden wir die Daten des ► Beispiels 3.12 (Vergleich zweier blutdrucksenkender Medikamente bei Diabetikern). ◘ Tabelle 3.23 zeigt die aus den Blutdruckwerten der ◘ Tabelle 3.21 gebildete gemeinsame Rangreihe bzw. die Zuordnung dieser Rangwerte zur Behandlung A ($R_{A(i)}$) und zur Behandlung B ($R_{B(i)}$). Der A-Patient des 13. Patientenpaares hat den niedrigsten Wert (151) und erhält Rangplatz 1. Der B-Patient des 11. Patientenpaares hat mit 155 den zweitniedrigsten Wert; ihm wird also Rangplatz 2 zugeordnet etc. bis hin zum A-Patienten des 2. Patientenpaares mit dem höchsten Wert bzw. Rangplatz 28.

◘ **Tabelle 3.23.** Rangtransformierte Daten aus ◘ Tabelle 3.21 (in 3.3.3)

Nr. d. Patientenpaares	$R_{A(1)}$	$R_{B(1)}$	$R_{B(1)} - R_{A(1)} - \bar{T}_B + \bar{T}_A$
1	11	17,5	10,29
2	28	25	0,79
3	23	9	−10,21
4	17,5	6	−7,71
5	7	8	4,79
6	19	12	−3,21
7	26	14	−8,21
8	20	14	−2,21
9	10	22	15,79
10	16	24	11,79
11	3	2	2,79
12	27	14	−9,21
13	1	4	6,79
14	21	5	−12,21
	229,5	176,5	0,06

Man erhält als Rangsummen $T_A = 229{,}5$ und $T_B = 176{,}5$ (Kontrolle gem. Gl. 3.2: $229{,}5 + 176{,}5 = 28 \cdot 29/2 = 406$) und errechnet über Gl. 3.44

$$\bar{T}_A = 229{,}5/14 = 16{,}39$$

und

$$\bar{T}_B = 176{,}5/14 = 12{,}61$$

Die für Gl. 3.46 benötigte Summe ergibt sich zu

$$\sum_{i=1}^{N} \left(R_{B(i)} - R_{A(i)} - \bar{T}_B + \bar{T}_A \right)^2$$

$$= 17{,}5 - 11 - 12{,}61 + 16{,}39)^2 + (25 - 28 - 12{,}61 + 16{,}39)^2 + \dots$$

$$+ (5 - 21 - 12{,}61 + 16{,}39)^2$$

$$= 10{,}29^2 + 0{,}79^2 + \dots + (-12{,}21^2)$$

$$= 1051{,}857$$

Kontrolle: $\sum_{i=1}^{N} \left(R_{B(i)} - R_{A(i)} - \bar{T}_B + \bar{T}_A \right) = 0$; der Wert $0{,}06$ in ▢ Tabelle 3.23, letzte Spalte, geht auf Rundungsungenauigkeit zurück.

Damit resultiert für S^2 nach Gl. 3.46

$$S^2 = \frac{1}{14 - 1} \cdot 1051{,}857 = 80{,}91$$

und für t nach Gl. 3.45

$$t = \sqrt{14} \cdot \frac{12{,}61 - 16{,}39}{\sqrt{80{,}91}} = -\sqrt{14} \cdot -0{,}42 = 1{,}57$$

Als kritischen Wert entnimmt man Tafel X im Anhang für $\alpha = 0{,}05$, Fg $= 13$ und zweiseitigem Test $t_{crit} = 2{,}160 > 1{,}57$, d.h. die H_0 kann nicht verworfen werden. Das Ergebnis des Wilcoxon-Tests wird also bestätigt.

Zu Demonstrationszwecken sollen auch noch die relativen Effekte nach Gl. 3.31 bestimmt werden. Es ergaben sich

$$\hat{p}_A = \frac{1}{28} \cdot (16{,}39 - 0{,}5) = 0{,}570$$

$$\hat{p}_B = \frac{1}{28} \cdot (12{,}61 - 0{,}5) = 0{,}433$$

Die Wahrscheinlichkeit für überdurchschnittliche Blutdruckwerte beträgt unter Behandlung A 57,0% und unter Behandlung B 43,3%.

Hinweis

Eine Aufbereitung des Verfahrens für das SAS-Programmpaket findet man bei Brunner u. Langer (1999, Abschn. 7.3).

3.4 Der Vergleich mehrerer abhängiger Stichproben

Haben wir statt zweier abhängiger Stichproben mehrere (k) abhängige Stichproben hinsichtlich ihrer zentralen Tendenz zu vergleichen, so benötigen wir eine Methode höheren Allgemeinheitsgrades. Eine solche Methode wurde von Friedman (1937) entwickelt (▶ Abschn. 3.4.1).

> Die Rangvarianzanalyse von Friedman fragt global nach Unterschieden in der zentralen Tendenz von k abhängigen Stichproben. Kann man eine begründete Trendhypothese aufstellen, die z. B. besagt, dass k Behandlungsstufen einen zunehmend stärkeren Einfluss auf die untersuchte Variable ausüben, sollte der im ▶ Abschn. 3.4.2 behandelte Trendtest von Page (1963) eingesetzt werden.

3.4.1 Die Rangvarianzanalyse von Friedman

Zielsetzung

Der Friedman-Test dient in der Hauptsache zur Analyse von Plänen, bei denen eine Stichprobe von N Individuen unter k Bedingungen untersucht worden ist. Die zu prüfende Nullhypothese besagt, dass sich die durchschnittlichen Messungen der Individuen unter k Bedingungen nicht unterscheiden. Die Alternativhypothese hierzu ist ungerichtet; sie behauptet, dass mindestens 2 Bedingungen unterschiedlich wirken.

Nicht immer werden Versuchs- und Beobachtungswiederholungen an derselben Stichprobe möglich sein, da die Zeit, der Lernfortschritt oder allgemein die Wiederholungssituation als systematische Variablen wirksam werden. Im Falle der Nichtwiederholbarkeit wird man – wie beim Vergleich von 2 parallelen Stichproben – ein Kontrollmerkmal einführen, das mit dem untersuchten Merkmal möglichst hoch korreliert. Die Individuen einer Gesamtstichprobe sind dann in Gruppen („Blöcken") zu je k Individuen so aufzuteilen, dass die Individuen einer Gruppe bzgl. des Kontrollmerkmals möglichst gut übereinstimmen. Bei mehreren Kontrollmerkmalen wird man anstreben, dass die Individuen einer Gruppe bzgl. aller Kontrollmerkmale homogen sind. Die k Individuen einer jeden der N Gruppen werden dann nach Zufall auf die k Bedingungen verteilt. Auch hier geht es um die Frage, ob sich die k abhängigen Stichproben hinsichtlich ihrer zentralen Tendenz unterscheiden oder nicht.

> Mit dieser Zielsetzung – Vergleich von k abhängigen Stichproben – ist der Friedman-Test das verteilungsfreie Pendant zur einfaktoriellen parametrischen Varianzanalyse mit Messwiederholungen oder zu Blockplänen. Für $k = 2$ Bedingungen entspricht er dem Vorzeichentest.

Durchführung

Ordnet man die N Individuen (bzw. die N Gruppen oder „Blöcke") als Zeilen und die k Behandlungen als Spalten an, so ergibt sich das in ◻ Tabelle 3.24 dargestellte Datenschema der $N \times k$ Messwerte x_{ij} ($i = 1, \ldots, N$; $j = 1, \ldots, k$).

Unter der Hypothese, dass die verschiedenen Bedingungen keinen Einfluss auf die Verteilung der Messwerte nehmen (H_0), werden sich die Rangplätze für die Messwerte unter den k Bedingungen pro Individuum nach Zufall verteilen. Bildet man also unter H_0 die Rangsumme für jede der k Bedingungen über die N Individuen, so werden diese nicht oder nur zufällig voneinander abweichen. Üben einzelne Bedingungen jedoch einen systematischen Einfluss aus (H_1), werden die k Bedingungen unterschiedliche Rangsummen ergeben.

Friedman hat nun eine Statistik χ_r^2 angegeben, die eine Entscheidung darüber gestattet, ob Rangsummenunterschiede noch als zufallsbedingt angesehen werden dürfen oder nicht. Bezeichnen wir die Spalten-Rangsummen für die k Bedingungen mit T_j, so ist χ_r^2 definiert als

$$\chi_r^2 = \frac{12}{N \cdot k \cdot (k+1)} \cdot \sum_{j=1}^{k} T_j^2 - 3 \cdot N \cdot (k+1) \tag{3.47}$$

Ob ein χ_r^2-Wert signifikant ist, prüft man exakt über Tafel I des Anhangs, die für $k = 3$ Bedingungen mit $N = 3$ bis 9 Individuen bzw. für $k = 4$ Bedingungen mit $N = 3$ oder 4 Individuen ausgelegt ist. Die H_0 ist für $P' \leq \alpha$ zu verwerfen.

◻ **Tabelle 3.24.** Datenschema für den Friedman-Test

Individuen	Behandlungen					
	1	2	$\cdots$	j	$\cdots$	k
1	x_{11}	x_{12}	$\cdots$	x_{1j}	$\cdots$	x_{1k}
2	x_{21}	x_{22}	$\cdots$	x_{2j}	$\cdots$	x_{2k}
.	.	.		.		.
.	.	.		.		.
.	.	.		.		.
i	x_{i1}	x_{i2}	$\cdots$	x_{ij}		x_{ik}
.	.			.		.
N	x_{N1}	x_{N2}	$\cdots$	x_{Nj}	$\cdots$	x_{Nk}

Bei mehr Bedingungen und/oder Individuen folgt χ^2_r bei Gültigkeit von H_0 asymptotisch der χ^2-Verteilung mit $k-1$ Freiheitsgraden, so dass zur Signifikanzprüfung Tafel B des Anhangs herangezogen werden kann.

Bei Vorliegen von Rangbindungen lässt sich der Friedman-Test unter Verwendung von Gl. 3.48 verschärfen.

$$\chi^2_{r\,(corr)} = \frac{\chi^2_r}{1 - c} \quad \text{mit} \quad c = \frac{1}{N \cdot k \cdot (k^2 - 1)} \cdot \sum_{i=1}^{m} (t_i^3 - t_i) \tag{3.48}$$

Hierbei steht m – wie üblich – für die Anzahl der Rangbindungsgruppen und t_i für die Länge der Rangbindungsgruppe i.

Der Friedman-Test setzt voraus, dass die N Individuen wechselseitig unabhängig sind, dass also nicht etwa ein- und dasselbe Individuum 2-mal oder mehrmals im Untersuchungsplan auftritt. Im Übrigen gelten die gleichen Annahmen wie beim Vorzeichentest, d.h. auch hier können z.B. Versuchstiere verschiedener Spezies zur Verbreiterung der evolutionsbiologischen Induktionsbasis zugrunde gelegt werden. Bei *Blockplänen* brauchen nur die k Individuen eines Blocks der gleichen Spezies anzugehören.

Die Angemessenheit der Friedman-Analyse bei longitudinalen Daten wird bei Brunner u. Langer (1999, S. 77) problematisiert. Die Autoren schlagen als Alternative ein multivariates Modell vor. ▶ Beispiel 3.14 erläutert das Vorgehen.

Beispiel 3.14. Erregungsinduzierende Wirkung verschiedener Präparate im Tierversuch

Problem. Ein neuer zentralerregender Stoff (Modafinil) ohne Suchtgefährdung soll in 2 Dosen (ED = einfache Dosis, DD = doppelte Dosis) auf seine Wirkung im Vergleich zu einem Leerpräparat (LP) und zu einem bekannten zentralerregenden Stoff (Koffein = CO) untersucht werden. Es sind also $k = 4$ Bedingungen zu vergleichen.

Versuchsplan. 20 Ratten werden nach dem Grad ihrer Spontanaktivität (gemessen in einem Vortest) in $N = 5$ Gruppen zu je 4 eingeteilt. Gruppe I zeigt die stärkste, Gruppe V die geringste Aktivität; die Ratten innerhalb einer Gruppe sind etwa gleich aktiv. Sie werden per Zufall auf die 4 Behandlungsbedingungen verteilt (Parallelstichproben). Daraufhin werden sie einzeln in eine einseitig drehbar aufgehängte, zylindrische Lauftrommel gesetzt, die Drogen injiziert und die Anzahl der Umdrehungen als Maß für den Grad der zentralen Erregung registriert.

Alternativhypothese. Die 4 Präparate bewirken einen unterschiedlichen Grad an Spontanmotorik (*ungerichtete* Alternativhypothese).

Nullhypothese. Die 4 Präparate bewirken den gleichen Grad an Spontanmotorik.

Signifikanzniveau. $\alpha = 0{,}05$.

Testwahl. Es sind 4 abhängige Stichproben zu vergleichen. Da über die Verteilung der Umdrehungszahlen nichts bekannt ist und die zu vergleichenden Stichproben mit $N = 5$ zudem recht klein sind, testen wir verteilungsfrei nach *Friedman*.

Testanwendung. Es resultieren die in ◘ Tabelle 3.25 dargestellten Umdrehungszahlen.

Wir bilden innerhalb jeder Gruppe eine eigene Rangordnung und summieren zur Ermittlung der T_j-Werte die Werte innerhalb der Spalten (◘ Tab. 3.26).

◘ **Tabelle 3.25.** Daten eines Friedman-Tests

Gruppe	Co	ED	DD	LP	Zeilensumme
I	14	11	16	13	54
II	13	12	15	12	52
III	12	13	14	11	50
IV	11	14	13	10	48
V	10	15	12	9	46
Spaltensumme	60	65	70	55	250

◘ **Tabelle 3.26.** Rangwerte für ◘ Tabelle 3.25

Gruppe	Co	ED	DD	LP	Zeilensumme
I	3	1	4	2	(10)
II	3	1,5	4	1,5	(10)
III	2	3	4	1	(10)
IV	2	4	3	1	(10)
V	2	4	3	1	(10)
Spaltensumme T_j	12	13,5	18	6,5	(50)

Zur Berechnung des Friedman-χ_r^2-Wertes setzen wir die T_j-Werte in Gl. 3.47 ein.

$$\chi_r^2 = \frac{12}{5 \cdot 4 \cdot (4+1)} \cdot (12^2 + 13{,}5^2 + 18^2 + 6{,}5^2) - 3 \cdot 5 \cdot (4+1) = 8{,}1$$

Unter Berücksichtigung der Rangbindung erhält man für Gl. 3.48

$$c = \frac{1}{5 \cdot 4 \cdot 15} \cdot (2^3 - 2) = 0{,}02$$

und damit

$$\chi_{r\,(\text{corr})}^2 = \frac{8{,}1}{1 - 0{,}02} = 8{,}3$$

Entscheidung. Da die Konstellation k = 4 und N = 5 in Tafel I des Anhangs nicht mehr aufgeführt ist, testen wir asymptotisch über Tafel B. Dort lesen wir für $\alpha = 0{,}05$ und Fg = 3 einen kritischen χ^2-Wert von $\chi_{\text{crit}}^2 = 7{,}82$ ab. Der von uns ermittelte $\chi_{r\,(\text{corr})}^2$-Wert ist größer, d. h. wir verwerfen die H_0 zugunsten von H_1.

Interpretation. Die Ratten zeigen unter den 4 Bedingungen eine unterschiedliche Spontanaktivität.

Einzelvergleiche

Führt der Friedman-Test zu einem signifikanten Resultat, empfiehlt es sich, ähnlich wie bei der Ablehnung der globalen H_0 beim Vergleich mehrerer unabhängiger Stichproben (H-Test, ▶ Abschn. 3.2.2), Einzelvergleiche durchzuführen, die eine detailliertere Ergebnisinterpretation gestatten. Auch hier wollen wir über ein Verfahren berichten, mit dem man feststellen kann, zwischen welchen Untersuchungsbedingungen (Stichproben) ein signifikanter Unterschied besteht.

Unter Verwendung der χ_r^2-Prüfgröße des Friedman-Tests berechnet man bei kleineren Stichproben folgende kritische Differenz für den Paarvergleich der Rangdurchschnitte zweier abhängiger Stichproben j und j′ (vgl. Schaich u. Hamerle 1984, Abschn. 5.3.4):

$$D_{\bar{T}(\text{crit})} = \sqrt{\chi_{r\,(k, N, \alpha)}^2 \cdot \frac{k \cdot (k+1)}{6 \cdot N}} \tag{3.49}$$

$\chi_{r\,(k, N, \alpha)}^2$ ist der in Tafel I nachzulesende kritische Schwellenwert für ein zuvor festgesetztes α-Niveau. Für Konstellationen von N und k, die in Tafel I nicht aufgeführt sind, ersetzt man $\chi_{r\,(k, N, \alpha)}^2$ durch den entsprechenden Schwellenwert der χ^2-Verteilung für k–1 Freiheitsgrade (▶ Tafel B).

Zwei Stichproben j und j′ sind signifikant verschieden, wenn $|\bar{T}_j - \bar{T}_{j'}| \geq D_{\bar{T}(\text{crit})}$ ist.

Datenrückgriff. Für ▶ Beispiel 3.14 (erregungsinduzierte Wirkung verschiedener Präparate) entnehmen wir Tafel B den bereits bekannten kritischen χ^2-Wert von 7,82 (Fg = 3, α = 0,05). Eingesetzt in Gl. 3.49 resultiert

$$D_{\bar{T}(crit)} = \sqrt{7{,}82 \cdot \frac{4 \cdot 5}{6 \cdot 5}} = 2{,}28$$

Als durchschnittliche Ränge für die 4 Stichproben ergeben sich $\bar{T}_1 = 12/5 = 2{,}4$; $\bar{T}_2 = 13{,}5/5 = 2{,}7$; $\bar{T}_3 = 18/5 = 3{,}6$ und $\bar{T}_4 = 6{,}5/5 = 1{,}3$. Demnach unterscheiden sich nur die Stichproben 3 und 4 auf dem α = 0,05-Niveau (3,6 – 1,3 = 2,3 > 2,28). Die doppelte Modafinil-Dosis (DD) führt zu einer signifikant höheren Motilität der Ratten als das Leerpräparat (LP). Hinsichtlich der übrigen Paarvergleiche ist die H_0 (keine Unterschiede in der zentralen Tendenz) beizubehalten.

3.4.2 Der Trendtest von Page

Zielsetzung

> Sind dieselben Auswertungsbedingungen wie beim Friedman-Test gegeben, und kann darüber hinaus eine Voraussage über die Rangordnung der Behandlungswirkungen gemacht werden, dann ist die Anwendung des schärferen L-Tests von Page (1963) indiziert. Dieser Test prüft eine Trend-Alternativhypothese, die besagt, dass die Behandlungsarten oder -intensitäten 1–k einen zunehmend stärkeren Einfluss auf die untersuchte Variable ausüben und einen Anstieg der Populationsmediane bewirken.

Zwischen L-Test und Friedman-Test besteht die gleiche Relation wie zwischen dem Trendtest von Jonckheere und dem H-Test von Kruskal-Wallis: Stets ist der erstere unter sonst gleichen Bedingungen effizienter als der letztere.

Durchführung

Bezeichnen wir die nach aufsteigenden Rangzahlen geordneten Spalten mit j und deren Rangsummen mit T_j (j = 1, ... , k), so ist die Prüfstatistik des L-Tests definiert durch die Produktsumme

$$L = \sum_{j=1}^{k} j \cdot T_j \tag{3.50}$$

Man beachte, dass eine Trendhypothese – wie beim Trendtest von Jonckheere – vor der Datenerhebung aufgestellt werden muss. Der exakte Test geht davon aus, dass die T_j-Werte gemäß Trendhypothese so geordnet sind, dass mit zunehmendem Index j die T_j-Werte größer werden.

Die exakten Signifikanzschranken dieser Prüfstatistik sind bis $k=9$ Behandlungen und $N \leq 20$ Individuen (oder N Blöcke von k Individuen) in Tafel J des Anhangs verzeichnet; sie entsprechen einem einseitigen Test.

Für größere Werte von k und N als in Tafel J angegeben, ist L unter H_0 angenähert normalverteilt mit einem Erwartungswert von

$$\mu_L = \frac{N \cdot k \cdot (k+1)^2}{4} \tag{3.51}$$

und einer Standardabweichung von

$$\sigma_L = \sqrt{\frac{N \cdot k^2 \cdot (k^2 - 1) \cdot (k+1)}{144}} \tag{3.52}$$

Wir testen daher die Nullhypothese asymptotisch über den kritischen Bruch

$$z = \frac{L - \mu_L}{\sigma_L} \tag{3.53}$$

und beurteilen diesen gemäß der gerichteten Trendhypothese mit einem einseitigen Test über Tafel A des Anhangs.

Beispiel 3.15. Zur Trainierbarkeit des Ruhepulses bei Adipositas

Problem. Es geht um die Frage, ob ein leichtes Lauftraining dazu beiträgt, den meist erhöhten Ruhepuls adipöser Patienten zu senken.

Versuchsplan. Über einen Zeitraum von 8 Wochen führen 6 Patienten mit Adipositas unter medizinischer Aufsicht ein leichtes Laufbandtraining durch. Jeweils am Ende einer Woche wird der Ruhepuls gemessen, d. h. es werden pro Patient 8 Messwerte erhoben.

Alternativhypothese. Der Ruhepuls sinkt während der Trainingsphase (*gerichtete* H_1).

Nullhypothese. Der Ruhepuls der Patienten verändert sich während des Trainings nicht.

Signifikanzniveau. Da die Beeinflussung des Ruhepulses durch körperliches Training zumindest bei gesunden Patienten unumstritten ist, setzen wir $\alpha = 0{,}01$.

Testwahl. Es sind 8 kleine abhängige (Daten-)Stichproben zu vergleichen. Die Alternativhypothese ist als Trendhypothese formuliert, die wegen der unbekannten Verteilung des Ruhepulses bei adipösen Patienten verteilungsfrei mit dem *Trendtest von Page* überprüft wird.

Testanwendung. ◻ Tabelle 3.27 zeigt die 8 Ruhepulswerte der 6 Patienten.

◻ **Tabelle 3.27.** Ausgangsdaten für einen Trendtest nach Page

Nr. des Patienten	Wochen							
	1	2	3	4	5	6	7	8
1	80	81	78	78	79	75	70	71
2	72	75	73	71	73	70	69	66
3	79	81	80	81	75	74	70	68
4	62	59	58	59	56	57	56	56
5	73	72	69	67	68	66	59	63
6	85	83	76	79	81	83	79	84

Die Messungen werden pro Patient (also zeilenweise) unter Berücksichtigung der Rangbindungen in Rangwerte transformiert (◻ Tab. 3.28).

◻ **Tabelle 3.28.** Rangwerte für Tabelle 3.27

Nr. des Patienten	Wochen								
	1	2	3	4	5	6	7	8	$\sum$
1	7	8	4,5	4,5	6	3	1	2	36
2	5	8	6,5	4	6,5	3	2	1	36
3	5	7,5	6	7,5	4	3	2	1	36
4	8	6,5	5	6,5	2	4	2	2	36
5	8	7	6	4	5	3	1	2	36
6	8	5,5	1	2,5	4	5,5	2,5	7	36
T_j:	41	42,5	29	29	27,5	21,5	10,5	15	216
j (gemäß H_1):	8	7	6	5	4	3	2	1	
$j \cdot T_j$:	328	297,5	174	145	110	64,5	21	15	1155

Die Rangsummen für die 8 Wochen sind in der Zeile T_j aufgeführt. Beim Laufindex j ist zu beachten, dass gemäß H_1 ein aufsteigender Trend von der 8. zur 1. Woche erwartet wird. Dementsprechend erhält die 8. Woche den Index j = 1 und die 1. Woche den Index j = 8. Schließlich errechnen wir für Gl. 3.50 die Produkte $j \cdot T_j$, deren Summe die Prüfgröße L = 1155 ergibt.

Entscheidung. In Tafel J lesen wir ab, dass für $k = 8$, $N = 6$ und $\alpha = 0{,}01$ ein kritischer L-Wert von $L_{crit} = 1063$ erwartet wird. Dieser Wert wird vom beobachteten L-Wert überschritten ($1155 > 1063$), so dass die H_0 zugunsten von H_1 zu verwerfen ist.

Interpretation. Es ist davon auszugehen, dass der Ruhepuls adipöser Patienten während eines leichten Lauftrainings sinkt, womit der Kreislauf entlastet wird.

Asymptotischer Test. Zu Demonstrationszwecken wollen wir auch den asymptotischen Page-Test durchführen. Nach Gl. 3.51 ergibt sich

$$\mu_L = \frac{6 \cdot 8 \cdot 9^2}{4} = 972$$

Für die Streuung errechnet man nach Gl. 3.52

$$\sigma_L = \sqrt{\frac{6 \cdot 8^2 \cdot (8^2 - 1) \cdot 9}{144}} = 38{,}88$$

Als z-Wert der Standardnormalverteilung erhält man also gemäß Gl. 3.53

$$z = \frac{1155 - 972}{38{,}88} = 4{,}71$$

Auch dieser Wert ist für $\alpha = 0{,}01$ bei einseitigem Test signifikant ($4{,}71 > 2{,}33 = z_{crit}$).

Hinweis

Der Page-Test setzt wie der Friedman-Test voraus, dass keine Transferwirkungen von einer zur nächsten Messung eintritt. Diese Bedingung ist am besten zu erfüllen, wenn – auf unser Beispiel bezogen – $N = 6$ Blöcke mit jeweils $k = 8$ Individuen gebildet werden und – nach Losentscheid – jeder Adipöse eines Blockes entweder 1-mal, 2-mal, 3-mal usw. bis 8-mal vortrainiert wird. Bei diesem *Blockplan* fallen Transferwirkungen weg und die Untersuchungsanlage ist geeignet, Trainingseffekte nachzuweisen.

Im ▶ Abschn. 3.5 werden wir Methoden kennenlernen, die auch bei vorhandenen Transferwirkungen ihre Gültigkeit behalten; es handelt sich um wiederholte Messungen an je einem Individuum, die als Verlaufskurven bezeichnet und ausgewertet werden.

Zuvor jedoch wollen wir eine von Brunner u. Langer (1999) vorgeschlagene Technik zur Auswertung von 2×2-Plänen mit einem Messwiederholungsfaktor kennenlernen. Es handelt sich hierbei um ein verteilungsfreies Pendant zur parametrischen Varianzanalyse mit einem 2 fach gestuften Gruppierungsfaktor und einem 2 fach gestuften Messwiederholungsfaktor.

3.4.3 Die Auswertung von 2×2-Plänen mit einem Messwiederholungsfaktor nach Brunner u. Langer

Zielsetzung

Im ▶ Abschn. 3.1.3 haben wir den U-Test für Paardifferenzen kennengelernt, mit dem man überprüfen kann, ob sich die Veränderungsraten bzw. die Differenzen von Vorher-Nachher-Messungen in 2 unabhängigen Stichproben unterscheiden. Der Test basiert also auf Differenzen und setzt damit kardinalskalierte Ausgangsdaten voraus.

Diese Annahme macht das von Brunner u. Langer (1999, Abschn. 8.1.1) vorgeschlagene Verfahren nicht. Das Verfahren nutzt ausschließlich ordinale Informationen und ist deshalb unempfindlich gegenüber Ausreißern und Extremwerten. Als Pendant zur 2-faktoriellen Varianzanalyse mit Messwiederholungen und einem 2 fach gestuften Gruppierungsfaktor A sowie einem 2 fach gestuften Messwiederholungsfaktor B prüft die „Rangvarianzanalyse" ebenfalls 2 Haupteffekt-Hypothesen (Gibt es globale Gruppenunterschiede? Gibt es globale Veränderungseffekte?) und eine Interaktionshypothese (Gibt es gruppenspezifische Veränderungen?). Statt der wiederholten Messungen können auch 2×2 „matched samples" (▶ S. 24) untersucht werden.

Durchführung

Untersucht werden 2 Stichproben a_1 und a_2 mit den Umfängen N_1 und N_2 zu jeweils zwei verschiedenen Zeitpunkten b_1 und b_2. Die Stichprobenumfänge müssen nicht identisch sein. Hat man keine originäre Rangreihe erhoben, werden alle $2 \cdot N_1 + 2 \cdot N_2 = N$ Messwerte in Ränge R_{ijm} transformiert ($i=1,2$ für Faktor A; $j=1,2$ für Faktor B; $m=1\dots N_i$). Für jede der 4 Faktorstufenkombinationen ab_{ij} werden die Rangmittelwerte $\bar{T}_{ij}$ bestimmt.

Auf der Basis dieser $\bar{T}_{ij}$-Werte errechnet man zur Prüfung des Gruppierungsfaktors A folgende bei Gültigkeit von H_0 approximativ t-verteilte Prüfgröße t_A

$$t_A = \frac{\bar{T}_{11} + \bar{T}_{12} - \bar{T}_{21} - \bar{T}_{22}}{\sqrt{\sum_{i=1}^{2} \hat{\sigma}_i^2 / N_i}} \tag{3.54}$$

$\hat{\sigma}_i^2$ ergibt sich über folgende Gleichung

$$\hat{\sigma}_i^2 = \frac{1}{N_i - 1} \cdot \sum_{m=1}^{N_i} \left(R_{i1m} + R_{i2m} - \bar{T}_{i1} - \bar{T}_{i2} \right)^2 \tag{3.55}$$

Für die Freiheitsgrade (Fg) des t_A-Wertes ermittelt man

$$\text{Fg}_A = \frac{\left(\sum\limits_{i=1}^{2} \hat{\sigma}_i^2 / N_i \right)^2}{\sum\limits_{i=1}^{2} \frac{\left(\hat{\sigma}_i^2 / N_i \right)^2}{N_1 - 1}} \tag{3.56}$$

Der empirische t_A-Wert wird mit einem für ein gegebenes Signifikanzniveau und ein- oder zweiseitigen Test kritischen t-Wert (t_{crit}) verglichen, den man Tafel X entnehmen kann. Für $t_A > t_{crit}$ kann die H_0: kein Gruppeneffekt verworfen werden.

Die H_0 des Messwiederholungsfaktors B (kein Zeiteffekt) prüft man wie folgt: Zunächst ist der folgende, bei Gültigkeit von H_0 approximativ t-verteilte t_B-Wert zu berechnen:

$$t_B = \frac{\bar{T}_{11} - \bar{T}_{12} + \bar{T}_{21} - \bar{T}_{22}}{\sqrt{\sum\limits_{i=1}^{2} \hat{\tau}_i^2 / N_i}} \tag{3.57}$$

Mit

$$\hat{\tau}_i^2 = \frac{1}{N_i - 1} \cdot \sum\limits_{m=1}^{N_i} \left(R_{i1m} + R_{i2m} - \bar{T}_{i1} + \bar{T}_{i2} \right)^2 \tag{3.58}$$

Die Freiheitsgrade (Fg) erhält man über

$$\text{Fg}_B = \frac{\left(\sum\limits_{i=1}^{2} \hat{\tau}_i^2 / N_i \right)^2}{\sum\limits_{i=1}^{2} \frac{\left(\hat{\tau}_i^2 / N_i \right)^2}{N_i - 1}} \tag{3.59}$$

Auch hier gilt: Für $t_B > t_{crit}$ kann die H_0: kein Zeiteffekt verworfen werden.

Die Interaktion A×B schließlich prüft man über folgenden $t_{A \times B}$-Wert:

$$t_{A \times B} = \frac{\bar{T}_{11} - \bar{T}_{12} - \bar{T}_{21} + \bar{T}_{22}}{\sqrt{\sum\limits_{i=1}^{2} \hat{\tau}_i^2 / N_i}} \tag{3.60}$$

Der Nenner aus Gl. 3.60 entspricht dem Nenner aus Gl. 3.57 und $\text{Fg}_{A \times B}$ ist mit Fg_B gem. Gl. 3.59 identisch. Die Prüfung der H_0: keine Interaktion erfolgt analog zur Prüfung der Haupteffekte.

Datenrückgriff. Wir wollen die praktische Umsetzung des Verfahrens am ▶ Beispiel 3.4 (S. 153f) demonstrieren, wenngleich die dort untersuchten Stichproben mit $N_1 = N_2 = 5$ für das Verfahren etwas zu klein sein dürften, zumal die gemein-

◘ **Tabelle 3.29.** Rangtransformierte Messwerte aus ◘ Tabelle 3.6

	1. Messung (b_1)	2. Messung (b_2)	
Medikament a_1	7	19	
	9	18	
	1	15,5	
	12,5	12,5	
	15,5	20	
Medikament a_2	3	5,5	
	5,5	3	
	12,5	9	
	17	12,5	
	3	9	

same Rangreihe nicht bindungsfrei ist. Das Beispiel soll dennoch erneut eingesetzt werden, um eventuelle Ergebnisunterschiede der beiden Verfahren mit zumindest teilweise gleicher Indikation (Interaktionsprüfung) erörtern zu können.

Wir beginnen mit der Transformation der Werte aus ◘ Tabelle 3.6 in eine gemeinsame Rangreihe. Das Ergebnis zeigt ◘ Tabelle 3.29.
Für die 4 Mittelwerte $\bar{T}_{ij}$ erhält man:

$$\bar{T}_{11} = 45/5 = 9; \quad \bar{T}_{12} = 85/5 = 17$$
$$\bar{T}_{21} = 41/5 = 8,2; \quad \bar{T}_{22} = 39/5 = 7,8$$

(Kontrolle gemäß Gl. 3.2: $45 + 85 + 41 + 39 = 20 \cdot 21/2 = 210$)

Als nächstes berechnen wir die $\hat{\sigma}_i^2$-Werte nach Gl. 3.55

$$\sigma_1^2 = \frac{1}{5-1} \cdot [(7+19-9-17)^2 + (9+18-9-17)^2 + \ldots + (15,5+20-9-17)^2]$$

$$= \frac{1}{5-1} \cdot [0^2 + 1^2 + (-9,5)^2 + (-1)^2 + 9,5^2] = 182,5/4 = 45,625$$

$$\sigma_2^2 = \frac{1}{5-1} \cdot [(3+5,5-8,2-7,8)^2 + (5,5+3-8,2-7,8)^2 + \ldots +$$
$$(3+9-8,2-7,8)^2]$$

$$= \frac{1}{5-1} \cdot [(-7,5)^2 + (-7,5)^2 + 5,5^2 + 13,5^2 + (-4)^2] = 341/4 = 85,250$$

Kontrollhinweis: Die nicht quadrierten Summanden in Gl. 3.55 müssen sich zu Null addieren:

$$0 + 1 + (-9,5) + (-1) + 9,5 = 0$$

$$-(7,5) + (-7,5) + 5,5 + 13,5 + (-4) = 0$$

Entsprechendes gilt für die Gl. 3.57. Die in Gl. 3.54 definierte Testgröße ergibt sich damit zu:

$$t_A = \frac{9 + 17 - 8{,}2 - 7{,}8}{\sqrt{45{,}625/5 + 85{,}250/5}} = \frac{10}{5{,}12} = 1{,}95$$

Bei der Berechnung der Freiheitsgrade dieses t_A-Wertes nach Gl. 3.56 wollen wir schrittweise vorgehen und zunächst Zähler und Nenner getrennt ausrechnen.

$$\text{Zähler} = (45{,}625/5 + 82{,}250/5)^2 = (9{,}125 + 16{,}450)^2 = 654{,}08$$

$$\text{Nenner} = 9{,}125^2/4 + 16{,}450^2/4 = 20{,}82 + 67{,}65 = 88{,}47$$

Man erhält also:

$$df_A = \frac{654{,}08}{88{,}47} = 7{,}39 \approx 7$$

Tafel X des Anhangs entnehmen wir (für $a = 0{,}05$ und zweiseitigen Test) $t_{crit} = 2{,}365 > 1{,}95$, d. h. die H_0 kann nicht verworfen werden. Insgesamt, d. h. zusammengefasst über beide Messzeitpunkte, gibt es keine signifikanten Medikamentenunterschiede.

Die Überprüfung der Nullhypothese zum Faktor B (kein Zeiteffekt) erfolgt nach den Gln. 3.57 bis 3.59. Wir beginnen mit den beiden $\hat{\tau}_i^2$-Werten:

$$\hat{\tau}_1^2 = \frac{1}{5-1} \cdot [(7-19-9+17)^2 + (9-18-9+17)^2 + \ldots + (15{,}5-20-9+17)^2]$$

$$= \frac{1}{5-1} \cdot [(-4)^2 + (-1)^2 + (-6{,}5)^2 + 8^2 + 3{,}5^2] = 135/4 = 33{,}75$$

$$\hat{\tau}_2^2 = \frac{1}{5-1} \cdot [(3-5{,}5-8{,}2+7{,}8)^2 + (5{,}5-3-8{,}2+7{,}8)^2 + \ldots +$$

$$(3-9-8{,}2+7{,}8)^2]$$

$$= \frac{1}{5-1} \cdot [(-2{,}9)^2 + 2{,}1^2 + 3{,}1^2 + 4{,}1^2 + (-6{,}4)^2] = 80{,}20/4 = 20{,}05$$

Kontrollen: $(-4) + (-1) + (-6{,}5) + 8 + 3{,}5 = 0$
$(-2{,}9) + 2{,}1 + 3{,}1 + 4{,}1 + (-6{,}4) = 0$

Man erhält nach Gl. 3.57:

$$t_B = \frac{9 - 17 + 8{,}2 - 7{,}8}{-\sqrt{33{,}75/5 + 20{,}05/5}} = \frac{-7{,}6}{-3{,}28} = +2{,}31$$

Die Freiheitsgrade (Gl. 3.59) ermitteln wir wieder in zwei Schritten:

$$\text{Zähler} = (33{,}75/5 + 20{,}05/5)^2 = (6{,}75 + 4{,}010)^2 = 115{,}78$$

$$\text{Nenner} = 6{,}775^2/4 + 4{,}010^2/4 = 11{,}475 + 4{,}020 = 15{,}50$$

$$\text{df}_s = \frac{115{,}78}{15{,}50} = 7{,}47 \approx 7$$

Wir runden nach unten ab (konservatives Vorgehen!) und entnehmen Tafel X $t_{crit} = 2{,}365 > 2{,}31$ ($a = 0{,}05$, zweiseitiger Test). Die H_0 kann also nicht abgelehnt werden, d.h. die Untersuchung war nicht geeignet, signifikante Zeiteffekte (Vorher-Nachher-Unterschiede bezogen auf beide Medikamente) nachzuweisen. (Der exakte P'-Wert für $df_B = 7{,}5$ lautet $P' = 0{,}052$ und bestätigt damit die o. g. Entscheidung.)

Über Gl. 3.60 errechnen wir schließlich für die Interaktion:

$$t_{A \times B} = \frac{9 - 17 - 8{,}2 + 7{,}8}{-3{,}28} = \frac{-8{,}40}{-3{,}28} = 2{,}56$$

Die Freiheitsgrade entsprechen denen des t_B-Wertes, d.h. wir können $t_{crit} = 2{,}365$ übernehmen. Dieser Wert ist kleiner als der empirische $t_{A \times B}$-Wert, d.h. die H_0: keine Interaktion wird verworfen. Das im ▶ Beispiel 3.4 ermittelte Ergebnis wird also bestätigt. (Für $t_{A \times B} = 2{,}56$ und $Fg_{A \times B} = 7{,}5$ ergibt sich als exakter Wert $P' = 0{,}035$. Dieser Wert ist nahezu identisch mit $P' = 0{,}032$ als Überschreitungswahrscheinlichkeit des U-Tests für Paardifferenzen im ▶ Beispiel 3.4.)

Um die Interpretation der Interaktion zu erleichtern, ermitteln wir nach Gl. 3.31 die relativen Effekte für die 4 Faktorstufenkombinationen:

$$\hat{p}_{11} = \frac{1}{20} \cdot (9 - 0{,}5) = 0{,}425 \qquad \hat{p}_{12} = \frac{1}{20} \cdot (17 - 0{,}5) = 0{,}825$$

$$\hat{p}_{21} = \frac{1}{20} \cdot (8{,}2 - 0{,}5) = 0{,}385 \qquad \hat{p}_{22} = \frac{1}{20} \cdot (7{,}8 - 0{,}5) = 0{,}365$$

Mit diesen Werten erhalten wir das in ◻ Abb. 3.2 wiedergegebene Interaktionsdiagramm:

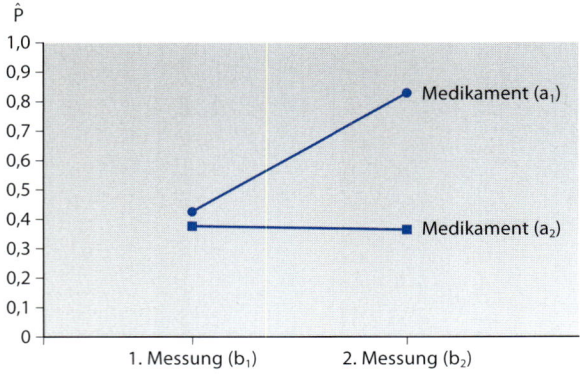

◻ **Abb. 3.2.** Interaktionsdiagramm der relativen Effekte

Die Behandlung der Kinder mit Medikament a_2 ist nahezu wirkungslos. Die Wahrscheinlichkeit für eine überdurchschnittliche konzentrationsfördernde Wirkung ist mit 38,5% vor der Behandlung und mit 36,5% nach der Behandlung eher gering. Für das Medikament a_1 hingegen gibt es einen deutlichen Effekt: Die Wahrscheinlichkeit für eine überdurchschnittliche Konzentrationsfähigkeit ist mit 42,5% ähnlich hoch wie für den Ausgangswert der mit a_2 behandelten Kinder. Sie erhöht sich jedoch nach der Behandlung auf 82,5%.

Hinweis

Die hier dargestellte Auswertungstechnik ist auch für die Analyse von Überkreuzungsplänen (Cross-Over-Designs, ◘ Tab. 1.3) geeignet. Weitere Einzelheiten hierzu findet man bei Brunner u. Langer (1999, Abschn. 8.1.2). Wie man Daten eines 2×2-Plans mit Messwiederholungen mit dem Programmpaket SAS auswertet, beschreiben die Autoren in Abschn. 8.2 und die Verallgemeinerung des Ansatzes auf $p\geq2$ Gruppen und $q\geq2$ Zeitpunkte in Abschn. 8.3.

3.5 Beurteilung von Verlaufskurven

Für die Kontrolle von Behandlungswirkungen ist es häufig unerlässlich, dass bestimmte diagnostisch relevante Merkmale (Blutdruck, Temperatur, Blutsenkung etc.) über einen längeren Zeitraum beobachtet werden. Die wiederholte Registrierung eines Merkmals führt zu einer Messwertserie, die sich grafisch als Verlaufskurve darstellen lässt.

Wenn nun in einem klinischen Versuch eine Stichprobe von Patienten behandelt und eine weitere Stichprobe nicht (oder anders) behandelt wird, stellt sich die Frage, ob sich die beiden Stichproben von Verlaufskurven bzgl. ihres generellen Trends unterscheiden. Zur Beantwortung dieser Frage werden wir in ▶ Abschn. 3.5.1 den T_1-Test von Krauth (1973) kennenlernen.

Hat man die beiden zu vergleichenden Stichproben parallelisiert, resultieren 2 abhängige Stichproben von Verlaufskurven, für deren Vergleich Krauth (1973) den T_2-Test vorschlägt (▶ Abschn. 3.5.2). Dieser Test ist auch dann anwendbar, wenn für ein- und dieselbe Stichprobe Verlaufskurven z. B. vor und nach einer Behandlung zu vergleichen sind.

3.5.1 Der T_1-Test für den Behandlungs-Kontrollgruppen-Vergleich

Zielsetzung

Bei der Anwendung des T_1-Tests sollte man bereits vor Untersuchungsbeginn eine möglichst genaue Erwartung über den durchschnittlichen Trend der Verlaufskurven in der behandelten Gruppe formulieren können (z. B. steigender, fallender, zyklischer oder phasischer Trend).

> Die Nullhypothese besagt, dass sich die Verlaufskurven unter der Behandlungsbedingung nicht von den Verlaufskurven unter der Kontrollbedingung unterscheiden. Die entsprechende Alternativhypothese wird typischerweise gerichtet formuliert. Der vorhergesagte Verlaufskurventrend kommt unter Behandlung häufiger vor als in der Kontrollgruppe.

Wichtig ist an dieser Stelle der Hinweis, dass der T_1-Test Niveauunterschiede in den Verlaufskurven *nicht* berücksichtigt. Ist man hieran interessiert, bildet man pro Patient den Durchschnittswert der individuellen Messungen und vergleicht die Durchschnittswerte von Experimental- und Kontrollgruppe mit dem Mediantest (► Abschn. 3.1.1) bzw. dem U-Test (► Abschn. 3.1.2).

Durchführung

Die Gestalt einer Verlaufskurve wird beim T_1-Test durch die Vorzeichen der Differenzen aufeinanderfolgender Messungen (*Folgedifferenzen*) beschrieben. Man hat z. B. bei einem Patienten während einer Diabetesbehandlung an 5 aufeinanderfolgenden Tagen die folgenden Blutzuckerwerte (mg%) gemessen: 180, 171, 146, 160 und 139. Bilden wir die Differenzen aufeinanderfolgender Messungen, resultiert das folgende, aus 4 Vorzeichen bestehende *Vorzeichenmuster*: −, −, +, −. Ein Minuszeichen deutet auf einen fallenden und ein Pluszeichen auf einen steigenden Blutzuckergehalt hin. Da jede Differenz positiv oder negativ ausfallen kann, sind in diesem Beispiel $2 \cdot 2 \cdot 2 \cdot 2 = 2^4 = 16$ verschiedene Vorzeichenmuster möglich (allgemein: 2^{n-1} mit n = Anzahl der Messungen). Wenn man in Rechnung stellt, dass 2 aufeinanderfolgende Messungen auch identisch sein können (Differenz = 0), ergeben sich bei n = 5 Messungen bereits $3 \cdot 3 \cdot 3 \cdot 3 = 3^4 = 81$ verschiedene „Vorzeichen"-Muster (allgemein: 3^{n-1}).

Man sieht also, dass die Anzahl der Vorzeichenmuster mit wachsender Anzahl der Messungen exponentiell steigt. Es empfiehlt sich deshalb, die möglichen Vorzeichenmuster vor Untersuchungsbeginn in 2 Gruppen einzuteilen: Eine Gruppe umfasst alle Vorzeichenmuster, die man für die Verlaufskurven der behandelten Patienten erwartet (z. B. alle Muster, in denen höchstens ein Pluszeichen vorkommt), und die 2. Gruppe enthält die Vorzeichenmuster der Kontrollgruppe (alle restlichen Vorzeichenmuster).

Ist der Versuch abgeschlossen, wird jede Verlaufskurve – getrennt nach Experimental- und Kontrollgruppe – danach klassifiziert, ob ihr Vorzeichenmuster für (Gruppe 1) oder gegen (Gruppe 2) die erwartete Behandlungswirkung spricht. Die so resultierenden Häufigkeiten werden in eine Vierfeldertafel eingetragen, die wir exakt über Gl. 2.14 bzw. asymptotisch über Gl. 2.19 auswerten. Das folgende Beispiel wird diesen Sachverhalt konkretisieren.

Beispiel 3.15. Vigilanzverläufe unter Tranquilizer

Problem. Es ist bekannt, dass Tranquilizer, in therapeutischer Dosis verabreicht, die Wachsamkeit (Vigilanz) nicht beeinflussen. Aus der Literatur ist weiterhin bekannt, dass z.B. bei 2-stündigen Vigilanzversuchen die Vigilanz, gemessen an der Zahl der Fehlreaktionen auf kritische Reize, zwischen der 1. und der 2. halben Stunde rapide abnimmt, um dann allmählich wieder anzusteigen. Gefragt wird nun, ob dieser unter Normalbedingungen (oder Placebo) zu beobachtende Vigilanzverlauf durch Tranquilizer verändert wird.

Versuchsplan. Eine Stichprobe von $N_1 = 10$ Versuchspersonen (Vpn) wurde mit einem Placebo und eine weitere Stichprobe mit $N_2 = 9$ Vpn mit einem Tranquilizer (Lorazepam) behandelt. Beide Stichproben nahmen an einem 2-stündigen, halbstündig ausgewerteten Vigilanzversuch teil. Registriert wurde die Zahl der je halbe Stunde erbrachten Fehlreaktionen in den beiden Stichproben, d.h. pro Individuum resultierte eine aus 4 Messungen bestehende Verlaufskurve.

Alternativhypothese. Placebo und Tranquilizer bedingen unterschiedliche Verlaufskurven in dem Sinne, dass eine Häufung des Vorzeichenmusters –, +, + nur unter der Placebobedingung zu beobachten ist (*gerichtete* H_1).

Nullhypothese. Sowohl die Placebo- als auch die Tranquilizerbedingung führen zu einem Verlauf, der durch Häufung des Vorzeichenmusters –, +, + (Abfall von der 1. zur 2. Halbstunde und Anstieg von der 2. zur 3. sowie von der 3. zur 4. halben Stunde) gekennzeichnet ist.

Signifikanzniveau. Wir vereinbaren $\alpha = 0,05$ für den einseitig in Aussicht genommenen Vierfeldertest.

Testwahl. Da ein parametrischer Test zur Überprüfung der spezifischen, unter der Placebobedingung erwarteten Verlaufskurvengestalt nicht zur Verfügung steht, vergleichen wir die Verlaufskurven mit dem T_1-Test.

Testanwendung. In ◘ Tabelle 3.30 sind die Fehlreaktionen zu den 4 Messzeitpunkten t_1 bis t_4 sowie die Vorzeichenmuster der Verlaufskurven der 19 Vpn zusammengestellt.

Wie man sieht, zeigen 7 der 10 Placeboabfolgen das unter der H_0 vorausgesagte Vorzeichenmuster –, +, +, während in der Tranquilizergruppe nur eine Abfolge dieses Muster zeigt. Hypothesengemäß erstellen wir eine Vierfeldertafel mit den Zeilen „Muster –, +, +" (Gruppe 1) und „andere Muster" (Gruppe 2) sowie den Spalten Placebo und Tranquilizer. Die Zuordnung der 19 Vorzeichenmuster zu den 4 Feldern ergibt ◘ Tabelle 3.31.

3

◻ **Tabelle 3.30.** Daten für den T_1-Test

Nr. der Vp	Placebo t_1	t_2	t_3	t_4	Vorzeichen-muster	Nr. der Vp	Tranquilizer t_1	t_2	t_3	t_4	Vorzeichen-muster
1	11	9	10	11	– + +	1	10	8	7	9	– – +
2	6	2	5	4	– + –	2	8	9	8	7	+ – –
3	9	3	4	6	– + +	3	4	5	7	6	+ + –
4	10	7	9	10	– + +	4	7	8	6	8	+ – +
5	8	5	7	8	– + +	5	12	10	9	10	– – +
6	8	6	9	10	– + +	6	9	7	5	6	– – +
7	5	4	3	5	– – +	7	8	6	7	8	– + +
8	12	8	9	10	– + +	8	7	6	8	5	– + –
9	7	8	6	7	+ – +	9	7	9	10	6	+ + –
10	8	5	7	8	– + +						
Mit-tel-werte	8,4	5,7	6,9	7,9			8,0	7,6	7,4	7,2	

◻ **Tabelle 3.31.** Vierfeldertafel für die Vorzeichenmuster aus ▶ Tabelle 3.30

	Plazebo	Tranquilizer	$\sum$
Muster – + +	7	1	8
andere Muster	3	8	11
$\sum$	10	9	19

Die Auswertung dieser Vierfeldertafel nach Gl. 2.19 führt zu folgendem Ergebnis:

$$T_1 = \chi^2 = \frac{19 \cdot (|7 \cdot 8 - 1 \cdot 3| - 9,5)^2}{8 \cdot 11 \cdot 10 \cdot 9} = 4,54 \quad \text{mit} \quad Fg = 1$$

Entscheidung. Da der beobachtete χ^2-Wert gemäß Tafel B die einseitige 5%-Schranke von $\chi^2_{crit} = 2,71$ überschreitet, verwerfen wir die H_0 und akzeptieren H_1.

Interpretation. Wie man aus den Spaltenmittelwerten der ◻ Tabelle 3.30 ersieht, verläuft die durchschnittliche Verlaufskurve unter Placebo gemäß H_0, während die durchschnittliche Verlaufskurve unter Tranquilizer monoton fällt. Eine – vermutlich kompensatorische – Vigilanzsteigerung nach initialem Vigilanzabfall erfolgt somit nur unter Placebo, aber nicht unter Tranquilizerbehandlung. Diese Behandlung bewirkt – wie es die unterschiedlichen Vorzeichenmuster nahelegen – offenbar eine „Heterogenisierung" der individuellen Verläufe, so dass der monotone Abfall der Durchschnittswerte möglicherweise ein Artefaktergebnis ist. Wie ein Vergleich des Niveaus (Mittelwerte) beider Durchschnittskurven erkennen lässt, sind die Vigilanzleistungen insgesamt unter beiden Behandlungen etwa gleich.

Zusatzauswertung. Wäre der Vigilanzverlauf unter Normalbedingungen nicht bekannt gewesen, so hätte H_1 global in dem Sinne formuliert werden müssen, dass die Verteilung der Verlaufskurven auf die $2^3 = 8$ möglichen Vorzeichenmuster unter der Tranquilizerbedingung anders ausfällt als unter der Plazebobedingung. In diesem Falle gäbe es kein Kriterium für eine hypothesengemäße Zusammenfassung von Vorzeichenmustern, d. h. alle Vorzeichenmuster müssten getrennt ausgezählt werden. Für unser Beispiel ergäbe sich die in ◘ Tabelle 3.32 wiedergegebene 8×2-Tafel.

◘ **Tabelle 3.32.** 8×2-Tafel für die Vorzeichenmuster aus ◘ Tabelle 3.30

	Placebo	Tranquilizer	$\sum$
+ + +	0	0	0
+ + −	0	2	2
+ − +	1	1	2
+ − −	0	1	1
− + +	7	1	8
− + −	1	1	2
− − +	1	3	4
− − −	0	0	0
$\sum$	10	9	19

Man erkennt, dass die Muster + + + und − − − überhaupt nicht vorkommen. Wir können diese Muster deshalb außer Acht lassen und werten die verbleibende 6×2-Tafel über Gl. 2.24 aus:

$$T_1 = \chi^2 = \frac{19^2}{10 \cdot 9} \cdot \left(\frac{0^2}{2} + \frac{1^2}{2} + \frac{0^2}{1} + \frac{7^2}{8} + \frac{1^2}{2} + \frac{1^2}{4} - \frac{10^2}{19} \right) = 8{,}47$$

Dieser χ^2-Wert ist für Fg $= 5$ und $\alpha = 0{,}05$ bei dem hier gebotenen zweiseitigen Test gemäß Tafel B nicht signifikant ($\chi^2_{\text{crit}} = 11{,}07$). Man beachte allerdings, dass die erwarteten Häufigkeiten für den asymptotischen Test zu klein sind, d. h. hier sollte der in ▶ Abschn. 2.4.1 beschriebene exakte Freeman-Halton-Test eingesetzt werden.

Hinweise

Hat man k (k > 2) Stichproben von Verlaufskurven zu vergleichen und die Vorzeichenmuster in 2 Gruppen (eine gemäß der H_1 und eine gemäß der H_0 erwartete Vorzeichenmustergruppe) eingeteilt, erfolgt die Auswertung über den in ▶ Abschn. 2.4.2 beschriebenen k×2-Chi-Quadrat-Test bzw. – bei kleinen Stichproben – über den Freeman-Halton-Test. Wenn zusätzlich die Vorzeichenmuster in m (m > 2) Gruppen eingeteilt bzw. nach allen möglichen Vorzeichenmustern ausgezählt werden, kann die Auswertung bei genügend großen Stichproben über den k×m-Chi-Quadrat-Test erfolgen (▶ Abschn. 2.4.3).

Sind benachbarte Werte identisch, so dass Nulldifferenzen auftreten, können die entsprechenden „Vorzeichen"-Muster (mit Nulldifferenzen) je nach Fragestellung zur Gruppe der gemäß H_0 bzw. H_1 erwarteten Muster gezählt werden.

3.5.2 Der T_2-Test für den Vor-Nachbehandlungsvergleich

Zielsetzung

Die Zielsetzung des T_2-Tests entspricht im Prinzip der Zielsetzung des T_1-Tests mit dem Unterschied, dass der T_2-Test keine unabhängigen, sondern 2 abhängige Stichproben von Verlaufskurven vergleicht. Hierbei kann es sich um 2 parallelisierte Stichproben handeln oder (der Überschrift dieses Abschnitts entsprechend) um eine Stichprobe, für die wiederholt – etwa vor und nach einer Behandlung – Verlaufskurven ermittelt wurden.

> Auch bei diesem Verfahren ist darauf zu achten, dass man vor Untersuchungsbeginn den Kurventyp festlegt, den man gemäß H_1 erwartet. Die H_1 besagt dann, dass dieser Kurventyp unter Behandlungsbedingungen (oder nach der Behandlung) wahrscheinlicher ist als unter Kontrollbedingungen (bzw. vor der Behandlung). Dementsprechend geht die Nullhypothese davon aus, dass sich die Verlaufskurven unter Kontroll- und Behandlungsbedingungen bis auf mögliche Niveaudifferenzen nicht unterscheiden.

Durchführung

Wie beim T_1-Test werden die Verlaufskurven durch die Vorzeichen der Differenzen aufeinanderfolgender Messungen (Folgedifferenzen) beschrieben (ggf. inklusive Nulldifferenzen). Der H_1 entspricht dann ein bestimmtes Vorzeichenmuster oder auch eine Gruppe von Vorzeichenmustern, die alle als mit der H_1 vereinbar angesehen werden. Der Nullhypothese werden üblicherweise die restlichen Vorzeichenmuster zugeordnet.

Beim Vor- und Nachbehandlungsvergleich erhält man für jeden Patienten 2 Verlaufskurven bzw. für N Patienten insgesamt 2×N Verlaufskurven. (Bei parallelisierten Stichproben sind jeweils 2 Verlaufskurven einander zugeordnet.)

Sollte die Alternativhypothese zutreffen, müsste der Anteil der gemäß H_1 erwarteten Vorzeichenmuster vor der Behandlung (oder unter Kontrollbedingungen) signifikant kleiner sein als nach der Behandlung (oder unter Experimentalbedingungen). Da es sich um abhängige Stichproben handelt, bedeutet dies, dass Veränderungen von einem H_0-Vorzeichenmuster zu einem H_1-Vorzeichenmuster wahrscheinlicher sind als Veränderungen in umgekehrter Richtung. Der H_0 zufolge müssten Veränderungen in beide Richtungen gleich wahrscheinlich sein. Diese Hypothese prüfen wir – wie das folgende Beispiel zeigt – mit einem einseitigen McNemar-Chi-Quadrat-Test (▶ Abschn. 2.5.1).

Beispiel 3.17. Hyperaktivität bei Kindern

Problem. $N = 12$ verhaltensschwierige Kinder mit Hyperaktivitätssyndrom (ADHS) wurden hinsichtlich ihrer Spontanbewegungen telemetrisch gemessen, und zwar die ersten 5 Tage unter aktivitätsdämpfender Behandlung und die nächsten 5 Tage unter Kontrollbedingungen, jeweils zur gleichen Tageszeit (Spielzeit).

Alternativhypothese. Es wird erwartet, dass die Anzahl der Spontanbewegungen unter der Behandlungsbedingung sinkt. Dementsprechend sollte das Vorzeichenmuster – – – – unter Behandlungsbedingungen wahrscheinlicher sein als unter Kontrollbedingungen. Da man nicht ausschließen kann, dass aufeinanderfolgende Messungen identisch sind (Nulldifferenzen), wird das unter H_1 erwartete Vorzeichenmuster auf schwach monoton fallende Muster „liberalisiert", so dass anstelle von maximal 2 Minusdifferenzen auch Nulldifferenzen auftreten können. Damit sprechen die folgenden 11 Vorzeichenmuster für die Gültigkeit von H_1:

```
0  0  –  –        0  –  –  –        –  –  –  –
0  –  0  –        –  0  –  –
0  –  –  0        –  –  0  –
–  0  0  –        –  –  –  0
–  0  –  0
–  –  0  0
```

Bei den übrigen Vorzeichenmustern soll nicht auf eine Behandlungswirkung geschlossen werden (H_0). Gemäß H_1 wird erwartet, dass Veränderungen von einem H_1-Muster zu einem H_0-Muster häufiger vorkommen als Veränderungen in umgekehrter Richtung (*gerichtete* Alternativhypothese).

Nullhypothese. Die Behandlung ist unwirksam, d.h. die unter der aktivitätsdämpfenden Behandlung und die unter der Kontrollbedingung beobachteten Verlaufskurven unterscheiden sich nicht.

Signifikanzniveau. Es wird $\alpha = 0,05$ vereinbart.

Testwahl. Da wegen der relativ ungenauen Hyperaktivitätsmessung nur die Vorzeichen aufeinanderfolgender Messungen interessieren, wird statt einer varianzanalytischen Auswertung der T_2-Test in Aussicht genommen.

Testanwendung. ◨ Tabelle 3.33 zeigt die Messwerte der 12 Kinder für die Messzeitpunkte t_1 bis t_5 in der Behandlungsphase und in der Kontrollphase. Die hieraus resultierenden Vorzeichenmuster (inklusive Nulldifferenzen) sind ebenfalls in ◨ Tabelle 3.33 eingetragen.

◨ **Tabelle 3.33.** Daten für den T_2-Test

Kind-Nr.	Behandlungsphase					Vorzeichen-muster					Kontrollphase					Vorzeichen-muster			
	t_1	t_2	t_3	t_4	t_5					t_1	t_2	t_3	t_4	t_5				
1	24	23	23	20	18	−	0	−	−	20	21	23	23	23	+	+	0	0
2	21	22	19	19	17	+	−	0	−	18	23	24	24	25	+	+	0	+
3	23	22	20	18	18	−	−	−	0	20	21	20	22	22	+	−	+	0
4	26	24	23	22	19	−	−	−	−	21	22	24	24	25	+	+	0	+
5	22	23	24	23	23	+	+	−	0	22	20	24	26	28	−	+	+	+
6	27	24	21	20	17	−	−	−	−	19	19	22	20	26	0	+	−	+
7	25	22	23	22	19	−	+	−	−	20	22	24	25	25	+	+	+	0
8	26	19	19	18	17	−	0	−	−	18	19	18	17	20	+	−	−	+
9	24	19	19	19	18	−	0	0	−	22	22	21	21	20	0	−	0	−
10	28	22	22	20	20	−	0	−	0	24	24	25	22	26	0	+	−	+
11	25	24	19	19	18	−	−	0	−	23	23	22	20	20	0	−	−	0
12	22	21	19	17	15	−	−	−	−	18	19	21	21	22	+	+	0	+

Als nächstes muss nun überprüft werden, wie sich die Vorzeichenmuster von der Behandlungsphase zur Kontrollphase verändert haben. Je nach Art der Veränderung werden die 12 Kinder einem der vier Felder einer McNemar-Tafel zugeordnet (◨ Tabelle 3.34).

◨ **Tabelle 3.34.** McNemar-Tafel für die Vorzeichenmuster in ◨ Tabelle 3.33

		Behandlung		
		Muster gemäß H_1	Muster gemäß H_0	$\sum$
Kontrolle	Muster gemäß H_1	2 a	0 b	2
	Muster gemäß H_0	c 7	d 3	10
	$\sum$	9	3	12

Das erste Kind zeigt in der Behandlungsphase ein gemäß H_1 erwartetes Vorzeichenmuster, nicht jedoch in der Kontrollphase. Dementsprechend wird dieses Kind dem Feld c zugeordnet. Insgesamt sind es 7 Kinder, deren Vorzeichenmuster von einem H_1-Muster in der Behandlungsphase zu einem H_0-Muster in der Kontrollphase wechseln. Ein H_1-Muster in der Behandlungs- und in der Kontrollphase wird bei 2 Kindern beobachtet (Kind Nr. 9 und Nr. 11) und ein H_0-Muster in beiden Phasen bei 3 Kindern (Nr. 2, 5 und 7). Veränderungen von einem H_0-Muster zu einem H_1-Muster kommen nicht vor.

Die Auswertung der McNemar-Tafel (■ Tabelle 3.34) nach Gl. 2.40 führt zu folgendem Resultat:

$$\chi^2 = \frac{\left(|0-7|-1\right)^2}{7} = 5{,}14$$

Entscheidung. Gemäß Tafel B des Anhangs erwarten wir für Fg = 1, α = 0,05 und einseitigem Test einen kritischen χ^2-Wert von χ^2_{crit} = 2,71. Da der beobachtete χ^2-Wert größer ist, wird die H_0 zugunsten von H_1 verworfen.

Interpretation. Der signifikante χ^2-Wert ist darauf zurückzuführen, dass sich 7 Vorzeichenmuster von einem H_1-Muster zu einem H_0-Muster verändern. Dies bedeutet, dass die Behandlung zu einer zunehmenden Reduzierung der Hyperaktivität führt, dass aber die Wirkung der Behandlung mit ihrem Absetzen wieder schwindet, was zu einem abermaligen Anstieg der Hyperaktivität führt. Die Behandlung wirkt offenbar nur symptomatisch und nicht ätiologisch, da mit Absetzung der Behandlung das Symptom (die Hyperaktivität) wieder auftritt.

Exakter Test. Weil die erwarteten Häufigkeiten für den McNemar-Test mit e = (0 + 7)/2 = 3,5 eigentlich zu klein sind, führen wir zusätzlich einen exakten Binomialtest mit π = 0,5, N = 7 und x = 0 durch (▶ S. 63 ff). In Tafel C liest man eine einseitige Überschreitungswahrscheinlichkeit von P = 0,008 < 0,05 ab, d. h. das Ergebnis des asymptotischen McNemar-Tests wird bestätigt.

Hinweis

Weitere Methoden des verteilungsfreien Vergleichs von Verlaufskurven (*Respondenzkurven*) findet man bei Bortz et al. (2008, Abschn. 11.3.4 u. 11.4.2), Lehmacher (1985) und Immich u. Sonnemann (1975).

Testmethoden für Kardinaldaten

Will man Daten mit *kardinalem Messniveau* (▶ S. 28) ohne Informationsverlust, d. h. ohne Transformation in Rangwerte, zum Zwecke der statistischen Hypothesenprüfung nutzen und kommen die dazu eigentlich indizierten parametrischen Verfahren nicht in Betracht, weil – insbesondere bei kleineren Stichproben – die untersuchten Merkmale nicht normalverteilt sind, stehen dem Anwender einige Testverfahren zur Verfügung, die Gegenstand des vorliegenden Kapitels sind. Das Problem der vollständigen Nutzung nicht normalverteilter Messwerte zur Signifikanzprüfung wurde bereits früh von Fisher (1936) in Angriff genommen und von Pitman (1937) systematisch bearbeitet. Zur Lösung dieses Problems dient u. a. das sog. Randomisierungsverfahren, weshalb die einschlägigen Signifikanztests auch *Randomisierungstests* heißen (ausführlicher hierzu vgl. Good 2000). Mit ihrer Hilfe können 2 oder auch mehr Stichproben von Messwerten verglichen werden (▶ Abschn. 4.1). Dieses Prinzip wird jedoch auch verwendet, wenn es um den Vergleich einer empirischen Verteilung mit einer theoretisch erwarteten Verteilung geht (▶ Abschn. 4.2).

Randomisierungstests „erzeugen" ihre Prüfverteilungen jeweils auf der Basis der konkret erhobenen Daten. Um zu veranschaulichen, wie eine solche Prüfverteilung entsteht, stellen wir uns vor, dass 3 Messungen unter Experimental- und weitere 4 unter Kontrollbedingungen erhoben wurden. Nach Gl. 1.5 ergeben sich $\binom{7}{3} = 7 \cdot 6 \cdot 5 / 3 \cdot 2 \cdot 1 = 35$ Aufteilungsmöglichkeiten der

7 Messwerte auf die Experimentalbedingung (3 Messwerte) und auf die Kontrollbedingung (4 Messwerte). Entscheidend für die Randomisierungstests ist nun die Annahme, dass jede dieser Aufteilungsmöglichkeiten unter der Bedingung einer gültigen Nullhypothese mit gleicher Wahrscheinlichkeit auftritt (im Beispiel mit einer Wahrscheinlichkeit von $1/35 = 0,0286$). Insoweit handelt es sich bei Randomisierungstests um *bedingte Tests*.

Die bedingten Randomisierungstests unterscheiden sich von den unbedingten Tests dadurch, dass sie eine jeweils von den Stichproben bestimmte, also von Test zu Test verschiedene Prüfverteilung besitzen; deshalb kann die Prüfgröße nicht – wie z. B. bei den Rangtests – generell für bestimmte Stichprobenumfänge tabelliert werden. Diese Feststellung wird aus der Definition der Prüfgrößen für die Randomisierungstests unmittelbar einsichtig werden.

4.1   Der Vergleich zweier oder mehrerer Stichproben

Wie bisher unterscheiden wir auch in diesem Kapitel zwischen unabhängigen und abhängigen Stichproben. Für den Vergleich von 2 unabhängigen Stichproben werden wir in ▶ Abschn. 4.1.1 und für den Vergleich von 2 abhängigen Stichproben in ▶ Abschn. 4.1.2 den entsprechenden Randomisierungstest kennenlernen. Verallgemeinerungen auf mehr als 2 Stichproben behandelt ▶ Abschn. 4.1.3.

In den ▶ Abschn. 4.1.1 bis 4.1.3 geht es um Mittelwertunterschiede. Wollen wir beim Vergleich von 2 unabhängigen Stichproben Unterschiede beliebiger Art, also Unterschiede in den Mittelwerten, den Streuungen, den Verteilungsformen oder kurz: *Omnibusunterschiede* berücksichtigen, ist der Kolmogoroff-Smirnov-Omnibustest (KSO-Test) einzusetzen, den wir in ▶ Abschn. 4.1.4 behandeln. ▶ Abschnitt 4.1.5 schließlich befasst sich mit dem Vergleich von „Überlebenskurven".

4.1.1 Fisher-Pitman-Randomisierungstest für 2 unabhängige Stichproben

Zielsetzung

> Mit dem Fisher-Pitman-Randomisierungstest überprüfen wir die Nullhypothese, dass 2 Stichproben mit den Umfängen N_1 und N_2 aus derselben Population stammen. Die Alternativhypothese behauptet einen gerichteten oder ungerichteten Lageunterschied.

Durchführung

Wie bei allen Randomisierungstests betrachten wir sämtliche Möglichkeiten, mit denen die $N = N_1 + N_2$ Messwerte auf 2 Stichproben mit den Umfängen N_1

und N_2 verteilt werden können. Hierfür gibt es insgesamt $\binom{N}{N_1}$ Möglichkeiten. Ist z. B. $N_1 = 3$ und $N_2 = 5$, resultieren $8 \cdot 7 \cdot 6 / 3 \cdot 2 \cdot 1 = 56$ Aufteilungsmöglichkeiten (▶ S. 11). Jede der 56 Aufteilungen tritt bei Gültigkeit von H_0 mit einer Wahrscheinlichkeit von $1/\binom{N}{N_1} = 1/56$ auf.

Die Prüfgröße S des Randomisierungstests für 2 unabhängige Stichproben entspricht der Summe der in der kleineren Stichprobe beobachteten Messwerte, wobei wir $N_1 \leq N_2$ vereinbaren. Es wird geprüft, bei wie vielen Aufteilungen eine auf die kleinere Stichprobe bezogene Messwertsumme resultiert, die genauso groß ist wie die beobachtete Summe S. Wir nennen diese Anzahl z. Ferner zählen wir aus, wie viele Aufteilungen zu einer größeren (bzw. – je nach Alternativhypothese – zu einer kleineren) Messwertsumme in der kleineren Stichprobe führen. Diese Anzahl bezeichnen wir mit Z.

Die *einseitige* Überschreitungswahrscheinlichkeit für Z + z Summen, die größer (kleiner) oder gleich groß sind wie S, ergibt sich also bei Gültigkeit von H_0 zu

$$P = \frac{Z + z}{\binom{N}{N_1}} \tag{4.1}$$

Bei *zweiseitigem* Test sind die S-Werte zu berücksichtigen, die den Wert $S' = T - S$ überschreiten und S unterschreiten (mit T = Gesamtsumme aller Messwerte und $S < S'$); wegen der Symmetrie der Prüfverteilung ergibt sich

$$P' = \frac{2 \cdot Z + z}{\binom{N}{N_1}} \tag{4.2}$$

Der exakte Test besteht nun wie üblich darin, dass man den resultierenden P- bzw. P'-Wert mit dem vereinbarten α-Risiko vergleicht und H_0 verwirft, wenn $P \leq \alpha$ bzw. $P' \leq \alpha$ ist.

Die Prüfverteilung von S ist entsprechend dem Charakter eines *bedingten Tests* ganz von den jeweils spezifischen $N_1 + N_2 = N$ Messwerten determiniert und daher nicht tabelliert bzw. selbst für Kleinststichproben praktisch nicht zu tabellieren.

Der exakte Test ist nur für kleine Stichproben ($N_1 + N_2 \leq 15$) einigermaßen ökonomisch anwendbar; für größere Stichproben geht der Randomisierungstest asymptotisch in den parametrischen t-Test über, der z. B. bei Bortz (2005, Abschn. 5.1.2) beschrieben wird.

Beispiel 4.1. Leistung unter Stress bei neurotisch disponierten Kindern

Problem. Manche neurotisch disponierte Kinder haben trotz ausreichender Intelligenz Lernschwierigkeiten und versagen besonders leicht, wenn sie überfordert werden. Diese aus der Erfahrung gewonnene Hypothese soll experimentell untersucht werden.

Versuchsplan. $N = 10$ durchschnittlich (mit IQ von 100–110) begabte, aber nach der Hamburg-Neurose-Extraversionsskala (HANES) überdurchschnittlich (oberes Quartil) neurosebereite Hauptschulabsolventen wurden einem Schulleistungstest unterworfen. $N_1 = 3$ nach Los bestimmte Jungen hatte der Klassenlehrer unmittelbar zuvor in einer Einzelbegegnung überfordert, indem er ihnen Aufgaben stellte, die lösbar erschienen, aber unlösbar waren. Den übrigen $N_2 = 7$ Jungen blieb diese Überforderung erspart.

Alternativhypothese. Die Population der Überforderten zeigt niedrigere Testleistungen als die Population der Nichtüberforderten (*gerichtete* Alternativhypothese).

Nullhypothese. Die Population der Überforderten zeigt gleiche Testleistungen wie die Population der Nichtüberforderten.

Signifikanzniveau. Wir wählen $\alpha = 0{,}05$.

Testwahl. Da die Stichprobe 1 (aus begreiflichen Gründen) nur 3 Jungen umfasst und die Punktwerteverteilung des Schulleistungstests rechtsgipflig ist, soll anstelle des t-Tests der *Fisher-Pitman-Test* angewendet werden, zumal er effizienter ist als der ebenfalls indizierte U-Test.

Testanwendung. Folgende Punktwerte x haben die $N_1 = 3$ Schüler der Überforderungsstichprobe und die $N_2 = 7$ Schüler der Kontrollstichprobe erzielt:

x_1: 18   24   25 $S = 67$
x_2:   21   29 29 30 31 31 31

Die Prüfgröße als die Summe der Messwerte der kleineren Stichprobe 1 beträgt $S = 18 + 24 + 25 = 67$, und wir fragen im Sinne des einseitigen Tests, wie viele der $\binom{10}{3} = 120$ möglichen x_1-Summen (zu je 3 Messwerten) die beobachtete Prüfgröße $S = 67$ erreichen oder unterschreiten.

Die niedrigste 3-Wertekombination ist $S = 18 + 21 + 24 = 63$; die nächstniedrigste ist $S = 18 + 21 + 25 = 64$ und die drittniedrigste entspricht bereits der beobachteten Kombination: $S = 18 + 24 + 25 = 67$ (die viertniedrigste wäre bereits größer als 67: $S = 18 + 21 + 29 = 68 > 67$).

Bindungen (wie 29 29 oder 31 31 31 im Beispiel) sind so zu behandeln, als ob sie keine Bindungen wären. Am besten signiert man sie so, dass sie voneinander zu unterscheiden sind wie 29+, 29– oder 31+, 31= und 31–.

Die Wahrscheinlichkeit, dass die beobachtete oder eine im Sinne von H_1 extremere Prüfgröße bei Geltung von H_0 zustandegekommen ist, beträgt also bei $Z = 2$ (S-Werte < 67) und $z = 1$ (S = 67) gemäß Gl. 4.1:

$$P = \frac{2+1}{\binom{10}{3}} = \frac{3}{120} = 0{,}025$$

Entscheidung. Da $P \leq \alpha$ ist, akzeptieren wir H_1 anstelle von H_0.

Interpretation. Wir vertrauen darauf, dass Überforderung die schulische Leistungsfähigkeit (gemessen durch einen Schulleistungstest) bei neurotischer Disposition herabsetzt.

Testvergleich. Weder der U-Test (▶ Abschn. 3.1.2) noch der (nur bedingt gerechtfertigte) t-Test hätten H_0 zu verwerfen erlaubt.

Hinweis

Man beachte, dass der Fisher-Pitman-Test im Unterschied zum U-Test formungleiche Populationsmesswerte zulässt, auch solche mit Deckeneffekten oder mit Bodeneffekten. Er bleibt auch dann effizient, wenn sich die Stichprobenumfänge deutlich unterscheiden.

4.1.2 Fishers Randomisierungstest für 2 abhängige Stichproben

Zielsetzung

Werden N Individuen vor und nach einer Behandlung bzgl. eines Merkmals untersucht, erhält man 2 abhängige Datenstichproben x_{iA} und x_{iB} ($i = 1, \ldots, N$). Gefragt wird, ob sich die Messwerte vor und nach der Behandlung unterscheiden (H_1). Bei den Datenstichproben x_{iA} und x_{iB} kann es sich auch um Messwerte handeln, die an parallelisierten Stichproben unter den Bedingungen A und B erhoben wurden, wobei allerdings nicht zugelassen wird, dass – wie im Vorzeichentest – die Paare aus verschiedenen Populationen stammen.

Durchführung

Pro Messwertpaar wird zunächst die Differenz $d_i = x_{iA} - x_{iB}$ berechnet. Die Prüfgröße S ergibt sich hieraus als Summe der d_i-Werte:

$$S = \sum_{i=1}^{N} d_i \tag{4.3}$$

Bei Gültigkeit von H_0 (keine Behandlungswirkung) wird angenommen, dass positive und negative Differenzen mit gleicher Wahrscheinlichkeit zustandekommen bzw. dass das Vorzeichen der Differenzen vom Zufall bestimmt wird (Nulldifferenzen bleiben bei diesem Verfahren unberücksichtigt; ▶ Beispiel 4.2). Dies ist der Leitgedanke zur Entwicklung der Prüfverteilung von S. Wir verändern sukzessiv alle Vorzeichen der d_i-Werte und berechnen für jede Vorzeichenkombination nach Gl. 4.3 einen S-Wert. (Wie beim Fisher-Pitman-Test für 2 unabhängige Stichproben müssen auch beim Fisher-Test gebundene Differenzen wie ungebundene behandelt werden.) Die so resultierenden S-Werte konstituieren die H_0-Verteilung bzw. die Prüfverteilung für den empirisch ermittelten S-Wert.

Nehmen wir einmal an, für $N = 2$ seien die Differenzen $d_1 = 8$ und $d_2 = -3$ und damit $S = 5$ ermittelt worden. Hier würde die Prüfverteilung aus 4 S-Werten bestehen, nämlich

- $S_1 = 8 + (-3) = 5$ (beobachteter Wert),
- $S_2 = -8 + (-3) = -11$,
- $S_3 = 8 + 3 = 11$ und
- $S_4 = -8 + 3 = -5$.

Allgemein besteht die Prüfverteilung aus 2^N S-Werten.

Zur Überprüfung der H_0 stellen wir wie üblich fest, ob sich die von uns beobachtete Prüfgröße S unter den extremen S-Werten der Prüfverteilung befindet, also etwa unter den extremen 5% für $\alpha = 0,05$. Unter „extrem" sind je nach Fragestellung zu verstehen:

- bei einseitigem Test entweder die höchsten *oder* die niedrigsten S-Werte, die jeweils 5% der (2^N) S-Werte der Prüfverteilung umfassen und
- bei zweiseitigem Test die höchsten *und* niedrigsten S-Werte, die jeweils 2,5% aller (2^N) S-Werte umfassen.

Die Überschreitungswahrscheinlichkeit P einer beobachteten Prüfgröße S lässt sich exakt bestimmen, wenn man abzählt, wie viele der 2^N möglichen S-Werte größer (kleiner) als der beobachtete S-Wert bzw. gleich groß sind. Nennt man diese Zahlen wiederum Z und z, gilt bei einseitigem Test

$$P = \frac{Z + z}{2^N} \tag{4.4}$$

Bei zweiseitigem Test ermitteln wir entsprechend

$$P' = \frac{2 \cdot Z + z}{2^N} \tag{4.5}$$

Fishers Randomisierungstest für abhängige Stichproben setzt voraus, dass die N Messwertpaare wechselseitig unabhängig und aus einer definierbaren, homogenen Population von Paaren entnommen worden sind und dass eine Population existiert, für die die erhobene Stichprobe repräsentativ ist. Stetigkeit der Merkmalsverteilung wird im Unterschied zum Vorzeichenrangtest nicht vorausgesetzt, so dass Nulldifferenzen und Verbunddifferenzen ausdrücklich zugelassen sind. Es ist für die Prüfverteilung von S belanglos, ob man die Nulldifferenzen fortlässt oder wie Verbunddifferenzen behandelt; man gelangt auf beiden Wegen zur gleichen Überschreitungswahrscheinlichkeit. Mit Verbunddifferenzen verfährt man – wie in ▶ Beispiel 4.2 gezeigt wird – so, als ob sie zu unterscheiden wären.

Der exakte Test ist nur für kleine Stichproben – etwa bis $N = 15$ – halbwegs ökonomisch durchzuführen und dies auch nur, wenn die Prüfgröße S relativ extrem liegt, so dass sich Z und z leicht abzählen lassen. Bei größeren Stichproben verwendet man den t-Test für abhängige Stichproben (vgl. z. B. Bortz 2005, Abschn. 5.1.3), dessen Voraussetzung – normalverteilte Differenzen – mit wachsendem N zunehmend an Bedeutung verliert, wenn man eingipflig symmetrische Populationsdifferenzen unterstellen darf.

Beispiel 4.2. Lebensqualität nach Hüftgelenksoperationen

Problem. Schwere Hüftgelenksdegeneration (Coxarthrose) macht gelegentlich das Einsetzen eines künstlichen Hüftgelenks (Endoprothese) erforderlich. Es soll überprüft werden, ob dieser operative Eingriff die Lebensqualität der betroffenen Patienten verbessert.

Versuchsplan. Vor einer geplanten Hüftgelenksoperation werden $N = 10$ Patienten gebeten, ihre subjektiv empfundene Lebensqualität anhand eines einschlägigen Fragebogens zu bewerten. 12 Wochen nach erfolgter Operation beurteilen die Patienten ein 2. Mal ihre Lebensqualität.

Alternativhypothese. Die Hüftgelenksoperation verbessert die Lebensqualität (*gerichtete* Alternativhypothese).

Nullhypothese. Die Hüftgelenksoperation bewirkt keine Veränderung der Lebensqualität.

Signifikanzniveau. Wir wählen $\alpha = 0{,}05$.

Testwahl. Da die Stichprobe mit $N = 10$ relativ klein ist und über die Verteilung von Testwerten der Lebensqualität bei Patienten mit Hüftgelenksarthrose nichts bekannt ist, wählen wir statt des t-Tests für abhängige Stichproben den *Randomisierungstest*.

Testanwendung. ▫ Tabelle 4.1 enthält die Lebensqualitätswerte der 10 Patienten vor und nach der Operation sowie die d_i-Werte.

Die 3 Nulldifferenzen bleiben in der folgenden Auswertung unberücksichtigt, d. h. wir reduzieren N auf $N' = 10 - 3 = 7$.

Statt nun alle $2^7 = 128$ S-Werte zu ermitteln, berechnen wir nur die Zahl derjenigen S-Werte, die den beobachteten Prüfwert $S = -17$ erreichen (z)

◘ **Tabelle 4.1.** Lebensqualitätswerte von 10 Patienten

Nr. d. Patienten (i)	Vor der Operation (x_{iA})	Nach der Operation (x_{iB})	d_i
1	17	20	–3
2	22	21	1
3	22	21	1
4	15	22	–7
5	24	24	(0)
6	22	22	(0)
7	21	23	–2
8	21	21	(0)
9	17	22	–5
10	21	23	–2
	$\bar{x}_A = 20{,}2$	$\bar{x}_B = 21{,}9$	$S = -17$

oder unterschreiten (Z). Dazu gehen wir schematisch nach Art der ◘ Tabelle 4.2 vor: Wir setzen zunächst alle 7 absteigend geordneten Beträge der Differenzen negativ und erhalten $S = -21$; dann setzen wir die letzte Differenz positiv und erhalten $S = -19$. In der 3. Zeile setzen wir die vorletzte Differenz positiv und erhalten ebenfalls $S = -19$. Damit ist die Zahl der S-Werte, die -17 unterschreiten, erschöpft, d. h. wir erhalten $Z = 3$.

◘ **Tabelle 4.2.** Bestimmung von Z und z

–7	–5	–3	–2	–2	–1	–1	$S = -21$	
–7	–5	–3	–2	–2	–1	+1	$S = -19$	$Z = 3$
–7	–5	–3	–2	–2	+1	–1	$S = -19$	
–7	–5	–3	–2	+2	–1	–1	$S = -17$	
–7	–5	–3	+2	–2	–1	–1	$S = -17$	$z = 3$
–7	–5	–3	–2	–2	+1	+1	$S = -17$	
–7	–5	–3	–2	+2	–1	+1	$S = -15$	

Setzen wir die dritt- oder die viertletzte Differenz positiv, erhalten wir S-Werte von –17. Dieser Wert resultiert auch, wenn wir die letzten beiden Differenzen positiv setzen (beobachteter S-Wert). Also ist $z = 3$, denn wenn wir die letzte und drittletzte Differenz positiv setzen, erhalten wir bereits einen S-Wert von $-15 > -17$, der nicht mehr in die untere Ablehnungsregion der Prüfverteilung fällt.

Entscheidung. Wegen $Z + z = 3 + 3 = 6$ resultiert für $N' = 7$ nach Gl. 4.4 $P = 6/2^7 = 0,047$. Danach ist H_0 auf der 5%-Stufe zu verwerfen und H_1 zu akzeptieren.

Interpretation. Ein künstliches Hüftgelenk führt zu einer verbesserten Lebensqualität der Patienten.

Anmerkungen. Bei zweiseitigem Test ergibt sich $P' = (2 \cdot 3 + 3)/2^7 = 0,070$. Hätten wir die Nullen nicht außer Acht gelassen, sondern wie verbundene Differenzen behandelt (d. h. abwechselnd mit einem positiven und einem negativen Vorzeichen versehen), würde $Z + z = 48$ und $2^N = 1024$ resultieren, d. h. wir hätten das gleiche einseitige P erhalten: $P = 48/2^{10} = 0,047$. Im Unterschied zum Vorzeichenrangtest sind hier also die Nulldifferenzen vorbehaltlos wegzulassen.

Der Randomisierungstest setzt voraus, dass innerhalb der Paare von Messwerten keine *differenziellen Transfereffekte* auftreten, wenn Messwiederholungspläne ausgewertet werden. Solche Transfereffekte können sich im Beispiel darin äußern, dass sich die Patienten auch ohne Operation unterschiedlich weiter entwickeln, etwa in dem Sinne, dass der eine Patient durch Reduktion des Körpergewichts und moderate Bewegungstherapie zur Schmerzreduktion kommt, der andere eine Aggravation seiner Lebensqualität erfährt.

Will man eine Konfundierung von Behandlungs- und Transferwirkungen vermeiden, muss man n Passpaare von Patienten mit initial gleicher Lebensqualität (bei gleichem Geschlecht, gleichem Alter und gleichem Röntgenbefund) bilden, und diese mittels Fishers Randomisierungstest wie folgt vergleichen: Man entscheidet bei jedem Patientenpaar per Zufall, von welchem Paarling der Lebensqualitätswert vor oder nach der Operation verwendet wird und vergleicht die $N = 2 \cdot n$ Werte der beiden abhängigen Stichproben.

Hinweis

Vergleichen wir Fishers Randomisierungstest mit dem bereits bekannten *Vorzeichentest* (▶ Abschn. 3.3.1) und dem *Vorzeichenrangtest* (▶ Abschn. 3.3.2): Beim Vorzeichentest wird lediglich die Anzahl der positiven und negativen Differenzen ausgezählt, unbeschadet der Größe der Differenz. Der Vorzeichenrangtest hingegen gewichtet die Vorzeichen mit den Rangplätzen der zu ihnen gehörenden Differenzen. Beim Randomisierungstest gehen wir noch einen Schritt weiter und gewichten die Vorzeichen nicht nach Rangplätzen, sondern direkt mit den numerischen Werten der Differenzen.

4.1.3 Mehrstichprobenextensionen

Zielsetzung

Das Randomisierungsprinzip kann nach Pitman (1937) auch dazu benutzt werden, $k > 2$ z. B. unterschiedlich behandelte Stichproben hinsichtlich ihrer zentralen Tendenz zu vergleichen.

> Mit dieser *„Randomisierungsvarianzanalyse"* wird die H_0 überprüft, dass die Mittelwerte von k Populationen identisch sind bzw. dass k Stichproben aus Populationen mit identischen Mittelwerten stammen.

Die hier behandelte Testvariante setzt allerdings gleich große Stichproben $n = N_1 = N_2 = . . . = N_k$ voraus und unterstellt, dass die k Populationen symmetrisch verteilt sind. Ohne Symmetrieannahme prüft der Test auf Unterschiede der Medianwerte der k Populationen, desgleichen bei Stichproben aus formungleich (inhomomer) verteilten Populationen. In jedem Fall prüft der Test jedoch auf Unterschiede der zentralen Tendenz.

Durchführung

Wir behandeln im Folgenden den Vergleich von k *unabhängigen* Stichproben. Der einschlägige Untersuchungsplan zum Nachweis von Mittelwertunterschieden bei k Behandlungen gestaltet sich wie in ◻ Tabelle 4.3 dargestellt.

◻ **Tabelle 4.3.** Datenschema für den Vergleich von k Stichproben

1	2	Behandlungen ...	k
x_{11}	x_{21}	...	x_{k1}
x_{12}	x_{22}	...	x_{k2}
⋮			
x_{1n}	x_{2n}	...	x_{kn}

Insgesamt werden unter den k Bedingungen $N = k \cdot n$ Messwerte erhoben. Die Anzahl der Möglichkeiten, diese auf k Bedingungen zu verteilen, beträgt $N!$ Nun sind jedoch die jeweils $n!$ möglichen Anordnungen pro Bedingung ergebnisneutral, weil die Mittelwerte pro Behandlung unabhängig von der Abfolge der n Werte innerhalb einer jeden Stichprobe (Behandlung) sind, d. h. wir dividieren $N!$ durch $(n!)^k$. Außerdem ist die Abfolge der k Behandlungen für das Ergebnis irrelevant, so dass schließlich $N!/(n!^k \cdot k!)$ Aufteilungen der N Messwerte auf k Bedingungen mit jeweils n Messungen möglich bzw. sinnvoll sind. Jede dieser Aufteilungen hat bei Gültigkeit von H_0 die gleiche Auftretenswahrscheinlichkeit.

Man kann nun – wie in der parametrischen einfaktoriellen Varianzanalyse – einen Varianzquotienten berechnen, indem man die Varianz zwischen den k Spalten zur zusammengefassten Varianz innerhalb der k Spalten in Beziehung setzt.

$$F_R = \frac{s_{zw}^2}{s_{in}^2} = \frac{n \cdot \sum_{j=1}^{k} (\bar{A}_j - \bar{G})^2 / (k-1)}{\sum_{j=1}^{k} \sum_{i=1}^{n} (x_{ij} - \bar{A}_j)^2 / k \cdot (n-1)} \tag{4.6}$$

mit $\bar{A}_j$ = Mittelwert der Stichprobe j;
$\quad \bar{G}$ = Gesamtmittelwert

Angewandt auf alle sinnvollen Messwertanordnungen gewinnt man $N! / (k \cdot n! \cdot k!)$ F_R-Werte, deren Gesamtheit die Prüfverteilung für die „Randomisierungsvarianzanalyse" liefert.

Wir untersuchen nun, ob sich der empirische F_R-Wert unter den $\alpha\%$ größten F_R-Werten der F_R-Verteilung befindet oder nicht. Addiert man die F_R-Werte der Prüfverteilung, die größer oder gleich dem beobachteten F_R-Wert sind und bezeichnet deren Anzahl mit $Z+z$, so beträgt die Überschreitungswahrscheinlichkeit eines beobachteten F_R-Werts

$$P = \frac{Z+z}{N!/(n!^k \cdot k!)} = \frac{(Z+z) \cdot n!^k \cdot k!}{N!} \tag{4.7}$$

Diese Überschreitungswahrscheinlichkeit P entspricht formal (wie bei der parametrischen Varianzanalyse) einem einseitigen Test, da nur gegen überzufällig große und nicht auch gegen überzufällig kleine Unterschiede der zentralen Tendenz zwischen den k Stichproben (Behandlungen) geprüft wird. Wir verwenden den Test jedoch für die Überprüfung einer ungerichteten H_1, weil die Art der Unterschiede unter H_1 nicht näher spezifiziert wird (z.B. keine Trendvorhersage). Hierin unterscheidet sich die Randomisierungsvarianzanalyse für den Vergleich von k unabhängigen Stichproben von dem in ▶ Abschn. 4.1.1 behandelten Fisher-Pitman-Randomisierungstest für 2 unabhängige Stichproben, der sowohl gerichtete als auch ungerichtete Alternativhypothesen überprüfen kann.

Muss man die Prüfverteilung von Hand ermitteln, ist der Pitman-Test bereits für Kleinstanordnungen von $k=3$ Behandlungen sehr aufwendig. Hat man dagegen ein Rechenprogramm zur Verfügung, das die $N/(n!)^k \cdot k!$ verschiedenen Messwertanordnungen generiert und sukzessiv zur Berechnung der F_R-Werte abruft, kann man auch relativ große Stichproben gleichen Umfangs exakt auswerten.

Ein einfaches Beispiel soll die Anwendung des Pitman-Tests verdeutlichen.

Beispiel 4.3. Fertilität von Hündinnen

Problem. Es wird gefragt, ob eine hormonale Behandlung die Fertilität von Hündinnen beeinträchtigt.

Versuchsplan. Jeweils 2 Hündinnen einer bestimmten Rasse erhalten ein ovulationsneutrales (A), ein ovulationshemmendes (B) und ein ovulationsförderndes Hormon (C). Als abhängige Variable wird die Anzahl der Welpen im darauf folgenden Wurf gezählt.

Alternativhypothese. Die Anzahl der Welpen hängt von der Art der Hormonbehandlung ab (*ungerichtete* Alternativhypothese).

Nullhypothese. Die Art der Hormonbehandlung hat keinen Einfluss auf die Anzahl der Welpen.

Signifikanzniveau. Wegen des explorativen Charakters der Studie wählen wir $\alpha = 0{,}10$.

Testwahl. Da nicht klar ist, ob die Daten die Voraussetzungen der parametrischen Varianzanalyse erfüllen, erfolgt die Hypothesenprüfung mit der *Randomisierungsvarianzanalyse.*

Testanwendung. ◻ Tabelle 4.4 zeigt das Ergebnis der Untersuchung.

◻ **Tabelle 4.4.** Anzahl der Welpen

	A	B	C
	1	0	5
	4	2	6
$\sum$	5	2	11

Für Gl. 4.6 berechnen wir

$$\bar{A}_1 = 2{,}5; \ \bar{A}_2 = 1{,}0; \ \bar{A}_3 = 5{,}5 \quad \text{und} \quad \bar{G} = 3{,}0.$$

Für F_R ergibt sich also

$$F_R = \frac{2 \cdot [(2{,}5 - 3{,}0)^2 + (1{,}0 - 3{,}0)^2 + (5{,}5 - 3{,}0)^2]/(3-1)}{[(1-2{,}5)^2 + (4-2{,}5)^2 + (0-1{,}0)^2 + (2-1{,}0)^2 + (5-5{,}5)^2 + (6-5{,}5)^2]/3 \cdot (2-1)}$$
$$= \frac{10{,}50}{2{,}33} = 4{,}50$$

Die Prüfverteilung basiert auf $6!/(2!)^3 \cdot 3! = 15$ verschiedenen Messwertanordnungen. Wir sortieren diese Messwertanordnungen, beginnend mit der Anordnung, die augenscheinlich den größten F_R-Wert produziert, bzw. bei der die $\overline{A}_i$-Werte die größten Unterschiede aufweisen.

◘ Tabelle 4.5 zeigt die ersten 5 der nach diesem Kriterium sortierten Anordnungen.

◘ **Tabelle 4.5.** Bestimmung der F_R-Werte

	0 2 5 1 4 6	0 2 4 1 5 6	0 1 5 2 4 6	0 1 5 4 2 6	0 2 5 1 6 4
$\overline{A}_i$:	0,5 3 5,5	0,5 3,5 5	1 2,5 5,5	2 1,5 5,5	0,5 4 4,5
s_{zw}^2:	12,5	10,5	10,5	9,5	9,5
s_{in}^2:	1,0	2,3	2,3	3,0	3,0
F_R:	12,5	4,5	4,5	3,2	3,2

Die 1. Aufteilung hat mit $F_R = 12{,}5$ den größten F_R-Wert (die $2!^3 = 8$ Aufteilungen, die sich durch Austausch der Werte innerhalb der Spalten ergeben, sind ergebnisneutral. Das Gleiche gilt für die $3! = 6$ verschiedenen Abfolgen der Spalten, so dass insgesamt $2!^3 \cdot 3! = 8 \cdot 6 = 48$ äquivalente Anordnungen für die 1. Anordnung existieren). Der zweitgrößte F_R-Wert entspricht bereits dem (durch Kasten hervorgehobenen) empirischen F_R-Wert, so dass wir $Z + z = 1 + 2 = 3$ erhalten. Zur Kontrolle berechnen wir die F_R-Werte für die augenscheinlich 2 nächstextremen Aufteilungen mit F_R-Werten von $3{,}2 < 4{,}5$.

Nach Gl. 4.7 ergibt sich also $P = 3 \cdot (2!)^3 \cdot 3!/6! = 3 \cdot 48/720 = 3/15 = 0{,}2$.

Entscheidung. Die Überschreitungswahrscheinlichkeit $P = 0{,}20$ ist größer als $\alpha = 0{,}10$, d.h. die H_0 kann nicht verworfen werden. Entspräche der größte F_R-Wert dem empirischen Ergebnis, würde mit $1/15 = 0{,}067 < 0{,}10$ ein auf dem $\alpha = 0{,}10$-Niveau signifikantes Ergebnis resultieren.

Interpretation. Ein signifikanter Einfluss der unterschiedlichen Hormonbehandlungen auf die Fertilität von Hündinnen konnte nicht nachgewiesen werden.

Hinweis

Stammen die k Stichproben aus sehr unterschiedlich verteilten Populationen (links- bzw. rechtsgipflig, J- oder U-förmig) und sind sie unterschiedlich groß, dann prüft man nach dem *extendierten Mediantest*. Dieser Test wirkt aber hier u. U. nicht nur als Test auf Lageunterschiede, sondern als sog. Omnibustest, der u. a. auch Streuungsunterschiede erfasst.

4.1.4 Der Kolmogoroff-Smirnov-Omnibustest (KSO-Test)

Zielsetzung

Ein Test, der auf Verteilungsunterschiede aller Art zwischen 2 *unabhängigen* Stichproben anspricht, ist der auf dem Anpassungstest (▶ Abschn. 4.2.1) von Kolmogoroff (1933, 1941) aufbauende und von Smirnov (1939, 1948) auf das Zweistichprobenproblem zugeschnittene Kolmogoroff-Smirnov-Test. Der Einfachheit halber führen wir für den Test die Abkürzung KSO-Test ein. Der KSO-Test geht zwar von stetig verteilten Messwerten aus und gehört daher zu Recht in dieses Kapitel; er macht aber implizit nur von ordinaler Information Gebrauch. Daraus folgt, dass der KSO-Test nicht ebenso effizient ist wie die in den vorangegangenen Abschnitten besprochenen Randomisierungstests. Er lässt sich jedoch tabellieren und ist deshalb einfacher anzuwenden.

> Der KSO-Test ist der schärfste derzeit verfügbare Test zur Prüfung der Nullhypothese: „2 Stichproben stammen aus identisch verteilten Populationen" gegenüber der Omnibusalternativhypothese, nach der die beiden Stichproben aus unterschiedlich verteilten Populationen stammen, wobei die Art des Verteilungsunterschieds (zentrale Tendenz, Dispersion, Schiefe, Exzess etc.) nicht näher spezifiziert wird.

Durchführung

Die Vorgehensweise des KSO-Tests wollen wir an einem kleinen Zahlenbeispiel mit $N_1 = N_2$ verdeutlichen. Je 5 Vpn wurden einer Dauerbelastung unterworfen, wobei Gruppe 1 prophylaktisch mit Meprobamat (als Sedativum) und Gruppe 2 mit Amphetamin (als Aktivans) vorbehandelt wurde. Als Ermüdungsindikator (X) wurde die visuelle Flimmerverschmelzungsfrequenz (FVF, Lichtblitze pro Sekunde, die wie im Fernsehen zu einem Bewegungsbild verschmolzen werden) gemessen, wobei sich für die Gruppe 1 die Messwerte 19, 21, 24, 26 und 29 und für die Gruppe 2 die Messwerte 22, 31, 35, 38 und 40 ergaben. Es wird nach Verteilungsunterschieden zwischen X_1 und X_2 gefragt.

Die beiden Stichproben werden zunächst in eine gemeinsame Rangreihe mit den Rangplätzen R_i (i = 1, . . . , N; $N = N_1 + N_2$) gebracht (◻ Tab. 4.6). Man berechnet nun für jede Stichprobe die *Verteilungsfunktion* S_1 (x_i) und S_2 (x_i), d.h. man bestimmt in jeder geordneten Stichprobe über alle 10 Rangplätze die kumulierten relativen Häufigkeiten. S_1 (x_i) gibt also an, wie sich die 5 Messwerte der Stichprobe 1 kumulativ über die 10 Rangplätze verteilen, wobei statt der absoluten Häufigkeiten die relativen Häufigkeiten kumuliert werden.

Als Prüfgröße D definieren wir den *maximalen Absolutbetrag* der Abweichungen der beiden Verteilungsfunktionen.

◘ Tabelle 4.6. Daten für einen KSO-Test

R_i	X_1	X_2	$S_1(x_i)$	$S_2(x_i)$	$D_i = |S_1(x_i) - S_2(x_i)|$
1	19		0,20	0,00	0,20
2	21		0,40	0,00	0,40
3		22	0,40	0,20	0,20
4	24		0,60	0,20	0,40
5	26		0,80	0,20	0,60
6	29		1,00	0,20	0,80
7		31	1,00	0,40	0,60
8		35	1,00	0,60	0,40
9		38	1,00	0,80	0,20
10		40	1,00	1,00	0,00

$$D = \max |S_1(x_i) - S_2(x_i)| \tag{4.8}$$

In unserem Beispiel resultiert $D = 0{,}80$. Ob dieser Wert statistisch signifikant ist, entscheiden wir anhand der Tafel K des Anhangs. (Die Entwicklung dieser Tafel basiert ebenfalls auf dem Randomisierungsprinzip, Einzelheiten s. Bortz et al. 2008, S. 300 f.) Die Tafel zeigt die kritischen D-Werte für $N_1 = N_2 = 3$ bis 40 für einige ausgewählte Signifikanzstufen. H_0 ist zu verwerfen, wenn der beobachtete D-Wert größer ist als der kritische Wert.

Für $N_1 = N_2 = 5$, $\alpha = 0{,}05$ und zweiseitigen Test entnehmen wir dieser Tafel $D_{crit} = 4/5 = 0{,}8$. Dieser Wert wird zwar erreicht, aber nicht überschritten, d. h. H_0 ist auf dieser Signifikanzstufe beizubehalten.

Der *zweiseitige* KSO-Test prüft die H_0 der Gleichheit von 2 Populationsverteilungsfunktionen: $S_1(x_i) = S_2(x_i)$. Beim *einseitigen* Test gelten die Nullhypothesen $S_1(x_i) \leqslant S_2(x_i)$ bzw. $S_1(x_i) \geqslant S_2(x_i)$. Bezogen auf unser Beispiel hätte man – wegen der vermuteten FVF-Steigerung durch Amphetamin – auch die einseitige Alternativhypothese $S_1(x_i) > S_2(x_i)$ aufstellen können, nach der man erwartet, dass sich die Verteilungsfunktion der Stichprobe 1 oberhalb der Verteilungsfunktion der Stichprobe 2 befindet. Für diesen einseitigen Test ist nicht der maximale Absolutbetrag der Differenzen D_i, sondern die maximale Differenz D_i' aller Differenzen $S_1(x_i) - S_2(x_i)$ die entsprechende Prüfgröße, die anhand Tafel K einseitig zufallskritisch zu bewerten ist. Da in unserem Beispiel $D = D' = 0{,}8$ ist, wäre die H_0 wegen $0{,}8 > D_{crit} = 3/5 = 0{,}6$ zugunsten der einseitigen H_1 auf der $\alpha = 0{,}05$-Stufe zu verwerfen. Obwohl der einseitige Test v. a. auf Mittelwertunterschiede anspricht, bedeutet das Ergebnis nicht, dass damit die H_1: $\mu_1 < \mu_2$ bestätigt ist, denn der Omnibuscharakter des KSO-Tests bleibt auch in der einseitigen Variante bestehen.

Sind die zu vergleichenden Stichproben ungleich groß ($N_1 \neq N_2$), werden die kumulierten relativen Häufigkeiten der Verteilungsfunktionen $S_1(x_i)$ und

$S_2(x_i)$ unter Berücksichtigung der verschiedenen Stichprobenumfänge errechnet. Die resultierende Prüfgröße D ist in diesem Falle anhand Tafel L zufallskritisch zu bewerten. Auch hier ist die H_0 zu verwerfen, wenn der tabellierte Wert vom beobachteten Wert überschritten wird. ▶ Beispiel 4.4 verdeutlicht dieses Vorgehen.

Verbundwerte, die als Folge einer begrenzt genauen Messung eines stetig verteilten Merkmals auftreten, haben keinen Einfluss auf die Prüfgröße D, wenn sie innerhalb einer Stichprobe liegen; sie werden dann wie unverbundene Messwerte behandelt. Treten Verbundwerte zwischen den Stichproben auf, so sind sie von Belang, wenn sie den Maximalabstand mitbestimmen. Im Sinne eines konservativen Vorgehens sind die kritischen Verbundwerte dann so zu unterscheiden, dass D möglichst klein wird. Dieser Vorschlag wird ebenfalls im folgenden Beispiel aufgegriffen.

Beispiel 4.4. Risikoverhalten bei Frauen und Männern

Problem. Um etwaige Unterschiede zwischen Männern und Frauen hinsichtlich ihres Risikoverhaltens zu erfassen, wurden $N_1 = 10$ Studenten und $N_2 = 8$ Studentinnen nach Zufall aus einer größeren Zahl Freiwilliger ausgewählt und einem Risikotest unterworfen.

Alternativhypothese. Studenten und Studentinnen unterscheiden sich hinsichtlich ihrer Risikobereitschaft, ohne dass die Art des Unterschieds (zentrale Tendenz, Dispersion, Schiefe etc.) bzw. dessen Richtung spezifiziert werden (*ungerichtete* Alternativhypothese).

Nullhypothese. Studenten und Studentinnen unterscheiden sich bzgl. ihrer Risikobereitschaft nicht.

Signifikanzniveau. Wir setzen $\alpha = 0,05$.

Testwahl. Da die H_1 als Omnibusalternativhypothese formuliert worden ist, kommt nur der Einsatz eines Omnibustests in Frage. Wir entscheiden uns für den *KSO-Test*.

Testanwendung. ◘ Tabelle 4.7 zeigt in den Spalten X_1 und X_2 die geordneten Messwerte.

Die zwischen den beiden Stichproben im Messwert 18 vorliegende Rangbindung wird so aufgelöst, dass der Wert 18 in Stichprobe 1 den Rangplatz 8 und der gleiche Wert in Stichprobe 2 den Rangplatz 9 erhält, denn diese Rangaufteilung führt zu einem konservativen Test (▶ unten). Im nächsten Schritt bestimmen wir die Verteilungsfunktionen $S_1(x_i)$ und $S_2(x_i)$, wobei identische Werte innerhalb einer Stichprobe wie geringfügig verschiedene Werte behandelt werden.

◘ Tabelle 4.7. Risikoverhalten männlicher und weiblicher Studierender

R_i	X_1	X_2	$S_1(x_i)$	$S_2(x_i)$	$D_i = \lvert S_1(x_i) - S_2(x_i)\rvert$
1	11		0,1	0,000	0,100
2		14	0,1	0,125	0,025
3		16	0,1	0,250	0,150
4		17	0,1	0,375	0,275
5		17	0,1	0,500	0,400
6		17	0,1	0,625	0,525
7		17	0,1	0,750	0,650
8	18		0,2	0,750	0,550
9		18	0,2	0,875	0,675
10	19		0,3	0,875	0,575
11	19		0,4	0,875	0,475
12	19		0,5	0,875	0,375
13	20		0,6	0,875	0,275
14	20		0,7	0,875	0,175
15	20		0,8	0,875	0,075
16	25		0,9	0,875	0,025
17	29		1,0	0,875	0,125
18		30	1,0	1,000	0,000
	$N_1 = 10$	$N_2 = 8$			

Entscheidung. Der Spalte D_i ist $D = \max \lvert D_i\rvert = 0{,}675$ zu entnehmen. Dieser Wert ist größer als der für die Stichprobenumfänge 8 und 10 in Tafel L für $\alpha = 0{,}05$ und zweiseitigem Test ausgewiesene kritische Wert von 23/40 ($0{,}675 > 23/40 = 0{,}575$), d. h. die H_0 ist zu verwerfen.

Interpretation. Die Verteilungen des Risikoverhaltens männlicher und weiblicher Studierender unterscheiden sich, wobei – nach Inspektion von ◘ Tabelle 4.7 – die Risikowerte der Männer eher rechtsgipflig und die der Frauen eher linksgipflig verteilt sind.

Anmerkung. Hätten wir für den doppelt aufgetretenen Wert 18 Rangplatz 8 der Stichprobe 2 und Rangplatz 9 der Stichprobe 1 zugeteilt, würde sich die Prüfgröße $D = 0{,}775$ ergeben. Die von uns vorgenommene Auflösung der Rangbindung begünstigt damit eine konservative Entscheidung.

Große Stichproben

Wenn die Durchführung eines exakten Tests nicht möglich ist, weil die verfügbaren Tabellen nicht ausreichen, prüft man asymptotisch. Hierfür ermittelt man bei großem N_1 und N_2 die folgende kritische Prüfgröße D_α:

$$D_\alpha = K_\alpha \cdot \sqrt{\frac{N_1 + N_2}{N_1 \cdot N_2}} \qquad\qquad (4.9)$$

Die Schranken von K_α sind für verschiedene Signifikanzgrenzen ebenfalls den Tafeln K und L zu entnehmen. Die H_0 ist zu verwerfen, wenn der empirische D-Wert größer ist als D_α.

Wie beim exakten, so bleibt auch beim asymptotischen Test offen, worauf eine mögliche Signifikanz beruht. Meist handelt es sich um Unterschiede der zentralen Tendenz, die gelegentlich mit Unterschieden der Dispersion und/oder der Schiefe vereint sind.

Der asymptotische KSO-Test findet – wie im folgenden Beispiel – hauptsächlich auf größere Stichproben gruppierter Messwerte mit stetiger Merkmalsverteilung Anwendung.

Beispiel 4.5. Herzinfarkt und Lebensalter

Problem. Von klinischer Seite wird oft behauptet, die Gefahr, einem Herzinfarkt zu erliegen, sei im „mittleren" Alter besonders groß. Dieser Behauptung soll durch eine Reanalyse des Alters von verstorbenen und überlebenden Herzinfarktpatienten nachgegangen werden.

Daten. $N = 143$ Patienten wurden wegen eines Herzinfarktes in eine Klinik eingeliefert und epikritisch in $N_1 = 101$ überlebende und $N_2 = 42$ verstorbene Patienten eingeteilt. Die anschließende Klassifikation nach dem Alter zum Zeitpunkt der Erkrankung (6 Altersklassen) zeigt ◻ Tabelle 4.8 in den Spalten f_1 und f_2.

◻ **Tabelle 4.8.** Asymptotischer KSO-Test für gruppierte Daten

Altersklasse	f_1	f_2	$S_1(x_i)$	$S_2(x_i)$	$|S_1(x_i) - S_2(x_i)|$
31–40	2	0	$2/101 = 0{,}020$	$0/42 = 0{,}000$	0,020
41–50	15	1	$17/101 = 0{,}168$	$1/42 = 0{,}024$	0,144
51–60	34	9	$51/101 = 0{,}505$	$10/42 = 0{,}238$	0,267
61–70	43	17	$94/101 = 0{,}931$	$27/42 = 0{,}643$	0,288 (= D)
71–80	7	14	$101/101 = 1{,}000$	$41/42 = 0{,}976$	0,024
über 80	0	1	$101/101 = 1{,}000$	$42/42 = 1{,}000$	0,000

Alternativhypothese. Bei einem Herzinfarkt im mittleren Alter ist die Gefahr, der Erkrankung zu erliegen, besonders groß. Weil hieraus nicht zu folgern ist, dass durchgängig $S_1(x_i) > S_2(x_i)$ oder $S_1(x_i) < S_2(x_i)$ ist, formulieren wir die Alternativhypothese *ungerichtet*.

Nullhypothese. Die Altersverteilung von verstorbenen Patienten entspricht der Altersverteilung von überlebenden Patienten.

Signifikanzniveau. Wir setzen $\alpha = 0{,}05$ fest.

Testwahl. Die Alternativhypothese kann nicht nur durch Unterschiede in der zentralen Tendenz, sondern z.B. auch durch Dispersionsunterschiede bestätigt werden (die Altersverteilung der Verstorbenen konzentriert sich auf mittlere Altersstufen, d.h. sie hat eine kleinere Streuung als die Altersverteilung der Überlebenden). Zur Prüfung der H_1 gegen H_0 kommt deshalb nur ein Omnibustest in Frage. Da die Stichprobenumfänge genügend groß sind, entscheiden wir uns für den *asymptotischen KSO-Test,* der auch auf gruppierte Messwerte ohne wesentliche Informationsverluste anzuwenden ist.

Testanwendung. Ausgehend von den beiden Häufigkeitsverteilungen der Überlebenden f_1 und der Verstorbenen f_2 bilden wir die Verteilungsfunktionen $S_1(x_i)$ und $S_2(x_i)$, d.h. wir berechnen die kumulierten relativen Häufigkeiten (◘ Tab. 4.8).

Als absolut größte Differenz und damit als Prüfgröße ergibt sich $D = 0{,}288$. Die 5%-Schranke der Prüfgröße D beträgt nach Tafel L und Gl. 4.9

$$D_{0{,}05} = 1{,}36 \cdot \sqrt{\frac{101 + 42}{101 \cdot 42}} = 0{,}250$$

Entscheidung. Da $D = 0{,}288 > 0{,}250 = D_{0{,}05}$ ist, verwerfen wir H_0 und akzeptieren H_1, wonach die Altersverteilungen der überlebenden und der verstorbenen Infarktpatienten verschieden sind.

Interpretation. Obwohl die H_0 verworfen wurde, ist die klinische Vermutung eher widerlegt als gestützt: Nicht die Infarktpatienten mittleren, sondern die höheren Alters werden stärker vom Herztod bedroht, wenn man die Häufigkeiten f_1 und f_2 nach Augenschein vergleicht.

Hinweise

In Anwendung auf gruppierte Messwerte konkurriert der KSO-Test mit dem *k×2-Felder-Chi-Quadrat-Test* (▶ Abschn. 2.4.2), der ebenfalls auf Unterschiede aller Art reagiert, wenn er auf intervallskalierte Daten angewendet wird. Der

KSO-Test hat gegenüber dem χ^2-Test jedoch den Vorteil, dass er auch auf Unterschiede in den auslaufenden Ästen der beiden Stichproben vorbehaltlos anspricht, während der χ^2-Test diese Unterschiede nivelliert, indem er fordert, dass schwach besetzte Extremklassen zusammengelegt werden. Man behalte jedoch im Auge, dass der KSO-Test primär auf stetig verteilte Merkmale anzuwenden ist, wohingegen der χ^2-Test primär für diskret verteilte und nominalskalierte Merkmale in Betracht kommt.

Die Frage, wann der KSO-Test optimal indiziert ist, lässt sich wie folgt beantworten:
- wenn man lediglich erfahren will, ob 2 unabhängige Stichproben aus ein- und derselben Grundgesamtheit stammen, und
- wenn man erwartet, dass eine Behandlung im Vergleich zu einer anderen nicht nur Unterschiede in der zentralen Tendenz, sondern auch in anderen Verteilungsparametern (z. B. Dispersion, Schiefe, Exzess) bewirkt. Letzteres ist häufig der Fall, wenn die behandelten Personen auf die Behandlungen individuell unterschiedlich reagieren (Wechselwirkung zwischen Behandlungen und Personen). Die Untersuchung individueller Behandlungswirkungen ist damit das Hauptindikationsgebiet des KSO-Tests.

4.1.5 Der KSO-Test für „Überlebenskurven"

Zielsetzung

Der KSO-Test kann auch eingesetzt werden, um die Überlebenskurven für 2 Gruppen von Patienten mit unterschiedlicher Behandlung oder Erkrankung miteinander zu vergleichen. Unter einer Überlebenskurve verstehen wir im engeren Sinn die grafische Darstellung des Anteils aller Überlebenden in aufeinander folgenden Zeitabschnitten (z. B. Jahren), aber auch den Anteil aller Patienten (oder Versuchstiere), die in aufeinander folgenden Zeitabschnitten symptomfrei bleiben bzw. bei denen ein untersuchungsrelevantes Ereignis eingetreten bzw. noch nicht eingetreten ist.

(Beispiele: Eintritt der Menarche bei unter- und übergewichtigen Mädchen, bei Frauen die Konzeptionslatenz nach Absetzen der Pille A im Vergleich mit der Pille B, der Eintritt der Menopause bei Frauen mit und ohne Nachwuchs, Genesungszeiten bei Grippeepidemien mit 2 losbestimmt verabreichten Medikationsstrategien oder – im Tierversuch – die Zeit bis zum Auftreten eines „experimentellen" Tumors unter 2 Bestrahlungsdichten.)

Der KSO-Test prüft in dieser Anwendung die Nullhypothese, dass 2 zu vergleichende Überlebenskurven übereinstimmen.

Durchführung

Die Testdurchführung beginnt mit der Ermittlung der Überlebenskurven. Wir stellen fest, wie viele Patienten in einem Zeitintervall i (i = 1, . . . , k; k = Anzahl der Zeitintervalle) die Krankheit überlebt haben und dividieren diese Anzahl N_i durch N_0, den Stichprobenumfang zu Beginn der Untersuchung.

$$p_i = \frac{N_i}{N_0} \tag{4.10}$$

Die so aus einer Stichprobe geschätzten *Überlebensraten* p_i können dann graphisch als Überlebenskurve dargestellt werden.

Hat man auf diese Weise 2 Überlebenskurven ermittelt, können diese nach bereits bekannter Manier über den KSO-Test verglichen werden: Man bestimmt pro Zeitintervall i die Differenz der Überlebensraten in Gruppe 1 (p_{1i}) und in Gruppe 2 (p_{2i}) und verwendet als Prüfgröße D die ihrem Betrag nach größte Differenz (zweiseitiger Test).

$$D = \max |D_i| = \max |p_{1i} - p_{2i}| \tag{4.11}$$

Die zufallskritische Bewertung von D erfolgt wiederum über Tafel K ($N_1 = N_2$) oder über Tafel L ($N_1 \neq N_2$). Für größere Stichproben verwenden wir den asymptotischen Test (Gl. 4.9).

Hat man die begründete Vermutung, dass die Überlebensraten in Gruppe 1 über alle Zeitintervalle hinweg größer sind als in Gruppe 2, lässt sich auch ein einseitiger Test rechtfertigen. In diesem Falle ist die Prüfgröße D′ als die größte positive Differenz max ($p_{1i} - p_{2i}$) definiert.

Das folgende Beispiel (in Anlehnung an Walter, 1975, S. 100) verdeutlicht das Vorgehen:

Beispiel 4.6. Überlebenskurven bei nephrotischem Syndrom

Problem. Es soll überprüft werden, ob sich die Überlebenskurven von 2 Patientengruppen, die an nephrotischem Syndrom erkrankten, unterscheiden. Für die Gruppe 1 wurde eine chronische Glomerulonephritis mit Hypertonie diagnostiziert und für Gruppe 2 eine Amyloidniere.

Versuchsplan. Gruppe 1 bestand zu Beginn der Untersuchung aus $N_{1(0)} = 142$ Patienten und Gruppe 2 aus $N_{2(0)} = 32$ Patienten. In den darauffolgenden Jahren wurden pro Jahr (i = 1, . . . , 10) und pro Gruppe die Häufigkeiten der überlebenden Patienten N_{1i} und N_{2i} registriert (◘ Tab. 4.9).

Alternativhypothese. Die Überlebenskurven sind unterschiedlich (*ungerichtete* Alternativhypothese).

4

> ◘ **Tabelle 4.9.** Daten für den Vergleich von 2 Überlebenskurven

Jahr (i)	Gruppe 1		Gruppe 2		D_i
	N_{1i}	p_{1i}	N_{2i}	p_{2i}	
0	142	1,00	32	1,00	0,00
1	114	0,80	22	0,69	0,11
2	102	0,72	17	0,53	0,19 = D
3	87	0,61	16	0,50	0,11
4	77	0,54	15	0,47	0,07
5	64	0,45	12	0,38	0,07
6	60	0,42	12	0,38	0,04
7	54	0,38	11	0,34	0,04
8	51	0,36	9	0,28	0,08
9	48	0,34	8	0,25	0,09
10	47	0,33	8	0,25	0,08

Nullhypothese. Die Überlebenskurven für die beiden nephrotischen Syndromvarianten unterscheiden sich nicht.

Signifikanzniveau. Es wird $\alpha = 0,05$ gewählt.

Testwahl. Da über die Art der möglichen Kurvenunterschiede keine Aussage gemacht wurde, wählen wir zur Hypothesenprüfung den *KSO-Test*.

Testanwendung. Wir errechnen zunächst die Überlebensraten p_{1i} und p_{2i} (◘ Tabelle 4.9).

Die Überlebenskurven sind in ◘ Abb. 4.1 grafisch veranschaulicht.

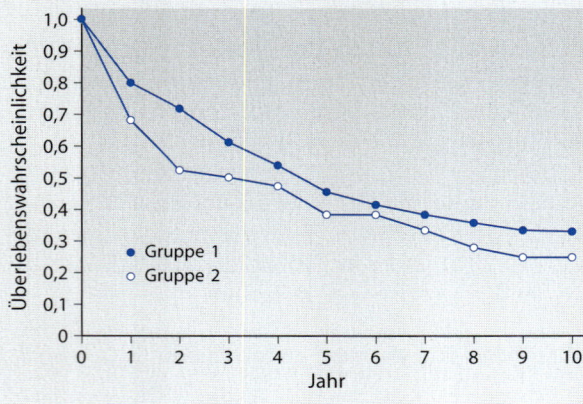

◘ **Abb. 4.1.** Überlebenskurven für 2 Patientengruppen

In der Spalte D_i der ◘ Tabelle 4.9 sind die Differenzen $|p_{1i} - p_{2i}|$ eingetragen. Die größte Differenz wird im 2. Jahr registriert ($D_2 = |0{,}72 - 0{,}53| = 0{,}19$), d. h. wir setzen $D = 0{,}19$.

Da die Stichprobenumfänge $N_1 = 142$ und $N_2 = 32$ in Tafel L nicht mehr aufgeführt sind, testen wir asymptotisch über Gl. 4.9 unter Verwendung des asymptotischen Wertes in Tafel L.

$$D_{0{,}05} = 1{,}36 \cdot \sqrt{\frac{142 + 32}{142 \cdot 32}} = 0{,}27$$

Entscheidung. Der empirische D-Wert ($D = 0{,}19$) ist kleiner als der kritische Wert ($D_{0{,}05} = 0{,}27$), d. h. die H_0 ist beizubehalten.

Interpretation. Die beiden Überlebenskurven unterscheiden sich nicht signifikant. Die Kurvenunterschiede können auf stichprobenbedingte Zufälle zurückgeführt werden.

Einseitiger Test. Hätte man vor der Datenerhebung die Hypothese formuliert, dass die Überlebensraten in Gruppe 1 oberhalb der Überlebensraten in Gruppe 2 liegen (H_1: $p_{1i} > p_{2i}$), wäre ein einseitiger Test gerechtfertigt. Für den asymptotischen einseitigen Test mit $\alpha = 0{,}05$ errechnet man gemäß Tafel L bzw. Gl. 4.9:

$$D_{0{,}05} = 1{,}22 \cdot \sqrt{\frac{142 + 32}{142 \cdot 32}} = 0{,}24$$

Auch der einseitige Test führt also zu einem nichtsignifikanten Ergebnis ($0{,}19 < 0{,}24$).

Hinweis

Wie man vorgeht, wenn Patienten aus den Beobachtungsstichproben ausscheiden, indem sie (auf Wunsch) verlegt oder vorzeitig entlassen werden, ohne dass das Event-Kriterium (Tod, Genesung) erreicht worden ist (*zensierte Daten*), lese man in Textbüchern der medizinischen Statistik nach (z. B. Bland, 1996, zu den Stichworten Kaplan-Meier-Schätzer, Logrank-Test oder Cox-Regression).

4.2 Der Vergleich einer beobachteten Verteilung mit einer erwarteten Verteilung

Gelegentlich stellt sich die Frage, ob eine Stichprobe von Messwerten aus einer bekannten und ihren Verteilungsparametern nach genau spezifizierten Gesamtheit stammen kann oder nicht. Ein Test für große und gruppierte Stichproben zur Beantwortung dieser Frage ist der *Chi-Quadrat-Anpassungstest* (▶ Abschn. 2.2.2). Auf sekundär gruppierte Stichproben angewendet, bedeutet der Test jedoch einen Informationsverlust, insbesondere was die Verteilungsäste betrifft, da durch die Gruppierung die Eigenart der Ausläufe verschleiert wird.

Will man Stichproben kleinen und mittleren Umfangs ($N \leq 100$) auf Anpassung an eine bestimmte theoretische Verteilung wie die Normalverteilung, die logarithmische Normalverteilung, die Gleichverteilung etc. prüfen, wählt man besser den in seiner Grundstruktur auf Kolmogoroff (1933) zurückgehenden Kolmogoroff-Smirnov-Anpassungstest (kurz: KSA-Test). Dieser in ▶ Abschn. 4.2.1 behandelte Test setzt voraus, dass die Verteilungsparameter der theoretischen Verteilung vorgegeben sind. Werden die Verteilungsparameter jedoch aus der Stichprobe, deren Anpassung man überprüfen möchte, geschätzt, ist als Anpassungstest der in ▶ Abschn. 4.2.2 beschriebene KSA-Test mit Lilliefors-Schranken einzusetzen.

4.2.1 Der Kolmogoroff-Smirnov-Anpassungstest (KSA-Test)

Zielsetzung

> Der KSA-Test vergleicht die Verteilungsfunktion S(X) einer empirischen Verteilung mit der Verteilungsfunktion F(X) einer bekannten theoretischen Verteilung, die gemäß H_0 der empirischen Verteilung zugrunde liegt.

Durchführung

Wie beim Vergleich zweier empirischer Verteilungen wird auch hier die Prüfgröße D als größte absolute Differenz der beiden Verteilungsfunktionen definiert, die anhand Tafel M zufallskritisch zu bewerten ist. Ist die Alternativhypothese gerichtet formuliert (H_1: die theoretische Verteilungsfunktion liegt unter/über der empirischen Verteilungsfunktion), wählt man als Prüfgröße D' die größte positive bzw. negative Differenz. Über die Annahme dieser H_1 kann ebenfalls anhand Tafel M entschieden werden.

Der über Tafel M durchzuführende exakte Test gilt nur für Stichproben mit $N \leq 40$. Die kritischen Schwellenwerte des asymptotischen Tests ($N > 40$), die bei Ablehnung von H_0 zu überschreiten sind, kann man ebenfalls Tafel M entnehmen.

Häufig soll mit einem Anpassungstest belegt werden, dass eine empirische Verteilung einer theoretisch postulierten Verteilung entspricht (z. B. als Beleg für die Annahme, dass eine empirische Verteilung nur zufällig von einer Normalverteilung abweicht, um parametrisch auswerten zu können). In diesem Falle will man also die H_0 beibehalten, was nur unter Inkaufnahme einer geringen β-Fehlerwahrscheinlichkeit geschehen sollte. Da jedoch die

β-Fehlerwahrscheinlichkeit bei Beibehaltung von H_0 nur bestimmt werden kann, wenn gegen eine spezifische H_1 getestet wird (die bei Anpassungstests praktisch nie formuliert werden kann), ist man darauf angewiesen, die β-Fehlerwahrscheinlichkeit durch ein hohes α-Fehlerniveau (z. B. $\alpha = 0,20$) niedrig zu halten Dies ist allerdings nur ein Notbehelf. Ausführlich wird das Thema „Nullhypothese als Wunschhypothese" bei Bortz u. Döring (2006, Abschn. 9.3.3) behandelt.

Beispiel 4.7. Verteilung von Anatomietestwerten

Problem. Ein Anatomietest wurde an einer repräsentativen Stichprobe von Studenten der Humanmedizin normiert. Die Testwerte sind normalverteilt mit $\mu = 5$ und $\sigma = 2$. Es wird gefragt, ob die Normen auch für Studenten der Veterinärmedizin gültig oder ob für diese Studenten spezifische Normen erforderlich sind. Zur Beantwortung dieser Frage lässt man den Test von 10 zufällig ausgewählten Studenten der Veterinärmedizin durchführen. (Der Stichprobenumfang wurde bewusst klein gehalten, um den Rechengang möglichst einfach nachvollziehen zu können.)

Alternativhypothese. Die Testwerte von Studenten der Veterinärmedizin sind anders verteilt als die Testwerte von Studenten der Humanmedizin (*ungerichtete* Alternativhypothese).

Nullhypothese. Die Testwerte von Studenten der Veterinärmedizin sind genauso verteilt wie die Testwerte von Studenten der Humanmedizin.

Signifikanzniveau. Da wir daran interessiert sind, H_0 beizubehalten (in diesem Falle wären die bereits vorliegenden Testnormen auch auf Studenten der Veterinärmedizin anzuwenden, d.h. man könnte sich den Aufwand einer speziellen Normierung für Studenten der Veterinärmedizin ersparen), erschweren wir die Beibehaltung von H_0, indem wir $\alpha = 0,20$ setzen. Damit wird die Wahrscheinlichkeit, H_0 irrtümlicherweise beizubehalten, also die β-Fehlerwahrscheinlichkeit, niedriger gehalten als mit den konventionellen Signifikanzgrenzen.

Testwahl. Da die Anpassung einer aus wenigen Messwerten bestehenden Verteilung an eine vorgegebene Normalverteilung überprüft werden soll, kommt als Anpassungstest nur der *KSA-Test* in Betracht.

Testanwendung. ◻ Tabelle 4.10 zeigt in der Spalte x_i die nach ihrer Größe geordneten Testwerte.
   Wir vereinfachen uns den Vergleich der empirischen Verteilung mit der Normalverteilung mit $\mu = 5$ und $\sigma = 2$, indem wir die ursprünglichen Mess-

◪ **Tabelle 4.10.** Daten für einen KSA-Test

x_i	z_i	$S(z_i)$	$F(z_i)$	D_i
4,0	−0,50	0,1	0,31	−0,21
4,1	−0,45	0,2	0,33	−0,13
4,3	−0,35	0,3	0,36	−0,06
4,7	−0,15	0,4	0,44	−0,04
4,9	−0,05	0,5	0,48	0,02
5,1	0,05	0,6	0,52	0,08
5,5	0,25	0,7	0,60	0,10
5,6	0,30	0,8	0,62	0,18
5,9	0,45	0,9	0,67	0,23
5,9	0,45	1,0	0,67	0,33

werte x_i nach der Beziehung $z_i = (x_i - \mu)/\sigma$ in z_i-Werte transformieren, deren empirische Verteilungsfunktion $S(z_i)$ mit der Verteilungsfunktion $F(z_i)$ der Standardnormalverteilung verglichen wird. Die Verteilungsfunktion von $S(z_i)$ entspricht wegen der linear transformierten x_i-Werte natürlich der Verteilungsfunktion $S(x_i)$. Die theoretische Verteilungsfunktion $F(z_i)$ entnehmen wir Tafel A. Die Verteilungsfunktion hat an der Stelle z_i einen Wert, der der Fläche von $-\infty$ bis z_i entspricht. [Beispiel: Zwischen $-\infty$ und $z_i = -0,50$ befinden sich 31% der Fläche der Standardnormalverteilung, d. h. $F(z_i = -0,50) = 0,31$. Tafel A ist so aufgebaut, dass sich die Verteilungsfunktion für positive z_i-Werte aus 1 minus dem tabellierten Flächenwert ergibt. Beispiel: Die Fläche von $-\infty$ bis $z_i = +0,05$ errechnet sich zu $1 - 0,48 = 0,52$.] Wie Spalte D_i zeigt, weichen die Verteilungsfunktionen mit $D = 0,33$ an der Stelle $x_i = 5,9$ (bzw. $z_i = 0,45$) am stärksten voneinander ab. Tafel M entnehmen wir für $N = 10$, $\alpha = 0,2$ und zweiseitigem Test den kritischen Wert von 0,323.

Entscheidung. Da $0,33 > 0,323$ ist, wird die H_0 verworfen.

Interpretation. Die Verteilung der Testwerte der 10 Studenten der Veterinärmedizin weicht bedeutsam von der theoretisch erwarteten Normalverteilung mit $\mu = 5$ und $\sigma = 2$ ab. Da die Verteilungsfunktionen an den Extremen am meisten divergieren, unterscheidet sich die Streuung der empirischen Verteilung von der Streuung der theoretischen Verteilung. Sie ist bei Veterinärmedizinern mit $s = 0,68$ deutlich kleiner als die Streuung in der Population der Humanmediziner ($\sigma = 2$). Da die Mittelwerte identisch sind ($\bar{x} = \mu = 5$), liegt der Hauptgrund für die Ablehnung von H_0 in Streuungsunterschieden.

Anmerkung. Das Ergebnis des KSA-Tests darf nicht dahin missverstanden werden, dass die 10 Testwerte in keinem Falle aus einer normalverteilten Population stammen. Es wurde lediglich nachgewiesen, dass die Stichprobenwerte nicht aus einer normalverteilten Grundgesamtheit mit $\mu = 5$ und $\sigma = 2$ stammen. Die grundsätzliche Frage nach der Normalverteilung als Referenzpopulation werden wir in ▶ Abschn. 4.2.2 beantworten.

Hinweis

Zur Überprüfung einer empirischen Verteilung auf *Gleichverteilung* mittels KSA-Test (z. B. H$_0$: Die Häufigkeit des Auftretens von Schlaganfällen ist über den 24-Stunden-Tag hinweg gleich verteilt) ist Folgendes anzumerken: Die theoretische Verteilungsfunktion ergibt sich bei k Intervallen einfach zu 1/k, 2/k, 3/k, ... k/k (z. B. bei 6 gleich großen Tagesabschnitten von je 4 h zu 1/6, 2/6, ... 6/6). Dieser theoretischen Verteilungsfunktion wird die empirische Verteilungsfunktion mit den kumulierten relativen Häufigkeiten gegenübergestellt. Prüfgröße ist wiederum die größte Differenz D, die anhand Tafel M zufallskritisch zu bewerten ist.

Der Vergleich einer empirischen Verteilung mit einer *Poisson-Verteilung* (z. B. Anzahl der Unfallopfer in einem kleinen Krankenhaus an aufeinander folgenden Tagen) wird z. B. bei Bland (1996, S. 244) beschrieben. Dieser Vergleich operiert allerdings mit dem χ^2-Goodness-of-Fit-Test.

4.2.2 Der KSA-Test mit Lilliefors-Schranken

Zielsetzung

Der im letzten Abschnitt beschriebene KSA-Test ist nur zur Prüfung einer sog. einfachen Nullhypothese der Anpassung geeignet, wobei die theoretische Verteilung F(X) von vornherein sowohl hinsichtlich ihrer analytischen Form als auch ihrer Parameter vollständig bekannt sein muss. Schätzt man die Parameter der theoretischen Verteilung aus der auf Anpassung zu beurteilenden Stichprobe, handelt es sich um eine sog. zusammengesetzte Nullhypothese. Für die Überprüfung dieser zusammengesetzten Nullhypothese empfiehlt es sich, den KSA-Test mit Lilliefors-Schranken einzusetzen.

Durchführung

Für den speziellen Fall der Überprüfung einer empirischen Verteilung auf Normalverteilung mit den durch die Stichprobenkennwerte x̄ und s geschätzten Parametern μ und σ hat Lilliefors (1967) Schrankenwerte bestimmt, die in Tafel N aufgeführt sind und die die in Tafel M genannten zweiseitigen KSA-Schranken zur Überprüfung einer einfachen Nullhypothese ersetzen. Die Testdurchführung entspricht der des KSA-Tests mit dem Unterschied, dass die kritischen Werte nicht Tafel M, sondern Tafel N zu entnehmen sind. Tafel N enthält ebenfalls die Schrankenwerte des asymptotischen Tests (N > 30).

Datenrückgriff. Zur Anwendung dieser Tafel greifen wir noch einmal ▶ Beispiel 4.7 (Verteilung von Anatomietestwerten) auf.

Beispiel 4.7 (Fortsetzung)

Problem. Ausgehend von den in ◻ Tabelle 4.10 genannten x-Werten errechnen wir $\bar{x} = 5$ und $s = 0{,}68$, d.h. wir überprüfen die H_0, dass die empirische Verteilung aus einer Normalverteilung mit $\mu = 5$ und $\sigma = 0{,}68$ stammt.

Testanwendung. ◻ Tabelle 4.11 zeigt die gemäß $z_i = (x_i - \bar{x})/s$ transformierten Werte sowie deren empirische Verteilungsfunktion $S(z_i)$.

Dieser empirischen Verteilungsfunktion wird die theoretische Verteilungsfunktion $F(z_i)$ der Standardnormalverteilung gegenübergestellt, die Tafel A zu entnehmen ist (Flächenanteile zwischen $-\infty$ und z_i; ▶ Beispiel 4.7, S. 251). In Spalte D_i der ◻ Tabelle 4.11 mit den Differenzen $S(z_i) - F(z_i)$ finden wir die Prüfgröße $D = 0{,}15$ (größter Absolutbetrag aller Differenzen), die mit dem für $N = 10$ und $\alpha = 0{,}2$ in Tafel N ausgewiesenen kritischen Wert von 0,215 zu vergleichen ist. Da der KSA-Test mit Lilliefors-Schranken üblicherweise zur Überprüfung der Normalverteilungsvoraussetzung eingesetzt wird, bei der man an der Beibehaltung von H_0 interessiert ist, setzen wir auch hier $\alpha = 0{,}2$.

Entscheidung. Wir stellen fest, dass der empirische Wert den kritischen Wert nicht überschreitet und können deshalb H_0 beibehalten.

Interpretation. Die Nullhypothese, nach der die Referenzpopulation der 10 Testwerte mit $\mu = 5$ und $\sigma = 0{,}68$ normalverteilt ist, kann nicht verworfen werden.

◻ **Tabelle 4.11.** Daten für einen KSA-Test mit Lilliefors-Schranken

z_i	$S\,(z_i)$	$F\,(z_i)$	D_i
−1,47	0,1	0,07	0,03
−1,32	0,2	0,09	0,11
−1,03	0,3	0,15	0,15
−0,44	0,4	0,33	0,07
−0,15	0,5	0,44	0,06
0,15	0,6	0,56	0,04
0,73	0,7	0,77	−0,07
0,88	0,8	0,81	−0,01
1,32	0,9	0,91	−0,01
1,32	1,0	0,91	0,09

Vergleich von KSA-Test und Chi-Quadrat-Anpassungstest

Mit dem KSA-Test und dem *Chi-Quadrat-Anpassungstest* (Goodness-Fit-Test; ► Abschn. 2.2.2) haben wir 2 Anpassungstests kennengelernt, deren Vor- und Nachteile im Folgenden summarisch skizziert werden:

Vor- und Nachteile zweier Anpassungstests im Vergleich

- Der χ^2-Test kann als asymptotischer Test nur auf große Stichproben angewendet werden. Der KSA-Test eignet sich als exakter Test besonders für kleinere Stichproben.
- Der KSA-Test kann im Unterschied zum χ^2-Test, der grundsätzlich zweiseitig einzusetzen ist, auch einseitig verwendet werden.
- Der χ^2-Test operiert mit gruppierten Messwerten, was einerseits Informationsverlust und andererseits Willkür bei der Festlegung der Klassengrenzen impliziert. Im Unterschied dazu verwendet die KSA-Statistik sämtliche Einzeldaten.
- Der KSA-Test erfordert weniger Rechenaufwand als der χ^2-Test.
- Der KSA-Test mit Lilliefors-Schranken hat für nichtnormalverteilte Populationen eine höhere Teststärke als der χ^2-Test.
- Der KSA-Test unterstellt stetige Verteilungen, während der χ^2-Test mit Vorteil auf diskrete Verteilungen anzuwenden ist. In diesem Falle entscheidet der KSA-Test konservativ.

Zusammenhangsmaße und deren Tests

Werden 2 Merkmale an jedem Individuum einer Stichprobe erhoben, besteht die Möglichkeit festzustellen, ob die beiden Merkmale zusammenhängen (korrelieren) und ob dieser Zusammenhang (die Korrelation) statistisch signifikant ist. Der Begriff des Zusammenhangs bzw. der *Korrelation* wird hier sehr allgemein verwendet. Er umfasst

- die Korrelation zweier kardinalskalierter Merkmale (*linearer* Zusammenhang),
- die Korrelation zweier ordinalskalierter Merkmale (*monotoner* Zusammenhang) oder auch
- die Korrelation zweier nominalskalierter Merkmale (*atoner* Zusammenhang).

Auf die Behandlung der parametrischen Produkt-Moment-Korrelation zur Messung des linearen Zusammenhangs zweier kardinalskalierter Merkmale wird hier verzichtet (vgl. dazu z.B. Bortz 2005, Abschn. 6.2). Wir untersuchen in ▶ Abschn. 5.1 atone Zusammenhänge zwischen nominalskalierten bzw. kategorialen Merkmalen und in ▶ Abschn. 5.2 monotone Zusammenhänge (Rangkorrelationen) für ordinalskalierte Merkmale.

Interpretativ ist zu beachten, dass Korrelationsaussagen keine Kausalaussagen sind. Korrelationen sind Maßzahlen für die Enge des Kovariierens zweier Merkmale und sagen nichts darüber aus, ob z. B. ein Merkmal X von einem anderen Merkmal Y kausal abhängt, ob Y das Merkmal X bedingt, ob sich die beiden Merkmale wechselseitig beeinflussen, ob ein drittes Merkmal Z für den Zusammenhang von X und Y verantwortlich ist etc. Der empirische Kausalitätsnachweis ist ein forschungslogisches Problem, das im Kontext der internen Validität von empirischen Untersuchungen diskutiert wird (vgl. z. B. Bortz u. Döring 2006, Abschn. 8.2.1).

5.1 Zusammenhangsmaße für Häufigkeitsdaten

Wenn wir an einer Stichprobe von Individuen gleichzeitig 2 Merkmale erheben, von denen jedes einzeln nur qualitativ bewertet werden kann, so können die Individuen nach Maßgabe ihrer Merkmalsausprägungen auf beiden Merkmalen in eine sog. *Kontingenztafel* eingetragen werden. Die Häufigkeiten in dieser Kontingenztafel konstituieren das Ausgangsmaterial für die Bestimmung des atonen Zusammenhangs oder kurz: der *Kontingenz* der geprüften Merkmale. Man beachte, dass die Merkmale echt nominalskaliert sein können wie z. B. „männlich-weiblich"; sie können ordinalskaliert sein wie „ohne und mit Immunität" und sie können schließlich sogar kardinalskaliert sein, wenn z. B. Zusammenhänge mit der in Kategorien eingeteilten Altersvariablen interessieren (jugendlich-erwachsen).

Analysen dieser Art haben wir im Prinzip schon in den ▶ Abschn. 2.3 und 2.4 kennengelernt. Hier wurde mittels χ^2-Technik festgestellt, ob sich 2 oder mehrere unabhängige Stichproben bzgl. eines nominalskalierten bzw. kategorisierten Merkmals unterscheiden. Für die Beschreibung der Enge eines Zusammenhangs ist die χ^2-Prüfgröße jedoch nur bedingt geeignet, denn ihr numerischer Wert hängt nicht nur von der Enge des Zusammenhangs, sondern vielmehr noch davon ab, ob die Stichprobe groß oder klein ist.

Wir behandeln in ▶ Abschn. 5.1.1 den auf Vierfeldertafeln bezogenen *Phi-Koeffizienten* von Pearson (1904) und in ▶ Abschn. 5.1.2 weitere aus Vierfeldertafeln abgeleitete Koeffizienten, die für die medizinische Forschung von besonderer Bedeutung sind. ▶ Abschnitt 5.1.3 befasst sich mit *Cramérs Index* (CI) für k×2- und k×m-Tafeln und ▶ Abschn. 5.1.4 schließlich mit dem ebenfalls auf k×m-Tafeln bezogenen Kontingenzkoeffizienten (Pearson 1904).

5.1.1 Der Phi-Koeffizient

Zielsetzung

> Mit dem Phi-(ϕ-)Koeffizienten ermitteln wir die Höhe der Kontingenz zwischen 2 2fach gestuften Merkmalen (z.B. Symptom vorhanden/nicht vorhanden bei behandelten/nichtbehandelten Patienten). Der Signifikanztest von Phi überprüft die Nullhypothese der stochastischen Unabhängigkeit beider Merkmale. Die Alternativhypothese kann gerichtet (z.B. Symptom tritt bei nichtbehandelten Patienten mit höherer Wahrscheinlichkeit auf als bei behandelten Patienten) oder ungerichtet formuliert werden (z.B. Symptom tritt bei behandelten oder nichtbehandelten Patienten mit höherer Wahrscheinlichkeit auf).

Durchführung

Hat man über Gl. 2.17 ein Vierfelder-χ^2 berechnet, führt folgende Transformation zum Phi-Koeffizienten:

$$\phi = \sqrt{\frac{\chi^2}{N}} \tag{5.1}$$

Das Vorzeichen von Phi ist bedeutungslos, wenn die untersuchten Merkmale natürlich dichotom sind (z.B. männlich vs. weiblich und Rh+ vs. Rh– als Blutgruppe). Lediglich bei künstlich dichotomen Merkmalen, bei denen die Kategorien ordinale Informationen im Sinne einer Größer-Kleiner-Relation enthalten, gibt das Vorzeichen von Phi die Richtung des Zusammenhangs an. Einen negativen Zusammenhang würden wir z.B. für die Merkmale „Dosierung eines Schmerzmittels" (einfache oder doppelte therapeutische Dosis) und Schmerzempfindung (gering/stark) erwarten. Bei der doppelten Dosis sollte die Schmerzempfindung stärker abnehmen als bei der einfachen Dosis des Analgetikums.

Auch kardinale Informationen können künstlich dichotomisiert werden, etwa indem man die Blutdruckwerte behandelter und unbehandelter Patienten zusammenwirft und sie in hohe und niedrige Werte unterteilt, z.B. nach ihrem Gesamtmedian. Statt des Medians kann man sie auch nach einem Grenzwert in „noch normale" und „überhöhte" Werte unterteilen, wobei man den höchsten noch normalen Wert als klinischen *Cut-off-Wert* definiert.

Der Phi-Koeffizient ist statistisch signifikant, wenn der dazugehörige χ^2-Wert signifikant ist, d.h. wir verwenden Tafel B zur Durchführung des ein- oder zweiseitigen Signifikanztests. Wurde ein exakter Vierfelder-Kontingenztest (▶ Abschn. 2.3.1) durchgeführt und eine Überschreitungswahrscheinlichkeit P ermittelt, so kann man das zu P gehörende z_P in Tafel A aufsuchen und Phi durch $\phi = z_P / \sqrt{N}$ bestimmen (für das ▶ Beispiel 2.6 haben wir P = 0,10023 errechnet, dem nach Tafel A $z_P \approx 1,28$ entspricht, so dass sich $\phi = 1,28 / \sqrt{15} = 0,3305$

ergibt). Natürlich lässt sich Phi auch über Gl. 5.1 ermitteln, wenn man zuvor den χ^2-Wert der Vierfeldertafel (mit Kontinuitätskorrektur gemäß Gl. 2.19) errechnet hat.

Beispiel 5.1. Händigkeit und Legasthenie

Problem. Wir wollen feststellen, ob zwischen Händigkeit (Links-Beidhändigkeit/Rechtshändigkeit) und Legasthenie (vorhanden/fehlend) ein Zusammenhang besteht.

Alternativhypothese. Die Alternativhypothese wird *gerichtet* formuliert; wir erwarten, dass die Wahrscheinlichkeit für Legasthenie bei Links- oder Beidhändern größer ist als bei Rechtshändern.

Nullhypothese. Zwischen den genannten Merkmalen besteht kein Zusammenhang.

Signifikanzniveau. Wir wählen $\alpha = 0,01$.

Testwahl. Da der Zusammenhang zwischen zwei 2 fach gestuften Merkmalen zu bestimmen ist, wird ein Phi-Koeffizient berechnet. Die Signifikanz von Phi überprüfen wir anhand des Vierfelder-χ^2-Werts.

Daten. Eine Untersuchung von N = 110 Grundschülern liefert die in ◻ Tabelle 5.1 dargestellte Vierfeldertafel.

◻ **Tabelle 5.1.** Vierfeldertafel zur Ermittlung eines Phi-Koeffizienten

	Legasthenie		
	vorhanden	nicht vorhanden	$\sum$
Links-/Beidhändigkeit	14	17	31
Rechtshändigkeit	7	72	79
$\sum$	21	89	110

Testanwendung. Über Gl. 2.17 errechnen wir

$$\chi^2 = \frac{110 \cdot (14 \cdot 72 - 17 \cdot 7)^2}{21 \cdot 89 \cdot 31 \cdot 79} = 18,99$$

Hieraus ergibt sich nach Gl. 5.1

$$\phi = \sqrt{\frac{18{,}99}{110}} = 0{,}42$$

Da wir Rechts- bzw. Linkshändigkeit als natürlich dichotomes Merkmal betrachten, bleibt das Vorzeichen des Zusammenhangs unberücksichtigt.

Entscheidung. Tafel B des Anhangs entnehmen wir für $\alpha = 0{,}01$ bei einseitigem Test einen kritischen χ^2-Wert von 5,41. Der empirische χ^2-Wert ist erheblich größer ($18{,}99 > 5{,}41$), d.h. die H_0 wird verworfen.

Interpretation. Zwischen Legasthenie und Händigkeit besteht ein Zusammenhang. ◘ Tabelle 5.1 entnehmen wir, dass Legasthenie erwartungsgemäß bei Links-/Beidhändern mit einer größeren (geschätzten) Wahrscheinlichkeit auftritt als bei Rechtshändern ($14/31 = 0{,}45$ vs. $7/79 = 0{,}09$).

Hinweise

Zu beachten ist, dass der Phi-Koeffizient theoretisch nur dann die Grenzwerte von ±1 erreichen kann, wenn die *Randverteilungen* der Vierfeldertafel symmetrisch sind, was zutrifft, wenn die Felderfrequenzen b und c gemäß ◘ Tabelle 2.2 gleich groß sind (genauer hierzu vgl. Bortz et al. 2008, S. 327 ff.). Ferner sei darauf hingewiesen, dass der Phi-Koeffizient einer Produkt-Moment-Korrelation entspricht, wenn man die Merkmalskategorien beider Merkmale jeweils mit 0 und 1 kodiert (vgl. Bortz et al. 2008, S. 330 f.).

5.1.2 Weitere Kennwerte für Vierfeldertafeln

Im Folgenden behandeln wir einige Kennwerte, die für die klinische Forschung von besonderer Bedeutung sind. Wir unterscheiden hierbei 2 Gruppen von Kennwerten: Kennwerte der 1. Gruppe werden häufig herangezogen, wenn die Qualität bzw. die Tauglichkeit eines diagnostischen Tests zu beschreiben ist und die 2. Gruppe besteht aus Kennwerten, mit denen die Wirksamkeit von 2 Behandlungsmethoden verglichen werden kann. Bei allen Kennwerten handelt es sich um deskriptive Maßzahlen, die nur dann interpretiert werden sollten, wenn der χ^2-Wert der jeweiligen Vierfeldertafel statistisch signifikant ist.

Kennwerte für die Qualität diagnostischer Tests

Die wichtigsten Kennwerte zur Charakterisierung der Qualität diagnostischer Tests sollen mit ◘ Tabelle 5.2 veranschaulicht werden (nach Weiß 2002, Abschn. 6.2).

Den Tabellen liegt die Annahme zugrunde, dass 100 000 Probanden mit einem diagnostischen Test (z.B. HIV-Test) untersucht wurden. Das Ergebnis

□ **Tabelle 5.2 a, b.** 4-Felder-Tafeln zur Bestimmung von Kennwerten diagnostischer Tests

a) Prävalenz niedrig	Krank? ja	nein	gesamt	b) Prävalenz hoch	Krank? ja	nein	gesamt
Test positiv	98 (a)	500 (b)	598	Test positiv	980 (a)	495 (b)	1475
negativ	2 (c)	99 400 (d)	99 402	negativ	20 (c)	98 505 (d)	98 525
Gesamt	100	99 900	100 000	Gesamt	1000	99 000	100 000

der Tests möge darin bestehen, dass ein HIV-relevantes Symptom (z. B. generalisierte Lymphknotenschwellung) entdeckt wurde (Test positiv) oder nicht (Test negativ). Katamnestisch wurden die Patienten sodann danach klassifiziert, ob sie tatsächlich HIV-infiziert waren (krank ja) oder nicht (krank nein).

Wir beginnen zunächst mit der Interpretation von □ Tabelle 5.2 a:

Prävalenz. Von 100 000 Patienten sind 100 erkrankt. Den Anteil der Erkrankten nennt man Prävalenzrate oder kurz: Prävalenz. Sie gibt die Wahrscheinlichkeit des Auftretens einer Krankheit (K) an:

$$p(K) = (a + c)/(a + b + c + d) = 100/100000 = 0{,}001.$$

Die Prävalenz entspricht der Wahrscheinlichkeit, mit der eine zufällig aus der Zielpopulation herausgegriffene Person erkrankt. Da diese Wahrscheinlichkeit die Situation *vor* Durchführung des diagnostischen Tests kennzeichnet, wird sie auch *A-priori-Wahrscheinlichkeit* genannt.

Positiver Vorhersagewert. Ein idealer diagnostischer Test ist so geartet, dass man mit Sicherheit die Krankheit vorhersagen kann, wenn er positiv ausfällt (T+) (bzw. umgekehrt: dass bei negativem Testergebnis mit Sicherheit auf das Fehlen der Krankheit geschlossen werden kann ▶ unten). Dies ist in □ Tabelle 5.2 a nicht der Fall: 598 Patienten sind testpositiv, von denen 98 krank sind. Dies bedeutet, dass der Test einen positiven Vorhersagewert von

$$P(K|T+) = a/(a + b) = 98/598 = 0{,}164$$

hat ($P(K|T+)$ lies: die Wahrscheinlichkeit von K unter der Bedingung von T+). In Worten: Falls der Test positiv ausfällt, wird der Patient mit einer Wahrscheinlichkeit von 16,4% krank sein. Diese Wahrscheinlichkeit nennt man auch – in Abgrenzung zur Prävalenz als A-priori-Wahrscheinlichkeit – die *A-posteriori-Wahrscheinlichkeit*. Dadurch, dass der Test positiv ausgefallen ist, hat sich die Krankheitswahrscheinlichkeit gegenüber der A-priori-Wahrscheinlichkeit um den Faktor 164 erhöht.

Negativer Vorhersagewert. Analog zum positiven Vorhersagewert wird der negative Vorhersagewert definiert. Er fragt nach dem Anteil der nicht erkrankten Patienten ($\overline{K}$) bei Probanden mit negativem Testergebnis (T–). Im Beispiel:

$$P\big(\overline{K}\big|T-\big) = d/(c + d) = 99400/99402 = 0{,}99998.$$

Man kann also praktisch sicher sein, nicht erkrankt zu sein, wenn der Test negativ ausfällt (zur Berechnung der positiven und negativen Vorhersagewerte über das sog. Bayes-Theorem vgl. z. B. Weiß 2002, S. 137).

Sensitivität. Ein weiterer wichtiger Kennwert ist die Sensitivität. Die Sensitivität bringt zum Ausdruck, mit welcher Wahrscheinlichkeit der Test positiv ausfällt, wenn die Krankheit vorliegt. Im Beispiel:

$$P(T+|K) = a/(a + c) = 98/100 = 0{,}98.$$

Falls man krank ist, ist mit einer Wahrscheinlichkeit von 98% damit zu rechnen, dass der Test positiv ausfällt. Man beachte, dass die Sensitivität nichts über die Wahrscheinlichkeit des Vorliegens der Krankheit aussagt. Ein positives Testergebnis bei einem Test mit einer Sensitivität von 0,98 so zu deuten, dass man mit einer Wahrscheinlichkeit von 98% krank ist, wäre also völlig falsch. Hierfür ist der positive Vorhersagewert zuständig: $P(K|T+) = 0{,}164$.

> Die Sensitivität $P(T+|K)$ und der positive Vorhersagewert $P(K|T+)$ dürfen nicht verwechselt werden.

Spezifität. Ein Test mit einer hohen Sensitivität ist nicht automatisch auch ein guter Test. Hierfür sollte er zusätzlich auch eine hohe Spezifität aufweisen, d. h. er dürfte bei Patienten ohne Krankheit ($\overline{K}$) nicht positiv ausfallen. Im Beispiel ergibt sich die Spezifität zu

$$P(T-|\overline{K}) = d/(b + d) = 99400/99900 = 0{,}995.$$

Falls man nicht krank ist, beträgt die Wahrscheinlichkeit für ein negatives Testergebnis 99,5%. Auch hier ist darauf zu achten, dass $P(T-|\overline{K})$ (Spezifität) und $P(\overline{K}|T-)$ (negativer Vorhersagewert) nicht verwechselt werden. Die Wahrscheinlichkeit, unter der Bedingung „Test negativ" nicht erkrankt zu sein (negativer Vorhersagewert), ist mit $P(\overline{K}|T-) = 0{,}99998$ deutlich höher als die Wahrscheinlichkeit, ohne Krankheit Test-negativ zu sein (Spezifität): $P(T-|\overline{K}) = 0{,}995$.

> Die Spezifität $P(T-|\overline{K})$ und der negative Vorhersagewert $P(\overline{K}|T-)$ dürfen nicht verwechselt werden.

Falsch-positiver Wert. Wenn der Test positiv ausfällt, obwohl der Patient nicht krank ist, sprechen wir von einem falsch-positiven Wert. Im Beispiel ist dies bei 500 Probanden der Fall. Der falsch-positive Wert errechnet sich zu

$$P\left(T+|\overline{K}\right) = b/(b + d) = 500/99900 = 0{,}005.$$

Mit einer Wahrscheinlichkeit von 0,5% wird also bei nichtkranken Probanden ein positives Testergebnis gefunden. Die Wahrscheinlichkeit für falsch-positive Werte ergibt sich auch nach der Beziehung 1 – Spezifität = 1–0,995 = 0,005.

Falsch-negativer Wert. Wenn man bei einem kranken Patienten ein negatives Testergebnis erzielt, wird der Patient falsch-negativ klassifiziert. Die Wahrscheinlichkeit für falsch-negative Werte $P(T-|K)$ sollte nahezu Null sein, weil sich in dieser Gruppe kranke Patienten befinden, auf deren Behandlung möglicherweise verzichtet wird, weil der Test negativ ausfällt. Im Beispiel errechnen wir

$$P(T-|K) = c/(a + c) = 2/100 = 0{,}02.$$

Diese Wahrscheinlichkeit ist komplementär zur Sensitivität: $1–P(T+|K) = P(T-|K)$.

Nun zu ◘ Tabelle 5.2 b. Sie wurde so konstruiert, dass Sensitivität und Spezifität gegenüber ◘ Tabelle 5.2 a bei gleichem Stichprobenumfang unverändert sind; die Prävalenz wurde jedoch um den Faktor 10 auf den Wert 0,01 erhöht, was zu einer deutlichen Verbesserung des positiven Vorhersagewertes führt. Er beträgt nun $P(K|T+) = 980/1475 = 0{,}66$ d. h. bei positivem Test ist mit einer Wahrscheinlichkeit von 66% davon auszugehen, dass die Krankheit vorliegt. Bei einer Prävalenz von nur 0,001 haben wir hierfür einen Wert von 16,4% errechnet.

Auch der negative Vorhersagewert ist prävalenzabhängig. Er beträgt aber immer noch $P(\overline{K}|T-) = 98\,505/98\,525 = 0{,}9998$, d. h. auch bei einer erhöhten Prävalenz kann man bei einem negativen Testergebnis nahezu sicher sein, dass die Krankheit nicht vorliegt.

> Zusammenfassend ist also zu konstatieren, dass der für Arzt und Patient so wichtige positive Vorhersagewert nicht zu ermitteln ist, wenn die Prävalenz der Krankheit, d.h. der Anteil der Kranken in einer bestimmten Referenzpopulation, unbekannt ist.

Anders verhält es sich mit den Kennwerten Sensitivität und Spezifität. Für die Ermittlung der Sensitivität muss die Prävalenz nicht bekannt sein, denn die Sensitivität ergibt sich als Anteil positiver Tests in der Teilpopulation der Kranken. Zur Ermittlung der Spezifität reicht die Teilpopulation der Nichtkranken aus (Anteil Test negativ in der Teilpopulation der Nichtkranken). Kann man jedoch in einer Untersuchung beide Kennwerte ermitteln, wird damit auch die Prävalenz bekannt: Kranke/(Kranke + Nichtkranke). Allerdings sollten dann die Zahl der Kranken und die Zahl der Nichtkranken über eine repräsentative Stichprobe für die jeweilige Referenzpopulation geschätzt werden.

Abschließend sei darauf hingewiesen, dass die meisten Labortests kontinuierlich verteilte Messungen liefern, dass man sich in der Praxis jedoch oft darauf beschränkt, die Merkmale alternativ zu beurteilen (z. B. normaler und erhöhter Blutdruck, ▶ S. 26). Diskutiert wird hierbei, wie der „Cutting Point" (c), der das Kontinuum in die Bereiche „normal" und „pathologisch" unterteilt, festzulegen sei.

Setzt man c zu hoch an, wird nur ein kleiner Teil der Messungen als pathologisch klassifiziert. Dies bedeutet einen hohen Anteil an falsch-negativ klassifizierten Patienten bzw. eine niedrige Sensitivität. Falsch-positiv klassifizierte Patienten kommen selten vor, d.h. die Spezifität ist hoch.

Bei einem zu niedrig angesetzten Schwellenwert (c) sind die Verhältnisse genau umgekehrt: Jetzt werden auch viele Gesunde als krank klassifiziert (viele falsch-positive Patienten bzw. niedrige Sensitivität) und die Kranken haben selten falsch-negative Ergebnisse (hohe Sensitivität).

Sensitivität und Spezifität sind also zwei Kennwerte, die vom Schwellenwert (c) abhängen. Man kann nun – für einen gegebenen klinischen Test – die Sensitivität und die Spezifität für unterschiedliche „Cutting Points" in ein Koordinatensystem eintragen. Das Resultat ist eine Kurve, die ROC („Receiver Operating Characteristic") genannt wird (ausführlicher hierzu vgl. z. B. Kraemer 1992, Kap. 6).

Die Frage nach dem „optimalen" Schwellenwert c lässt sich nicht eindeutig beantworten, denn die Antwort hängt davon ab, wie wichtig bei einer gegebenen Problematik die Sensitivität und die Spezifität des diagnostischen Tests sind. Weiß (2002, S. 140 f) schreibt hierzu:

„Auf eine hohe Sensitivität legt man Wert, wenn
- es sich um eine Krankheit mit schlimmen (oder gar lebensbedrohlichen) Folgen für den Patienten handelt,
- eine erfolgversprechende Therapie zur Verfügung steht,
- falsch-positive Befunde mit vertretbarem Aufwand und ohne allzu große Belastungen für die betreffende Person geklärt werden können.

Eine hohe Spezifität ist anzustreben, wenn
- keine Therapie mit Aussicht auf Besserung oder Heilung bekannt ist,
- die Therapie zu unverhältnismäßig hohen finanziellen Belastungen für den Patienten oder das Gesundheitswesen führt,
- die Therapie mit schweren Nebenwirkungen behaftet ist,
- die Nachfolgeuntersuchungen mit erheblichen Risiken oder psychischen Belastungen für den Patienten verbunden sind."

Kennziffern für den Vergleich zweier Behandlungsmethoden

Will man 2 Behandlungsmethoden bzgl. des Kriteriums „Behandlung erfolgreich/nicht erfolgreich" vergleichend evaluieren, ist zunächst mit dem Vierfelder-χ^2-Test zu überprüfen, ob sich die Behandlungserfolge statistisch bedeutsam unterscheiden (▶ Abschn. 2.3.2). Erst bei einem signifikanten χ^2-Wert macht es Sinn, die Unterschiede zwischen den Behandlungsmethoden statistisch detaillierter zu untersuchen. Die hierfür zu berechnenden Kennziffern beantworten folgende Fragen (hier und im Folgenden gehen wir davon aus, dass eine neue Behandlungsmethode 1 einer älteren Behandlungsmethode 2 überlegen ist):

- Um welchen Faktor ist die *Misserfolgswahrscheinlichkeit* der Methode 2 gegenüber Methode 1 erhöht (*relatives Risiko*)?
- Wieviel Prozent der nach der alten Methode erfolglos behandelten Patienten können theoretisch mit der neuen Methode erfolgreich behandelt werden (*Misserfolgsreduktion*)?
- Wie lautet das „Chancenverhältnis" für eine erfolgreiche Behandlung mit Methode A im Vergleich zur Methode B (*Kreuzproduktquotient* oder *Odds Ratio*)?

Die Kennziffern können natürlich auch bestimmt werden, wenn eine neue Behandlung mit einem Placebo verglichen werden soll. Weitere Anwendungen ergeben sich analog, wenn das Risiko einer Erkrankung in Bezug auf das Vorhandensein oder Fehlen einer bestimmten Symptomatik (z. B. Schlaganfallrisiko mit/ohne Arteriosklerose) bzw. das Krankheitsrisiko bei exponierten/nichtexponierten Patienten (z. B. Lungenkarzinom bei Rauchern/Nichtrauchern) zu vergleichen ist. „Erfolge" sind hierbei als Ausbleiben der Krankheit und „Misserfolge" als Eintreten der Krankheit zu interpretieren.

Wie die Kennwerte „relatives Risiko", „Misserfolgsreduktion" und „Odds Ratio" berechnet werden, verdeutlichen die folgenden Ausführungen:

Für alle 3 Kennziffern benötigen wir die *Erfolgswahrscheinlichkeit* (P) der Methoden, die man – unter Verwendung der Vierfeldersymbolik (◨ Tab. 5.3 auf S. 269) – wie folgt bestimmt:

- für die neue Methode 1:

$$P_1 = \frac{a}{a + c} \tag{5.2}$$

- für die alte Methode 2:

$$P_2 = \frac{b}{b + d} \tag{5.3}$$

Das relative Risiko (rR) ergibt sich mit diesen Werten nach der Beziehung:

$$rR = \frac{1 - P_2}{1 - P_1} \, , \tag{5.4}$$

wobei der Zähler das absolute Misserfolgsrisiko der alten und der Nenner das-
jenige der neuen Methode bezeichnet. Mit den Symbolen der Vierfeldertafel ergibt sich

$$rR = \frac{a \cdot d + c \cdot d}{b \cdot c + c \cdot d} \tag{5.5}$$

Für die Misserfolgsreduktion (f, auch relative Erfolgsdifferenz genannt) errechnet man

$$f = \frac{P_1 - P_2}{1 - P_2} \tag{5.6}$$

Man errechnet diesen Wert auch über

$$f = \frac{a \cdot d - b \cdot c}{a \cdot d + c \cdot d} \tag{5.7}$$

Dem Zähler von Gl. 5.6 ist zu entnehmen, um wieviel Prozent die neue Methode
der alten überlegen ist (P_1–P_2). Diese Differenz wird am Anteil derjenigen Patienten relativiert, die mit der alten Methode nicht erfolgreich behandelt werden konnten (1–P_2). Es resultiert damit ein Wert f, dem zu entnehmen ist,
um welchen Anteil die Misserfolge bei Methode 2 durch die Anwendung von
Methode 1 reduziert werden.

Löst man Gl. 5.6 nach P_1 auf, ergibt sich

$$P_1 = f \cdot (1 - P_2) + P_2 \tag{5.8}$$

Diese Gleichung kann man verwenden, wenn man erfahren will, wie hoch die
Erfolgswahrscheinlichkeit P_1 einer neuen (noch nicht geprüften) Methode sein
muss, wenn sie – über die Erfolgswahrscheinlichkeit der alten Methode P_2 hi-
nausgehend – zusätzlich bei einem Anteil von f der Misserfolge der alten Methode
erfolgreich sein soll. ▶ Beispiel 5.2 wird diesen Ansatz numerisch verdeutlichen.

Nun zum letzten Kennwert, der „Odds-Ratio" (OR). Wenn bei einem Spiel
die Gewinnwahrscheinlichkeit P = 0,1 beträgt, bietet der Buchmacher eine
Wette an, bei der die Chancen zu gewinnen 1 zu 9 stehen. Sollte man in dem
Spiel gewinnen, erhält man für den eingesetzten Geldbetrag den 9fachen Betrag ausgezahlt. Eine solche Wette heißt im Englischen „Odds". Ihr Wert beträgt im Beispiel 1:9 = 1/9.

In gleicher Weise kann man auch die Heilungswahrscheinlichkeit (oder
die Wahrscheinlichkeit zu erkranken) in eine „Wette" („Odds") transformieren. Führt eine Behandlung mit einer Wahrscheinlichkeit von P = 0,75 zum
Erfolg, lauten die Odds für Erfolg/kein Erfolg 0,75 zu 0,25 bzw. 3 zu 1. Allgemein erhält man für die Odds den Wert P/(1 – P).

Sind nun 2 Methoden miteinander zu vergleichen (z. B. Behandlung vs.
Kontrolle), kann man deren Odds ins Verhältnis setzen. Das Resultat ist das
Chancenverhältnis bzw. die Odds-Ratio (OR):

$$OR = \frac{P_1}{1 - P_1} \Bigg/ \frac{P_2}{1 - P_2} = \frac{P_1 \cdot (1 - P_2)}{P_2 \cdot (1 - P_1)} \tag{5.9}$$

Unter Verwendung der Symbole einer Vierfeldertafel kann OR auch wie folgt berechnet werden:

$$OR = \frac{a \cdot d}{b \cdot c} \tag{5.10}$$

Gl. 5.10 verdeutlicht, dass OR nicht definiert ist, wenn b und/oder c Null sind. Für diesen Fall kann man ein korrigiertes OR' wie folgt definieren:

$$OR' = \frac{(a + 0,5) \cdot (d + 0,5)}{(b + 0,5) \cdot (c + 0,5)} \tag{5.11}$$

Alle Vierfelderhäufigkeiten werden also um 0,5 erhöht. Diese auf Plackett (1974, S. 40) zurückgehende Korrektur bezeichnet man auch als *Delta-Option* (vgl. auch Clogg u. Eliason 1988). Per Delta-Option erhöht sich der Gesamtstichprobenumfang der Vierfeldertafel von N auf N + 2.

Interpretativ darf die Odds-Ratio nicht mit einem Wahrscheinlichkeitsverhältnis verwechselt werden. Wenn beim Würfelspiel die 6 gewinnt, beträgt die Gewinnwahrscheinlichkeit P(6) = 1/6. Wenn nun in einem 2. Würfelspiel die 5 und die 6 gewinnen, verdoppelt sich die Gewinnwahrscheinlichkeit auf P(5,6) = 2/6. Die Gewinnwahrscheinlichkeit hat sich um den Faktor $\frac{2}{6} / \frac{1}{6} = 2$ erhöht; das Wahrscheinlichkeitsverhältnis hat den Wert 2.

Die Odds-Ratio ergibt sich aus den Odds für das 2. Würfelspiel $\left(\frac{2}{6} / \frac{4}{6} = 2/4 = 0,5 \right)$, dividiert durch die Odds des 1. Würfelspiels $\left(\frac{1}{6} / \frac{5}{6} = 1/5 = 0,2 \right)$: OR = 0,5/0,2 = 2,5. Die Odds haben sich um den Faktor 2,5 erhöht.

> Die Odds-Ratio zweier Ereignisse darf nicht mit dem Wahrscheinlichkeitsverhältnis dieser Ereignisse verwechselt werden.

Der oben vorgeschlagene Begriff „Chancenverhältnis" als Übersetzung von „Odds-Ratio" ist freilich ebenfalls nicht unproblematisch, da die Begriffe „Wahrscheinlichkeit" und „Chance" im Deutschen häufig synonym verwendet werden. Das ▶ Beispiel 5.2 geht (u. a.) auf die Interpretationsschwierigkeiten der Odds-Ratio ein (zur Kritik von Odds-Ratios vgl. auch Sackett et al. 1996; Probleme bei der metaanalytischen Integration von Odds-Ratios werden bei Rustenbach 2003, S. 90, erörtert).

Beispiel 5.2. Zwei Behandlungsmethoden im Vergleich

Problem. Eine neue Behandlungsmethode 1 soll mit einer älteren Behandlungsmethode 2 hinsichtlich der Kriterien „Erfolg" (+) bzw. „Misserfolg" (–) verglichen werden. Wir erwarten, dass die neue Methode der alten überlegen ist. Angenommen, $N_1 = 100$ Patienten mit Sonnenallergie wurden nach der neuen und $N_2 = 150$ Patienten nach der alten Methode (Histaminblockade) behandelt. ◘ Tabelle 5.3 zeigt, wie sich die mit den Methoden erzielten Erfolge/Misserfolge verteilen.

◘ **Tabelle 5.3.** Daten für eine vergleichende Evaluation zweier Behandlungsmethoden

		Methode		
		1	2	$\sum$
Erfolg	+	80 a	90 b	170
	–	c 20	d 60	80
	$\sum$	100	150	$N = 250$

Testwahl. Mit dem Vierfelder-χ^2-Test (Gl. 2.17) überprüfen wir zunächst, ob die neue Methode 1 eine signifikant höhere Erfolgsrate aufweist als die alte Methode. Dies ist mit $\chi^2 = 11{,}03$ der Fall ($\chi^2_{\text{crit}} = 10{,}83$ für $\alpha = 0{,}0005$, Fg = 1 und einseitigen Test). Wie sich die höhere Erfolgsrate im Einzelnen manifestiert, wird nun anhand der oben beschriebenen Kennziffern genauer untersucht.

Berechnung und Interpretation der Kennziffern. Die *Erfolgswahrscheinlichkeiten* ergeben sich nach Gl. 5.2 und 5.3 zu

$$P_1 = \frac{80}{100} = 0{,}8 \; ; \quad P_2 = \frac{90}{150} = 0{,}6$$

Unsere Erwartung unter H_1 ($P_1 > P_2$) wird somit bestätigt.

Interessiert das *relative Risiko*, mit der alten Behandlung 2 relativ zur Behandlung 1 einen Misserfolg zu erzielen, so berechnet man rR nach Gl. 5.4 und erhält

$$rR = \frac{1 - 0{,}6}{1 - 0{,}8} = 2{,}0$$

Diesen Wert errechnen wir auch über Gl. 5.5

$$rR = \frac{80 \cdot 60 + 20 \cdot 60}{90 \cdot 20 + 20 \cdot 60} = 2{,}0$$

Die Wahrscheinlichkeit (bzw. das Risiko) einer erfolglosen Behandlung ist also bei Methode 2 doppelt so hoch wie bei Methode 1.

Interessiert den Kliniker, um wieviel Prozent er das *Misserfolgsrisiko* vermindert, wenn er die neue Methode 1 statt der alten Methode 2 einsetzt, so rechnet er nach Gl. 5.6 und erhält

$$f = \frac{0{,}8 - 0{,}6}{1 - 0{,}6} = 0{,}5$$

oder wahlweise über Gl. 5.7

$$f = \frac{80 \cdot 60 - 90 \cdot 20}{80 \cdot 60 + 20 \cdot 60} = 0{,}5$$

Die Misserfolge der älteren Methode werden also um 50% durch Anwendung der neuen Methode reduziert.

Sollte die neue Methode in höherem Maße nebenwirkungsbehaftet sein als die alte, so wird der Kliniker die neue Methode nur dann anstelle der alten (und bislang bewährten Methode) einsetzen, wenn sie in einem beträchtlichen Maße über die Erfolgsquote der alten Methode hinausgeht. Sollen etwa mindestens 80% der mit der alten Methode erfolglos behandelten Patienten mit der neuen Methode erfolgreich behandelt werden, dann wäre mit $f = 0{,}8$ für die neue Methode eine Erfolgsquote zu fordern, die sich nach Gl. 5.8 ergibt:

$$P_1 = 0{,}8 \cdot (1 - 0{,}6) + 0{,}6 = 0{,}92$$

Die Erfolgswahrscheinlichkeit der neuen Methode müsste in diesem Falle also 92% betragen, was einer hohen, ja vielleicht zu hohen Wirksamkeitsanforderung an die neue Methode entspricht und möglicherweise kaum zu verwirklichen ist.

Schließlich ermitteln wir noch die „*Odds-Ratio*". Sie beträgt nach Gl. 5.9

$$OR = \frac{0{,}8 \cdot (1 - 0{,}6)}{0{,}6 \cdot (1 - 0{,}8)} = 2{,}67$$

Derselbe Wert ergibt sich über Gl. 5.10:

$$OR = \frac{80 \cdot 60}{90 \cdot 20} = 2{,}67$$

Die Chancen, nach der neuen Methode geheilt zu werden, stehen 0,8 zu 0,2 bzw. 4 : 1 und für die alte Methode ergibt sich ein Chancenverhältnis für Erfolg/Misserfolg von 0,6 zu 0,4 bzw. 1,5 : 1. Die Odds haben also Werte von 4 (neue Methode) und 1,5 (alte Methode); als deren Quotient resultiert der oben ermittelte Wert von OR = 4/1,5 = 2,67.

Man beachte, dass die *Erfolgswahrscheinlichkeiten* für die beiden Methoden einen Quotienten von 0,8/0,6 = 1,33 bilden. Dieser Wert ist – im Beispiel – nur halb so groß wie die OR. Es wäre also völlig falsch, OR = 2,67 in der Weise zu interpretieren, dass die Wahrscheinlichkeit, nach der neuen Methode geheilt zu werden, um den Faktor 2,67 größer ist als die Wahrscheinlichkeit für die alte Methode. Die richtige Interpretation von OR = 2,67 setzt ein genaues Verständnis von „Odds" voraus – eine Fähigkeit, über die wohl v.a. Buchmacher verfügen. Man sollte jedoch nicht übersehen, dass sich eine mögliche Überlegenheit einer neuen Methode gegenüber einer alten Methode auf OR-Basis „günstiger" darstellt als auf der Basis von Wahrscheinlichkeiten.

Anmerkung. Gelegentlich wird die Odds-Ratio (OR) als Schätzwert für das relative Risiko (rR) verwendet. Diese Schätzung ist nur brauchbar, wenn das untersuchte Ereignis sehr selten vorkommt bzw. die fragliche Krankheit eine geringe Prävalenz aufweist.

Eine Gegenüberstellung der Gln. 5.5 und 5.10 verdeutlicht, dass dies der Fall ist, wenn das Produkt c·d zu vernachlässigen ist. Interpretieren wir die Misserfolge in ▢ Tabelle 5.3 als Krankheitsfälle, beinhaltet ein zu vernachlässigendes Produkt c·d eine niedrige Prävalenz der Krankheit. (Eine bessere Schätzung der Prävalenz ergäbe sich, wenn die Patienten unter Methode 2 eine repräsentative, randomisierte Kontrollgruppe darstellen würden und die Misserfolge den Krankheitsfällen entsprächen.)

Hinweis

Eine genaue Untersuchung der Zusammenhänge von rR, OR, positive/negative Vorhersagewerte, Sensitivität, Spezifität und Prävalenz findet man bei Kraemer (1992, Kap. 6 und 7). Dieselbe Autorin berichtet im Kap. 5 über die Standardfehler der oben genannten Kennwerte, die für inferenzstatistische Zwecke benötigt werden.

5.1.3 Cramérs Index CI für k×2- und k×m-Tafeln

Zielsetzung

Nachdem wir mit dem Phi-Koeffizienten ein Zusammenhangsmaß kennengelernt haben, mit dem die Kontingenz zweier Alternativmerkmale bestimmt werden kann, wollen wir uns nun einer Verallgemeinerung des Phi-Koeffizienten zuwenden: dem CI-Index von Cramér (1946).

> Mit dem CI-Index ermitteln wir die Kontingenz zwischen einem k-fach und einem m-fach gestuften Merkmal bzw. die Kontingenz in einer $k \times m$-Tafel.

CI ist – wie auch Phi – mit der parametrischen Produkt-Moment-Korrelation vergleichbar (s. Bortz et al. 2008, S. 355 ff).

Durchführung

Zur Berechnung eines CI-Index bestimmt man zunächst den χ^2-Wert der $k \times m$-Tafel (▶ Abschn. 2.4.3). Der CI-Index ergibt sich dann über folgende Gleichung:

$$CI = \sqrt{\frac{\chi^2}{N \cdot (L-1)}} \tag{5.12}$$

Wir setzen $L = k$, wenn in der $k \times m$-Tafel $k \leq m$ ist und $L = m$ für $m < k$: $L = \min (k, m)$. Für $k \times 2$- oder $2 \times m$-Tafeln vereinfacht sich Gl. 5.12 also zu einem *Phi-Äquivalent* (ϕ'):

$$CI = \phi' = \sqrt{\frac{\chi^2}{N}} \tag{5.13}$$

N ist wie üblich der Umfang der Gesamtstichprobe. Für $k \times 2$- oder $2 \times m$-Tafeln entspricht die Berechnung von CI also der Berechnung des Phi-Koeffizienten gemäß Gl. 5.1.

CI ist signifikant, wenn der entsprechende $k \times m$-Felder-χ^2-Wert signifikant ist. CI ist positiv definiert, wenn mindestens eines der beiden Merkmale nominalskaliert ist. In diesem Falle hat CI einen Wertebereich von $0 \leq CI \leq 1$, was allerdings voraussetzt, dass die Randverteilungen so geartet sind, dass $\chi^2_{max} = N \cdot (L-1)$ zumindest theoretisch möglich ist.

> ### Beispiel 5.3. Medikamentöse Therapie verschiedener rheumatischer Erkrankungen
>
> **Problem.** Es interessiert die Frage, welche medikamentöse Therapie bei verschiedenen Formen rheumatischer Erkrankungen aus der Sicht betroffener Patienten besonders erfolgreich ist. Es soll herausgefunden werden, ob zwischen der Art der Erkrankung und der „optimalen" Therapie ein Zusammenhang besteht.
>
> **Versuchsplan.** Bei einer schriftlichen Befragung hatten Rheumapatienten u. a. anzugeben, welches Medikament regelmäßig eingenommen wird bzw. – bei mehreren polypragmatisch verordneten Medikamenten – welches Medika-

ment aus der Sicht des Patienten das wirksamste sei. Die Medikamente wurden anschließend in folgender Weise klassifiziert (pro Patient nur ein Medikament):

- Analgetika,
- nichtsteroidale Antirheumatika (NSAR),
- Glukokortikoide,
- Immunsuppressiva,
- „Biologicals".

Es wurde beschlossen, die Kategorie „sonstige" nicht in die Auswertung einzubeziehen.

Die Art der Erkrankung war ebenfalls im Fragebogen anzugeben. Sie wurde wie folgt klassifiziert:

- rheumatoide Arthritis (RA),
- Psoriasis-Arthritis (PA),
- ankylosierende Spondylitis (AS),
- reaktive Arthritis (reakt. A).

Die Angaben von $N = 691$ Arthritiker konnten nach diesen Vorgaben kategorisiert werden (Tab. 5.4).

Tabelle 5.4. 5×4-Tafel zur Berechnung von CI

Art des Medikamentes	Art der Erkrankung				
	RA	PA	AS	Reakt. A	$\sum$
Analgetika	32 (37,7)	15 (8,3)	10 (9,4)	5 (6,5)	62
NSAR	321 (299,0)	51 (66,2)	81 (74,8)	39 (52,0)	492
Glukokortikoide	64 (66,9)	23 (14,8)	12 (16,7)	11 (11,6)	110
Immunsuppressiva	2 (4,3)	3 (0,9)	2 (1,1)	0 (0,7)	7
„Biologicals"	1 (12,2)	1 (2,7)	0 (3,0)	18 (2,1)	20
$\sum$	420	93	105	73	691

Alternativhypothese. Es gibt einen Zusammenhang zwischen den Medikamenten und der Art der Erkrankung (*ungerichtete* Alternativhypothese).

Nullhypothese. Zwischen den als bestwirksam beurteilten Medikamenten und der Art der Erkrankung besteht kein Zusammenhang.

Signifikanzniveau. Da ein zufallsbedingter Zusammenhang praktisch ausgeschlossen werden soll, wird $\alpha = 0{,}001$ sehr niedrig angesetzt, zumal eine große Stichprobe von Rheumatikern befragt werden konnte (und sollte).

Testwahl. Gefragt wird nach dem Zusammenhang eines 5fach und eines 4fach gestuften nominalen Merkmals. Als Zusammenhangsmaß soll der *CI-Koeffizient* berechnet werden.

Testanwendung. ◻ Tabelle 5.4 zeigt die Klassifikation der Patienten nach den Merkmalen „Art der Erkrankung" und „Art des Medikamentes". Die in Klammern angegebenen Werte entsprechen den nach Gl. 2.15 ermittelten erwarteten Häufigkeiten. Nach Gl. 2.30 oder der für k×m-Tafel verallgemeinerten Gl. 2.22 ergibt sich $\chi^2 = 163{,}82$. Über Gl. 5.12 ermitteln wir

$$\text{CI} = \sqrt{\frac{163{,}82}{691 \cdot (4 - 1)}} = 0{,}28$$

Entscheidung. Als kritischen χ^2-Wert entnehmen wir Tafel B $\chi^2_{\text{crit}} = 32{,}91$ (zweiseitig, Fg = 12, $\alpha = 0{,}001$). Der empirische χ^2-Wert ist erheblich größer, d. h. die H_0 ist zu verwerfen. Angesichts der Größe des empirischen χ^2-Wertes akzeptieren wir diese Entscheidung, obwohl die auf ▶ S. 112 genannten Voraussetzungen für den k×m–χ^2-Test nicht perfekt erfüllt sind.

Interpretation. Zwischen der primären medikamentösen Therapie und der Art der rheumatischen Erkrankung besteht ein signifikanter Zusammenhang. Der Zusammenhang ist mit CI = 0,28 relativ niedrig, aber dennoch – wegen des großen Stichprobenumfangs – signifikant. Detaillierte Interpretationshinweise würde man durch Einzelvergleiche von Kategorien (▶ S. 108 ff) oder auch über den Fuchs-Kenett-Ausreißertest (▶ Abschn. 2.4.4) erhalten. Hier könnte z. B. die Frage interessieren, ob die relativ häufige Verordnung von Biologicals bei reaktiver Arthritis als überzufällig anzusehen und mit Infektionsprävention zu begründen ist.

Anmerkung. Will man heuristisch beurteilen, welche der 5 Behandlungen auf welche der 4 rheumatischen Erkrankungen am besten wirkt, dann bildet man in ◻ Tabelle 5.4 für jedes Feld mit f > e die χ^2-Komponente $(f–e)^2/e$. In ◻ Tabelle 5.4 ist die Komponente $(18–2{,}1)^2/2{,}1 = 120{,}39$ jene, die am meisten zum Gesamt-χ^2 von 163,82 beiträgt. Also sind Biologicals für die Behandlung von reaktiven Arthritiden nach dem Urteil der Patienten deutlich besser indiziert als bei den übrigen Erkrankungen, was nur erklärbar ist, wenn diese bakteriell mitbedingt sind.

5.1.4 Der Kontingenzkoeffizient

Zielsetzung

> Der Kontingenzkoeffizient von Pearson (1904) folgt der gleichen Zielsetzung wie der CI-Index von Cramér, nämlich der Bestimmung des Zusammenhangs zweier kategorialer Merkmale. Der Kontingenzkoeffizient ist das älteste und noch immer am meisten benutzte Maß zur Kennzeichnung des Zusammenhangs zweier Merkmale, weshalb er hier behandelt wird, obwohl er von seinen Eigenschaften her (er kann auch bei perfektem Zusammenhang niemals den Wert 1 erreichen ▶ unten) dem CI-Index unterlegen ist.

Durchführung

Der Kontingenzkoeffizient (CC) basiert ebenfalls auf dem χ^2-Wert der entsprechenden Kontingenztafel; er ist wie folgt definiert:

$$CC = \sqrt{\frac{\chi^2}{N + \chi^2}} \tag{5.14}$$

Der Kontingenzkoeffizient ist signifikant, wenn der χ^2-Wert der k×m-Tafel signifikant ist. Bei mindestens einem nominalskalierten Merkmal ist CC stets positiv definiert.

Ein Nachteil dieses Maßes besteht darin, dass CC die Grenze +1 für einen perfekten Zusammenhang nicht erreichen kann, da N nicht 0 sein kann. Sein Maximalwert ist durch $CC_{max} = \sqrt{(L-1)/L}$ definiert mit L = min(k, m).

Vergleichen wir CC mit dem nach Gl. 5.12 errechneten CI-Koeffizienten ist festzustellen, dass CC und CI identisch sind, wenn $\chi^2 = N \cdot (L-2)$ ist. Für $\chi^2 > N \cdot (L-2)$ gilt CI > CC und für $\chi^2 < N \cdot (L-2)$ gilt CI < CC. Bei großen χ^2-Werten liegt CI also oberhalb und bei kleinen χ^2-Werten unterhalb von CC.

Datenrückgriff. Zur Berechnung eines Kontingenzkoeffizienten greifen wir noch einmal auf ▶ Beispiel 5.3 (Medikamentöse Therapie verschiedener rheumatischer Erkrankungen) zurück. Wir hatten $\chi^2 = 163{,}82$ ermittelt, d. h. CC ergibt sich nach Gl. 5.14 zu

$$CC = \sqrt{\frac{163{,}82}{691 + 163{,}82}} = 0{,}44$$

Auch dieser Wert ist wegen des signifikanten χ^2-Werts signifikant. Wir stellen fest, dass der Kontingenzkoeffizient in diesem Beispiel größer als der CI-Koeffizient ist, was wegen $163{,}82 < 691 \cdot (4-2)$ auch zu erwarten war.

5.2　Zusammenhangsmaße für Rangdaten

Im Unterschied zu nominalskalierten Merkmalen, für die wir in ▶ Abschn. 5.1 Maße zur Beschreibung und Überprüfung atoner Zusammenhänge kennengelernt haben, können für ordinalskalierte Merkmale monotone Zusammenhänge bestimmt werden. Ein *monotoner Zusammenhang* liegt vor, wenn mit steigender Ausprägung des Merkmals X die Ausprägung des Merkmals Y ebenfalls steigt (positiv monotoner Zusammenhang) oder fällt (negativ monotoner Zusammenhang). Die Enge des monotonen Zusammenhangs wird durch die *Rangkorrelation* beschrieben; sie erreicht die Werte ±1, wenn der Zusammenhang perfekt monoton ist.

Ausgangsdaten für eine Rangkorrelation sind 2 abhängige Rangreihen, die wir erhalten, wenn jedem Individuum aufgrund seiner Merkmalsausprägungen auf 2 Merkmalen X und Y (z. B. Körpergröße und Gewicht) ein Rangplatz für X und ein weiterer für Y zugeteilt wird. Alternativ hierzu können auch 2 subjektive Rangreihen (▶ S. 28) einer Stichprobe in Beziehung gesetzt werden. Auf der Basis derartiger Rangreihen lässt sich eine Rangkorrelation zweier Merkmale messen und gegen die Nullhypothese einer fehlenden Rangkorrelation prüfen.

Die einschlägigen Methoden der Messung und Prüfung beruhen in der Hauptsache auf 2 Prinzipien, entweder auf dem Prinzip der *Differenzenbildung* zwischen der X- und der Y-Rangreihe (Spearmans rho) oder auf dem Prinzip der Auszählung sog. *Proversionen* und *Inversionen* in der Y-Rangreihe bei natürlich angeordneter X-Rangreihe (Kendalls tau). Obwohl dem Kendall-Prinzip statistisch gesehen die größere Bedeutung zukommt, folgen wir der Tradition und beginnen in ▶ Abschn. 5.2.1 mit der Behandlung der Rangkorrelation von Spearman.

In ▶ Abschn. 5.2.2 befassen wir uns mit der biserialen Rangkorrelation, die den Zusammenhang eines Alternativmerkmals (z. B. männlich/weiblich) mit den Rangwerten eines „serialen" Merkmals (z. B. psychische Belastbarkeit) abbildet. Die partielle und multiple Rangkorrelation sind Gegenstand der ▶ Abschn. 5.2.3 und 5.2.4. Das Kendall-Prinzip, eine Rangkorrelation zu bestimmen, werden wir in ▶ Abschn. 5.2.5 kennenlernen.

Eine besondere Problematik ergibt sich, wenn man Paare von Messwerten erhoben hat, bei denen die Paarlinge – wie etwa bei der Bestimmung des Zusammenhangs der Körpergewichte eineiiger Zwillinge – prinzipiell austauschbar sind. Wir werden hierfür in ▶ Abschn. 5.2.6 die sog. *Zwillingskorrelation* (auch *Intraklassenkorrelation* genannt) kennenlernen.

5.2.1 Die Rangkorrelation von Spearman

Zielsetzung

> Sind die Voraussetzungen für die Anwendung der parametrischen Produkt-Moment-Korrelation r – kardinalskalierte und bivariat normalverteilte Merkmale – nicht erfüllt, kann man mithilfe der Rangkorrelation rho von Spearman (1904, 1906) den monotonen Zusammenhang zwischen 2 an einer Stichprobe erhobenen Messwertreihen (oder originären Rangreihen) bestimmen.

Rho beruht auf dem Konzept, die Rangskalen als Kardinalskalen (wie Serumcholesterin und systolischer Blutdruck) aufzufassen und die Ränge rechnerisch wie Messwerte zu behandeln.

Durchführung

Die Gleichung, mit der man die Rangkorrelation von Spearman (wir wählen hierfür das Symbol r_s) bestimmen kann, lautet in Anwendung auf Rangpaare R_x und R_y wie folgt:

$$r_s = 1 - \frac{6 \cdot \sum_{i=1}^{N} d_i^2}{N \cdot (N^2 - 1)} \tag{5.15}$$

In Gl. 5.15 bezeichnet $d_i = R_{xi} - R_{yi}$ die Differenz der Rangwerte eines Individuums i in den 2 Merkmalen (Cholesterin und Blutdruck). Die Verfahrensvorschrift für die Berechnung des Rangkorrelationskoeffizienten lautet also: Liegen keine originären Rangreihen für die zu korrelierenden Merkmale X und Y vor, transformiere man die beiden Messwertreihen x_i und y_i in Rangreihen, bilde pro Rangpaar die Differenzen der Rangwerte, quadriere und summiere sie und setze das Ergebnis in Gl. 5.15 ein.

Ob ein beobachteter r_s-Wert von dem unter der Nullhypothese erwarteten $\mu(r_s) = 0$ statistisch bedeutsam in positiver (oder negativer) Richtung abweicht, lässt sich anhand Tafel O des Anhangs exakt beurteilen. (Zur Theorie des exakten Tests vgl. Bortz et al. 2000, S. 416). Tafel O enthält die Absolutwerte für die kritischen Grenzen des zweiseitigen Tests mit N = 5 bis 30. Bei dem viel häufiger genutzten exakten Test gegen die Alternative einer nur positiven Rangkorrelation gelten die Schrankenwerte für $2 \cdot \alpha$ in Tafel O. Die Korrelation r_s ist signifikant, wenn ihr Absolutwert den Schrankenwert erreicht oder überschreitet.

Für Stichproben von N > 30 verteilt sich r_s unter H_0 näherungsweise normal mit einer Varianz von $1/(N-1)$. Da der Erwartungswert von $r_s = 0$ ist, prüft man asymptotisch über die Standardnormalverteilung nach

$$z = r_s \cdot \sqrt{N - 1} \tag{5.16}$$

Der asymptotische wie auch der exakte Test setzen voraus, dass *Rangbindungen* in beiden Beobachtungsreihen fehlen. Auf die Behandlung von Rangbindungen wird hier unter Verweis auf Bortz et al. (2008, S. 418 ff) verzichtet. Die Höhe von r_s und der Signifikanztest werden durch wenig Rangbindungen geringer Länge nur unerheblich beeinflusst.

Beispiel 5.4. Gewicht und Muskelfaserlänge der linken Herzkammer

Problem. Es soll festgestellt werden, ob zwischen dem Gewicht X der linken Herzkammer und der Länge Y ihrer Muskelfasern ein monotoner Zusammenhang besteht.

Alternativhypothese. Es besteht ein positiver monotoner Zusammenhang derart, dass Herzkammern größeren Gewichts auch längere Muskelfasern besitzen (*gerichtete* H_1).

Nullhypothese. Es besteht kein Zusammenhang (genauer: kein monotoner Zusammenhang) zwischen X und Y.

Signifikanzniveau. Wir setzen $\alpha = 0,05$.

Testwahl. Da im Obduktionsmaterial die Herzgewichte linksgipflig verteilt sind, prüfen wir verteilungsfrei über die Rangkorrelation r_s nach Spearman.

Daten. N = 14 Obduktionsfälle haben die in ◻ Tabelle 5.5 genannten Kammergewichte X (in g) und Faserlängen Y (in mm) bzw. deren Ränge $R(x_i)$ und $R(y_i)$ ergeben.

Testanwendung. Wir errechnen $\sum d_i^2 = 234$ und damit nach Gl. 5.15

$$r_s = 1 - \frac{6 \cdot 234}{14 \cdot (14^2 - 1)} = 0,486$$

Entscheidung. Die Frage, ob dieser r_s-Wert signifikant ist, beantworten wir durch den Vergleich mit den r_s-Schranken der Tafel O. Da wir einseitig mit $\alpha = 0,05$ testen, ist in der Spalte $2 \cdot \alpha = 2 \cdot 0,05 = 0,10$ in Tafel O und in der Zeile N = 14 der Schwellenwert von 0,457 abzulesen. Da $r_s = 0,486 > 0,457$ ist, verwerfen wir H_0 zugunsten von H_1.

Asymptotischer Test. Der asymptotische Test nach Gl. 5.16 führt mit

$$z = 0,486 \cdot \sqrt{14 - 1} = 1,75$$

◻ **Tabelle 5.5.** Daten für Spearmans rho

x_i	y_i	$R(x_i)$	$R(y_i)$	d_i	d_i^2
207,0	16,6	1	4	−3	9
221,0	18,0	2	5	−3	9
256,0	15,9	3	3	0	0
262,0	20,7	4	10	−6	36
273,0	19,3	5	6	−1	1
289,0	19,8	6	9	−3	9
291,0	11,7	7	1	6	36
292,3	21,0	8	11	−3	9
304,0	23,0	9	13	−4	16
327,5	13,6	10	2	8	64
372,0	19,6	11	8	3	9
397,0	22,9	12	12	0	0
460,0	19,4	13	7	6	36
632,0	28,4	14	14	0	0
					$\sum d_i^2 = 234$

zur gleichen Entscheidung, da $z = 1{,}75$ den einseitigen Schwellenwert der Standardnormalverteilung von 1,65 übersteigt.

Interpretation. Zwischen Herzkammergewicht und Faserlänge besteht ein positiver monotoner Zusammenhang. Dies ist physiologisch wohlbegründet, wenn man annimmt, dass eine große Kammer nicht nur mehr Fasern, sondern auch längere Fasern benötigt, um eine erhöhte Pumpleistung zu erbringen.

Hinweis

Die Rangkorrelationen von Spearman, die auf Rangdifferenzen basieren, sind sehr sensitiv gegenüber Ausreißerdifferenzen. Schon ein einziger Patient kann die Rangkorrelation rho zwischen X und Y gegen 0 herabdrücken, wenn er den höchsten X-Rang mit dem niedrigsten Y-Rang verbindet, auch wenn die übrigen Rangpaare gut übereinstimmen und einen hohen rho-Wert erwarten lassen. Umgekehrt kann rho überhöht werden, wenn unter den N Patienten 2 Patienten Extremwerte aufweisen, indem bei einem Patienten X und Y den höchsten Rang und beim anderen X und Y den niedrigsten Rang einnehmen, auch wenn die übrigen Rangpaare erheblich differieren. Tritt einer der beiden Fälle in Erscheinung, so ist Spearmans rho problematisch und sollte durch den Korrelationskoeffizienten von Kendall (1970) ersetzt werden (▶ Abschn. 5.2.5).

5.2.2 Die biseriale Rangkorrelation

Zielsetzung

> Verschiedentlich steht man vor der Aufgabe, den Zusammenhang zwischen einer Rangreihe X und einem dichotomen Merkmal Y durch einen rho-analogen Korrelationskoeffizienten zu beschreiben und zu überprüfen. Bei Fragestellungen dieser Art kommt die biseriale Rangkorrelation zum Einsatz.

Durchführung

Geht man davon aus, dass N_1 Individuen unter der 1. und N_2 Individuen unter der 2. Merkmalsausprägung eines Merkmals Y beobachtet werden ($N_1 + N_2 = N$), erhält man die biseriale Rangkorrelation nach folgender Gleichung:

$$r_{s(bis)} = \frac{\frac{1}{12} \cdot (N^3 - N + 3 \cdot N_1 \cdot N_2 \cdot N) - \sum_{i=1}^{N} d_i^2}{\sqrt{\frac{1}{12} \cdot N_1 \cdot N_2 \cdot N \cdot (N^3 - N)}} \tag{5.17}$$

Zur Bestimmung der d_i-Werte benötigt man neben den Rangplätzen auf dem Merkmal X auch Rangplätze für das Merkmal Y. Da das Merkmal Y nur 2 Ausprägungen mit den Häufigkeiten N_1 und N_2 aufweist, berechnet man hierfür 2 Durchschnittsränge mit $\bar{R}_1(Y) = (1 + N_1)/2$ und $\bar{R}_2(Y) = (N_1 + 1 + N)/2$. Den N_1 Individuen der 1. Merkmalsausprägung wird $\bar{R}_1(Y)$ und den N_2 Individuen der 2. Merkmalsausprägung $\bar{R}_2(Y)$ zugewiesen.

Wenn auch bzgl. X Rangbindungen vorkommen, berechnet sich die korrigierte biseriale Rangkorrelation nach folgender Gleichung:

$$r_{s(bis,\,corr)} = \frac{\frac{1}{12} \cdot (N^3 - N + 3 \cdot N_1 \cdot N_2 \cdot N - C) - \sum_{i=1}^{N} d_i^2}{\sqrt{\frac{1}{12} \cdot N_1 \cdot N_2 \cdot N \cdot (N^3 - N - C)}}$$

$$\text{mit } C = \sum_{j=1}^{b} (t_j^3 - t_j) \tag{5.18}$$

wobei b die Anzahl der Rangbindungsgruppen in X kennzeichnet und t_j die Länge der Rangbindungsgruppe j.

Zur Prüfung, ob eine biseriale Rangkorrelation signifikant von 0 verschieden ist, benutzt man den U-Test (▶ Abschn. 3.1.2), der die X-Rangsummen T_1 und T_2 unter den beiden Stufen des Merkmals Y vergleicht. Die Rechtfertigung zur Benutzung des U-Tests resultiert daraus, dass man die bivariate Stichprobe der N Beobachtungspaare als 2 univariate unabhängige Stichproben auffassen kann, die sich hinsichtlich eines zweistufigen Merkmals unterscheiden. Die Überprüfung der Zusammenhangshypothese läuft damit auf die Überprüfung von Unterschieden in der zentralen Tendenz in 2 unabhängigen Stichproben hinaus.

Beispiel 5.5. Migränemedikation mit und ohne Triptane

Problem. Es geht um die Frage, ob triptanehaltige Analgetika bei Migränepatienten wirksamer sind als Schmerzmittel ohne Triptane.

Versuchsplan. $N = 20$ Migränepatienten wurden nach dem von ihnen bevorzugten Migränemittel und nach der Wirkungseinschätzung dieses Mittels (1 = fraglich, 2 = schwach, 3 = deutlich und 4 = prompt) befragt. Die von den Patienten genannten Mittel wurden danach binarisiert, ob sie Triptane enthalten (+) oder nicht (−). Zufällig fanden sich $N_+ = 10$ und $N_- = 10$ Patienten mit und ohne triptanehaltige Medikamente, deren Verteilung auf die Wirkungsgrade in ◘ Tabelle 5.6 aufgeführt ist.

◘ **Tabelle 5.6.** Daten für eine biseriale Rangkorrelation

Patient Nr. x_i		y_i	$R(x)_i$	$R(y)_i$	d_i	d_i^2
1	1	−	1,5	5,5	−4	16
2	1	−	1,5	5,5	−4	16
3	2	−	5,5	5,5	0	0
4	2	−	5,5	5,5	0	0
5	2	−	5,5	5,5	0	0
6	2	−	5,5	5,5	0	0
7	2	+	5,5	15,5	−10	100
8	2	+	5,5	15,5	−10	100
9	3	−	12,5	5,5	7	49
10	3	−	12,5	5,5	7	49
11	3	−	12,5	5,5	7	49
12	3	+	12,5	15,5	−3	9
13	3	+	12,5	15,5	−3	9
14	3	+	12,5	15,5	−3	9
15	3	+	12,5	15,5	−3	9
16	3	+	12,5	15,5	−3	9
17	4	−	18,5	5,5	13	169
18	4	+	18,5	15,5	3	9
19	4	+	18,5	15,5	3	9
20	4	+	18,5	15,5	3	9
					$\sum d_i^2 = 620$	

Alternativhypothese. Es besteht ein positiver Zusammenhang in der Weise, dass triptanhaltige Mittel wirksamer sind als Mittel ohne Triptane (*gerichtete* H_1).

Nullhypothese. Es besteht kein Zusammenhang.

Signifikanzniveau. Wir wählen $\alpha = 0,05$.

Testwahl. Da der Zusammenhang eines ordinalskalierten Merkmals X und eines Alternativmerkmals Y zu bestimmen ist, kommt die *biseriale Rangkorrelation* zum Einsatz.

Testanwendung. ◘ Tabelle 5.6 zeigt in der Spalte x_i die nach dem Wirkungsgrad der Medikamente geordneten Patienten.

In Spalte y_i ist vermerkt, welche Patienten ein triptanehaltiges Mittel (+) bzw. ein Mittel ohne Triptane (−) einnehmen. Spalte $R(x)_i$ zeigt die Ränge der x_i-Werte. Da 4 Wirkungskategorien vorgegeben und alle Kategorien mehr als einmal gewählt wurden, resultieren 4 Rangbindungsgruppen. Für das Merkmal Y ergeben sich 2 Rangbindungsgruppen mit den Umfängen $N_- = 10$ und $N_+ = 10$. Dementsprechend haben wir allen (−)-Patienten den durchschnittlichen Rangplatz $(1+10)/2 = 5,5$ und allen (+)-Patienten den durchschnittlichen Rangplatz $(11+20)/2 = 15,5$ zugeordnet. Wir bestimmen die d_i- und d_i^2-Werte, die sich zu 620 aufaddieren.

Da auch im Merkmal X Rangbindungen vorkommen, ist die korrigierte biseriale Rangkorrelation nach Gl. 5.18 zu bestimmen. Hierfür benötigen wir das Korrekturglied C:

$$C = (2^3 - 2) + (6^3 - 6) + (8^3 - 8) + (4^3 - 4) = 6 + 210 + 504 + 60 = 780$$

Damit ergibt sich

$$r_{s(bis,\,corr)} = \frac{\frac{1}{12} \cdot (20^3 - 20 + 3 \cdot 10 \cdot 10 \cdot 20 - 780) - 620}{\sqrt{\frac{1}{12} \cdot 10 \cdot 10 \cdot 20 \cdot (20^3 - 20 - 780)}} = \frac{480}{1095,45} = 0,44$$

Als nächstes ist die Signifikanz der Korrelation zu überprüfen. Hierfür verwenden wir den U-Test (▶ Abschn. 3.1.2). Zur Bestimmung von T_- addieren wir alle $R(X)$-Ränge von (−)-Patienten und für T_+ alle $R(X)$-Ränge von (+)-Patienten. Die Ergebnisse lauten: $T_- = 81$ und $T_+ = 129$ (Kontrolle nach Gl. 3.2: $81 + 129 = 20 \cdot 21/2 = 210$). Über die Gln. 3.3 und 3.4 ermitteln wir nun die U-Werte.

$$U_- = 10 \cdot 10 + \frac{10 \cdot 11}{2} - 81 = 74$$

$$U_+ = 10 \cdot 10 + \frac{10 \cdot 11}{2} - 129 = 26$$

(Kontrolle nach Gl. 3.5: $74 + 26 = 10 \cdot 10 = 100$)
   Damit heißt unsere Prüfgröße $U = \min (U_+, U_-) = 26$.

Entscheidung. Tafel E (Teil I) entnehmen wir für $N_+ = N_- = 10$ und $U = 26$ eine einseitige Überschreitungswahrscheinlichkeit von $P = 0{,}038 < 0{,}05$. Die H_0 wird verworfen und die H_1 angenommen.

Interpretation. Wie man aus ihrer gefäßerweiternden Wirkung begründen könnte, erscheinen triptanehaltige Migränemittel offenbar wirksamer als Mittel ohne Triptane. Die Untersuchung sagt jedoch nicht, dass Mittel mit Triptane tatsächlich wirksamer sind als solche ohne Triptane, da die Zuordnung der beiden Mitteltypen *nicht* nach Zufall, sondern nach Wahl der Patienten erfolgte. Man kann deshalb nur bedingt folgern: Die Patienten, die triptanehaltige Mittel nehmen, berichten signifikant bessere Erfolge als Patienten mit Mitteln ohne Triptane.

5.2.3 Die partielle Rangkorrelation

Zielsetzung

Erinnern wir uns an Beispiele aus der Korrelationsstatistik, in denen absurde Zusammenhänge nachgewiesen werden, wie z.B. zwischen Intelligenz und Schuhgröße, wenn ein drittes, beide Merkmale beeinflussendes Merkmal, wie z.B. das Alter der Kinder einer Kinderstichprobe, nicht kontrolliert wurde. Gleiches gilt für den Zusammenhang zwischen Krankheitsanfälligkeit (Morbidität) und Gedächtnisstörung, wenn man in einer Seniorenstichprobe das Alter der Patienten nicht kontrolliert.

> Um den Einfluss einer intervenierenden Variablen zur Verhütung eines Korrelationsartefaktes auszuschalten, wendet man im parametrischen Fall die partielle Produkt-Moment-Korrelation an und im nichtparametrischen Fall die partielle Rangkorrelation.

Durchführung

Eine eigenständige partielle Rangkorrelation wurde bislang nicht entwickelt. Geht man jedoch davon aus, dass die linearen Zusammenhänge zwischen 3 Merkmalen X, Y und Z hinreichend genau durch die Rangkorrelationen $r_{s(xy)}$, $r_{s(xz)}$ und $r_{s(yz)}$ geschätzt werden, kann man die partielle Rangkorrelation wie folgt bestimmen:

$$r_{s(xy \cdot z)} = \frac{r_{s(xy)} - r_{s(xz)} \cdot r_{s(yz)}}{\sqrt{(1 - r_{s(xz)}^2) \cdot (1 - r_{s(yz)}^2)}} \tag{5.19}$$

$r_{s(xy \cdot z)}$ ist die Rangkorrelation zwischen den Merkmalen X und Y, bei der der Einfluss eines Kontrollmerkmals Z gewissermaßen „neutralisiert" ist. Diese Korrelation heißt *partielle Rangkorrelation*. Bezogen auf die oben genannten Beispiele wäre Z also das Alter der Kinder oder der Senioren. (Zur Anwendung der parametrischen Partialkorrelation auf Rangdaten findet man ausführliche Informationen bei Kendall u. Gibbons 1990, Kap. 8; zit. nach Sprent u. Smeeton 2001, S. 260.)

Näherungsweise überprüft man die partielle Rangkorrelation in gleicher Weise wie die parametrische Partialkorrelation (Bortz 2005, S. 447).

$$z = Z \cdot \sqrt{N - 4} \qquad (5.20)$$

Für die Anwendung von Gl. 5.20 ist es erforderlich, die ermittelte Partialkorrelation (die stets positiv definiert ist) in einen sog. Fishers Z-Wert zu transformieren. Für diese Transformation verwenden wir Tafel V im Anhang. Der resultierende z-Wert ist anhand Tafel A zufallskritisch zu bewerten.

Beispiel 5.6. Dyspnoe bei chronisch-obstruktiver Lungenerkrankung

Problem. In einer klinischen Studie wurde gezeigt, dass progrediente Lungenerkrankungen mit verstärkter Belastungsdyspnoe einhergehen. Es soll überprüft werden, ob der signifikant monotone Zusammenhang von $r_s = 0{,}68$ möglicherweise auf das Alter der Patienten zurückgeführt werden kann.

Versuchsplan. 12 Patienten mit chronisch-obstruktiver Lungenerkrankung nahmen an der Studie teil. Für die Reanalyse standen folgende Daten zur Verfügung:

- eine Klassifikation der Lungenerkrankung nach 5 Verlaufsstadien (1 = Anfangsstadium, 5 = Endstadium, Merkmal X)
- eine Einschätzung der Dyspnoe nach 5 Schweregraden (0 = Dyspnoe nur nach starker Belastung, IV = Dyspnoe bereits nach geringster Belastung im Fahrradergometertest, Merkmal Y)
- das Alter der Patienten (Kontrollmerkmal Z).

Alternativhypothese. Auch wenn man den Einfluss des Alters neutralisiert, bleibt zwischen X und Y ein positiver Zusammenhang bestehen (*gerichtete* Alternativhypothese).

Nullhypothese. Zwischen X und Y besteht kein Zusammenhang, wenn man den Einfluss des Alters neutralisiert.

Signifikanzniveau. $\alpha = 0{,}05$.

Testwahl. Es interessiert der Zusammenhang zweier ordinaler Merkmale X und Y unter Berücksichtigung eines Kontrollmerkmals Z. Deshalb wird eine *partielle Rangkorrelation* berechnet.

Testanwendung. ◘ Tabelle 5.7 zeigt die Merkmalsausprägungen für X, Y und Z sowie die rangtransformierten Merkmalsausprägungen.

◘ **Tabelle 5.7.** Daten für eine partielle Rangkorrelation

Nr. des Patienten	x_i	y_i	z_i	$R(x)_i$	$R(y)_i$	$R(z)_i$
1	2	I	43	4,5	4	5
2	1	I	31	1,5	4	2
3	2	II	55	4,5	7,5	8
4	3	I	34	8,5	4	3
5	1	0	42	1,5	1	4
6	3	I	29	8,5	4	1
7	4	III	69	11	10	10
8	2	III	58	4,5	10	9
9	5	IV	70	12	12	11
10	3	II	53	8,5	7,5	7
11	2	I	49	4,5	4	6
12	3	III	72	8,5	10	12

Wir berechnen zunächst die 3 bivariaten Rangkorrelationen und verwenden hierfür Gl. 5.15 (die bei Bortz et al. 2008 auf S. 418 angegebene Formel 8.59, die Rangbindungen berücksichtigt, führt zu Korrelationswerten, die nur geringfügig von den folgenden Werten abweichen):

$$r_{s(xy)} = 1 - \frac{6 \cdot 91}{12 \cdot (12^2 - 1)} = 0,68$$

$$r_{s(xz)} = 1 - \frac{6 \cdot 144,5}{12 \cdot (12^2 - 1)} = 0,49$$

$$r_{s(yz)} = 1 - \frac{6 \cdot 34,5}{12 \cdot (12^2 - 1)} = 0,88$$

Das Alter korreliert also mäßig mit dem Stadium der Lungenerkrankung und hoch mit dem Dyspnoe-Schweregrad.

Diese bivariaten Rangkorrelationen können wir nun in Gl. 5.19 einsetzen. Wir gehen hierbei davon aus, dass die Kategorien der Merkmale X und Y einigermaßen äquidistant gestuft sind, so dass die Rangkorrelationen brauchbare Schätzwerte der Produkt-Moment-Korrelationen darstellen.

$$r_{s(xy \cdot z)} = \frac{0{,}68 - 0{,}49 \cdot 0{,}88}{\sqrt{(1 - 0{,}49^2) \cdot (1 - 0{,}88^2)}} = \frac{0{,}25}{0{,}41} = 0{,}61$$

Entscheidung. Tafel V entnehmen wir, dass $r_{s(xy \cdot z)} = 0{,}61$ einem Fishers Z-Wert von $Z = 0{,}709$ entspricht. Nach Gl. 5.20 resultiert also

$$z = 0{,}709 \cdot \sqrt{12 - 4} = 2{,}01$$

Dieser Wert ist größer als der für $\alpha = 0{,}05$ kritische Wert von $z_{krit} = 1{,}96$, d.h. die H_0 wird verworfen.

Interpretation. Der Zusammenhang zwischen dem Verlaufsstadium der chronisch-obstruktiven Lungenerkrankung (X) und dem Schweregrad der Dyspnoe (Y) wird nach Berücksichtigung des Alters zwar geringer (er sinkt von $r_{s(xy)} = 0{,}68$ auf $r_{s(xy \cdot z)} = 0{,}61$); dennoch ist davon auszugehen, dass zwischen X und Y auch dann noch ein überzufälliger Zusammenhang besteht, wenn man das Alter der Patienten kontrolliert.

5.2.4 Die multiple Rangkorrelation

Zielsetzung

Neben medizinischen Maßnahmen sind bekanntermaßen weitere Merkmale wie gesunde Ernährung, körperliche Aktivitäten, Einstellung zu Krankheit, eine harmonische Partnerbeziehung etc. ausschlaggebend für den gesundheitlichen Zustand von Patienten.

Wollen wir herausfinden, in welcher Weise eine Ziel- oder Kriteriumsvariable (z.B. Gesundheitszustand) von mehreren Merkmalen – wir nennen sie allgemein Prädiktorvariablen – abhängt, benötigen wir ein Verfahren mit höherem Allgemeinheitsgrad als die bivariate Rangkorrelation: die multiple Rangkorrelation. Im Folgenden werden wir die multiple Rangkorrelation für 2 Prädiktorvariablen kennenlernen.

Durchführung

Wie für die partielle Rangkorrelation erstellen wir auch für die multiple Rangkorrelation zunächst Rangreihen der Individuen auf 3 Merkmalen. Die eine Rangreihe stellt die Kriteriumsrangreihe R(Y) dar und die beiden übrigen die Rangreihen der Prädiktoren R(X1) und R(X2). Über die bivariaten Rangkorrelationen der 3 Merkmale $r_{s(x1x2)}$, $r_{s(x1y)}$ und $r_{s(x2y)}$ kann dann unter der Voraussetzung, dass die Rangkorrelationen akzeptable Schätzwerte der analogen

Produkt-Moment-Korrelationen darstellen, folgende multiple Korrelation bestimmt werden:

$$r_{s(y,x_1x_2)} = +\sqrt{\frac{r^2_{s(yx_1)} + r^2_{s(yx_2)} - 2 \cdot r_{s(yx_1)} \cdot r_{s(yx_2)} \cdot r_{s(x_1x_2)}}{1 - r^2_{s(x_1x_2)}}} \qquad (5.21)$$

Die *multiple Rangkorrelation* ist stets positiv definiert. Außerdem ist sie immer mindestens genauso groß wie die höchste bivariate Rangkorrelation der Prädiktoren mit dem Kriterium (Validitäten).

Eine Signifikanzbeurteilung der multiplen Rangkorrelation stößt auf ähnliche Schwierigkeiten wie die der partiellen Rangkorrelation, da die entsprechende H_0-Verteilung nicht bekannt ist. Für praktische Zwecke prüft man jedoch hinreichend genau mit dem Signifikanztest der parametrischen multiplen Korrelation, der z. B. bei Bortz (2005, S. 450) beschrieben wird.

$$F = \frac{r^2_{s(y,x1x2)} \cdot (N - 3)}{\left(1 - r^2_{s(y,x1x2)}\right) \cdot 2} \qquad (5.22)$$

Der resultierende F-Wert kann über Tafel W im Anhang zufallskritisch bewertet werden. Die Tafel enthält die kritischen F-Werte für 2 Zählerfreiheitsgrade und N–3 Nennerfreiheitsgrade mit $\alpha = 0,1$ (0,05, 0,01). Diese Tafel ist ein Auszug aus der vollständigen F-Tabelle, die man z. B. bei Bortz 2005 als Tabelle E einsehen kann.

Beispiel 5.7. Der Baumtest als Frühindikator für Depressivität

Problem. Ein klinisch-psychologischer Test, der sog. Baumtest, gibt u. a. vor, als Frühindikator für eine beginnende Depression zu gelten und daher als Screeningtest auch für klinisch (noch) unauffällige Testpersonen zu fungieren.

Versuchsplan. Von vielen mit dem Baumtest „spielerisch" im psychologischen Dienst eines Arbeitsamtes untersuchten Arbeitslosen wurden innerhalb eines Monats N = 10 als depressiv erkrankt dem Arbeitsamt rückgemeldet. Der Arbeitsamtspsychologe beurteilt das Bewegungsbild (X1) und das Formbild (X2) der Baumzeichnungen dieser 10 Patienten und stuft beide Indikatoren anhand einer 4-stufigen Ratingskala als „unauffällig" (1) bis „sehr depressiv" (4) ein. Zugleich erbittet er von den behandelnden Nervenärzten ein Urteil über den Schweregrad der Depression, die mittels der Hamilton-Depressionsskala gemessen und ihm als Kriterium (Y) des Schweregrads der Depression rückgemeldet wird.

Alternativhypothese. Es gibt einen Zusammenhang zwischen der Kombination der Prädiktoren X1 und X2 einerseits und der Kriteriumsvariablen Y (*ungerichtete* Alternativhypothese).

Nullhypothese. Zwischen der Kombination der beiden Frühindikatoren der Depressionsgefährdung und dem Schweregrad der eingetretenen Depression besteht keine Korrelation.

Signifikanzniveau. Wegen des explorativen Charakters der Studie prüfen wir mit $\alpha = 0{,}10$.

Testwahl. 2 ordinalskalierte Prädiktorvariablen sollen simultan mit einer Kriteriumsvariablen in Beziehung gesetzt werden. Für diese Problemstellung ist die *multiple Rangkorrelation* das geeignete Verfahren.

Testanwendung. ◘ Tabelle 5.8 zeigt in den Spalten X1, X2 und Y das Ergebnis der Untersuchung.

◘ **Tabelle 5.8.** Daten für eine multiple Rangkorrelation

Nr. des Patienten	X1	X2	Y	R (X1)	R (X2)	R (Y)
1	2	3	18	5,5	6	2
2	3	1	19	8,5	1,5	4
3	1	4	19	2	9	4
4	1	2	21	2	3,5	6
5	4	2	19	10	3,5	4
6	3	3	24	8,5	6	9
7	2	1	22	5,5	1,5	7
8	2	3	25	5,5	6	10
9	2	4	23	5,5	9	8
10	1	4	17	2	9	1

In den Spalten R (X1), R (X2) und R (Y) sind die Patienten nach den Depressivitätsratings und ihren Depressivitätsscores in Rangreihe gebracht. Mit diesen Werten errechnen wir – ohne Berücksichtigung der Rangbindungen (► S. 285) – die folgenden bivariaten Rangkorrelationen über Gl. 5.15:

$$r_{s(x_1 x_2)} = 1 - \frac{6 \cdot 226{,}5}{10 \cdot (10^2 - 1)} = -0{,}37$$

$$r_{s(x_1 y)} = 1 - \frac{6 \cdot 118{,}5}{10 \cdot (10^2 - 1)} = 0{,}28$$

$$r_{s(x_2 y)} = 1 - \frac{6 \cdot 174}{10 \cdot (10^2 - 1)} = -0{,}05$$

Mit $r_{s(x_1 x_2)} = -0{,}37$ deutet sich ein Trend an, wonach die Depressivitätsratings für das Bewegungsbild und das Formbild eher gegenläufig sind. Die Validitäten (Korrelationen der Prädiktoren mit der Kriteriumsvariablen) liegen beide im Zufallsbereich (vgl. Tafel O für $\alpha = 0{,}1$ und einseitigen Test).

Für die multiple Rangkorrelation ergibt sich über Gl. 5.21 folgender Wert:

$$r_{s(y,x_1 x_2)} = \sqrt{\frac{0{,}28^2 + (-0{,}05)^2 - 2 \cdot 0{,}28 \cdot (-0{,}05) \cdot (-0{,}37)}{1 - (-0{,}37)^2}} = \sqrt{\frac{0{,}071}{0{,}863}} = 0{,}29$$

Die multiple Korrelation ist also nur geringfügig größer als die höchste Validität ($r_{s(x_1 y)} = 0{,}28$), die durch das Bewegungsbild (X1) des Baumtests erreicht worden ist.

Entscheidung. Der Signifikanztest nach Gl. 5.22 führt zu

$$F = \frac{0{,}29^2 \cdot (10 - 3)}{(1 - 0{,}29^2) \cdot 2} = 0{,}32$$

Für $\alpha = 0{,}1$ und 7 Nennerfreiheitsgrade entnehmen wir Tafel W den kritischen Wert $F_{krit} = 3{,}26 > 0{,}32$, d.h. die H_0 ist beizubehalten.

Interpretation. Das Bewegungsbild und das Formbild der Baumzeichnungen sind zusammengenommen kein ausreichend valider Frühindikator einer später diagnostizierten (und entsprechend behandelten) Depression, zumindest in der Population der als arbeitslos und arbeitssuchend gemeldeten Personen. Andernfalls hätte die multiple Rangkorrelation wesentlich höher, mindestens aber signifikant sein müssen.

Vielleicht wäre die multiple Korrelation höher ausgefallen und signifikant geworden, wenn ein anderes Kriterium für die Schwere der Depression herangezogen worden wäre: Etwa das globale psychiatrische Urteil oder die Zeit von der Erkrankung bis zur Genesung oder möglicherweise auch die zur wirksamen Behandlung nötige Dosierung eines Antidepressivums.

Hinweise

Multiple Rangkorrelationen sind dann am wirksamsten als Frühindikatoren einer Erkrankung in spe, wenn folgende Bedingungen zutreffen:
- Die beiden Prädiktoren sollen niedrig korrelieren (was in ▶ Beispiel 5.7 mit –0,37 nicht zutrifft) und
- jeder der Prädiktoren soll möglichst hoch mit dem Kriterium korrelieren (was in ▶ Beispiel 5.7 mit 0,28 und –0,05 ebenso wenig zutrifft).

Der Leser berechne die multiple Rangkorrelation unter der Annahme, dass die 2 Prädiktoren X1 und X2 zu –0,05 korrelieren (also unterschiedliche Aspekte der Depression in spe erfassen) und dass X1 mit Y zu $+0{,}37$ und X2 mit Y zu $+0{,}28$ korrelieren; es resultiert dann mit $r_{s(y,x_1x_2)} = 0{,}48$ ein deutlich höherer Frühindikatorwert von Bewegungs- und Formbild von Baumzeichnungen.

5.2.5 Die Rangkorrelation von Kendall

Zielsetzung

> Die Rangkorrelation τ (tau) von Kendall (1970) wird mit der gleichen Zielsetzung eingesetzt wie die Rangkorrelation r_s von Spearman. Mit beiden Verfahren kann der monotone Zusammenhang zweier abhängiger Rangreihen bestimmt und überprüft werden. Anders als r_s geht τ jedoch nicht von Rangplatzdifferenzen aus. τ ist eine „echte" Rangkorrelation, denn sie nutzt lediglich die ordinale Information der Daten, also Informationen, die sich daraus ableiten lassen, welches von je 2 Individuen die höhere Merkmalsausprägung aufweist.

Die folgende Verfahrensbeschreibung wird diesen Sachverhalt erläutern.

Durchführung

Angenommen, N Individuen seien durch 2 stetige Merkmale gekennzeichnet und nach einem Merkmal X geordnet. Die Rangreihe R(X) dieses Merkmals X soll als sog. *Ankerreihe* dienen. Die Rangreihe R(Y) des zugeordneten oder „abhängigen" Merkmals Y nennen wir *Vergleichsreihe*.
  Hierzu ein kleines Beispiel:
- Ankerreihe R(X):   1 2 3 4 5,
- Vergleichsreihe R(Y): 3 1 2 5 4.

Ist die Vergleichsreihe wie die Ankerreihe aufsteigend geordnet, besteht eine perfekt positive Rangkorrelation; ist sie entgegen der Ankerreihe absteigend geordnet, besteht eine perfekt negative Korrelation. Sind die Rangwerte der Vergleichsreihe – wie oben – ungeordnet, stellt sich die Frage nach der Enge des Zusammenhangs zwischen den beiden Rangreihen.
  Bei r_s haben wir die Summe der quadrierten Rangplatzdifferenzen als Kriterium für die Enge des Zusammenhangs angesehen und damit großen Rangdifferenzen, auch wenn sie nur vereinzelt auftreten, einen starken Einfluss eingeräumt. Wir wollen nun ein anderes Kriterium kennenlernen, das nicht von den Rangdifferenzen und deren Quadraten bestimmt wird, sondern auf der „Fehlordnung" der Ränge innerhalb der Vergleichsreihe basiert.
  Um ein gegenüber *Ausreißerpaaren* relativ unempfindliches Maß für den ordinalen Zusammenhang zweier Merkmale X (wie Gesundheitszustand) und Y (wie Lebensqualität) zu gewinnen, bilden wir für die Vergleichsreihe R(Y) alle $5 \cdot (5-1)/2 = 10$ möglichen Paare von Rängen und erhalten

```
3 – – 1                         (–)
3 – – – – 2                     (–)
3 – – – – – – 5                 (+)
3 – – – – – – – – 4             (+)
1 – – 2                         (+)
1 – – – – 5                     (+)
1 – – – – – – 4                 (+)
2 – – 5                         (+)
2 – – – – 4                     (+)
5 – – 4                         (–)
```

In einigen dieser 10 Paare folgen die Rangwerte in aufsteigender Ordnung (im Sinne der natürlichen Zahlen) aufeinander; wir sprechen von *Proversionen*, die mit (+) gekennzeichnet sind. Die Anzahl der Proversionen (P) ergibt sich im Beispiel als Anzahl aller (+)-Zeichen zu P = 7.

Bei anderen Paaren folgen die Rangwerte in absteigender Ordnung aufeinander; wir sprechen von *Inversionen* (–) und bezeichnen ihre Zahl mit I. In unserem Beispiel ist I = 3.

Es ist unmittelbar einsichtig, dass ein Überwiegen der Proversionen, wie in unserem Beispiel mit 7:3, auf einen positiven Zusammenhang zwischen X und Y schließen lässt, während ein Überwiegen der Inversionen auf einen negativen Zusammenhang hinweist. Tatsächlich finden wir im Fall einer perfekt positiven Korrelation mit einer Vergleichsreihe von 1 2 3 4 5 nur Proversionen in einer Anzahl von P = 5·4/2 = 10 und im Fall einer perfekt negativen Korrelation mit einer Vergleichsreihe von 5 4 3 2 1 nur Inversionen mit einer Anzahl von ebenfalls I = 5·4/2 = 10.

Die Zahl der Proversionen und die Zahl der Inversionen zusammengenommen ergibt die Zahl der möglichen *Paarvergleiche*. Allgemein gilt

$$P + I = N \cdot (N - 1)/2 \tag{5.23}$$

In unserem Beispiel mit N = 5 lässt sich I = 3 rasch auszählen, so dass man P auch über P = 5·4/2−3 = 7 erhält.

Um ein – wie r_s – zwischen −1 und +1 variierendes Maß des Zusammenhangs zwischen X und Y zu gewinnen, müssen wir P und I zunächst so kombinieren, dass ein über 0 symmetrisch verteiltes Maß resultiert. Diese Bedingung erfüllt die sog. *Kendall-Summe* S als Differenz zwischen Pro- u. Inversionszahl.

$$S = P - I \tag{5.24}$$

Die Kendall-Summe als vorläufiges Maß der Richtung und Enge des Zusammenhangs beträgt (bindungsfreie Rangreihen vorausgesetzt) S = −N·(N−1)/2 bei perfekt negativer, S = 0 bei fehlender und S = +N·(N−1)/2 bei perfekt positiver Korrelation. In unserem Beispiel ist S = 7−3 = 4, was einen mäßig positiven Zusammenhang andeutet, weil die höchstmögliche positive Kendall-Summe

$S_{max} = +5 \cdot 4/2 = +10$ beträgt (τ bei Rangbindungen behandeln wir nach dem
▶ Beispiel 5.8, S. 293).

Um aus der zwischen $\pm N \cdot (N-1)/2$ variierenden Kendall-Summe einen zwischen ± 1 variierenden Korrelationskoeffizienten zu erhalten, dividieren wir die beobachtete Kendall-Summe S durch die algebraisch höchstmögliche Kendall-Summe $S_{max} = N \cdot (N-1)/2$. Der Quotient ist Kendalls τ-Korrelationskoeffizient:

$$\tau = \frac{S}{N \cdot (N-1)/2} \tag{5.25}$$

In unserem Beispiel mit $N = 5$ und $S = 4$ ergibt sich $\tau = \frac{4}{5 \cdot 4/2} = 0{,}4$.

τ kann also als Differenz zwischen dem Anteil aller Proversionen und dem Anteil aller Inversionen an der Gesamtzahl aller Paarvergleiche angesehen werden. Man beachte, dass τ (wie auch r_s) nur den *monotonen* Anteil eines Zusammenhangs widerspiegelt und daher 0 sein kann, obwohl ein enger, nichtmonotoner (z. B. U-förmiger) Zusammenhang zwischen X- und Y-Rängen existiert. Ein $\tau = 0$ besagt also nicht, dass ein Zusammenhang fehlt, sondern lediglich, dass eine monotone Komponente fehlt.

Für die exakte *Signifikanzüberprüfung* von τ verwenden wir Tafel P, in der die oberen Schranken des Absolutbetrags der Prüfgröße S für $N = 4$ bis 40 für die konventionellen Signifikanzstufen aufgeführt sind (zur Theorie des exakten Tests vgl. Bortz et al. 2008, S. 424 f). Die α-Werte gelten für den einseitigen Test (z. B. gegen positive Korrelation); sie sind bei dem nur selten genutzten zweiseitigen Test (gegen positive wie negative Korrelation) zu verdoppeln. Die Spalte „$\alpha = 0{,}05$" enthält also die kritischen Werte des einseitigen Tests für ein Signifikanzniveau von 5%. Diese Werte sind gleichzeitig die kritischen Werte des zweiseitigen Tests für $\alpha = 0{,}10$. Damit liegt die zweiseitige Schranke stets höher als die einseitige bei konstantem N und α. Beobachtete Werte, die die Schranke erreichen oder überschreiten, sind auf der bezeichneten α-Stufe signifikant.

Für $N > 40$ ist die Prüfgröße S bei Gültigkeit von H_0 über dem Erwartungswert 0 mit einer Standardabweichung von

$$\sigma_S = \sqrt{\frac{N \cdot (N-1) \cdot (2 \cdot N + 5)}{18}} \tag{5.26}$$

genähert normalverteilt, so dass man asymptotisch über die Standardnormalverteilung nach

$$z = \frac{S}{\sigma_S} \tag{5.27}$$

testen kann. Der resultierende z-Wert ist über Tafel A ein- oder zweiseitig zu beurteilen.

Beispiel 5.8. Nykturie bei Hyperaktiven

Problem. Nykturie (häufiges nächtliches Harnlassen) und Hyperaktivität (Betriebsamkeit bei gleichzeitiger Leistungsineffizienz) werden ärztlicherseits häufig als Zeichen vegetativer Irritation (als Durchgangssyndrom einer allgemeinen Neurosebereitschaft) gedeutet. Demzufolge müssten Nykturie und Hyperaktivität positiv korreliert sein. Diese Annahme soll überprüft werden.

Versuchsplan. N = 8 Mitarbeiter eines Betriebs, die durch besondere Aktivität aufgefallen waren, werden von der Betriebsleitung nach Rücksprache mit Arbeitskollegen bzgl. ihrer Arbeitsaktivität in eine Rangreihe gebracht. Außerdem erstellt der Betriebsarzt nach mehrfacher Befragung eine Rangreihe der 8 Mitarbeiter bzgl. der Häufigkeit des nächtlichen Harnlassens. Beide Rangreihen sind in ▣ Tabelle 5.9 wiedergegeben.

▣ **Tabelle 5.9.** Daten für eine Rangkorrelation τ nach Kendall

Mitarbeiter	P	A	L	S	W	Z	K	R
Aktivitätsrang	1	2	3	4	5	6	7	8
Nykturierang	3	1	5	4	7	8	2	6

$$P = 5+6+3+3+1+0+1+0 = 19$$
$$I = 2+0+2+1+2+2+0+0 = 9$$

Alternativhypothese. Sowohl Nykturie als auch Hyperaktivität sind Ausdruck vegetativer Irritation und korrelieren deshalb positiv (*gerichtete* H_1).

Nullhypothese. Zwischen Nykturie und Hyperaktivität besteht kein Zusammenhang.

Signifikanzniveau. $\alpha = 0{,}05$.

Testwahl. Es geht um den Zusammenhang zweier abhängiger Rangreihen, der sowohl über r_s als auch über τ ermittelt werden kann. Wir entscheiden uns für τ.

Testanwendung. In ▣ Tabelle 5.9 ist die Aktivitätsrangreihe als Ankerreihe und die Nykturierangreihe als Vergleichsreihe dargestellt. Der am wenigsten aktive Mitarbeiter P (Aktivitätsrang 1) hat bzgl. Nykturie Rangplatz 3 erhalten etc.

Wir führen nun mit den Nykturierängen (Vergleichsreihe) Paarvergleiche nach Art des auf ▶ S. 291 dargestellten Schemas durch. Die Zahl der Proversionen ergibt sich aus 5 Überschreitungen für Rangplatz 3, 6 Überschreitungen für Rangplatz 1, 3 Überschreitungen für Rangplatz 5 etc. Insgesamt zählen wir P = 19 Proversionen.

Die Zahl der Inversionen bezieht sich auf die jeweiligen Rangunterschreitungen. Die Paarvergleiche eines Nykturieranges mit den jeweils rechts folgenden Nykturierängen führen zu 2 Unterschreitungen für Rangplatz 3, 0 Unterschreitungen für Rangplatz 1, 2 Unterschreitungen für Rangplatz 5 etc. Insgesamt ergeben sich I = 9 Inversionen.

Die Kontrolle nach Gl. 5.23 zeigt uns, dass wir richtig gezählt haben: $19 + 9 = 8 \cdot 7/2 = 28$.

Wir ermitteln

$$S = 19 - 9 = 10$$

und nach Gl. 5.25

$$\tau = \frac{10}{8 \cdot 7/2} = \frac{10}{28} = 0,36$$

Entscheidung. Tafel P entnehmen wir für N = 8 und $\alpha = 0,05$ bei einseitigem Test $S_{crit} = 16$. Dieser Wert wird von S = 10 weder erreicht noch überschritten, d.h. die H_0 ist beizubehalten.

Interpretation. Es kann nicht davon ausgegangen werden, dass Nykturie und Hyperaktivität positiv korrelieren. Allerdings hat der Signifikanztest wegen des kleinen Stichprobenumfangs nur eine geringe Teststärke. Sollte sich die Größenordnung des τ-Werts für eine umfangreichere Stichprobe bestätigen lassen, wäre mit einem signifikanten Zusammenhang zu rechnen.

Asymptotischer Test. Zu Demonstrationszwecken wollen wir auch den asymptotischen Test durchführen, obwohl die Stichprobe hierfür viel zu klein ist. Wir ermitteln über Gl. 5.26

$$\sigma_S = \sqrt{\frac{8 \cdot 7 \cdot (2 \cdot 8 + 5)}{18}} = 8,08$$

so dass sich

$$z = \frac{10}{8,08} = 1,24$$

ergibt. Dieser Wert liegt unter dem kritischen Wert $z_{crit} = 1,65$ gemäß Tafel A, d.h. der asymptotische Test bestätigt das Ergebnis des exakten Tests.

> **Vergleich mit r_s.** Berechnen wir über die Daten der ▪ Tabelle 5.9 eine Rangkorrelation nach Spearman, resultiert $r_s = 0{,}45$. Diese Korrelation ist zwar größer als τ, aber ebenfalls nicht signifikant.

Optimale Stichprobenumfänge. Der Stichprobenumfang, der benötigt wird, um mit einer Teststärke von $1 - \beta$ und einem Fehlerrisiko von α zugunsten einer spezifischen H_1 entscheiden zu können, lässt sich nach Noether (1987, zit. nach Sprent u. Smeeton 2001, S. 260) wie folgt schätzen:

$$N_{opt} \approx \frac{4 \cdot (z_\alpha + z_\beta)^2}{9 \cdot \tau_1^2} \qquad (5.28)$$

τ_1 ist der mit der Alternativhypothese festgelegte Korrelationsparameter; z_α und z_β sind diejenigen z-Werte, die Anteile von α% bzw. β% von der Standardnormalverteilung abschneiden (► auch S. 44 ff).

Für $\alpha = 0{,}05$, $\beta = 0{,}2$, $\tau_1 = 0{,}3$ (mittlerer Effekt nach den Ausführungen auf ► S. 51 ff) ergibt sich gemäß Gl. 5.28 für den einseitigen Test ein optimaler Stichprobenumfang von ungefähr

$$N_{opt} \approx \frac{4 \cdot (1{,}645 + 0{,}840)^2}{9 \cdot 0{,}3^2} = 30{,}5 \approx 31$$

τ bei Rangbindungen

Treten in einer oder in beiden Beobachtungsreihen (X, Y) gleiche Messwerte auf, obwohl beide Merkmale stetig verteilt sind, ist wie folgt zu verfahren: Man nimmt Rangaufteilungen vor und redefiniert die Kendall-Summe in einer Weise, die den resultierenden Rangbindungen Rechnung trägt.

Betrachten wir zunächst den Fall, dass nur in *einer* der beiden Beobachtungsreihen gleiche Messwerte auftreten. Wir vereinbaren, die Beobachtungsreihe ohne Bindungen mit X (z.B. Nykturie) und die Beobachtungsreihe mit Bindungen als Y (z.B. Hyperaktivität) zu bezeichnen. Es seien etwa X = (1 2 3 4 5) und Y = (3 1 3 3 5). Wir vereinbaren weiter, beim Binnenpaarvergleich gebundener Y-Ränge jeweils den Punktwert 0 zu vergeben.

Mit dieser Vereinbarung zählen wir aus, wie viele Proversionen (P) bzw. Inversionen (I) in der Rangreihe Y auftreten:

- $P = 1 + 3 + 1 + 1 = 6$,
- $I = 1 + 0 + 0 + 0 = 1$.

Nach Gl. 5.22 resultiert damit eine *bindungskorrigierte Kendall-Summe* von

$$S^* = 6 - 1 = 5$$

Hieraus errechnet man nach folgender Gleichung einen bindungskorrigierten τ^*-Koeffizienten:

$$\tau^* = \frac{S^*}{\sqrt{[N \cdot (N-1)/2] \cdot [N \cdot (N-1)/2 - T]}} \qquad (5.29)$$

$$\text{mit} \quad T = \sum_{i=1}^{m} t_i \cdot (t_i - 1)/2$$

wobei

- $m =$ Anzahl aller Rangbindungen und
- $t_i =$ Länge der Rangbindung i.

Für das Zahlenbeispiel resultiert

$$T = 3 \cdot (3-1)/2 = 3$$

und

$$\tau^* = \frac{5}{\sqrt{(5 \cdot 4/2) \cdot (5 \cdot 4/2 - 3)}} = \frac{5}{\sqrt{70}} = 0{,}60$$

Zur Kontrolle der Auszählung von Proversionen und Inversionen bei Rangbindungen in einer Rangreihe berechnen wir

$$P + I = N \cdot (N-1)/2 - T \qquad (5.30)$$

Im Beispiel: $6 + 1 = 5 \cdot 4/2 - 3 = 7$.

Im folgenden Beispiel treten Rangbindungen sowohl in X (Nykturie) als auch in Y (Hyperaktivität) auf:

- $X = (1{,}5,\ 1{,}5,\ 3,\ 4{,}5,\ 4{,}5,\ 6)$ und
- $Y = (1{,}5,\ 1{,}5,\ 4,\ 3,\ 6,\ 5)$.

Hier ist bei der Definition der Kendall-Summe S** (für *zweireihige* Rangbindungen) zu beachten, dass z.B. durch die 2 gleichen X-Ränge 4,5 und 4,5 die Rangfolge der zugehörigen Y-Ränge 3 und 6 unbestimmt ist, denn sie kann 3, 6 oder 6, 3 lauten. Wie man durch Auszählen aller Proversionen und aller Inversionen S** leicht bestimmen kann, zeigt folgendes Vorgehen:

X: $(1{,}5\ \ 1{,}5)$; 3; $(4{,}5\ \ 4{,}5)$; 6

Y: $(1{,}5\ \ 1{,}5)$; 4; $(3\quad 6\ \ )$; 5

Zunächst werden – wie üblich – die $N = 6$ Individuen hinsichtlich des Merkmals X in eine aufsteigende Rangordnung gebracht. Identische X-Ränge setzen wir in Klammern. Den X-Rängen werden die Y-Ränge zugeordnet, wobei wir die Klammer bei den X-Rängen auf die Y-Ränge übertragen. Die Anzahl der Proversionen und Inversionen wird wiederum für die Y-Rangreihe bestimmt, wobei auch hier identische Y-Ränge außer Acht bleiben. Uneindeutigkeiten in der

Abfolge der Y-Ränge durch korrespondierende identische X-Ränge (eingeklammerte Y-Ränge) bleiben ebenfalls unberücksichtigt.

Die Zahl der Proversionen ergibt sich im Beispiel zu $P = 4 + 4 + 2 + 1 = 11$. Die erste 4 resultiert aus dem Vergleich der ersten 1,5 mit den nachfolgenden Rangplätzen, von denen 4 (die Ränge 4, 3, 6 und 5) größer sind als 1,5. Das Gleiche gilt für die zweite 1,5, für die sich ebenfalls 4 Proversionen ergeben. Für den Rangplatz 4 resultieren wegen der nachfolgenden Ränge 6 und 5 zwei weitere Proversionen. Dass der Rangplatz 6 dabei eingeklammert, d. h. einem gebundenen X-Rang zugeordnet ist, ist unerheblich, denn auch beim zulässigen Austausch der Y-Ränge 3 und 6 bliebe die Anzahl der Proversionen für Rang 4 unverändert.

Dies ist für die Anzahl der Proversionen, die Rangplatz 3 beiträgt, nicht der Fall. In der notierten Abfolge wäre die Anzahl der Proversionen 2 ($6 > 3$ und $5 > 3$). Da die Abfolge in der Klammer wegen des zweifach vergebenen Rangplatzes 4,5 in X jedoch auch ausgetauscht werden kann, zählen wir nur eine Proversion, die sich aus $5 > 3$ ergibt, und die von der Abfolge in der Klammer unabhängig ist. Wir erhalten damit zusammenfassend $P = 4 + 4 + 2 + 1 = 11$.

Für die Inversionen resultiert $I = 1 + 1 = 2$. Die 1. Inversion ergibt sich wegen $3 < 4$ und die 2. wegen $5 < 6$. Beide Inversionen sind gegenüber der Anordnung der Y-Ränge in der „4,5-Klammer" invariant.

Damit resultiert nach Gl. 5.24 $S^{**} = 11 - 2 = 9$, das nach Tafel P für $N = 6$ bei einseitigem Test eben auf dem 10%-Niveau signifikant ist. (Die Prüfung von S^{**} über Tafel P führt zu konservativen Entscheidungen.)

Die τ-Korrelation τ^{**} für 2 Rangreihen mit Rangbindungen ergibt sich nach folgender Gleichung:

$$\tau^{**} = \frac{S^{**}}{\sqrt{[N \cdot (N-1)/2 - T] \cdot [N \cdot (N-1)/2 - W]}} \tag{5.31}$$

$$\text{mit} \quad T = \sum_{i=1}^{m} t_i \cdot (t_i - 1)/2$$

$$\text{und} \quad W = \sum_{j=1}^{v} w_j \cdot (w_j - 1)/2$$

- $m = $ Anzahl der Rangbindungen in X,
- $v = $ Anzahl der Rangbindungen in Y,
- $t_i = $ Länge der Rangbindung i in X,
- $w_j = $ Länge der Rangbindung j in Y.

Für das Beispiel ergeben sich

$$T = 2 \cdot 1/2 + 2 \cdot 1/2 = 2$$
$$W = 2 \cdot 1/2 = 1$$

und damit

$$\tau^{**} = \frac{9}{\sqrt{(6 \cdot 5/2 - 2) \cdot (6 \cdot 5/2 - 1)}} = 0{,}667$$

Auch für τ^{**} lässt sich überprüfen, ob die Auszählung der Proversionen und Inversionen fehlerfrei ist:

$$P + I = N \cdot (N - 1)/2 - T - W + V \tag{5.32}$$

Mit V erfassen wir die Anzahl der Rangbindungsgruppen in Y, die vollständig von einer Rangbindungsgruppe in X umschlossen sind[1]. Im einleitenden Beispiel ist $V = 1$, weil die einzige Rangbindungsgruppe in Y (mit 1,5) vollständig von einer Rangbindungsgruppe in X (ebenfalls mit 1,5) eingeschlossen ist. Es ergibt sich also

$$11 + 2 = 6 \cdot 5/2 - 2 - 1 + 1 = 13$$

Weitere Erläuterungen zu Gl. 5.32 findet man im ▶ Beispiel 5.9.

Ein exakter Test für den Zusammenhang zweier Merkmale mit Rangbindungen ist nur für Stichproben mit $N \leq 10$ erforderlich, da sich S, S* und S** unter H_0 schon für Stichprobenumfänge von $N > 10$ genähert normalverteilen, was für Spearmans rho nicht zutrifft. Informationen hierzu findet man bei Bortz et al. (2008, S. 428 u. 431). Der Erwartungswert von S** ist 0 und die Varianz für den *asymptotischen Test* beträgt

$$\sigma^2(S^{**}) = \frac{N \cdot (N - 1) \cdot (2 \cdot N + 5) - T_1 - W_1}{18}$$
$$+ \frac{T_2 \cdot W_2}{9 \cdot N \cdot (N - 1) \cdot (N - 2)} + \frac{T_3 \cdot W_3}{2 \cdot N \cdot (N - 1)} \tag{5.33}$$

$$\text{mit} \quad T_1 = \sum_{i=1}^{m} t_i \cdot (t_i - 1) \cdot (2 \cdot t_i + 5) \qquad W_1 = \sum_{j=1}^{v} w_j \cdot (w_j - 1) \cdot (2 \cdot w_j + 5)$$

$$T_2 = \sum_{i=1}^{m} t_i \cdot (t_i - 1) \cdot (t_i - 2) \qquad W_2 = \sum_{j=1}^{v} w_j \cdot (w_j - 1) \cdot (w_j - 2)$$

$$T_3 = \sum_{i=1}^{m} t_i \cdot (t_i - 1) \qquad W_3 = \sum_{j=1}^{v} w_j \cdot (w_j - 1)$$

Wie oben bereits ausgeführt, steht t für die Länge der Rangbindungen in der X-Reihe und w für die Länge der Rangbindungen in der Y-Reihe. Gl. 5.33 gilt auch für die Kendall-Summe S* mit Rangbindungen in nur einem Merkmal. In diesem Falle sind $T_1 = T_2 = T_3 = 0$ (bzw. $W_1 = W_2 = W_3 = 0$). In Analogie zu Gl. 5.27 berechnet man unter Verwendung der Kendall-Summe (S** oder S*) und deren Streuung einen z-Wert, der anhand Tafel A zufallskritisch ein- oder zweiseitig zu bewerten ist.

---

[1] Diesen Hinweis verdanke ich Frau Dipl.-Psych. Birgit Uenze.

Beispiel 5.9. Schlafstörungen und Konzentrationsfähigkeit

Problem. Patienten, die an einem Schlafapnoesyndrom (durch Schnarchen bedingte Atempausen) leiden, beklagen häufig, dass sie sich morgens matt und unausgeruht fühlen. Es soll geprüft werden, ob sich diese Schlafbeeinträchtigung auch auf das Konzentrationsvermögen (mit erhöhter Unfallsgefährdung) auswirkt.

Versuchsplan. N = 12 Patienten werden in einem Schlaflabor bzgl. ihrer Apnoe untersucht und in 4 Kategorien eingeteilt, die in aufsteigender Rangfolge den Schweregrad der Erkrankung (X) wiedergeben: 1 = leichte Apnoe, 2 = mittlere Apnoe, 3 = schwere Apnoe, 4 = sehr schwere Apnoe. Nach Abschluss der Untersuchung führen die Patienten einen 20-minütigen Signaldetektionstest als Konzentrationstest durch (die Werte geben das Ausmaß der Konzentrationsstörung an). ◘ Tabelle 5.10 zeigt die Ergebnisse.

◘ **Tabelle 5.10.** Daten für den bindungskorrigierten τ-Koeffizienten

Patient-Nr.	3	7	8	2	5	1	11	10	4	6	12	9
Apnoekategorie (X)	1	1	1	2	2	2	2	2	3	3	3	4
Konzentrationstest (Y)	8	10	10	9	11	12	11	9	8	13	12	13
Apnoerang (X)	(2	2	2)	(6	6	6	6	6)	(10	10	10)	12
Konzentrationsrang (Y)	(1,5	5,5	5,5)	(3,5	7,5	9,5	7,5	3,5)	(1,5	11,5	9,5)	11,5

$$P = 8 + 6 + 6 + 3 + 3 + 2 + 3 + 3 + 1 + 0 + 1 + 0 = 36$$
$$I = 0 + 3 + 3 + 1 + 1 + 1 + 1 + 1 + 0 + 0 + 0 + 0 = 11$$

Alternativhypothese. Es gibt einen positiv-monotonen Zusammenhang zwischen dem Schweregrad der Apnoe und dem Ausmaß der Konzentrationsstörung (*gerichtete* H_1).

Nullhypothese. Zwischen dem Schweregrad der Schlafapnoe und dem Ausmaß der Konzentrationsstörung besteht kein monotoner Zusammenhang.

Signifikanzniveau. $\alpha = 0,05$.

Testwahl. Wir betrachten die Apnoekategorien als ein ordinalskaliertes Merkmal und den Konzentrationstest als ein intervallskaliertes Merkmal, das in eine Rangskala transformiert wird. Damit sind 2 ordinalskalierte Merkmale zu korrelieren, wofür sowohl r_s als auch τ infrage kommen. Wir entscheiden uns für τ. Es liegen Rangbindungen vor, so dass wir das bindungskorrigierte τ wählen.

Testanwendung. In ◘ Tabelle 5.10 sind die Patienten nach aufsteigender Apnoe-kategorie geordnet, so dass die Apnoerangreihe (X) die Ankerreihe und die Konzentrationsrangreihe (Y) die Vergleichsreihe bilden.

Die Klammern um die Rangbindungsgruppen in der X-Rangreihe werden auf die Y-Rangreihe übertragen.

Die Proversionen und Inversionen zählen wir wieder für die Y-Rangreihe aus, wobei Rangplatzüberschreitungen und Rangplatzunterschreitungen innerhalb einer Klammer unberücksichtigt bleiben. Desgleichen bleiben identische Rangplätze unberücksichtigt.

Es ergeben sich $P = 36$ und $I = 11$ und damit

$$S^{**} = 36 - 11 = 25$$

Für Gl. 5.31 bestimmen wir

$$T = 3 \cdot 2/2 + 5 \cdot 4/2 + 3 \cdot 2/2 = 16$$
$$W = 2 \cdot 1/2 + 2 \cdot 1/2 + 2 \cdot 1/2 + 2 \cdot 1/2 + 2 \cdot 1/2 + 2 \cdot 1/2 = 6 \cdot 1 = 6$$

und erhalten

$$\tau^{**} = \frac{25}{\sqrt{(12 \cdot 11/2 - 16) \cdot (12 \cdot 11/2 - 6)}} = \frac{25}{54{,}77} = 0{,}46$$

Kontrolle nach Gl. 5.32:

$$36 + 11 = 12 \cdot 11/2 - 16 - 6 + 3 = 47$$

$V = 3$ ergibt sich gemäß ◘ Tabelle 5.10 wie folgt: Vollständig von einer X-Rang-bindungsgruppe eingeschlossen sind die Y-Rangbindungsgruppen „5,5", „3,5" und „7,5", d.h. $V = 3$. Die übrigen Y-Rangbindungsgruppen („1,5", „9,5" und „11,5") verteilen sich jeweils über mehrere X-Rangbindungsgruppen und zählen damit nicht zu V.

Für die Varianz von S^{**} berechnen wir zunächst die T- und W-Werte:

$$T_1 = 3 \cdot 2 \cdot 11 + 5 \cdot 4 \cdot 15 + 3 \cdot 2 \cdot 11 = 432$$
$$T_2 = 3 \cdot 2 \cdot 1 + 5 \cdot 4 \cdot 3 + 3 \cdot 2 \cdot 1 = 72$$
$$T_3 = 3 \cdot 2 + 5 \cdot 4 + 3 \cdot 2 = 32$$
$$W_1 = 6 \cdot (2 \cdot 1 \cdot 9) = 108$$
$$W_2 = 6 \cdot (2 \cdot 1 \cdot 0) = 0$$
$$W_3 = 6 \cdot (2 \cdot 1) = 12$$

Die Varianz von S^{**} lautet also

$$\sigma^2(S^{**}) = \frac{12 \cdot 11 \cdot 29 - 432 - 108}{18} + \frac{72 \cdot 0}{9 \cdot 12 \cdot 11 \cdot 10} + \frac{32 \cdot 12}{2 \cdot 12 \cdot 11}$$

$$= 182{,}67 + 0 + 1{,}45 = 184{,}12$$

Damit erhalten wir eine Streuung von

$$\sigma(S^{**}) = \sqrt{184{,}12} = 13{,}57$$

bzw. nach Gl. 5.27

$$z = \frac{25}{13{,}57} = 1{,}84$$

Entscheidung. Tafel A entnehmen wir für $\alpha = 0{,}05$ bei einseitigem Test $z_{crit} = 1{,}65$. Wegen $1{,}84 > 1{,}65$ ist die H_0 zugunsten von H_1 zu verwerfen.

Interpretation. Mit zunehmendem Schweregrad der Schlafapnoe sinkt die Konzentrationsfähigkeit.

Mit Spearmans r_s und Kendalls τ stehen uns 2 Methoden zur Verfügung, den monotonen Zusammenhang zweier Rangreihen zu beschreiben und zu prüfen. Da die beiden Methoden auf verschiedenen mathematischen Kalkülen aufbauen, unterscheiden sich die beiden Zusammenhangsmaße bei einer gegebenen Rangdatenkonstellation z.T. erheblich. r_s und τ sind also nicht beliebig austauschbar, d.h. die Wahl einer der beiden Methoden ist für jeden Anwendungsfall neu zu begründen. Dabei sind die folgenden Gesichtspunkte zu beachten:

Unterschiede zwischen Spearmans r_s und Kendalls τ

- Die Berechnung der Rangkorrelation r_s bedeutet nichts anderes als die Berechnung einer Produkt-Moment-Korrelation r über 2 Messwertreihen, bestehend aus den natürlichen Zahlen 1 bis N. Da in die Berechnung von r_s die Differenzen d_i der Ränge eingehen, ist r_s anfällig gegenüber Ausreißerwerten (outlier, ▶ Hinweis auf S. 279). Bei Ausreißerwerten sollte Kendalls τ berechnet werden.
- Der τ-Koeffizient basiert insofern ausschließlich auf rein ordinaler Information, als er lediglich die Anzahl der „Größer-Relationen" (Proversionen) und die Anzahl der „Kleiner-Relationen" (Inversionen) verwendet. Ob sich zwischen 2 Rangplätzen kein weiterer Rangplatz oder mehrere Rangplätze befinden, ist für den τ-Koeffizienten unerheblich. Insoweit stellt der τ-Koeffizient weniger Anforderungen an das Datenmaterial als der r_s-Koeffizient.

5.2.6 Die Zwillingskorrelation von Whitfield

Zielsetzung

Bisher haben wir stets jeweils 2 Merkmale an ein- und demselben Individuum untersucht und die beiden Messwertreihen einer Stichprobe von Individuen zueinander in Beziehung gesetzt. Wir haben etwa – um erneut das klassische Schulbeispiel zu bemühen – Körpergröße und Körpergewicht einer Gruppe von Erwachsenen gemessen und die Messwerte oder deren Rangplätze miteinander korreliert.

Es gibt nun noch eine andere Art der Korrelation, die sog. *Intraklassenkorrelation* oder – wie wir sie hier bezeichnen wollen – die *Zwillingskorrelation*. Was darunter zu verstehen ist, sei an dem typischen Beispiel der Geschwisterpaare illustriert: Wenn wir wissen wollen, welche Korrelation zwischen paarweise einander zugeordneten Individuen, z. B. Brüdern, hinsichtlich eines Merkmals, z. B. der Pulsfrequenz, besteht, so wird uns die Anwendung der bisher erörterten Korrelationsmethode einige Schwierigkeiten bereiten. Zunächst stellt sich die Frage: Welchen von 2 Brüdern sollen wir der X-Reihe, welchen der Y-Reihe zuordnen? Wir könnten ein *Disjunktionskriterium* auswählen und etwa festsetzen, der ältere der beiden Brüder solle dem Paarling X, der jüngere dem Paarling Y entsprechen; als Resultat ergäbe sich allerdings eine Korrelation zwischen älteren und jüngeren Brüdern, und nicht, wie erwünscht, zwischen Brüdern schlechthin. Wir könnten weiter durch das Los entscheiden, wie die Paarlinge zuzuordnen sind – eine durchaus akzeptable Lösung, auch wenn wir uns damit dem Zufall und seiner Tücke ausliefern.

Eine andere Vorgehensweise ist die: Wir bringen die Messwerte der N Brüder bzw. der n = N/2 Brüderpaare durch Austausch in sämtliche möglichen Paarordnungen, berechnen jedesmal einen Korrelationskoeffizienten und mitteln diese Koeffizienten arithmetisch. Dies genau ist die Bedeutung der Zwillingskorrelation.

Allerdings sind wir – wie die folgenden Ausführungen zeigen – nicht auf den recht mühsamen Weg angewiesen, alle 2^n möglichen Korrelationen zu berechnen und zu mitteln, sondern können dasselbe Ergebnis nach Whitfield (1949) auf eine sehr viel elegantere Weise erzielen.

> Die Zwillingskorrelation bestimmt – bezogen auf ein (!) Merkmal – den Zusammenhang zwischen den Paarlingen einer Stichprobe von Paaren. Hierbei müssen die Paarlinge pro Paar prinzipiell austauschbar sein, was z. B. auf die Zwillinge von Zwillingspaaren zutrifft, wenn man deren Intelligenzzusammenhang ermitteln will.

Durchführung

Gegeben ist eine Stichprobe von $N = 2 \cdot n$ Individuen, von denen jeweils 2 gepaart sind, so dass $N/2 = n$ wechselseitig unabhängige Paare resultieren, deren Paarlinge vertauschbar sind. Die N Individuen werden zunächst nach der Ausprägung des interessierenden Merkmals unbeschadet ihrer Paarzugehörigkeit in eine aufsteigende Rangordnung von 1 bis N gebracht und mit Rangwerten versehen. Dann werden die Paare nach dem Paarling mit dem niedrigsten Rang aufsteigend geordnet. Man vergleicht nun jeden der N Rangwerte mit allen rechts außerhalb des jeweiligen Paares befindlichen Rangwerten, um die Kendall-Summe S zu gewinnen. Über S erhält man nach der Beziehung

$$S_p = S - \frac{N \cdot (N-2)}{4} \tag{5.34}$$

die Prüfgröße S_p für die Zwillingskorrelation. Mit $S_{p\text{-max}} = N \cdot (N-2)/4$ lässt sich der Intraklassen-τ-Koeffizient τ_{in} wie folgt definieren:

$$\tau_{in} = \frac{S_p}{N \cdot (N-2)/4} \tag{5.35}$$

Diese Prüfgröße ist für $N > 20$ – also bei $n = 11$ oder mehr Paaren – über einem Erwartungswert von 0 mit einer Standardabweichung von

$$\sigma(S_p) = \sqrt{\frac{N \cdot (N-2) \cdot (N+2)}{18}} \tag{5.36}$$

genähert normalverteilt, wenn die Nullhypothese fehlender Zwillingskorrelation zutrifft. Man prüft daher größere Stichproben unter Verwendung der Stetigkeitskorrektur asymptotisch über

$$z = \frac{|S_p| - 1}{\sigma(S_p)} \tag{5.37}$$

und beurteilt z einseitig anhand Tafel A, wenn man – wie üblich – eine positive Zwillingskorrelation erwartet, sonst zweiseitig.

Zur Kontrolle der Pro- und Inversionszählungen bestimmt man

$$P + I = N \cdot (N-2)/2. \tag{5.38}$$

Kleine Stichproben bis $N = 20$ Individuen oder $n = 10$ Paaren beurteilt man nach der von Whitfield kombinatorisch ermittelten Prüfverteilung von S_p. Tafel Q des Anhangs enthält die exakten einseitigen Überschreitungswahrscheinlichkeiten für beobachtete Absolutbeträge von S_p für $N = 6$ bis 20. Negative Prüfgrößen beurteilt man wegen der Symmetrie der Prüfverteilung nach der gleichen Tafel. Bei zweiseitigem Test sind die dort genannten P-Werte zu verdoppeln.

Beispiel 5.10. Zur Zuverlässigkeit von HbA$_{1c}$-Werten

Problem. Blutanalysen stellen für viele Krankheiten ein wichtiges Diagnostikum dar. Es ist allerdings zu fragen, ob die Analyseergebnisse einer einmalig entnommenen Blutprobe für diagnostische Zwecke genügend zuverlässig sind, oder ob zur Absicherung der Diagnose 2 parallele Proben sinnvoll bzw. erforderlich sind. Diese Fragestellung soll im Folgenden exemplarisch für HbA$_{1c}$-Werte (glykolysiertes Hämoglobin als Langzeitmarker für die Verlaufsbeobachtung des Diabetes mellitus) überprüft werden.

Versuchsplan. An n = 9 Patienten werden 2 parallele Blutproben entnommen. ◘ Tabelle 5.11 zeigt die N = 2·9 = 18 HbA$_{1c}$-Werte.

Alternativhypothese. Die HbA$_{1c}$-Werte der Blutprobenpaarlinge stehen in einem positiv-monotonen Zusammenhang (*gerichtete* H$_1$).

Nullhypothese. Zwischen den HbA$_{1c}$-Werten der Blutprobenpaarlinge besteht kein Zusammenhang.

Signifikanzniveau. Wegen der gravierenden Folgen, die mit einer fälschlichen Annahme von H$_1$ verbunden wären (man würde sich in diesem Falle auf die Ergebnisse einer Probe verlassen, weil man irrtümlicherweise davon ausgeht, dass eine 2. Blutprobe das gleiche Ergebnis zeigen würde und damit überflüssig ist), wählen wir ausnahmsweise $\alpha = 0,001$.

Testwahl. Es existiert kein Disjunktionskriterium, nach dem die parallelen Blutproben einer X- bzw. Y-Reihe zugeordnet werden könnten, d.h. die „Blutprobenzwillinge" sind austauschbar. Die Auswertung erfolgt deshalb über die Zwillingskorrelation.

◘ **Tabelle 5.11.** Daten für eine Zwillingskorrelation

Person-Nr.	Messwertpaare	Rangpaare
1	6,4 und 6,3	17 und 16
2	5,9 und 5,7	12 und 10
3	6,0 und 6,1	13 und 14
4	5,1 und 5,0	4 und 3
5	5,8 und 5,5	11 und 8
6	4,9 und 4,8	2 und 1
7	5,2 und 5,4	5 und 7
8	5,3 und 5,6	6 und 9
9	6,2 und 6,5	15 und 18

Testanwendung. ▣ Tabelle 5.11 zeigt die Messwertpaare und die Rangpaare, die sich ergeben, wenn alle $N = 18$ Messwerte aufsteigend geordnet werden.

Wir ordnen nun die Rangpaare nach aufsteigenden Rängen des Paarlings mit dem niedrigeren Rangplatz:

- (2,1) (4,3) (5,7) (6,9) (8,11) (10,12) (13,14) (15,18) (17,16)

Nun zählen wir – wie bei Kendalls tau – die Proversionen und Inversionen aus, wobei jeder Rangplatz mit allen rechts von ihm stehenden Rangplätzen verglichen wird. Der Rangplatz des Paarlings innerhalb der Klammer, von der aus jeweils gezählt wird, bleibt hierbei unberücksichtigt.

Beispiel: Das dritte Rangpaar hat die Ränge 5 und 7. Ausgehend von Rangplatz 5 ergeben sich 12 Rangplatzüberschreitungen, weil Rangplatz 7 innerhalb der Klammer nicht mitgezählt wird. Rangplatzunterschreitungen kommen – wiederum ausgehend von Rangplatz 5 – nicht vor. Für Rangplatz 7 zählen wir 11 Rangplatzüberschreitungen und eine Rangplatzunterschreitung.

Auf diese Weise ergeben sich die Proversionen und Inversionen aus folgenden Teilbeträgen:

- $P = 16 + 16 + 14 + 14 + 12 + 11 + 10 + 9 + 8 + 7 + 6 + 6 + 4 + 4 + 2 + 0 + 0 + 0 = 139$
- $I = 0 + 0 + 0 + 0 + 0 + 1 + 0 + 1 + 0 + 1 + 0 + 0 + 0 + 0 + 0 + 2 + 0 + 0 = 5$

(Kontrolle nach Gl. 5.38: $139 + 5 = 18 \cdot 16/2 = 144$)

Die Kendall-Summe lautet also

$$S = 139 - 5 = 134$$

und die Prüfgröße S_p nach Gl. 5.34

$$S_p = 134 - \frac{18 \cdot 16}{4} = 62$$

Für die Zwillingskorrelation ermittelt man über Gl. 5.35

$$\tau_{in} = \frac{62}{18 \cdot 16/4} = \frac{62}{72} = 0{,}86$$

Entscheidung. Tafel Q des Anhangs entnehmen wir für $N = 18$ und $S_p = 62$ eine einseitige exakte Überschreitungswahrscheinlichkeit von $P = 0{,}00004 < 0{,}001$. Die H_0 ist also eindeutig zu verwerfen.

Interpretation. Zwischen den HbA_{1c}-Werten der Blutprobenpaarlinge besteht eine hohe und signifikante Übereinstimmung. Das Risiko einer diagnostischen Fehlentscheidung ist also gering, wenn man sich auf das Analyseergebnis einer einmalig erhobenen Blutprobe verlässt.

Asymptotischer Test. Nach Gl. 5.36 errechnen wir

$$\sigma(S_p) = \sqrt{\frac{18 \cdot 16 \cdot 20}{18}} = 17,89$$

so dass sich über Gl. 5.37

$$z = \frac{62 - 1}{17,89} = 3,41$$

ergibt. Dieser z-Wert bestätigt gemäß Tafel A die Entscheidung des exakten Tests.

Anwendungsmöglichkeiten der Zwillingskorrelation in der klinischen Forschung

- Die Zwillingskorrelation kann in der Labormedizin auch dazu verwendet werden, die Qualität der Genauigkeitsleistung von 2 oder mehr als 2 Laboratorien zu beurteilen: Man entnimmt jedem von N Patienten eine Blutprobe per Venenpunktion, teilt diese Proben in 2 Hälften und sendet diese Hälften patientenkodiert an 2 konkurrierende Laboratorien zur Auswertung. Nur wenn beide Laboratorien bzgl. aller (wichtigen) Laborwerte hohe Zwillingskorrelationen liefern (wie ▶ Beispiel 5.10), dürfen sie als gleich zuverlässig eingestuft werden. Andernfalls sollte ein 3. Labor, dessen Leistung außer Zweifel steht, hinzugezogen werden, indem die Blutproben gedrittelt werden. Zu bevorzugen wäre klinischerseits jenes der 2 „Billiglaboratorien", das mit dem 3. Qualitätslabor die höchsten Zwillingskorrelationen für alle Laborindikatoren liefert.
- Auch medizinisch-technische Assistenten können per Zwillingskorrelationen hinsichtlich ihrer Qualifikation, definiert als Genauigkeit, Übereinstimmung mit einem Experten oder einem Automaten, der die gleiche Blut- oder Harnprobe analysiert, beurteilt werden. Novizen werden mit Experten in der Regel niedriger korrelieren als Experten mit Experten, was aber nicht notwendig für alle Laborindikatoren gelten muss.
- Ein einzelner Laborassistent kann auf Zwillingskorrelation seiner Laborwerte beurteilt werden, indem man ihm die 2 Hälften ein- und derselben Blut- oder Zellprobe unter 2 verschiedenen Patientencodes zur „blinden" Auswertung übergibt. Hier sollte höchste Zwillingskorrelation resultieren, wenn es sich um einen Experten handelt und mäßig hohe, wenn ein Novize beurteilt wird.
- Nicht nur die Genauigkeit von Laboranalysen, sondern auch einzelne Untersuchungsergebnisse (wie Ultraschallbefunde) können mittels Zwillingskorrelation beurteilt werden. Es werden etwa N Senioren von ihren Hausärzten zu einem urologischen „Check Up" gebeten. Dort wird u. a. jeweils der Restharn und das prostataspezifische Antigen (PSA) gemessen, und die Messung eine Woche später „zur Kontrolle" wiederholt. Wenn sich dabei zeigt, dass die PSA-Werte höher zwillingskorreliert sind

als die Restharnmengen, dann kommt der PSA-Messung eine höhere diagnostische Bedeutung zu als der Restharnmenge. In der Testpsychologie spricht man von der Zuverlässigkeit (*Reliabilität*) von Messungen eines Merkmals wie Intelligenz oder Neurosebereitschaft.

6

Übereinstimmungsmaße für subjektive Merkmalsbeurteilungen

▶ Kapitel 5 zeigte, wie Zusammenhangsmaße ermittelt und überprüft werden können. Die dort übliche Frage lautete, ob zwischen 2 Merkmalen X und Y, die an einer zufälligen Auswahl von Individuen erhoben wurden, ein Zusammenhang besteht. Für ordinalskalierte Merkmale haben wir zur Beantwortung dieser Frage Spearmans rho und Kendalls tau kennengelernt.

Zusammenhangsmaße können jedoch auch in einem anderen als diesem „klassischen" Kontext eingesetzt werden. Dabei denken wir z. B. an m = 2 Beurteiler (z. B. 2 Ärzte), die N Objekte (z. B. N Patienten) nach einem vorgegebenen Kriterium (z. B. dem Schweregrad einer koronaren Herzkrankheit) in eine Rangreihe bringen. Fragt man nun nach der Übereinstimmung der beiden Rangreihen bzw. nach der *Konkordanz* der Urteile, so lässt sich diese ebenfalls anhand einer Rangkorrelation beschreiben und überprüfen. Bei nichtsignifikanter Urteilskonkordanz muss nachgeforscht werden, worauf diese zurückzuführen ist; ggf. muss das Risikokriterium geändert werden (z. B. von den EKG- zu den Laborbefunden).

Haben mehr als 2 Beurteiler N Objekte in eine Rangreihe gebracht, benötigen wir eine Verallgemeinerung der Rangkorrelation. Diese werden wir im ▶ Abschn. 6.2.2 als Konkordanzkoeffizient von Kendall kennenlernen.

Wir beginnen dieses Kapitel jedoch mit kategorialskalierten Daten, bei denen die Beurteiler (Ärzte, Biochemiker) zu entscheiden haben, welche von k Kategorien (z. B. Anämieentstehungsformen) eines kategorialen Merkmals

(Anämie als Globaldiagnose) auf welches Objekt (Patienten) zutrifft (▶ Abschn. 6.1). Es folgen sodann die Übereinstimmungsmaße für ordinalskalierte Daten, also Übereinstimmung in Rangreihen wie Schweregrade von Allergien oder Stadien von Krebserkrankungen, auch Einschätzungen der Suizidgefahr von Depressiven nach k Stufen einer Ratingskala.

Allgemein ist festzuhalten, dass nach der Güte der Urteilerübereinstimmung immer dann zu fragen ist, wenn N Objekte durch m Beurteiler hinsichtlich eines Merkmals beurteilt werden.

6.1 Urteilerübereinstimmung bei kategorialen Daten

Wenn m Beurteiler N Objekte nach einem zwei- oder mehrfach gestuften Merkmal beurteilen, stellt sich die Frage nach der *Urteilskonkordanz* bei kategorialen Merkmalen. Wir beginnen in ▶ Abschn. 6.1.1 zunächst mit der Konkordanzüberprüfung bei m = 2 Beurteilern. Hierfür wird üblicherweise der *Kappa-Koeffizient* (κ) von Cohen (1960) eingesetzt. Es folgt in ▶ Abschn. 6.1.2 die Behandlung des Kappa-Koeffizienten von Fleiss (1971) für die Übereinstimmung kategorialer Urteile von mehr als 2 Beurteilern.

6.1.1 Der Kappa-Koeffizient von Cohen für zwei Beurteiler

Zielsetzung

Es geht darum, eine Maßzahl zu finden, die die Güte der Übereinstimmung kategorialer Urteile von 2 Beurteilern beschreibt, wenn diese N Objekte beurteilt haben. Hierfür ist der Kappa-Koeffizient von Cohen einschlägig, dessen Berechnung und Überprüfung im Folgenden behandelt wird.

Durchführung

Das Datenmaterial zur Überprüfung eines Kappa-Koeffizienten bei 2 Beurteilern wird in das Datenschema der ▫ Tabelle 6.1 (hier für ein k = 3-stufiges Merkmal) eingetragen. Die Summe der Häufigkeiten in der Hauptdiagonale ($f_{11}+f_{22}+f_{33}$) gibt die Anzahl der *konkordanten* und die Summe aller Häufigkeiten außerhalb der Diagonale die Anzahl der *diskordanten* Urteile wieder. Wir definieren mit

$$p_0 = \frac{\sum_{i=1}^{k} f_{ii}}{N} \tag{6.1}$$

◼ **Tabelle 6.1.** Datenschema für den Kappa-Koeffizienten

Urteiler A	Urteiler B			
	1	2	3	
1	f_{11}	f_{12}	f_{13}	$f_{1.}$
2	f_{21}	f_{22}	f_{23}	$f_{2.}$
3	f_{31}	f_{32}	f_{33}	$f_{3.}$
	$f_{.1}$	$f_{.2}$	$f_{.3}$	N

den Anteil aller konkordanten Urteile. In dieser Gleichung bedeuten:
- $i = 1, \ldots, k$,
- k = Anzahl der Merkmalskategorien,
- N = Anzahl der beurteilten Objekte.

Diesem Anteil steht der folgende Anteil der zufällig zu erwartenden konkordanten Urteile gegenüber:

$$p_e = \frac{\sum_{i=1}^{k} e_{ii}}{N} = \frac{\sum_{i=1}^{k} f_{i\cdot} \cdot f_{\cdot i}}{N^2} \tag{6.2}$$

Die e_{ii}-Werte werden hier nach der Regel Zeilensumme (i)×Spaltensumme (i)/N bestimmt, also einer Regel, die wir schon auf ► S. 89 kennengelernt haben. Ein e_{ii}-Wert gibt an, wie viele Urteilsübereinstimmungen in Kategorie i zu erwarten wären, wenn die beiden Urteiler rein zufällig urteilen würden bzw. wenn die Urteile stochastisch unabhängig wären.

Mit p_0 und p_e ermittelt man nach folgender Gleichung den Kappa-Koeffizienten:

$$\kappa = \frac{p_0 - p_e}{1 - p_e} \tag{6.3}$$

Kappa kann sinnvollerweise nur 1 werden, wenn $p_0 = 1$ ist, wenn also alle Objekte übereinstimmend beurteilt werden. Kappa wird 0, wenn $p_0 = p_e$ ist, wenn also die übereinstimmenden Urteile der Zufallserwartung entsprechen.

Auch negative Kappa-Werte sind möglich. Der höchste negative Wert beträgt $-1/(k-1)$ unter der Voraussetzung, dass alle Randsummen gleich groß sind. Der Wert -1 kann theoretisch also nur für $k = 2$ (Alternativmerkmal) erzielt werden. Bei negativen Kappa-Werten liegt p_0 unter der Zufallserwartung. Dieser Fall könnte z. B. eintreten, wenn die Urteiler sich bewusst darum bemühen, keine übereinstimmenden Urteile abzugeben.

Falls alle Objekte von beiden Urteilern nur einer Kategorie zugeordnet werden, ist κ nicht definiert, denn in diesem Falle ist $p_e = 1$. Shrout et al. (1987) kommentieren diesen Fall wie folgt: „While a car that always starts may be reliable in lay terms, a clinician who always gives the same diagnosis is not reliable in psychometric terms. Unless he or she distinguishes among patients, psychometric reliability cannot be demonstrated."

Ein exakter Test für Kappa wurde von Rae (1996) programmiert. Bei genügend großen Stichproben ($N > 20$) ist Kappa bei Gültigkeit von H_0 asymptotisch um Null normalverteilt mit einer Streuung von (vgl. Fleiss 1973):

$$\sigma(\kappa) = \sqrt{\frac{p_e + p_e^2 - \sum_{i=1}^{k} p_{i\cdot} \cdot p_{\cdot i} \cdot (p_{i\cdot} + p_{\cdot i})}{N \cdot (1 - p_e)^2}} \qquad (6.4)$$

mit $p_{i\cdot} = f_{i\cdot}/N$ und $p_{\cdot i} = f_{\cdot i}/N$.

Für die Signifikanzüberprüfung von Kappa berechnet man

$$z = \frac{\kappa}{\sigma(\kappa)} \qquad (6.5)$$

und bewertet z zufallskritisch anhand Tafel A.

Beispiel 6.1. Verwahrlosung, Neurose oder Psychose?

Problem. 2 Jugendpsychiater A und B klassifizieren aufgrund von Anamnese und Katamnese $N = 100$ jugendliche Patienten als verwahrlost (V), neurotisch (N) oder psychotisch (P). Es soll überprüft werden, ob die Beurteilungen überzufällig übereinstimmen.

Alternativhypothese. Es besteht eine positive Konkordanz zwischen den Beurteilungen (*gerichtete* H_1).

Nullhypothese. Die Übereinstimmungsrate der Beurteilungen liegt im Zufallsbereich.

Signifikanzniveau. $\alpha = 0,05$.

Testwahl. Es geht um die Übereinstimmung der Urteile von 2 Beurteilern. Da die Urteile kategorialer Art sind, wählen wir das *Kappa-Maß von Cohen*.

Testanwendung. ◘ Tabelle 6.2 zeigt, wie die beiden Psychiater geurteilt haben. Der Tabelle ist z. B. zu entnehmen, dass Psychiater A 65 Jugendliche und Psychiater B 60 Jugendliche für verwahrlost hält, und dass 53 Jugendliche von beiden Psychiatern übereinstimmend als verwahrlost klassifiziert werden. Wir errechnen nach Gl. 6.1

$$p_0 = \frac{53 + 14 + 3}{100} = 0,700$$

◻ **Tabelle 6.2.** Daten für die Berechnung eines Kappa-Koeffizienten

		Psychiater A			
		V	N	P	$f_{i.}$
Psychiater B	V	53	5	2	60
	N	11	14	5	30
	P	1	6	3	10
	f_{i}	65	25	10	N = 100

und nach Gl. 6.2

$$p_e = \frac{60 \cdot 65 + 30 \cdot 25 + 10 \cdot 10}{100^2} = 0{,}475$$

Es resultiert also nach Gl. 6.3

$$\kappa = \frac{0{,}700 - 0{,}475}{1 - 0{,}475} = 0{,}429$$

Als nächstes bestimmen wir den Summenausdruck im Zähler von Gl. 6.4

$$0{,}60 \cdot 0{,}65 \cdot (0{,}60 + 0{,}65) + 0{,}30 \cdot 0{,}25 \cdot (0{,}30 + 0{,}25)$$
$$+ 0{,}10 \cdot 0{,}10 \cdot (0{,}10 + 0{,}10) = 0{,}531$$

Damit ergibt sich für die Streuung von Kappa

$$\sigma(\kappa) = \sqrt{\frac{0{,}475 + 0{,}475^2 - 0{,}531}{100 \cdot (1 - 0{,}475)^2}} = \sqrt{\frac{0{,}170}{27{,}563}} = 0{,}079$$

Man erhält also über Gl. 6.5

$$z = \frac{0{,}429}{0{,}079} = 5{,}43$$

Entscheidung. Tafel A entnehmen wir $z_{crit} = 1{,}65 < 5{,}43$, d.h. die H_0 ist zu verwerfen.

Interpretation. Zwischen den diagnostischen Klassifikationen der beiden Psychiater besteht eine mäßige, aber statistisch signifikante Übereinstimmung.

Hinweis. Auf dieses Beispiel werden wir auf ▶ S. 322 noch einmal zurückkommen.

Anmerkungen. Hinweise zur Bestimmung „optimaler" Objektmengen bei der statistischen Absicherung von κ findet man bei Cantor (1996) und Verallgemeinerungen von κ (intervallskalierte Daten, mehr als 2 Urteiler) bei Berry u. Mielke (1988).

6.1.2 Der Kappa-Koeffizient von Fleiss für mehrere Beurteiler

Zielsetzung

Beurteilen mehr als 2 Beurteiler N Objekte bzgl. eines kategorialen Merkmals, kann man mit dem κ_m-Koeffizienten von Fleiss (1971) die Güte der Urteilerübereinstimmung ermitteln und überprüfen.

Als Beispiel stelle man sich ein aus 3 Ärzten bestehendes Expertenteam vor, das bei Krebspatienten über die bestmögliche Behandlungsform – Operation, Bestrahlung oder Chemotherapie – zu befinden hat. Der κ_m-Koeffizient ermöglicht es, die Güte der Übereinstimmung der Expertenurteile zu messen und zu prüfen.

Durchführung

N Objekte (z. B. Patienten) werden von m Beurteilern (z. B. Ärzte) jeweils einer Kategorie eines k-stufigen Merkmals (z. B. einer von k Diagnosen) zugeordnet. Es wird nun zunächst pro Objekt i (i = 1,..., N) ausgezählt, wie viele Urteiler für dieses Objekt Kategorie j wählten (j = 1,..., k). Wir bezeichnen diese Häufigkeiten mit n_{ij}. Das Objekt i wurde übereinstimmend beurteilt, wenn für eine Kategorie j $n_{ij} = m$ ist, wenn also *alle* Urteiler für das Objekt i Kategorie j wählten. Verteilen sich die Urteile über alle k Kategorien, ist die Übereinstimmung schlecht.

Fleiss hat nun für die *Güte der Urteilerübereinstimmung* bei einem Objekt i folgenden Kennwert definiert:

$$P_i = \frac{\sum_{j=1}^{k} n_{ij} \cdot (n_{ij} - 1)}{m \cdot (m - 1)} \tag{6.6}$$

P_i relativiert die Anzahl der *Urteilerpaare*, die in ihren Urteilen übereinstimmen, an der maximal möglichen Anzahl von übereinstimmenden Urteilerpaaren. Bei z. B. m = 5 Urteilern können theoretisch die Paarlinge von $\binom{5}{2} = 5 \cdot 4/2 \cdot 1 = 10$ Urteilerpaaren identisch urteilen. Wenn nun 3 Urteiler Kategorie 1 und 2 Urteiler Kategorie 2 gewählt haben, ergeben sich $3 \cdot 2/2 = 3$ Paare für Kategorie 1 und $2 \cdot 1/2 = 1$ Paar für Kategorie 2, also insgesamt 4 Paare mit identisch urteilenden Paarlingen. Der P_i-Wert für dieses Objekt würde also $P_i = 4/10 = 0,4$ betragen. Diesen Wert errechnet man auch über Gl. 6.6: $P_i = (3 \cdot 2 + 2 \cdot 1)/5 \cdot 4 = 0,4$.

Als nächstes berechnen wir den Durchschnitt aller P_i-Werte.

$$\bar{P} = \frac{\sum_{i=1}^{N} P_i}{N} \tag{6.7}$$

$\bar{P}$ gibt die Wahrscheinlichkeit an, mit der die Paarlinge eines beliebigen Urteilerpaares im Durchschnitt identisch geurteilt haben.

Die Wahrscheinlichkeit $\bar{P}_e$, dass die Paarlinge eines beliebigen Urteilerpaares zufällig übereinstimmend urteilen, wird nach Fleiss (1971) wie folgt berechnet: Man bestimmt zunächst den Anteil p_j aller Urteile, die auf die Kategorie j entfallen

$$p_j = \frac{\sum_{i=1}^{N} n_{ij}}{N \cdot m} \tag{6.8}$$

Die Wahrscheinlichkeit, dass 2 Urteiler (also ein Urteilerpaar) unabhängig voneinander dieselbe Kategorie j wählen, ergibt sich nach dem Multiplikationssatz der Wahrscheinlichkeiten (▶ Abschn. 1.1.2) zu $p_j \cdot p_j = p_j^2$. Über alle k Kategorien summiert erhält man also für $\bar{P}_e$

$$\bar{P}_e = \sum_{j=1}^{k} p_j^2 \tag{6.9}$$

Das Übereinstimmungsmaß κ_m resultiert dann mit

$$\kappa_m = \frac{\bar{P} - \bar{P}_e}{1 - \bar{P}_e} \tag{6.10}$$

Ein exakter Test für κ_m ist derzeit unseres Wissens nicht bekannt. Die Streuung von κ_m lässt sich jedoch unter der Annahme zufälliger Übereinstimmungen (H_0) nach Fleiss et al. (1979) wie folgt schätzen:[1]

$$\sigma(\kappa_m) = \frac{\sqrt{2}}{\sum_{j=1}^{k} p_j \cdot q_j \cdot \sqrt{N \cdot m \cdot (m-1)}} \cdot \sqrt{\left(\sum_{j=1}^{k} p_j \cdot q_j \right)^2 - \sum_{j=1}^{k} p_j \cdot q_j \cdot (q_j - p_j)} \tag{6.11}$$

mit $q_j = 1 - p_j$

κ_m ist bei einem Erwartungswert von Null unter H_0 asymptotisch normalverteilt, so dass der folgende z-Wert anhand Tafel A zufallskritisch zu bewerten ist:

---

[1] Ich danke Herrn Prof. Schipp, Dresden, für den Hinweis auf die gegenüber Fleiss (1971) korrigierte Streuungsformel.

$$z = \frac{\kappa_m}{\sigma(\kappa_m)} \qquad (6.12)$$

Beispiel 6.2. Ätiologische Probleme bei chronischer Hepatitis

Problem. In schwierigen Fällen bereitet die Ätiologie einer chronischen Hepatitis und damit eine sachgerechte Behandlung der Patienten Probleme. Es soll überprüft werden, ob Hepatitispatienten ärztlicherseits bzgl. der Ätiologie ihrer Krankheit übereinstimmend diagnostiziert werden.

Versuchsplan. m = 4 Internisten werden gebeten, anhand der medizinischen Untersuchungsergebnisse von N = 15 Hepatitispatienten (Befragung, körperliche Untersuchung, Labortechnik, Leberbiopsie) unabhängig voneinander zu entscheiden, bei welchen Patienten die Erkrankung durch (1) eine Virusinfektion, (2) durch Alkoholabusus oder (3) durch eine Gallenabflussstauung (Gallenstein) verursacht wurde. Die Zuordnung der Patienten zu den k = 3 Diagnosekategorien zeigt ◘ Tabelle 6.3.

◘ **Tabelle 6.3.** Daten für die Berechnung von κ_m

Patient Nr.	Virus (1)	Alkohol (2)	Gallenstein (3)	P_i
1	2	2	0	0,33
2	1	3	0	0,50
3	0	0	4	1,00
4	3	0	1	0,50
5	4	0	0	1,00
6	1	3	0	0,50
7	4	0	0	1,00
8	0	4	0	1,00
9	0	3	1	0,50
10	0	4	0	1,00
11	2	2	0	0,33
12	0	4	0	1,00
13	1	0	3	0,50
14	1	2	1	0,17
15	4	0	0	1,00
	23	27	10	$\bar{P} = 0,69$

Alternativhypothese. Es besteht eine positive Übereinstimmung in den ärztlichen Urteilen (*gerichtete* H_1).

Nullhypothese. Die Internisten urteilen nicht bzw. nur zufällig übereinstimmend.

Signifikanzniveau. Um eine sachgerechte Behandlung der Patienten sicherzustellen, ist eine hohe Übereinstimmung zu fordern. Wir setzen deshalb $\alpha = 0,01$.

Testwahl. Es geht um die Überprüfung der Übereinstimmung von $m = 4$ Urteilern bei der Beurteilung von $N = 15$ Objekten bzgl. eines kategorialen Merkmals mit $k = 3$ Stufen. Hierfür stellt der κ_m-Koeffizient von Fleiss ein geeignetes Maß dar.

Testanwendung. ◘ Tabelle 6.3 entnehmen wir z. B., dass die Hepatitis beim ersten Patienten von 2 Ärzten auf eine Virusinfektion und von 2 Ärzten auf Alkohol zurückgeführt wird.

Der nach Gl. 6.6 errechneten Spalte P_i ist zu entnehmen, wie gut die ärztlichen Urteile bei den einzelnen Patienten übereinstimmen. Der höchste Wert ($P_i = 1$) wird erzielt, wenn alle Ärzte dieselbe Diagnose stellen. Beim 14. Patienten besteht die geringste Übereinstimmung ($P_{14} = 0,17$).

Die durchschnittliche Übereinstimmung beträgt $\bar{P} = 0,69$. Diese Zahl besagt, dass 2 zufällig herausgegriffene und voneinander unabhängig urteilende Ärzte bei der Klassifikation der Patienten zu 69% in ihren Urteilen übereinstimmen.

Auch hier müssen wir jedoch in Rechnung stellen, dass eine gewisse Urteilsübereinstimmung rein zufällig zustande kommen kann. Würde ein Arzt die Patienten nach Zufall beurteilen, ergäbe sich auf der Basis der vorliegenden Ergebnisse, d. h. bei festliegenden Spaltensummen, für die Kategorie 1 nach Gl. 6.8 eine Wahrscheinlichkeit von $p_1 = 23/15 \cdot 4 = 0,38$. Gemäß dem Multiplikationstheorem der Wahrscheinlichkeiten erzielen damit 2 voneinander unabhängige Urteiler mit einer Wahrscheinlichkeit von $0,38 \cdot 0,38$ übereinstimmende Urteile in Kategorie 1.

Die Wahrscheinlichkeit, dass Kategorie 2 von einem Urteiler zufällig gewählt wird, ergibt sich zu $27/15 \cdot 4 = 0,45$ und für Kategorie 3 erhalten wir $10/15 \cdot 4 = 0,17$. Wir errechnen also nach Gl. 6.9

$$\bar{P}_e = 0,38^2 + 0,45^2 + 0,17^2 = 0,38$$

Diese Zahl besagt, dass ein beliebiges Ärztepaar bei zufälligem Urteil insgesamt 38% übereinstimmende Urteile abgibt.

Nun können wir über Gl. 6.10 κ_m berechnen:

$$\kappa_m = \frac{0,69 - 0,38}{1 - 0,38} = 0,50$$

Für den Signifikanztest benötigen wir die Streuung von κ_m bei Gültigkeit von H_0.

Für Gl. 6.11 berechnen wir zunächst

$$\sum_{j=1}^{k} p_j \cdot q_j = 0{,}38 \cdot 0{,}62 + 0{,}45 \cdot 0{,}55 + 0{,}17 \cdot 0{,}83 = 0{,}6242$$

und

$$\begin{aligned}
\sum_{j=1}^{k} p_j \cdot q_j \cdot (q_j - p_j) &= 0{,}38 \cdot 0{,}62 \cdot (0{,}62 - 0{,}38) \\
&\quad + 0{,}45 \cdot 0{,}55 \cdot (0{,}55 - 0{,}45) \\
&\quad + 0{,}17 \cdot 0{,}83 \cdot (0{,}83 - 0{,}17) \\
&= 0{,}0248 + 0{,}0565 + 0{,}0931 \\
&= 0{,}1744
\end{aligned}$$

Damit ergibt sich

$$\sigma(\kappa_m) = \frac{\sqrt{2}}{0{,}6242 \cdot \sqrt{15 \cdot 4 \cdot 3}} \cdot \sqrt{0{,}6242^2 - 0{,}1744} = 0{,}078$$

Eingesetzt in Gl. 6.12 resultiert

$$z = \frac{0{,}50}{0{,}078} = 6{,}41$$

Entscheidung. Der kritische z-Wert lautet gemäß Tafel A für $\alpha = 0{,}01$ und bei einseitigem Test $z_{crit} = 2{,}33 < 6{,}41$; die H_0 ist also zu verwerfen.

Interpretation. Zwar ist die Übereinstimmung der Ärzteurteile nicht perfekt; dennoch ist davon auszugehen, dass die Übereinstimmungen überzufällig sind. Die Übereinstimmungsrate beträgt 69% bei einer Zufallserwartung von 38%.

Anmerkung. Wendet man das Fleiss-κ_m auf die Urteile von $m = 2$ Urteilern an, resultiert ein Wert, der geringfügig von Cohens κ für 2 Urteiler (s. Gl. 6.3) abweicht (genauer hierzu vgl. Bortz et al. 2008, S. 456 f). Ein κ_m, das zu κ_2 äquivalent ist, wurde von Conger (1980) entwickelt.

Übereinstimmung pro Urteilskategorie

Gelegentlich stellt sich die Frage nach der Übereinstimmung der Urteile in den einzelnen Urteilskategorien. In ▶ Beispiel 6.2 (Ätiologische Probleme bei chronischer Hepatitis) könnte interessieren, bei welcher der 3 Ursachen – Virus, Alkohol oder Gallenstein – die Ärzte die höchste Übereinstimmung erzielen. Auch diese Problematik wurde von Fleiss (1973) bearbeitet.

Man berechnet zunächst pro Urteilskategorie folgenden $\bar{P}$-Wert:

$$\bar{P}_j = \frac{\sum_{i=1}^{N} n_{ij} \cdot (n_{ij} - 1)}{(m - 1) \cdot \sum_{i=1}^{N} n_{ij}} \tag{6.13}$$

Hiermit ergibt sich über folgende Gleichung der kategorienspezifische κ_j-Wert:

$$\kappa_j = \frac{\bar{P}_j - p_j}{1 - p_j} \tag{6.14}$$

Hierbei ist p_j der Anteil aller Urteile in Kategorie j, den wir über Gl. 6.8 berechnen. (Zur Theorie vgl. Bortz et al. 2008, S. 463 f.)

Hat man alle k κ_j-Werte bestimmt, kann man den κ_m-Wert auch wie folgt berechnen:

$$\kappa_m = \frac{\sum_{j=1}^{k} \kappa_j \cdot p_j \cdot (1 - p_j)}{\sum_{j=1}^{k} p_j \cdot (1 - p_j)} \tag{6.15}$$

Für die κ_j-Werte existiert ebenfalls ein asymptotischer Signifikanztest, über den bei Bortz et al. (2008, S. 464 f) berichtet wird.

Datenrückgriff. Zur Veranschaulichung dieses Ansatzes verwenden wir erneut die Daten der ▢ Tabelle 6.3. Wir wollen errechnen, wie gut die Arzturteile in den Kategorien „Virus", „Alkohol" und „Gallenstein" übereinstimmen.

Für die 1. Kategorie errechnen wir zunächst nach Gl. 6.13

$$\bar{P}_1 = \frac{2 \cdot 1 + 1 \cdot 0 + \dots + 4 \cdot 3}{(4 - 1) \cdot (2 + 1 + \dots + 4)} = \frac{46}{3 \cdot 23} = 0{,}67$$

Wegen $p_1 = 0{,}38$ erhält man also nach Gl. 6.14

$$\kappa_1 = \frac{0{,}67 - 0{,}38}{1 - 0{,}38} = 0{,}47$$

Nach dem gleichen Verfahren errechnen wir für die beiden übrigen Kategorien

$$\bar{P}_2 = 0{,}74; \quad \bar{P}_3 = 0{,}60$$

und damit

$$\kappa_2 = \frac{0{,}74 - 0{,}45}{1 - 0{,}45} = 0{,}53$$

$$\kappa_3 = \frac{0{,}60 - 0{,}17}{1 - 0{,}17} = 0{,}52$$

Kontrolle gemäß Gl. 6.15:

$$\kappa_\mathrm{m} = \frac{0{,}47 \cdot 0{,}38 \cdot (1-0{,}38) + 0{,}53 \cdot 0{,}45 \cdot (1-0{,}45) + 0{,}52 \cdot 0{,}17 \cdot (1-0{,}17)}{0{,}38 \cdot (1 - 0{,}38) + 0{,}45 \cdot (1 - 0{,}45) + 0{,}17 \cdot (1 - 0{,}17)}$$

$$= \frac{0{,}31}{0{,}62} = 0{,}50$$

Die *kategorienspezifischen κ-Werte* unterscheiden sich also nur wenig. Will man dennoch differenziell interpretieren, wäre zu folgern, dass sich die Ärzte bei der Ursache „Virus" am wenigsten, und bei der Ursache „Alkohol" am meisten einig sind. Der Kliniker wird erwartet haben, dass die steinleidensbedingten Hepatitiden wegen ihrer bei vielen Patienten auftretenden Koliken zu höchster Konkordanz führen. Eine Nachbefragung ergab jedoch den zwingenden Grund für die „Alkoholkonkordanz": Die wiederholt erhobenen und stets positiven Nüchternalkoholwerte im Blutserum.

Hinweis. Abschließend sei eine Anwendungsvariante für κ und κ_m genannt, die ebenfalls von klinischer Bedeutung ist. Es geht hierbei um die Ähnlichkeit von Befundprofilen für 2 oder mehr Patienten: Genetisch bedingte Befunde von Erbkrankheiten sollten bei verwandten Personen (Zwillingen, insbesondere eineiigen) hohe Ähnlichkeit, bei umweltbedingten Berufskrankheiten geringe Ähnlichkeit aufweisen. Ähnlichkeit von Antigenprofilen (HLA-System von „human leucocyte antigens") ist eine Voraussetzung für eine dauerhaft erfolgreiche Organtransplantation, da andernfalls Abstoßungsreaktionen einsetzen. Es gilt dabei, zumindest in den k bedeutsamsten Antigenkomponenten hohe Übereinstimmung zu gewährleisten.

6.2   Urteilerübereinstimmung bei Rangdaten

In ▶ Abschn. 6.1 gingen wir davon aus, dass die Urteiler jedes von N Objekten einer von k Kategorien eines kategorialen Merkmals zuordnen. Die Aufgabe der Urteiler lautet nun, N Objekte (z. B. Patienten) bzgl. eines vorgegebenen Merkmals (z. B. Dringlichkeit einer Operation) in eine Rangreihe zu bringen. Will man ermitteln, wie gut die Rangreihen übereinstimmen, kann man hierfür den Konkordanzkoeffizienten W von Kendall (1970) berechnen und auf Signifikanz prüfen. Dieses Verfahren wird im ▶ Abschn. 6.2.2 behandelt.

Zuvor jedoch wollen wir uns einer weiteren Variante des κ-Maßes zuwenden, das auf ordinalgestufte Urteilskategorien anzuwenden ist: dem „Weighted-kappa"-Koeffizienten von Cohen (1968).

6.2.1 Der Weighted-kappa-Koeffizient von Cohen

Zielsetzung

Bei den bisher behandelten Kappa-Varianten wurde lediglich unterschieden, ob die Urteiler übereinstimmende oder nichtübereinstimmende Urteile abgeben. Bei nicht übereinstimmenden oder *diskordanten* Urteilen ist man jedoch häufig in der Lage, zwischen weniger gravierenden und sehr gravierenden Diskordanzen zu unterscheiden. Wenn z. B. ein Allgemeinmediziner bei der Diagnose eines Hautausschlags ein Arzneimittelexanthem mit einem rheumatischen Exanthem verwechselt, so ist dies weit weniger folgenreich, als wenn er ein syphilitisches Exanthem (bei Lues im Stadium 2) nicht als solches erkennt. Übertragen auf die Übereinstimmungsproblematik bedeutet dies, dass diskordante Urteile zweier Ärzte von der Art „Allergie und Lues" sehr viel höher zu gewichten (zu „bestrafen") wären als Diskordanzen wie „Allergie und Rheuma".

Genau dies – Bedeutung und Folgen einer diskrepanten Fehldiagnose – wird beim Weighted-kappa-Maß (κ_W) von Cohen (1968) berücksichtigt. Die Festlegung von Diskrepanzgewichten setzt allerdings voraus, dass die zur Auswahl stehenden Kategorien (z. B. Diagnosen) bzgl. eines relevanten Außenkriteriums Rangskalencharakter haben (z. B. mehr oder weniger lebensbedrohlich, mehr oder weniger juckreizbelastend, mehr oder weniger verlaufsfolgenschwer). Außerdem ist es erforderlich, dass die Diskrepanzgewichte vor der Untersuchung – wenn möglich durch einen Konsensbeschluss von Experten – festgelegt werden.

> Mit dem Weighted-kappa-Koeffizienten messen wir die Übereinstimmung zweier Urteiler, wenn die zu beurteilenden Kategorien nach einem Außenkriterium in eine Rangfolge gebracht werden können. Der Koeffizient berücksichtigt, ob die Urteile mehr oder weniger diskordant sind.

Durchführung

Das im Folgenden behandelte κ_W-Maß bezieht sich auf die Urteile von 2 Beurteilern (zur Verallgemeinerung auf m > 2 Beurteiler vgl. Bortz et al. 2008, S. 488). Die Urteile der 2 Beurteiler werden zunächst in eine Datenmatrix nach Art der ◻ Tabelle 6.2 eingetragen. Jede Zelle dieser k×k-Tafel erhält nun ein *Diskrepanzgewicht* v_{ij}, wobei $v_{ij} = v_{ji}$ gesetzt wird. Die Diskrepanzgewichte können im Prinzip beliebige Zahlen sein; sie sollten jedoch aus Gründen der Vergleichbarkeit im Intervall 0 bis 1 liegen. Übereinstimmende Urteile, also die in der Diagonale der k×k-Tafel eingetragenen Häufigkeiten, erhalten das Gewicht 0. Die diskrepanten Urteile (nichtdiagonale Häufigkeiten) werden umso höher gewichtet, je weiter die entsprechenden Kategorien voneinander „entfernt" sind. Die maximal mögliche Diskrepanz wird mit 1 gewichtet.

Hat man die Gewichte festgelegt, berechnet man κ_W wie folgt:

$$\kappa_W = 1 - \frac{\sum_{i=1}^{k} \sum_{j=1}^{k} v_{ij} \cdot f_{ij}}{\sum_{i=1}^{k} \sum_{j=1}^{k} v_{ij} \cdot e_{ij}} \tag{6.16}$$

f_{ij} sind hierbei die beobachteten Häufigkeiten der k×k-Tafel und e_{ij} die über Gl. 2.15 berechneten erwarteten Häufigkeiten.

Sind alle Felder außerhalb der Leitdiagonale leer ($f_{ij} = 0$ mit $i \neq j$), dann ist die Zählersumme = 0 und $\kappa_W = 1$; alle N Objekte wurden von den beiden Urteilern gleich beurteilt und füllen die Diagonalfelder f_{ii} der k×k-Tafel (perfekte Übereinstimmung). Verteilen sich die N beurteilten Objekte auf die Felder gemäß ihrer erwarteten Häufigkeiten unter H_0 (Zufallszuordnung der N Objekte zu den k×k Feldern bei festen Randsummen), dann ist die Zählersumme gleich der Nennersumme und $\kappa_W = 0$. (Negative κ_W-Werte sind möglich, jedoch ohne praktische Bedeutung; sie entsprechen einer gegensinnigen Beurteilung.)

Der κ_W-Koeffizient ist unter H_0 (Zufallsurteile) über einen Erwartungswert von Null mit einer Streuung von

$$\sigma(\kappa_W) = \sqrt{\frac{N \cdot \sum_{i=1}^{k} \sum_{j=1}^{k} v_{ij}^2 \cdot e_{ij} - \left(\sum_{i=1}^{k} \sum_{j=1}^{k} v_{ij} \cdot e_{ij}\right)^2}{N \cdot \left(\sum_{i=1}^{k} \sum_{j=1}^{k} v_{ij} \cdot e_{ij}\right)^2}} \tag{6.17}$$

asymptotisch normalverteilt. Sofern alle $e_{ij} > 5$ sind, kann ein beobachtetes κ_W über die Standardnormalverteilung nach

$$z = \frac{\kappa_W}{\sigma(\kappa_W)} \tag{6.18}$$

einseitig beurteilt werden. Der asymptotische Test ist auch bei $2 < e_{ij}$, d. h. bei kleinen, aber annähernd gleich großen erwarteten Häufigkeiten zulässig.

Der Test nach Gl. 6.18 fällt in der Regel konservativ aus. Eine genauere, aber rechnerisch sehr viel aufwendigere Schätzung von $\sigma(\kappa_W)$ geht auf Fleiss et al. (1969) zurück. Sie wird bei Bortz et al. (2008, S. 483 ff) beschrieben. Weitere Überlegungen zu diesem Thema findet man bei Rae (1997).

Datenrückgriff. Zur Veranschaulichung von κ_W verwenden wir nochmals die Daten des ▶ Beispiels 6.1, in dem es darum ging, dass 2 Jugendpsychiater 100 Jugendliche nach den Kategorien Verwahrlosung (V), Neurose (N) und Psychose (P) zu klassifizieren hatten. Um den Weighted-kappa-Koeffizienten anwenden zu können, gehen wir davon aus, dass V, N und P zunehmende Schweregrade einer psychischen Störung darstellen. Ferner nehmen wir an, ein Expertengremium hätte sich vor der Untersuchung darauf geeinigt, dass die Diskordanz VP 4-mal so stark zu gewichten sei wie die Diskordanz VN, und NP 2-mal so stark wie VN.

Bezogen auf das 0/1-Intervall sind also folgende Gewichte zu vergeben:
- VN: 0,25,
- NP: 0,50,
- VP: 1.

◻ Tabelle 6.4. Daten für die Berechnung von κ_W

		V	N	P	$f_{i.}$
	f_{ij}	53	5	2	60
V	e_{ij}	39,0	15,0	6,0	
	v_{ij}	0	0,25	1,0	
	f_{ij}	11	14	5	30
N	e_{ij}	19,5	7,5	3,0	
	v_{ij}	0,25	0	0,5	
	f_{ij}	1	6	3	10
P	e_{ij}	6,5	2,5	1,0	
	v_{ij}	1,0	0,5	0	
$f_{.j}$		65	25	10	N = 100

Konkordante Urteile (VV, NN, PP) werden mit 0 gewichtet.

In ◻ Tabelle 6.4 sind noch einmal die beobachteten Häufigkeiten (f_{ij}) aufgeführt sowie die erwarteten Häufigkeiten (e_{ij}) und die Gewichte (v_{ij}).

Der e_{11}-Wert beispielsweise ergibt sich nach Gl. 2.15 zu $60 \cdot 65/100 = 39$. Wir berechnen zunächst

$$\sum_{i=1}^{k} \sum_{j=1}^{k} v_{ij} \cdot f_{ij} = 0 \cdot 53 + 0,25 \cdot 5 + \ldots + 0,5 \cdot 6 + 0 \cdot 3 = 12,5$$

und

$$\sum_{i=1}^{k} \sum_{j=1}^{k} v_{ij} \cdot e_{ij} = 0 \cdot 39 + 0,25 \cdot 15 + \ldots + 0,5 \cdot 2,5 + 0 \cdot 1 = 23,875$$

Damit ergibt sich für κ_W nach Gl. 6.16

$$\kappa_W = 1 - \frac{12,5}{23,875} = 0,48$$

Vergleichen wir diesen Wert mit dem in ▶ Beispiel 6.1 errechneten κ-Wert ($\kappa = 0,429$), ist festzustellen, dass κ_W größer ist als κ. Dies ist darauf zurückzuführen, dass stärker „bestrafte" (d.h. mit höherem Gewicht versehene) Diskordanzen seltener vorkommen als weniger stark „bestrafte" Diskordanzen, und gleichzeitig höher gewichtete Diskordanzen gemäß H_0 häufiger erwartet werden als Diskordanzen mit niedrigem Gewicht.

Für die Durchführung des Signifikanztests benötigen wir $\sigma(\kappa_W)$. Hierfür brauchen wir nur noch

$$\sum_{i=1}^{k} \sum_{j=1}^{k} v_{ij}^2 \cdot e_{ij} = 0^2 \cdot 39 + 0,25^2 \cdot 15 + \ldots + 0,5^2 \cdot 2,5 + 0^2 \cdot 1,0 = 16,031$$

zu bestimmen. Eingesetzt in Gl. 6.17 erhält man

$$\sigma(\kappa_W) = \sqrt{\frac{100 \cdot 16{,}031 - 23{,}875^2}{100 \cdot 23{,}875^2}} = 0{,}13$$

Damit errechnen wir folgenden z-Wert:

$$z = \frac{0{,}48}{0{,}13} = 3{,}69$$

Dieser z-Wert ist gemäß Tafel A für $\alpha = 0{,}01$ bei einseitigem Test signifikant.

6.2.2 Der Konkordanzkoeffizient von Kendall

Zielsetzung

Wenn 2 Urteiler N Objekte oder Individuen in eine Rangreihe bringen, können wir die Übereinstimmung der beiden Rangreihen über eine Rangkorrelation (Spearmans rho oder Kendalls tau) beschreiben und überprüfen. Hat man nun Rangreihen von mehr als 2 Urteilern erhoben (m > 2), wäre es eigentlich naheliegend, für die Übereinstimmung der m Rangreihen die durchschnittliche Rangkorrelation aller $\binom{m}{2}$ Rangkorrelationen zwischen je 2 Urteilern zu berechnen. Dass diese Vorgehensweise jedoch zu wenig plausiblen Resultaten führt, zeigen die folgenden Überlegungen:

Angenommen, m = 2 Beurteiler 1 und 2 bringen N Objekte in genau gegenläufige Rangreihen; es ergibt sich dann eine *Rangkorrelation* von $\rho_{12} = -1$. Nun nehmen wir einen 3. Beurteiler hinzu, der mit dem 1. Beurteiler voll übereinstimmt, so dass ein $\rho_{13} = +1$ resultiert. Dieser 3. Beurteiler muss aber notwendigerweise mit dem 2. Beurteiler zu $\rho_{23} = -1$ übereinstimmen. Mittelt man diese 3 rho-Koeffizienten, erhält man eine durchschnittliche Übereinstimmung von $\bar{\rho} = -0{,}33$. Dieser Wert ist aber unplausibel, denn wenn von 3 Beurteilern 2 völlig übereinstimmen, und nur der dritte eine gegenteilige Rangordnung produziert, bedeutet dies doch offenbar eine positive und keine negative Übereinstimmung zwischen den 3 Rangreihen! Aus diesen Überlegungen folgt, dass der durchschnittliche Rangkorrelationskoeffizient zwischen Paaren von Rangreihen kein optimales Übereinstimmungsmaß ist. Es bedarf einer anderen Definition von Rangreihenübereinstimmung bzw. *Konkordanz*.

Zur Definition eines ordinalen Konkordanzmaßes überlegen wir, welchen Skalenbereich das Konkordanzmaß umfassen soll. Es ist unmittelbar evident, dass volle Übereinstimmung der m Rangreihen einer Konkordanz von +1 entsprechen soll. Welchen Wert soll nun aber volle Diskordanz annehmen? Hierzu ein extremes Beispiel: Wenn von m = 4 Beurteilern 2 in der einen und die übrigen 2 in der Gegenrichtung urteilen, dann entspricht dies intuitiv betrachtet einer Konkordanz von 0 (einer perfekten Diskordanz also). Wenn nun zu den 4 Beurteilern ein weiterer (fünfter) hinzukommt, so muss er mit einer der beiden

Zweiergruppen von Beurteilern mehr übereinstimmen als mit der anderen, wodurch sich die Konkordanz in positive Richtung ändert. Es macht also Sinn, ein Konkordanzmaß zu entwickeln, das in den Grenzen 0 und 1 variiert.

> Für die Güte der Übereinstimmung von m Rangreihen haben Kendall u. Babington-Smith erstmals 1939 einen Konkordanzkoeffizienten W entwickelt, der zwischen den Grenzen 0 (perfekte Diskordanz) und 1 (perfekte Konkordanz) variiert.

Eine hohe Übereinstimmung würde es rechtfertigen, alle Rangreihen zu einer gemeinsamen Rangreihe zusammenzufassen, indem man pro Urteilsobjekt (Patient) einen durchschnittlichen Rangplatz der $m > 2$ Beurteiler (Ärzte, Neuropsychologen, Heilpädagogen) bestimmt und die Rangdurchschnitte ihrerseits in eine Rangreihe bringt.

Eine spezielle klinische Indikation für Urteilsübereinstimmung liegt vor, wenn k Befunde (Symptome) eines Krankheitsbildes nach ihrer Bedeutsamkeit für eben dieses Krankheitsbild durch m Experten (Fachärzte) eingestuft werden. Auch hier ist für eine zweifelsfreie Diagnose eine gute Übereinstimmung zu fordern.

Durchführung

Wenn m Urteiler einheitlich ein Individuum A auf Rangplatz 1 setzen, ergibt sich für dieses Individuum eine Rangsumme von $T_A = 1 \cdot m = m$. Erhält Individuum B von allen Urteilern Rangplatz 2, resultiert eine Rangsumme von $T_B = 2 \cdot m$. Wenn auch die übrigen Individuen einheitlich platziert werden, die Rangreihen also perfekt übereinstimmen, erhält man als Rangsummen die Werte $m, 2 \cdot m, 3 \cdot m \ldots$ usw. bis hin zum letzten, dem N-ten Individuum mit der Rangsumme $N \cdot m$.

Wenn nun – wie im oben genannten Beispiel – die Hälfte der Urteiler in der einen und die andere in der Gegenrichtung urteilt, entspricht jede Rangsumme dem Durchschnitt aller Rangsummen. Diese ergibt sich zu

$$\bar{T} = \frac{m + 2 \cdot m + \ldots + N \cdot m}{N} = \frac{m \cdot \sum_{i=1}^{N} i}{N} = \frac{m}{N} \cdot \frac{N \cdot (N+1)}{2} = \frac{m}{2} \cdot (N+1) \quad (6.19)$$

Bei identischen Rangsummen ($T_i = \bar{T}$) ist die Diskordanz der Rangreihen maximal. (Man beachte, dass identische Rangsummen nur unter der Voraussetzung möglich sind, dass m geradzahlig ist.)

Offenbar ist also die Ähnlichkeit der Rangsummen ein entscheidender Indikator für die Höhe der Konkordanz bzw. Diskordanz der Rangreihen. Bei maximal unähnlichen Rangsummen ist die Konkordanz perfekt und bei maximal ähnlichen Rangsummen besteht maximale Diskordanz. Wir benötigen deshalb eine Maßzahl, mit der wir die Ähnlichkeit der Rangsummen numerisch beschreiben können. Dies ist das Devianzmaß bzw. die *Quadratsumme der Rangsummen* (QSR):

$$QSR = \sum_{i=1}^{N}(T_i - \bar{T})^2 = \sum_{i=1}^{N} T_i^2 - \left(\sum_{i=1}^{N} T_i \right)^2 \Big/ N \tag{6.20}$$

Setzen wir in Gl. 6.20 die Rangsummen für perfekte Konkordanz ein (m, 2·m, ..., N·m), lässt sich zeigen, dass folgende *maximale Quadratsumme* (max. QSR) resultiert:

$$\text{max. } QSR = m^2 \cdot (N^3 - N)/12 \tag{6.21}$$

An dieser maximalen Quadratsumme ist nun die empirisch beobachtete Quadratsumme zu relativieren. Das Resultat ist der *Konkordanzkoeffizient W*.

$$W = \frac{QSR}{\text{max. } QSR} = \frac{12 \cdot QSR}{m^2 \cdot (N^3 - N)} \tag{6.22}$$

W erreicht bei perfekter Konkordanz den Wert 1 und bei maximaler Diskordanz (bzw. bei identischen Rangsummen) den Wert 0. Bei zufälligen Rangreihen (H_0) erwarten wir für W den Wert 1/m.

Als Prüfgröße für den exakten Test von W ist die Quadratsumme QSR definiert. Kritische QSR-Werte für maximal 20 Urteiler und maximal 7 Objekte findet man in Tafel R. Die kritischen Werte müssen für einen Signifikanznachweis erreicht oder überschritten werden.

Für den asymptotischen Test (N > 7) bestimmt man folgende, unter H_0 χ^2-verteilte Prüfgröße:

$$\chi_r^2 = m \cdot (N - 1) \cdot W \tag{6.23}$$

mit Fg = N–1.

Dieser Test ist insoweit einseitig, als nur bei überzufällig großen χ_r^2-Werten auf vorhandene Konkordanz geschlossen werden kann. Die Frage, ob ein kleiner W-Wert den erwarteten Wert von 1/m signifikant unterschreitet (was auf eine signifikante Diskordanz schließen ließe), wird üblicherweise nicht gestellt.

Treten in einer oder mehreren der m Rangreihen Rangbindungen auf, ist der Konkordanzkoeffizient geringfügig zu korrigieren. Hierüber wird bei Bortz et al. (2008, S. 469) berichtet.

Beispiel 6.3. EKG nach einem überstandenen Herzinfarkt

Problem. Es soll überprüft werden, ob Kardiologen in der Lage sind, den Schweregrad eines überstandenen Herzinfarkts anhand des 4 Wochen später nach Geweberestitution aufgenommenen EKG übereinstimmend zu beurteilen.

Versuchsplan. m = 3 Kardiologen wurden gebeten, N = 6 Infarktpatienten aufgrund ihres EKG unabhängig voneinander in eine Rangreihe bzgl. der Schwere des Herzinfarkts zu bringen (Rangplatz 1: schwächster Infarkt; Rangplatz 6: schwerster Infarkt). ◘ Tabelle 6.5 zeigt die Ergebnisse.

Alternativhypothese. Die Rangreihen der Kardiologen sind konkordant (*gerichtete* H_1).

Nullhypothese. Die Rangreihen stimmen nur zufällig überein.

Signifikanzniveau. $\alpha = 0,05$.

Testwahl. Es soll die Übereinstimmung von 3 Rangreihen ermittelt werden. Das hierfür einschlägige Übereinstimmungsmaß ist *Kendalls Konkordanzkoeffizient W.*

Testanwendung. Den Rangreihen in ◘ Tabelle 6.5 ist beispielsweise zu entnehmen, dass Patient A von 2 Kardiologen auf Rangplatz 1 und von einem Kardiologen auf Rangplatz 2 gesetzt wurde.

Die Rangsummen addieren sich zu $4 + 14 + \ldots + 8 = 63$ und die quadrierten Rangsummen zu $4^2 + 14^2 + \ldots + 8^2 = 751$. Damit ergibt sich nach Gl. 6.20

$$QSR = 751 - 63^2/6 = 89,5$$

◘ **Tabelle 6.5.** Daten für die Berechnung von Kendalls W

Kardiologe Nr.	Patienten					
	A	B	C	D	E	F
1	1	6	3	2	5	4
2	1	5	6	2	4	3
3	2	3	6	5	4	1
Rangsummen (T_i)	4	14	15	9	13	8

Für die maximale Quadratsumme errechnen wir nach Gl. 6.21

$$\max. \mathrm{QSR} = 3^2 \cdot (6^3 - 6)/12 = 157{,}5$$

so dass über Gl. 6.22

$$W = \frac{89{,}5}{157{,}5} = 0{,}57$$

resultiert.

Entscheidung. Für den exakten Test mit m = 3, N = 6 und α = 0,05 entnehmen wir Tafel R einen kritischen QSR-Wert von QSR$_{\mathrm{crit}}$ = 103,9 > 89,5. Die H$_0$ kann nicht zugunsten von H$_1$ verworfen werden.

Interpretation. Es ist nicht auszuschließen, dass ein mittelhoher Konkordanzkoeffizient von W = 0,57 wegen des kleinen N = 6 dennoch auf zufällige Übereinstimmungen der Rangreihen zurückzuführen ist. Offenbar ist die Information aus dem EKG nicht ausreichend, um post hoc die Schwere der Infarkte aus einem EKG zu beurteilen. Vielleicht sollte die Zeit bis zu seiner T-Wellen-Absenkung (in Tagen) gemessen und als Kriterium benutzt werden (was tägliche EKG-Aufnahmen erfordert und daher unökonomisch ist). Auch eine Isoenzymdiagnostik gäbe Zusatzinformationen für eine höhere Konkordanz.

Asymptotischer Test: Zu Demonstrationszwecken führen wir auch den asymptotischen Test durch. Nach Gl. 6.23 ergibt sich

$$\chi_r^2 = 3 \cdot (6 - 1) \cdot 0{,}57 = 8{,}55$$

Dieser Wert ist für Fg = 6–1 = 5 gemäß Tafel B ebenfalls nicht signifikant.

Hinweise

Statt den Schweregrad einer Erkrankung zu beurteilen, kann auch – z.B. bei Psychosen – die Dosierungskonkordanz eines Antipsychotikums beurteilt werden. Auch die Remissionskonkordanz spielt eine klinisch bedeutsame Rolle, da von ihr der Entlassungstermin abhängt und damit auch die postklinische Suizidgefährdung der Patienten. All diese Entscheidungen sollten im Konkordanzverfahren mit hohem W erfolgen.

Verteilungsfreie Sequenzialstatistik

Sequenzanalytische Tests zeichnen sich gegenüber nichtsequenziellen Tests der bislang behandelten Art durch die folgenden Besonderheiten aus:

- Die Beobachtungen werden nicht „simultan", sondern nacheinander (sequenziell) erhoben, bis ein Stichprobenumfang n erreicht ist, der gerade ausreicht, um eine statistische Entscheidung zu fällen. (Anders als bisher kennzeichnen wir den Stichprobenumfang in der Sequenzialstatistik nicht mit N, sondern mit n.)
- Neben α als dem Risiko I. Art wird auch β als das Risiko II. Art numerisch festgelegt, wobei $\alpha + \beta < 1$ das Gesamtrisiko einer falschen Entscheidung durch den Sequenzialtest ergibt.
- Während der nicht sequenzielle Test üblicherweise den zu prüfenden Parameter (z.B. den Populationsmedian) nur unter der Nullhypothese (H_0) fixiert, wird er im sequenziellen Test auch unter der Alternativhypothese (H_1) festgelegt. Damit ist gewährleistet, dass auch Entscheidungen zugunsten von H_0 mit einer vorher festgelegten Irrtumswahrscheinlichkeit (β) abgesichert werden können. Die klinisch als bedeutsam erachtete Differenz zwischen dem H_0- und dem H_1-Parameter bezeichnen wir als *Effektgröße* (Δ).

Die Sequenzialstatistik nach Wald (1944) basiert auf folgendem Grundkonzept: Wenn wir neben dem Risiko I (H_0 zu verwerfen, obwohl sie gilt) auch das *Risiko II* (H_0 beizubehalten, obwohl sie falsch ist) sowie eine Effektgröße Δ vor der Untersuchung festlegen, sichert man sich den Vorteil höchstmöglicher Versuchsökonomie: Man braucht jeweils nur so viele Beobachtungen zu machen, wie zur Fällung einer Entscheidung zugunsten von H_0 oder H_1 notwendig sind. Dieser Vorteil macht sich v. a. dann bezahlt, wenn die Beobachtungen kostspielig oder zeitraubend sind, aber auch, wenn nur wenige Beobachtungen in begrenzten Zeiträumen spontan anfallen (wie seltene Erkrankungen).

Der folgende Text behandelt den sequenziellen Binomialtest (► Abschn. 7.1) sowie eine sequenzielle Testvariante für die Zufallsmäßigkeit einer Abfolge von Alternativdaten (► Abschn. 7.2).

7.1 Der sequenzielle Binomialtest

Der sequenzielle Binomialtest entspricht seiner Indikation nach exakt dem Binomialtest (► Abschn. 2.1.1). Wir überprüfen, ob eine Stichprobe von N Merkmalsträgern, von denen x Merkmalsträger die Positivvariante (+) eines Alternativmerkmals aufweisen, zu einer Population mit dem Anteil π_0 für die Positivvariante gehört (H_0) oder nicht (H_1). Für die Durchführung des Sequenzialtests ist es jedoch erforderlich, dass wir neben π_0 auch den unter H_1 erwarteten (+)-Anteil π_1 in der Population unter Gesichtspunkten der klinischen Bedeutsamkeit festlegen. Die Differenz $\pi_1-\pi_0$ ergibt dann die *Effektgröße* Δ.

Wir wollen – in Anlehnung an ► Beispiel 2.1 (Erhöhte Krebsmortalität in einem Wohnhaus) – einmal annehmen, dass in der Normalbevölkerung 25% aller Todesursachen krebsbedingt seien, und dass in einem bestimmten Wohngebiet mehr als 25% aller Todesfälle auf Krebs zurückzuführen sind. Mit dem „klassischen" Binomialtest wird nun überprüft, ob die Krebsfälle des auffallenden Wohngebiets mit der Nullhypothese: $\pi_0=0{,}25$ zu vereinbaren sind. Für den sequenziellen Test wäre es zusätzlich erforderlich, nach Kriterien der klinischen Bedeutsamkeit auch einen H_1-Parameter festzulegen. Mit $\pi_1=0{,}35$ würde man davon ausgehen, dass die Krebsmortalität im fraglichen Wohngebiet 35% beträgt. In diesem Fall wäre die Effektgröße mit $\Delta=\pi_1-\pi_0=0{,}10$ definiert.

Der interessierenden Population, von der wir annehmen, der wahre unbekannte Anteilsparameter π bleibe für die Dauer der Untersuchung stabil (stationäre Binomialpopulation), werden nacheinander zufallsmäßige Beobachtungen (Individuen) entnommen, deren Merkmalsausprägungen (+ oder –) zu registrieren sind. Die Datenerhebung ist abgeschlossen, wenn entweder H_1 mit dem zuvor vereinbarten α-Risiko oder H_0 mit dem zuvor vereinbarten β-Risiko akzeptiert werden können. Im Beispiel wären also im untersuchten Wohngebiet sukzessive Todesfälle mit (+) bzw. ohne (–) Krebsursache zu registrieren, bis zugunsten von H_0 ($\pi_1 \leq \pi_0$) oder zugunsten von H_1 ($\pi_1 > \pi_0$) entschieden werden kann.

Der Binomialtest kann einseitig oder zweiseitig durchgeführt werden. Entsprechendes gilt für den sequenziellen Binomialtest, dessen einseitige Variante

▶ Abschn. 7.1.1 behandelt. Auf eine Behandlung der praktisch weniger wichtigen zweiseitigen Variante wollen wir hier unter Verweis auf Bortz et al. (2008, S. 519 ff) verzichten. In ▶ Abschn. 7.1.2 werden wir uns mit der Frage befassen, mit wie vielen Beobachtungen bei einer gegebenen Problematik in etwa zu rechnen ist, um zu einer statistischen Entscheidung für H_0 oder H_1 zu gelangen.

7.1.1 Einseitiger Test

Zielsetzung

> Der einseitige sequenzielle Binomialtest überprüft eine *spezifische*, gerichtete Alternativhypothese, nach der der unter H_1 erwartete Anteilsparameter π_1 mindestens um den Betrag Δ größer (kleiner) ist als der unter H_0 erwartete Anteilsparameter π_0. Da die Datenerhebung sukzessiv erfolgt, ist es nicht erforderlich, den Stichprobenumfang vor Untersuchungsbeginn festzulegen.

Durchführung

Das praktische Vorgehen der Sequenzialanalyse beginnt damit, dass vor Untersuchungsbeginn die folgenden Entscheidungen zu treffen sind:

- Festlegung des zu tolerierenden α-Fehlers (d.h. des maximal zulässigen Risikos, H_0 zu verwerfen, obwohl sie richtig ist),
- Festlegung des zu tolerierenden β-Fehlers (d.h. des maximal zulässigen Risikos, H_1 zu verwerfen, obwohl sie richtig ist),
- Festlegung einer Effektgröße Δ, um die sich die unter H_0 und H_1 angenommenen Parameter mindestens unterscheiden müssen, um von einem in klinischem Verständnis praktisch bedeutsamen Unterschied sprechen zu können.

Hinsichtlich der Wahl des α-Niveaus hält man sich üblicherweise an die konventionellen Signifikanzgrenzen ($\alpha = 0{,}05$ bzw. $\alpha = 0{,}01$). Für die Festlegung des β-Fehlerrisikos haben sich bislang noch keine Konventionen durchgesetzt. Zieht die fälschliche Annahme von H_0 keine gravierenden Konsequenzen nach sich, wird man sich mit $\beta = 0{,}10$ oder auch $\beta = 0{,}20$ begnügen können. Will man jedoch eine irrtümliche Entscheidung zugunsten von H_0 praktisch ausschließen (dies wäre z.B. zu fordern, wenn mit der H_0 behauptet wird, ein Medikament habe keine schädlichen Nebenwirkungen), sollte man auch für β Werte von 0,05 oder 0,01 in Erwägung ziehen. Wenn – wie bei vielen medizinisch-biologischen Untersuchungen – H_0 und H_1 insoweit „symmetrische" Hypothesen sind, als die Konsequenzen für beide Arten von Fehlentscheidungen gleich gravierend erscheinen, wählt man zweckmäßigerweise für α und β identische Werte.

Was unter einem klinisch bedeutsamen Effekt zu verstehen ist, muss von Fall zu Fall nach inhaltlichen Kriterien bestimmt werden. Hat man, wie z. B. bei der sequenziellen Anwendung des Vorzeichentests (▶ Abschn. 3.3.1), $\pi_0 = 0{,}5$ gesetzt, wäre $\Delta = 0{,}05$ ein kleiner, $\Delta = 0{,}15$ ein mittlerer und $\Delta = 0{,}25$ ein starker Effekt (vgl. Cohen 1988 und ▶ S. 186), wobei ein kleiner Effekt für Forschungszwecke genügt, für Behandlungsziele aber ein starker Effekt erforderlich ist.

Aufgrund dieser Festlegungen lassen sich *Entscheidungskriterien* errechnen, welche die sich anschließende sequenzielle Datenerhebung wie folgt steuern: Nach jeder Beobachtung wird entschieden, ob

- H_0 anzunehmen ist,
- H_1 anzunehmen ist oder
- für die Annahme von H_0 oder H_1 eine weitere Beobachtung erforderlich ist (*Indifferenzentscheidung*).

Die Entscheidungskriterien bestehen aus 2 Gleichungen. Über die 1. Gleichung wird entschieden, ob die H_0 angenommen werden kann, und die 2. Gleichung entscheidet über die Annahme von H_1. Kann weder die H_0 noch die H_1 angenommen werden, ist eine weitere Beobachtung erforderlich.

Bei jedem beobachteten Individuum (Patienten) wird registriert, ob die Positiv- (+) oder Negativvariante (–) des Alternativmerkmals vorliegt (z. B. Harnzucker ja/nein bei Diabetes, Stuhl mit und ohne Blut bei Kolitis oder Darmkrebs etc.). Wir zählen sukzessiv die Anzahl der Individuen mit der Plusvariante (bzw. der Merkmalsausprägung, die zugunsten von H_1 spricht) und bezeichnen ihre Zahl mit x. Ist x genügend klein, wird – für $\pi_0 < \pi_1$ – die H_0 angenommen. Was „genügend klein" bedeutet, wird über die 1. Gleichung entschieden. (Zur Theorie vgl. Bortz et al. 2008, S. 505 ff bzw. Weber 1967, S. 55 ff.) Diese lautet

$$r_0 = b \cdot n - a_0 \tag{7.1}$$

mit

$$b = \frac{\ln \frac{1-\pi_0}{1-\pi_1}}{\ln \frac{\pi_1}{\pi_0} + \ln \frac{1-\pi_0}{1-\pi_1}} \tag{7.2}$$

und

$$a_0 = \frac{-\ln \frac{\beta}{1-\alpha}}{\ln \frac{\pi_1}{\pi_0} + \ln \frac{1-\pi_0}{1-\pi_1}} \tag{7.3}$$

(ln = logarithmus naturalis).

Wenn von n bereits beobachteten Individuen x die Plusvariante aufweisen und $x \leq r_0$ ist, kann die Untersuchungsreihe abgebrochen und zugunsten von H_0 entschieden werden. Ist $x > r_0$, wird mit folgender Gleichung über die Annahme von H_1 entschieden:

$$r_1 = b \cdot n + a_1 \tag{7.4}$$

mit b wie Gl. 7.2 und

$$a_1 = \frac{\ln\frac{1-\beta}{\alpha}}{\ln\frac{\pi_1}{\pi_0} + \ln\frac{1-\pi_0}{1-\pi_1}} \tag{7.5}$$

Zugunsten von H_1 kann entschieden werden, wenn $x \geq r_1$ ist. Befindet sich x im Indifferenzbereich ($r_0 < x < r_1$), ist die Untersuchungsreihe mit einer weiteren Beobachtung fortzusetzen.

Aus dem Gesagten geht hervor, dass r_0 und r_1 nach jeder Beobachtung mit dem jeweiligen n neu zu berechnen ist. Dieses aufwendige Verfahren kann jedoch durch ein sehr viel einfacheres grafisches Verfahren ersetzt werden.

Bei den Gln. 7.1 und 7.4 handelt es sich um 2 *Geradengleichungen*, deren Geraden in ein rechtwinkliges Koordinatensystem mit n als Abszisse und x als Ordinate eingezeichnet werden können. Da die beiden Geraden den gleichen Steigungskoeffizienten b haben, sind sie parallel.

Wir markieren eine „*Stichprobenspur*", indem wir für jede Beobachtung einen Punkt mit den Koordinaten n und x eintragen. Bewegt sich die Stichprobenspur zwischen den beiden Geraden, ist die Beobachtungsserie fortzusetzen. Sobald die Stichprobenspur eine der beiden Geraden kreuzt, ist H_1 oder H_0 anzunehmen.

Beispiel 7.1. Nebenwirkungen bei einem neuen Antirheumatikum

Problem. Ein neues, sehr wirksames Antirheumatikum („Biological", TNF-α-Blocker) soll nur dann eingeführt werden, wenn der Anteil der Patienten, die Nebenwirkungen (Blutbildungsschädigung) zeigen, höchstens 10% beträgt. Parameterwerte, die geringfügig über 10% liegen, werden für die Akzeptanz des Medikamentes toleriert. Erst wenn der Parameter für den Anteil der Nebenwirkungen mindestens 20% beträgt, soll auf eine Einführung des Medikamentes verzichtet werden.

Versuchsplan. Der Versuch wird in einer Rheumaklinik durchgeführt, in der sich u. a. auch exazerbierende schwere Rheumafälle befinden. Da das neue Medikament – mit Einverständnis der Patienten – nur in Ausnahmefällen appliziert werden soll, entscheidet man sich für einen sequenziellen Versuchsplan, bei dem die Patienten sukzessiv je nach Bedarf mit dem neuen Medikament behandelt werden. Nach jeweils 2-wöchiger Behandlung wird anhand des Blutbilds entschieden, ob Nebenwirkungen vorliegen (+) oder nicht (–).

Alternativhypothese. Der wahre Anteil π der Patienten mit Nebenwirkungen ist mindestens so groß wie $\pi_1 = 0{,}2$ (H_1: $\pi \geq \pi_1$).

Nullhypothese. Der wahre Anteil π der Patienten mit Nebenwirkungen ist höchstens so groß wie $\pi_0 = 0,1$ (H_0: $\pi \leq \pi_0$).

Signifikanzniveau. Das Risiko, die H_0 fälschlicherweise zu verwerfen, wird mit $\alpha = 0,01$ festgelegt. Zusätzlich muss auch das β-Fehlerniveau festgelegt werden, also das Risiko, H_1 fälschlicherweise zu verwerfen. Hierfür wählen wir $\beta = 0,05$, da eine Fehlentscheidung zugunsten von H_0 „harmloser" ist als eine Fehlentscheidung zugunsten von H_1.

Testwahl. Da eine Stichprobe von Patienten, die gleichzeitig behandelt werden könnte, nicht zur Verfügung steht, wählt man einen *sequenziellen Testplan* in der Hoffnung, mit möglichst wenig Patienten zu einer statistischen Entscheidung zu gelangen.

Testanwendung. Schon vor der eigentlichen Versuchsdurchführung können wir die Annahmegerade für die H_0 und die H_1 berechnen. Für den Steigungskoeffizienten b ergibt sich nach Gl. 7.2

$$b = \frac{\ln\frac{1-0,1}{1-0,2}}{\ln\frac{0,2}{0,1} + \ln\frac{1-0,1}{1-0,2}} = \frac{0,118}{0,693 + 0,118} = 0,145$$

und für a_0 nach Gl. 7.3

$$a_0 = \frac{-\ln\frac{0,05}{1-0,01}}{\ln\frac{0,2}{0,1} + \ln\frac{1-0,1}{1-0,2}} = \frac{-(-2,986)}{0,693 + 0,118} = 3,682$$

Die Annahmegerade für die H_0 hat damit folgende Gleichung:

$$r_0 = 0,145 \cdot n - 3,682$$

Mit Gl. 7.5 erhalten wir

$$a_1 = \frac{\ln\frac{1-0,05}{0,01}}{\ln\frac{0,2}{0,1} + \ln\frac{1-0,1}{1-0,2}} = \frac{4,554}{0,693 + 0,118} = 5,615$$

und damit als Annahmegerade für die H_1:

$$r_1 = 0,145 \cdot n + 5,615$$

Diese beiden Geraden tragen wir nun in ein Koordinatensystem ein, mit n als Abszisse und x als Ordinate (◘ Abb. 7.1).

Mit diesem grafischen Testplan können wir beginnen, die Daten sequenziell zu erheben. Wie ◘ Abb. 7.1 zu entnehmen ist, zeigen die ersten 3 Patienten keine Nebenwirkungen (x = 0). Beim 4. Patienten werden Nebenwirkungen registriert, d.h. wir setzen x = 1. Dieser Wert für x gilt auch für den 5. Patienten, der wiederum keine Nebenwirkungen zeigt etc. Mit dem 21. Patienten (n = 21 mit x = 9) überschreitet die Stichprobenspur die An-

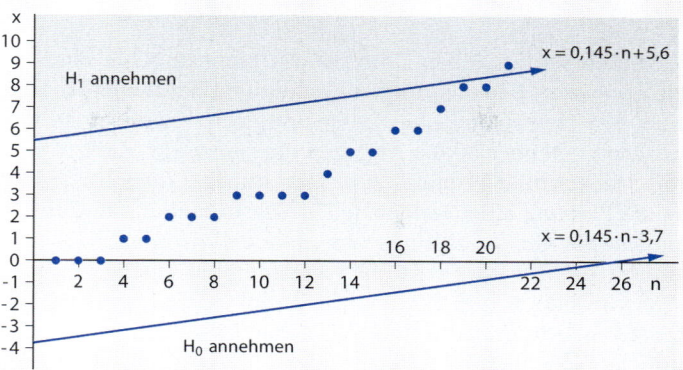

Abb. 7.1. Grafischer Testplan für den einseitigen sequenziellen Binomialtest

nahmegerade für die H_1, d.h. mit dem 21. Patienten kann die H_1 angenommen werden.

Der Grafik lässt sich zusätzlich entnehmen, nach wie vielen Patienten H_0 bzw. H_1 im günstigsten Fall anzunehmen wäre. Zeigten alle Patienten Nebenwirkungen, wäre H_1 bereits nach dem 7. Patienten anzunehmen. In diesem Fall entspräche die Stichprobenspur einer $45°$-Geraden, die mit dem 7. Patienten die H_1-Annahmegerade kreuzt. Treten keine Nebenwirkungen auf, folgt die Stichprobenspur der Abszisse (n-Achse), die die Annahmegerade für die H_0 mit dem 26. Patienten kreuzt.

Mit diesen Extremfällen wird deutlich, dass man in unserem Beispiel für die Annahme von H_0 mehr Beobachtungen benötigt als für Annahme von H_1. Dies ist auch plausibel, denn die Anzahl der Patienten *ohne* Nebenwirkungen, die man bei Gültigkeit von H_0 ($\pi_0 = 0,1$) zufällig erwartet, ist größer als die Anzahl der Patienten ohne Nebenwirkungen, die man bei Gültigkeit von H_1 ($\pi_1 = 0,2$) zufällig erwartet. Man benötigt also mehr Beobachtungen, um sich gegen die fälschliche Annahme von H_0 abzusichern als man Beobachtungen braucht, um sich gegen die fälschliche Annahme von H_1 abzusichern.

Bei diesen Überlegungen ist jedoch auch zu beachten, dass wir das Risiko, H_1 fälschlicherweise anzunehmen, mit $\alpha = 0,01$ geringer angesetzt haben als das Risiko, H_0 fälschlicherweise anzunehmen ($\beta = 0,05$). Wäre ausschließlich diese Disparität maßgeblich, würde man für die Annahme von H_0 weniger Beobachtungen benötigen als für die Annahme von H_1.

Entscheidung. Die H_0 wird zugunsten von H_1 verworfen.

Interpretation. Das Risiko von Nebenwirkungen ist bei dem neuen Antirheumatikum zu hoch, d.h. das Medikament sollte nicht zugelassen oder die Zulassung erst gar nicht beantragt werden.

7.1.2 Vorschätzung des Stichprobenumfangs

Wer einen sequenziellen Binomialtest plant, möchte natürlich vorher wissen, mit wie vielen Beobachtungen (Individuen, Patienten) man ungefähr rechnen muss, um eine statistische Entscheidung herbeiführen zu können. Auch wenn man hierzu keine exakten Angaben machen kann (die Größe des erforderlichen Stichprobenumfangs hängt u. a. vom unbekannten Parameter π ab), reicht es für die Planung einer sequenziellen Datenerhebung in der Regel aus, wenn zumindest die Größenordnung des maximal erforderlichen Stichprobenumfangs bekannt ist. Hierüber wird im Folgenden berichtet.

Zuvor jedoch wollen wir auf eine im Zusammenhang mit der Sequenzialstatistik häufig gestellte Frage eingehen: Wie kann man sicher sein, dass eine endliche Anzahl von Beobachtungen ausreicht, um zu einer Entscheidung zugunsten von H_0 oder H_1 zu gelangen bzw. – anders formuliert – inwieweit ist gewährleistet, dass die Stichprobenspur tatsächlich irgendwann eine der beiden Annahmegeraden kreuzt? Könnte es nicht sein, dass die Stichprobenspur den Indifferenzbereich überhaupt nicht verlässt?

Den Beweis, dass das Sequenzialverfahren mit einer Wahrscheinlichkeit von 1, also mit Sicherheit beendet wird, findet man in der Originalliteratur (Wald 1944). Hier wollen wir uns damit begnügen, unter Rückgriff auf ▶ Abschn. 1.2.5 plausibel zu machen, dass die oben genannte Befürchtung unbegründet ist.

Auf ▶ S. 51 ff wurde der Begriff „optimaler" Stichprobenumfang eingeführt. Eine Untersuchung mit optimalem Stichprobenumfang gewährleistet, dass im statistischen Testverfahren (bei festgelegtem Δ, ε, α) mit Sicherheit eine Entscheidung zugunsten von H_0 oder von H_1 getroffen wird. Entsprechendes gilt für den Sequenzialtest.

Hierbei muss allerdings eine sprachliche Ungenauigkeit angemerkt werden: Eine Entscheidung zugunsten von H_1 heißt eigentlich „Ablehnung von H_0" und eine Entscheidung zugunsten von H_0 „Ablehnung von H_1". Wenn sich der wahre Parameter π zwischen den Parametern π_0 und π_1 befindet (und dies ist die kritische Situation, bei der man an der Endlichkeit des Verfahrens zweifeln könnte, ▶ Gl. 7.10), ist der Stichprobenumfang irgendwann so groß, dass entweder die *Abweichung* des empirischen p-Wertes von π_0 oder von π_1 signifikant wird. Im ersten Fall wird die H_0 zugunsten von H_1 und im zweiten Fall die H_1 zugunsten von H_0 verworfen. Die Annahmegeraden in ▣ Abb. 7.1 müssten also genau genommen Ablehnungsgeraden heißen. Da jedoch im Sequenzialtest Ablehnung von H_0 Annahme von H_1 und Ablehnung von H_1 Annahme von H_0 bedeutet, ist diese sprachliche Ungenauigkeit zu akzeptieren.

Im ▶ Beispiel 7.1 (Nebenwirkungen bei einem neuen Antirheumatikum) wurde bereits erwähnt, wie viele Beobachtungen erforderlich sind, um die H_0 anzunehmen, wenn der unbekannte Parameter π den Wert $\pi = 0$ (keine Nebenwirkungen) annimmt. Die zu erwartende Anzahl der Beobachtungen $E(n)$, die für die Annahme von H_0 benötigt werden, errechnet sich in diesem Fall zu

$$E(n) = \frac{a_0}{b} \quad (\text{für } \pi = 0) \tag{7.6}$$

Setzen wir $\pi = 1$ (alle Patienten mit Nebenwirkungen), ergibt sich für die Annahme von H_1:

$$E(n) = \frac{a_1}{1 - b} \quad (\text{für } \pi = 1) \tag{7.7}$$

Entspricht der Parameter π exakt dem unter H_0 angenommenen Parameter π_0, benötigt man im Durchschnitt folgenden Stichprobenumfang, um mit einer Wahrscheinlichkeit von $1 - \alpha$ zugunsten von H_0 entscheiden zu können:

$$E(n) = \frac{a_1 - (a_1 + a_0) \cdot (1 - \alpha)}{\pi - b} \quad (\text{für } \pi = \pi_0) \tag{7.8}$$

Wenn man $\pi = \pi_1$ annimmt, ist zu erwarten, dass mit folgendem Stichprobenumfang und einer Wahrscheinlichkeit von β zugunsten von H_0 (bzw. mit einer Teststärke von $\varepsilon = 1 - \beta$ zugunsten von H_1) entschieden wird:

$$E(n) = \frac{a_1 - (a_1 + a_0) \cdot \beta}{\pi - b} \quad (\text{für } \pi = \pi_1) \tag{7.9}$$

Der größte Stichprobenumfang wird erforderlich, wenn π zwischen π_0 und π_1 liegt. Entspricht π exakt dem Steigungskoeffizienten b, benötigt man folgenden Stichprobenumfang:

$$E(n) = \frac{a_0 \cdot a_1}{b \cdot (1 - b)} \quad (\text{für } \pi = b) \tag{7.10}$$

In diesem Fall wird mit einer Wahrscheinlichkeit von $a_1/(a_1 + a_0)$ zugunsten von H_0 entschieden.

Man beachte, dass alle nach diesen Gleichungen errechneten Stichprobenumfänge ganzzahlig nach oben abgerundet werden.

Datenrückgriff. In ▶ Beispiel 7.1 haben wir für $\alpha = 0,01$, $\beta = 0,05$, $\pi_0 = 0,1$ und $\pi_1 = 0,2$ folgende Werte ermittelt:
- $a_1 = 5,615$,
- $a_0 = 3,682$,
- $b = 0,145$.

Wenn wir davon ausgehen, dass bei keinem Patienten Nebenwirkungen auftreten ($\pi = 0$), benötigt man für die Annahme von H_0

$$E(n) = \frac{3{,}682}{0{,}145} = 25{,}39 \approx 26 \text{ Patienten}$$

Zeigen alle Patienten Nebenwirkungen ($\pi = 1$), errechnet man nach Gl. 7.7

$$E(n) = \frac{5{,}615}{1 - 0{,}145} = 6{,}57 \approx 7$$

Diese Werte haben wir bereits dem grafischen Entscheidungsplan (▶ S. 335) entnommen.

Nun wollen wir einmal annehmen, der H_0-Parameter $\pi = \pi_0 = 0{,}1$ sei korrekt. In diesem Fall werden

$$E(n) = \frac{5{,}615 - (5{,}615 + 3{,}682) \cdot (1 - 0{,}01)}{0{,}1 - 0{,}145} = 79{,}76 \approx 80 \text{ Patienten}$$

benötigt, um mit einer Wahrscheinlichkeit von 99% zugunsten von H_0 entscheiden zu können.

Wenn wir von $\pi = \pi_1 = 0{,}2$ ausgehen, ergibt sich

$$E(n) = \frac{5{,}615 - (5{,}615 + 3{,}682) \cdot 0{,}05}{0{,}2 - 0{,}145} = 93{,}64 \approx 94$$

Es werden also ungefähr 94 Patienten benötigt, um mit einer Wahrscheinlichkeit (bzw. einer Teststärke) von 95% zugunsten von H_1 entscheiden zu können.

Die höchste Patientenzahl wird erforderlich, wenn $\pi = b = 0{,}145$ ist. Hierfür errechnen wir nach Gl. 7.10 folgenden Wert:

$$E(n) = \frac{3{,}682 \cdot 5{,}615}{0{,}145 \cdot (1 - 0{,}145)} = 166{,}76 \approx 167$$

Die Untersuchung hätte also maximal 167 Patienten benötigt, um zu einer Entscheidung zu gelangen. Diese Entscheidung wäre für $\pi = 0{,}145$ mit einer Wahrscheinlichkeit von $5{,}615/(5{,}615 + 3{,}682) = 0{,}60$ zugunsten von H_0 ausgefallen.

Tatsächlich haben 21 Patienten ausgereicht, um zugunsten von H_1 entscheiden zu können. Wäre unsere H_1-Annahme ($\pi = \pi_1 = 0{,}2$) richtig gewesen, hätten wir mit $n = 94$ eine erheblich längere Beobachtungsreihe benötigt. Die Tatsache, dass 21 Patienten ausreichten, spricht also dafür, dass der wahre Anteil π von Patienten mit Nebenwirkungen erheblich über 0,2 liegt. In unserer Stichprobe zeigten 9 von 21 Patienten Nebenwirkungen, was einem Anteil von 43% entspricht. Unsere Entscheidung, H_1 anzunehmen und damit das Medikament nicht einzuführen, war also mehr als gerechtfertigt.

7.2 Der Sequenzialtest für die Zufallsmäßigkeit von Alternativdaten

Zielsetzung

Die Aufgabe des in ▶ Abschn. 7.1 beschriebenen Sequenzialtests ging dahin zu entscheiden, ob in einer Binärpopulation, aus der sequenziell eine Stichprobe gezogen wurde, die (+)-Beobachtungen mit einem Anteil von π_0 (unter H_0) oder mit einem Anteil von π_1 (unter H_1) vertreten sein können.

Wir wollen dem Sequenzialtest nun eine andere Aufgabe stellen: Er soll entscheiden, ob die Aufeinanderfolge der beiden Alternativen (ja/nein oder 1/0 oder +/−) in einer sequenziell erhobenen Stichprobe als zufallsmäßig und zeitstationär angesehen werden kann (H_0) oder nicht (H_1). Dabei beschränken wir uns auf den wichtigsten Fall, dass die beiden Alternativen gemäß H_0 in der Population gleich häufig vertreten sind (wie Männer und Frauen in der Bevölkerung), so dass $\pi = (1-\pi) = 0{,}5$ in der Binärpopulation gilt.

Nehmen wir einmal an, für ein pharmakologisches Experiment werden freiwillige Versuchspersonen beiderlei Geschlechts gesucht; es melden sich 5 Frauen (+) und 5 Männer (−), und zwar in nachstehender Reihung:

$$+ + + + + - - - - -$$

Rein intuitiv würde man behaupten, dass diese Geschlechterreihenfolge nicht zufällig ist, denn für eine Zufallsabfolge würde man eine bessere „Durchmischung" der Geschlechter erwarten. Auch bei folgender Reihung sind Zweifel an der Zufallsmäßigkeit angebracht:

$$+ - + - + - + - + -$$

Hier sind Frauen und Männer offenbar besser durchmischt (sie treten nur abwechselnd auf), als bei zufälliger Abfolge zu erwarten wäre.

> Zur Beantwortung der Frage, ob eine Abfolge von Alternativdaten als zufällig angesehen werden kann, greifen wir auf den Iterationshäufigkeitstest von Shewart (1941) zurück. Dieser Test ist nicht nur auf Alternativdaten, sondern auch auf mediandichotomisierte Messwerte anzuwenden.

Diesen Iterationstest bzw. dessen kombinatorische Grundlagen hat Moore (1953) zur Entwicklung eines sequenziellen Iterationstests herangezogen. (Die nichtsequenzielle Variante dieses Tests wird in ▶ Abschn. 8.1.1 beschrieben.)

Durchführung

Die *Zufälligkeit einer Abfolge* kann man überprüfen, indem man auszählt, wie häufig z. B. die (+)-Alternative in geschlossener Reihe, d. h. ohne Unterbrechung durch eine (−)-Alternative, auftritt. Diese Häufigkeit kennzeichnet die

Anzahl der (+)-*Iterationen*. Die Abfolge + − − + + − + hätte z. B. drei (+)-Iterationen.

Die sequenzielle Variante des Iterationstests sieht nun vor, dass man sukzessiv an Individuen oder Objekten ein Alternativmerkmal beobachtet und fortlaufend die Anzahl der (+)-Iterationen auszählt. Anhand eines grafischen Testplans kann dann entschieden werden, ob die Anzahl der Iterationen mit der H_0 (zufällige Durchmischung von + und −) oder mit der H_1 (zu viele oder zu wenige Iterationen) zu vereinbaren ist.

Bezeichnen wir mit t die Anzahl der bereits aufgetretenen (+)-Iterationen und mit n die Anzahl der Beobachtungen, erhält man folgende Annahmegerade für die H_0:

$$t_0 = \frac{b}{2 \cdot b - 2 \cdot c} \cdot n - \frac{a_0 + c}{2 \cdot b - 2 \cdot c} \tag{7.11}$$

Die Annahmegerade für die H_1 lautet

$$t_1 = \frac{b}{2 \cdot b - 2 \cdot c} \cdot n - \frac{a_1 + c}{2 \cdot b - 2 \cdot c} \tag{7.12}$$

In diesen Gleichungen bedeuten:

$$a_0 = \ln \frac{\beta}{1 - \alpha} \tag{7.13}$$

$$a_1 = \ln \frac{1 - \beta}{\alpha} \tag{7.14}$$

$$b = \ln(1 + 2 \cdot \Delta) \tag{7.15}$$

$$c = \ln(1 - 2 \cdot \Delta) \tag{7.16}$$

Diese Geraden sind in ein Koordinatensystem mit n als Abszisse und t als Ordinate einzutragen. Die Beobachtungsreihe wird beendet, wenn die aus n und t gebildete Stichprobenspur die H_1-Gerade überschreitet (H_1 annehmen) oder die H_0-Gerade (H_0 annehmen). Befindet sich die Stichprobenspur im Indifferenzbereich, ist die Beobachtungsreihe fortzusetzen.

Dieser Test geht davon aus, dass auf eine (+)-Alternative gemäß H_0 mit einer Wahrscheinlichkeit von $\pi = 0{,}5$ erneut eine (+)-Alternative folgt. Für $\pi > 0{,}5$ ist mit längeren und daher weniger zahlreichen Iterationen zu rechnen (*undulierende Abfolge*) und für $\pi < 0{,}5$ mit kürzeren, aber häufigeren Iterationen (*oszillierende Abfolge*). Gemäß H_1 setzen wir $\pi_1 = 0{,}5 + \Delta$ mit $\Delta > 0$ bei einer undulierenden und $\Delta < 0$ bei einer oszillierenden Abfolge, wobei man für Δ die Werte $\pm 0{,}1$ wählt. Erwartet man eine stark oszillierende bzw. stark undulierende Abfolge, sollte $\Delta = \pm 0{,}2$ gesetzt werden.

Zur Festlegung von α und β gelten die Ausführungen auf ▶ S. 331 analog.

Beispiel 7.2. Unfallhäufigkeiten in einer Unfallklinik

Problem. In einer Unfallklinik hat man den Eindruck gewonnen, dass arbeitsintensive Tage mit vielen Verkehrsunfällen häufig direkt aufeinanderfolgen, und dass sich dann Phasen anschließen, in denen es vergleichsweise wenig zu tun gibt. Es soll überprüft werden, ob dieses Phänomen mit dem Zufall zu erklären ist oder ob systematische Einflüsse (Witterungsbedingungen, Verkehrsdichte, erhöhte Unfallgefahr an Wochenenden und zu Urlaubszeiten etc.) für die Häufung arbeitsintensiver Tage verantwortlich zu machen sind.

Versuchsplan. Aus den Krankenhausunterlagen wird eine Statistik erstellt, der die Anzahl der täglichen Unfallaufnahmen zu entnehmen ist. Man berechnet den Median der täglichen Unfallaufnahmen und beginnt am darauffolgenden Tag mit der eigentlichen Beobachtungsserie: Wenn die tägliche Unfallzahl oberhalb des Medianwerts liegt, wird für diesen Tag ein „+" notiert und für Unfallzahlen unterhalb des Medians ein „–". Medianidentische Tage bleiben unberücksichtigt.

Alternativhypothese. Da die Häufung von (+)-Tagen in der Vergangenheit doch recht bemerkenswert erschien, beschließt man, $\Delta = 0{,}2$ zu setzen (stark undulierende Abfolge). Man geht also davon aus, dass auf einen (+)-Tag mit einer Wahrscheinlichkeit von mindestens 0,7 erneut ein (+)-Tag folgt.

Nullhypothese. Auf einen (+)-Tag folgt mit einer Wahrscheinlichkeit von $\pi = 0{,}5$ erneut ein (+)-Tag.

Signifikanzniveau. Sowohl für die fälschliche Annahme von H_1 als auch für die fälschliche Annahme von H_0 soll maximal ein Risiko von 5% toleriert werden ($\alpha = \beta = 0{,}05$).

Testwahl. Es soll überprüft werden, ob eine Abfolge von Alternativdaten dem Zufall folgt oder nicht. Da die Alternativdaten zudem sukzessiv erhoben werden, wählen wir zur Hypothesenprüfung den *sequenziellen Iterationshäufigkeitstest*.

Testanwendung. Bereits vor Beginn der eigentlichen Datenerhebung werden die Annahmegerade für die H_0 und für die H_1 errechnet. Die hierfür benötigten Konstanten lauten nach den Gln. 7.13 bis 7.16:

$$a_0 = \ln \frac{0{,}05}{1 - 0{,}05} = -2{,}94$$

$$a_1 = \ln \frac{1 - 0{,}05}{0{,}05} = 2{,}94$$

$$b = \ln(1 + 2 \cdot 0{,}2) = 0{,}34$$

$$c = \ln(1 - 2 \cdot 0{,}2) = -0{,}51$$

Eingesetzt in die Gln. 7.11 und 7.12 erhalten wir die Annahmegerade für die H_0

$$t_0 = \frac{0{,}34}{2 \cdot 0{,}34 - 2 \cdot (-0{,}51)} \cdot n - \frac{-2{,}94 + (-0{,}51)}{2 \cdot 0{,}34 - 2 \cdot (-0{,}51)} = 0{,}20 \cdot n + 2{,}03$$

und die Annahmegerade für die H_1

$$t_1 = \frac{0{,}34}{2 \cdot 0{,}34 - 2 \cdot (-0{,}51)} \cdot n - \frac{2{,}94 + (-0{,}51)}{2 \cdot 0{,}34 - 2 \cdot (-0{,}51)} = 0{,}20 \cdot n - 1{,}43 \,.$$

Diese beiden Geraden sind in ◘ Abb. 7.2 eingetragen.

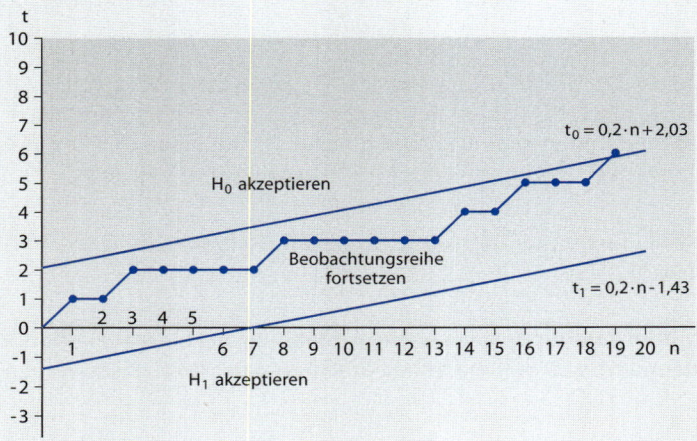

◘ **Abb. 7.2.** Grafischer Testplan für die Zufallsmäßigkeit von Alternativdaten

Die Beobachtungsserie der ersten 19 Tage führte zu folgendem Ergebnis (die (+)-Iterationen sind unterstrichen):

<u>+</u> – <u>+ + + +</u> – <u>+</u> – – – – – <u>+ +</u> – <u>+ +</u> – <u>+</u>

Am 1. Tag gab es also überdurchschnittlich viel zu tun, am 2. unterdurchschnittlich viel, an den 4 darauffolgenden Tagen wieder überdurchschnittlich viel etc. Der Stichprobenspur in ◘ Abb. 7.2 entnehmen wir, dass die am 19. Tag beginnende 6. (+)-Iteration die Annahmegerade für die H_0 überschreitet.

Entscheidung. Die H_0 wird mit einem β-Fehlerrisiko von 5% angenommen.

Interpretation. Der Wechsel von arbeitsintensiven und weniger arbeitsintensiven Tagen ist mit dem Zufall zu vereinbaren. Offenbar hinterlassen wenige, aber relativ lange Phasen mit hoher bzw. geringer Arbeitsbelastung (im Beobachtungszeitraum kommen eine 4stellige (+)-Iteration und eine 5stellige (−)-Iteration vor) bei den betroffenen Personen den Eindruck einer gewissen Systematik, obwohl derartige Phasen bei einem längeren Beobachtungszeitraum durchaus mit dem Zufall erklärt werden können.

Hinweis

Mittels des Sequenzialtests für Ja-nein-Folgen können in Ambulanzen oder Polikliniken frühzeitig epidemiologisch auftretende Erkrankungen als solche nachgewiesen werden, etwa Influenzaepidemien im Frühjahr oder Herbst, wenn man die Aufnahmestelle anweist zu registrieren, ob an einem Tag über- oder unterdurchschnittlich viele Influenzaerkrankungen diagnostiziert werden. Über- und unterdurchschnittlich bezieht sich auf den Influenzaerkrankungsanteil während des verflossenen Jahres (oder Jahrzehnts).

Verteilungsfreie Analyse von Abfolgen und Zeitreihen

In diesem Kapitel geht es um die Analyse von Abfolgen und Zeitreihen. Wir verstehen unter einer Abfolge sukzessive Beobachtungen von Alternativdaten oder Messwerten. Soll es sich bei einer Abfolge um eine Zeitreihe handeln, müssen zusätzlich die Beobachtungszeitpunkte genau registriert werden. Bei Abfolgen und Zeitreihen interessiert uns primär die Frage, ob die Aufeinanderfolge der Daten zufällig ist oder einer bestimmten Systematik unterliegt.

Ein Test, der auf alle möglichen „Störungen" der Zufälligkeit reagiert, existiert nicht. Immer sind es nur bestimmte Aspekte, auf die ein einzelner Test sensibel anspricht (vgl. hierzu auch Bar-Hillel u. Wagenaar 1993).

Einige der möglichen Zufallsstörungen haben wir im letzten Abschnitt mit dem sequenziellen Iterationstest kennengelernt, bei dem es um die zufällige Durchmischung von Alternativdaten ging (H_0). Dieser Aspekt der Zufälligkeit von Abfolgen wird im ▶ Abschn. 8.1 erneut aufgegriffen.

Eine weitere, für die Praxis wichtige Störung der Zufälligkeit, mit der wir uns im ▶ Abschn. 8.2 befassen, sind Trends in der Abfolge oder Zeitreihe. Diese können monoton steigend oder fallend bzw. polyton (im Wechsel steigend oder fallend) sein und betreffen bei Alternativdaten die Wahrscheinlichkeit des Auftretens einer Merkmalsalternative (z. B. epileptische Anfälle ja/nein) und bei kontinuierlichen Merkmalen die Veränderung im Niveau (der Lokation) der Messwerte (z. B. Blutzuckermessungen im Verlauf eines Diabetes mellitus Typ II).

In ▶ Abschn. 8.3 schließlich wollen wir eine spezielle Form von Zeitreihen, die zeitliche Verteilung von Ereignissen, untersuchen. Hierbei geht es z. B. um die Frage, ob die Häufigkeit des Vorkommens eines bestimmten Ereignisses (z. B. eine epidemisch auftretende Krankheit wie der Virusgrippe) in aufeinanderfolgenden Zeitabschnitten als zufällig anzusehen ist, oder ob Zeitintervalle beobachtet werden, in denen das fragliche Ereignis besonders häufig oder besonders selten vorkommt.

Ein letztes Thema wird kurz im ▶ Abschn. 8.4 unter der Überschrift „Homogenität mehrerer Abfolgen" behandelt.

8.1   Die Zufallsmäßigkeit einer Abfolge

Die Zufallsmäßigkeit einer Abfolge (oder auch Zeitreihe) kann auf unterschiedlichste Weise verletzt sein. Ein Test, der auf alle möglichen Arten der Abweichung von der Zufälligkeit gleichermaßen gut anspricht, existiert – wie bereits erwähnt – leider nicht.

Auch wenn es keinen Test gibt, der alle möglichen Abweichungen von der H_0 einer zufälligen Abfolge nachweisen kann, gibt es zahlreiche Tests, die darauf abzielen, eine bestimmte als H_1 formulierte Systematik für die verletzte Zufallsmäßigkeit verantwortlich zu machen. Eine solche Systematik kann ein monotoner Trend mit steigenden oder fallenden Werten einer Zeitreihe sein (▶ Abschn. 8.2). Ein zu häufiger oder zu seltener Wechsel der Vorzeichen von Differenzen aufeinanderfolgender Messungen bzw. ein zu häufiger oder zu seltener Wechsel aufeinanderfolgender Merkmalsalternativen sind Störungen der Zufälligkeit, mit denen wir uns in den folgenden Abschnitten befassen.

8.1.1   Der Iterationshäufigkeitstest von Stevens

Zielsetzung

Oft beobachtet man in der Natur oder im sozialen Geschehen Vorgänge, die in der Zeit ablaufen und diskreter, speziell alternativer Art sind, wie die Sukzession von Geburten und Sterbefällen, die Einschulung oder Zurückstellung schulpflichtiger Kinder, die Lösung und Verfehlung aufeinanderfolgender Testaufgaben usw. In all diesen Fällen erwarten wir unter der Nullhypothese bei zufallsmäßiger Stichprobenentnahme aus einer Population mit konstanter Wahrscheinlichkeit für die jeweilige Merkmalsalternative (stationäre Population) eine zureichende zeitliche Durchmischung der Aufeinanderfolge der beiden Alternativereignisse A und B. Unter der Alternativhypothese (systematische Entnahme oder fluktuierende Population) erwarten wir eine zu schlechte zeitliche Durchmischung, etwa derart, dass eine Alternative zu Beginn, die andere am Ende der Beobachtungsreihe „klumpt". Andererseits spricht aber auch eine zu gute Durchmischung der beiden Alternativen gegen H_0 und für H_1, wenn etwa bei vollbelegter Klinik auf jede Neuaufnahme eine Entlassung folgt.

Ein wichtiges Merkmal für eine zufällige Abfolge ist also die „richtige" Durchmischung der Merkmalsalternativen. Sowohl eine Abfolge mit zu häufigem Wechsel der Merkmalsalternativen (z. B. ABABABAB) als auch eine Abfolge mit zu seltenem Wechsel (z. B. BBAAAABB) sind kaum mit dem Zufall zu vereinbaren, obwohl in beiden Abfolgen die Alternativen A und B je gleich häufig auftreten und damit die H_0: $\pi_A = \pi_B = 0,5$ per Binomialtest (▶ Abschn. 2.1.1) nicht zu verwerfen wäre. Um die Abweichung von der Zufälligkeit zu überprüfen, die sich auf die Sequenz der Alternativen A und B bezieht, verwenden wir den Iterationshäufigkeitstest („*Runs-Test*") von Stevens (1939).

> Der Iterationshäufigkeitstest (Runs-Test) überprüft die H_0 der Zufälligkeit einer Abfolge von Alternativdaten gegen die H_1 einer zu guten (z. B. ABABABAB) bzw. einer zu schlechten Durchmischung (z. B. AAAABBBB).

Die sequenzielle Variante dieses Tests haben wir bereits in ▶ Abschn. 7.2 kennengelernt.

Durchführung

Unter einer *Iteration* (einem „Run") verstehen wir eine Sequenz identischer Beobachtungen. Bezeichnen wir die Merkmalsalternativen mit A und B, besteht z. B. die Abfolge

A BB A BBB AA

mit n = 9 Beobachtungen (und $n_1 = 4$ Beobachtungen für die Alternative A sowie $n_2 = 5$ Beobachtungen für die Alternative B) aus $r_1 = 3$ A-Iterationen und $r_2 = 2$ B-Iterationen bzw. insgesamt aus $r = r_1 + r_2 = 5$ Iterationen. Die Länge einer A-Iteration umfasst mindestens ein Ereignis (z. B. A B A B A mit $r_1 = 3$) bzw. höchstens n_1 Ereignisse (z. B. A A A B B für $n_1 = 3$ mit $r_1 = 1$). Entsprechendes gilt für die B-Iterationen.

Wir definieren mit r = Anzahl der Iterationen eine Prüfgröße, deren Verteilung bei Gültigkeit von H_0 bekannt ist. (Zur Theorie vgl. Bortz et al. 2008, S. 546 ff.) Für $n_1 = 2$ bis 20 und $n_2 = n_1 = 2$ bis 20 (wir vereinbaren $n_1 \leq n_2$) testen wir anhand Tafel S (im Anhang) exakt, ob die Anzahl r der ausgezählten Iterationen signifikant von der unter H_0 (Zufallsabfolge) erwarteten Iterationszahl abweicht. Testet man *einseitig* auf zu viele Iterationen (*oszillierende Abfolge*), entnehmen wir der Spalte $1 - \alpha$ (in Tafel S) einen kritischen r-Wert, der für einen Signifikanznachweis vom empirischen r-Wert überschritten werden muss. Für den einseitigen Test auf eine zu kleine Anzahl von Iterationen (*undulierende Abfolge*) muss für einen Signifikanznachweis die untere Schranke r_α erreicht oder unterschritten werden. Striche in dieser Tafel weisen darauf hin, dass auch die Mindestanzahl von Iterationen für einen Signifikanznachweis nicht ausreicht.

Bei *zweiseitigem* Test (H$_1$: zu viele oder zu wenige Iterationen) lese man die untere Schranke r$_{\alpha/2}$ und die obere Schranke r$_{1-\alpha/2}$ ab und stelle fest, ob die untere Schranke erreicht oder unterschritten bzw. die obere Schranke erreicht oder überschritten wird.

Für Stichprobenumfänge, die in Tafel S nicht aufgeführt sind, prüft man nach Stevens (1939) asymptotisch anhand der Standardnormalverteilung mit

$$z = \frac{r - \mu(r)}{\sigma(r)} \tag{8.1}$$

bzw. für n$_1$, n$_2 < 30$ mit Stetigkeitskorrektur

$$z = \frac{|r - \mu(r)| - 0{,}5}{\sigma(r)} \tag{8.2}$$

wobei

$$\mu(r) = 1 + \frac{2 \cdot n_1 \cdot n_2}{n} \tag{8.3}$$

und

$$\sigma(r) = \sqrt{\frac{2 \cdot n_1 \cdot n_2 \cdot (2 \cdot n_1 \cdot n_2 - n)}{n^2 \cdot (n - 1)}} \tag{8.4}$$

Beispiel 8.1. Operationskomplikationen in Serie?

Problem. Operationen verlaufen nicht immer reibungslos, auch und gerade wenn es sich um Standardoperationen, wie z. B. von Hüftgelenksendoprothesen, handelt. Gelegentlich gibt es Operationsfeldbedingungen, die einem routinemäßigen Ablauf der Operation widerstehen; wir sprechen der Einfachheit halber von „Komplikationen". Aufgrund vorgängiger Erfahrung treten Komplikationen öfter „in Serie" auf, was mit Stressbelastung infolge von Zeitnot, Entscheidungsdissensen und emotionalen Spannungen im Operationsteam erklärt werden kann. Es soll überprüft werden, ob Operationen mit Komplikationen im Sinne einer „Pechsträhne" eher aufeinanderfolgend vorkommen (etwa weil sich die Belastungen einer schwierigen Operation auf die folgenden Operationen auswirken), ob auf eine Operation mit Komplikationen mit hoher Wahrscheinlichkeit eine Operation ohne Komplikation folgt (etwa weil das Operationsteam nach einer komplizierten Operation ausgewechselt wird) oder ob gemäß H$_0$ Operationen mit und ohne Komplikationen zufällig aufeinanderfolgen.

Versuchsplan. In einer urologischen Universitätsklinik treten des Öfteren transurethrale Resektionen der Prostata (TUR) mit Nachblutungen (als Komplikationen) auf. Ehe diese auf „Novizeneffekte" in Operationsteams bezogen werden, teilt man die nächsten n = 20 zur TUR vorgesehenen Patienten nach Los verschiedenen Teams zu. Für eine Operation ohne Komplikationen wird ein „–" notiert und für eine Operation mit Komplikationen ein „+".

Alternativhypothese. Plus-Operationen und Minus-Operationen wechseln sich zu häufig oder zu selten ab (*ungerichtete* H_1).

Nullhypothese. Plus-Operationen und Minus-Operationen folgen zufällig aufeinander.

Signifikanzniveau. Wir setzen $\alpha = 0{,}05$.

Testwahl. Es ist die Zufallsmäßigkeit einer Abfolge von Alternativdaten zu überprüfen, wobei vermutet wird, dass die Zufallsmäßigkeit durch eine zu gute oder eine zu schlechte Durchmischung der Alternativen verletzt sein könnte. Für diese Fragestellung ist der *Iterationshäufigkeitstest* das geeignete Verfahren. Da nicht davon auszugehen ist, dass Operationen mit Komplikationen genauso wahrscheinlich sind wie Operationen ohne Komplikationen ($\pi \neq 0{,}5$), muss auf die sequenzielle Variante dieses Tests (▶ Abschn. 7.2) verzichtet werden.

Testanwendung. Es ergab sich folgende Reihung der 20 Operationen:

– – – – + + + – – – – – – + – – – – – –

Wir zählen $n_1 = 4$ Operationen mit Komplikationen (+), darunter 3 in Form einer Pechsträhne (trotz losbestimmter Teams) und $n_2 = 16$ Operationen ohne Komplikationen (–) sowie $r_1 = 2$ (+)-Iterationen und $r_2 = 3$ (–)-Iterationen, so dass sich für die Prüfgröße insgesamt der Wert $r = 2 + 3 = 5$ ergibt. Tafel S entnehmen wir für $n_1 = 4$ und $n_2 = 16$ der Spalte $\alpha/2 = 0{,}025$ als unteren Grenzwert $r_{\alpha/2} = 4$ und der Spalte $1 - \alpha/2 = 0{,}975$ den oberen Grenzwert $r_{1-\alpha/2} = 9$.

Entscheidung. Der beobachtete r-Wert (r = 5) ist größer als der untere Grenzwert und kleiner als der obere Grenzwert, d.h. die H_0 kann nicht verworfen werden.

Interpretation. Aufgrund der Beobachtungsstichprobe kann nicht behauptet werden, dass Operationen mit bzw. ohne Komplikationen zu gut oder zu schlecht durchmischt sind.

Asymptotischer Test. Zu Demonstrationszwecken wollen wir auch den asymptotischen Test durchführen. Wir errechnen nach Gl. 8.3

$$\mu(r) = 1 + \frac{2 \cdot 4 \cdot 16}{20} = 7{,}4$$

und nach Gl. 8.4

$$\sigma(r) = \sqrt{\frac{2 \cdot 4 \cdot 16 \cdot (2 \cdot 4 \cdot 16 - 20)}{20^2 \cdot 19}} = \sqrt{1{,}82} = 1{,}35$$

so dass sich nach Gl. 8.1

$$z = \frac{5 - 7{,}4}{1{,}35} = -1{,}78$$

ergibt. Auch dieser Wert liegt nach Tafel A im Annahmebereich der H_0 ($z_{crit} = \pm 1{,}96$). Dies gilt auch für den stetigkeitskorrigierten Wert nach Gl. 8.2 ($z = 1{,}41$).

Hinweise

Der Iterationshäufigkeitstest zeigt an, ob in einer Abfolge von Binärdaten (vgl. auch Lautsch u. Lienert 1993, Abschn. 2.2) zu viele oder zu wenige Iterationen auftreten. Ein nichtsignifikantes Testergebnis kann dementsprechend auch so gedeutet werden, dass hinsichtlich der *Anzahl* der Iterationen offenbar keine Systematik besteht, unbeschadet der Möglichkeit, dass eine Abfolge aufgrund anderer Eigenschaften nicht zufällig ist.

Markante Beispiele hierfür sind Abfolgen der Art:
- AA BB AA BB AA BB oder
- AAA BBB AAA BBB,

die eine hohe Systematik aufweisen, aber dennoch nach dem Iterationshäufigkeitstest keine Ablehnung der H_0 (Zufälligkeit) ermöglichen. Im 1. Beispiel ($n_1 = n_2 = 6$) zählen wir $r = 6$ Iterationen und im 2. Beispiel bei gleichen Stichprobenumfängen 4 Iterationen. Beide Werte sind gemäß Tafel S nicht signifikant.

Zur Prüfung der Frage, ob die längste in einer Abfolge vorkommende Iteration mit dem Zufall zu vereinbaren ist, hat Mood (1940) einen *Iterationslängentest* entwickelt, der bei Bortz et al. (2008, S. 553 ff) beschrieben wird.

Der Iterationshäufigkeitstest wurde von Barton u. David (1957) für beliebige k-stufige Merkmale verallgemeinert. Mit diesem *multiplen Iterationshäufigkeitstest* kann man z. B. überprüfen, ob eine Abfolge von n Patienten mit k verschiedenen Diagnosen zufällig (H_0) oder zu gut bzw. zu schlecht durchmischt ist (H_1). Desgleichen wäre zu prüfen, ob in ► Beispiel 8.1 verschiedene Komplikationen zu oft oder zu selten aufeinander folgen. Auch über dieses Verfahren wird bei Bortz et al. (2008, S. 566 ff) berichtet.

Agglutinationstests

Der Iterationshäufigkeitstest wird wie die nachfolgend behandelten Tests auch als Einzelfalltest (vgl. Huber 1973) an Patienten oder Primaten als Versuchstieren durchgeführt. Das Ergebnis gilt demgemäß nur für den untersuchten Einzelfall, nicht aber für die Population, aus der dieser Fall entnommen wurde. Will man etwas über die Population aussagen, so müssen die Ergebnisse von N Einzelfällen (die losbestimmt untersucht wurden) über eine sog. *Einzelfall-Metaanalyse* zusammengefasst (agglutiniert) werden.

Der einfachste *Agglutinationstest* ist der Binomialtest: Man zählt mit x die Anzahl der Individuen, die im Sinne einer gerichteten H_1 (z. B. zu wenig Iterationen) reagiert haben und mit y die Zahl der Individuen, für die H_0 nicht verworfen werden konnte, wobei $x + y = N$ die Gesamtzahl aller Individuen bezeichnet. Sodann berechnet man mit Gl. 2.1 unter der Bedingung $\pi = \alpha$ die Wahrscheinlichkeit für x oder mehr Individuen, bei denen zugunsten von H_1 entschieden wurde. Wenn z. B. von $N = 6$ Individuen $x = 2$ Individuen für $\alpha = 0{,}05$ ein signifikantes Ergebnis erzielten, ergibt sich

$$
\begin{aligned}
P &= \sum_{i=2}^{6} \binom{6}{i} \cdot 0{,}05^i \cdot 0{,}95^{6-i} \\
&= \binom{6}{2} \cdot 0{,}05^2 \cdot 0{,}95^4 + \binom{6}{3} \cdot 0{,}05^3 \cdot 0{,}95^3 + \binom{6}{4} \cdot 0{,}05^4 \cdot 0{,}95^2 \\
&\quad + \binom{6}{5} \cdot 0{,}05^5 \cdot 0{,}95^1 + \binom{6}{6} \cdot 0{,}05^6 \cdot 0{,}95^0 \\
&= 0{,}0328
\end{aligned}
$$

Dieser P-Wert unterschreitet die 5%ige Signifikanzstufe, d. h. das Ergebnis der 6 Einzelfälle bestätigt insgesamt die H_1. Im Beispiel würde man erwarten, dass $N \cdot \pi = 6 \cdot 0{,}05 = 0{,}3$ Individuen zufällig eine signifikant von H_0 abweichende Abfolge produzieren.

Hat man die Überschreitungswahrscheinlichkeiten (P-Werte) von N Patienten für Alternativfolgen mit gleicher Länge n, dann prüft man agglutinativ mittels der sog. Stouffer-Methode als einer speziellen Variante der *Metaanalyse* (vgl. Fricke u. Treinies 1985 oder Bortz u. Döring 2006, S. 696).

8.1.2 Der Folgevorzeichen-Iterationstest von Wallis u. Moore

Zielsetzung

Im letzten Abschnitt haben wir untersucht, ob die sukzessive Beobachtung eines *Alternativmerkmals* zu einer Abfolge führt, bei der die Merkmalsalternativen zufällig aufeinanderfolgen (H_0) oder zu gut bzw. zu schlecht durchmischt sind (H_1). Nun beobachten wir statt eines Alternativmerkmals ein *kardinalskaliertes Merkmal*, d. h. wir erheben sukzessive Messwerte (z. B. Fiebermessungen) und fragen, ob die Vorzeichen der Differenzen aufeinanderfolgender Messungen zufällig variieren (H_0) oder ob zu viele oder zu wenige Phasen mit gleichem Vorzeichen vorkommen. Zu wenige Phasen würde man z. B. bei einem monotonen Trend erwarten, soweit dieser nicht durch zyklische Komponenten „verwischt" ist. Besteht die Abfolge hingegen aus zu vielen zyklischen Komponenten mit kurzer Phasenlänge, wird man überzufällig viele Vorzeichenphasen beobachten.

Bei oberflächlicher Betrachtung ähnelt dieses Verfahren stark dem in ▶ Abschn. 8.1.1 beschriebenen Iterationshäufigkeitstest, bei dem die Anzahl der Iterationen in einer Abfolge von Alternativdaten als Prüfgröße verwendet wird. Der Iterationshäufigkeitstest geht jedoch von der Annahme aus, dass gemäß H_0 beide Merkmalsalternativen an jeder Position der Abfolge mit konstanter Wahrscheinlichkeit auftreten. Dass dies beim Folgevorzeichen-Iterationstest anders ist, wird unmittelbar einleuchtend, wenn man z. B. das Vorzeichen betrachtet, das dem höchsten Wert der Reihe folgt: Dieses Vorzeichen kann nur ein Minus sein, denn nach dem höchsten Wert muss zwangsläufig ein niedrigerer Wert folgen. Umgekehrt muss das Vorzeichen nach dem kleinsten Wert immer positiv sein. Allgemein: Die Wahrscheinlichkeit des Auftretens eines Vorzeichens ist nicht für alle Positionen der Abfolge konstant. Dieser Sachverhalt wird beim Folgevorzeichen-Iterationstest von Wallis u. Moore (1941) berücksichtigt.

> Mit dem Folgevorzeichen-Iterationstest überprüfen wir, ob die Vorzeichen der Differenzen aufeinanderfolgender Messwerte zufällig (H_0) oder systematisch (H_1) variieren.

Durchführung

Nehmen wir einmal an, wir hätten folgende Abfolge von $n = 10$ Fiebermessungen (y_t) bei einem Patienten erhoben, der mit Verdacht auf undulierendes Fieber (Febris undulans) nach einer Brucellen-Infektion in eine Isolierstation eingeliefert und allmorgendlich gemessen worden ist: 38,3; 39,0; 38,7; 38,5; 38,4; 38,9; 39,8; 40,0; 40,1; 38,6. Wir berechnen die Differenzen aufeinanderfolgender Messungen $y_{t+1} - y_t$ und notieren deren Vorzeichen. Für das Beispiel erhält man:

$$+ \ - \ - \ - \ + \ + \ + \ + \ -$$

Diese Vorzeichenabfolge hat 2 Plusphasen und 2 Minusphasen bzw. insgesamt $b = 4$ Vorzeichenphasen („*runs up and down*"). Dies ist die Prüfgröße des Folgevorzeichen-Iterationstests.

Für den exakten Test dieser Prüfgröße verwenden wir Tafel T des Anhangs für $n = 2$ bis $n = 25$ Messpunkte. (Zur Theorie vgl. Bortz et al. 2008, S. 574 ff.) Die dort genannten Überschreitungswahrscheinlichkeiten für unterschiedliche b-Werte entsprechen dem einseitigen Test auf *zu wenig* Vorzeichenphasen. Für $n = 10$ Messungen mit $b = 4$ Vorzeichenphasen lesen wir in Tafel T ein $P = 0{,}0633 > 0{,}05 = \alpha$ ab, so dass H_0 (zufällige Fieberschwankungen) nicht zugunsten von H_1 (Febris undulans) zurückzuweisen ist. Offenbar muss über die 10 Tage hinweg weiter beobachtet und gemessen werden.

Will man einseitig auf *zu viele* Vorzeichenphasen testen, wie dies bei remittierendem Fieber mit hohen Abend- und niedrigen Morgentemperaturen nötig wäre, berechnet man für den zu prüfenden b-Wert 1–P und entscheidet zugunsten von H_1, wenn $1–P < \alpha$ ist, wie in ▶ Beispiel 8.2 zu zeigen sein wird. Bei zweiseitigem Test gegen *oszillierende* und gegen *undulierende Zeitreihen* ist α zu halbieren ($P \leq \alpha/2$ oder $1–P \leq \alpha/2$).

Für $n > 25$ ist die Prüfgröße b unter H_0 asymptotisch normalverteilt mit einem Erwartungswert von

$$\mu(b) = (2 \cdot n - 1)/3 \tag{8.5}$$

und einer Streuung von

$$\sigma(b) = \sqrt{(16 \cdot n - 29)/90} \tag{8.6}$$

so dass man über

$$z = \frac{b - \mu(b)}{\sigma(b)} \tag{8.7}$$

anhand Tafel A einseitig oder zweiseitig über die Gültigkeit von H_0 befinden kann. Für kürzere Abfolgen ($25 < n < 30$) empfiehlt sich eine Stetigkeitskorrektur, indem man den Betrag des Zählers von Gl. 8.7 um 0,5 reduziert.

Der Folgevorzeichen-Iterationstest setzt voraus, dass das untersuchte Merkmal stetig verteilt und bindungsfrei gemessen worden ist. Bindungen wirken sich jedoch nur dann aus, wenn sie aufeinanderfolgende Messwerte betreffen. Will man in solchen Fällen dennoch den Folgevorzeichen-Iterationstest einsetzen, kann man die Sukzessivbindungen durch einen einzigen Messwert ersetzen und den Umfang der Zeitreihe entsprechend reduzieren. Obwohl nicht nachgewiesen, dürfte diese Empfehlung zu einer konservativen Entscheidung führen. Sicher entscheidet man konservativ, wenn man Sukzessivbindungen durch jenes Vorzeichen ersetzt, das die Beibehaltung von H_0 begünstigt.

Beispiel 8.2. Feedbackwirkungen täglicher Blutzuckermessungen

Problem. Manche Diabetiker (Diabetes mellitus Typ II) bemerken, dass ihre selbstgemessenen Blutzuckerwerte starken Schwankungen unterliegen, die sie mit ihrem Ernährungsverhalten nicht erklären können. Um diesem Phänomen nachzugehen, registriert ein betroffener Patient an 20 aufeinanderfolgenden Tagen seinen morgendlichen Nüchtern-Blutzucker.

Alternativhypothese. Phasen mit ansteigenden bzw. abfallenden Blutzuckerwerten wechseln überzufällig häufig (*gerichtete* H_1).

Nullhypothese. Die Veränderungen der Blutzuckerwerte sind zufallsbedingt.

Signifikanzniveau. $\alpha = 0{,}05$.

Testwahl. Es geht um die Häufigkeit von ansteigenden und abfallenden Messwertphasen in einer Messwertreihe, deren statistische Bedeutung der *Folgevorzeichen-Iterationstest* überprüft.

Testanwendung. ◻ Tabelle 8.1 zeigt die Blutzuckerwerte sowie die Vorzeichen der Differenzen aufeinanderfolgender Messungen ($y_{t+1} - y_t$).

Wir zählen 8 Plusphasen und 8 Minusphasen und damit insgesamt $b = 16$ Phasen ohne Vorzeichenwechsel. Tafel T entnehmen wir für $n = 20$ und $b = 16$ eine Überschreitungswahrscheinlichkeit von 0,9782. Da wir einseitig auf zu viele Vorzeichenphasen testen, bestimmen wir $P = 1 - 0{,}9782 = 0{,}0218$.

Entscheidung. Da $P = 0{,}0218 < \alpha = 0{,}05$ ist, verwerfen wir die H_0 zugunsten von H_1.

Interpretation. Die Schwankungen der Blutzuckerwerte sind offenbar tatsächlich nicht mit dem Zufall zu vereinbaren. Möglicherweise wirkt die Rückmeldung des Blutzuckerwerts insoweit verhaltensregulierend, als der Patient nach einem „guten" Blutzuckerwert (evtl. sogar unbewusst) seine gesunde Lebensführung (Einhaltung der Diätvorschriften, körperliche Bewegung etc.) vernachlässigt, so dass es zu einem Anstieg des Blutzuckers kommt, während er umgekehrt auf einen „schlechten" Blutzuckerwert mit einer besonders gesunden Lebensführung reagiert, wodurch der Blutzuckerwert wieder gesenkt wird.

Asymptotischer Test. Die Durchführung des asymptotischen Tests sei ebenfalls an diesem Beispiel demonstriert. Wir errechnen nach Gl. 8.5

$$\mu(b) = (2 \cdot 20 - 1)/3 = 13$$

und nach Gl. 8.6

$$\sigma(b) = \sqrt{(16 \cdot 20 - 29)/90} = 1{,}80$$

so dass sich nach Gl. 8.7

$$z = \frac{16 - 13}{1{,}80} = 1{,}67$$

ergibt. Auch dieser Wert ist bei einseitigem Test und für $\alpha = 0{,}05$ gemäß Tafel A signifikant.

◻ **Tabelle 8.1.** Messwertreihe für den Folgevorzeichen-Iterationstest

Tag	Blutzucker in mg/dl (y_t)	Vorzeichen für $y_{t+1}-y_t$
1	132	
2	148	+
3	120	−
4	122	+
5	142	+
6	120	−
7	150	+
8	118	−
9	125	+
10	111	−
11	162	+
12	128	−
13	123	−
14	146	+
15	133	−
16	134	+
17	109	−
18	124	+
19	120	−
20	118	−
		$b = 16$

Hinweis

Neben der Anzahl kann auch die *Länge* der registrierten Vorzeichenphasen nicht mit der H_0 (Zufallsmäßigkeit) zu vereinbaren sein. (Bezogen auf das ▶ Beispiel 8.2 – Blutzuckermessungen – könnte man vermuten, dass die Längen der Vorzeichenphasen insgesamt zu kurz sind.) Ein Test, der auf diese Art von Verletzung der Zufallsmäßigkeit reagiert, ist der *Phasenverteilungstest* von Wallis u. Moore (1941), der bei Bortz et al. (2008, S. 572 ff) beschrieben wird.

8.2 Trends in einer Zeitreihe

In ▶ Abschn. 8.1.1 haben wir Verfahren kennengelernt, mit denen Störungen der Zufälligkeit in einer Abfolge von Alternativdaten festzustellen sind. Es wurde darauf hingewiesen, dass die Zufälligkeit einer Abfolge auf unterschiedliche

Weise beeinträchtigt sein kann, und dass es keinen Test gibt, der auf alle denkbaren Abweichungen von der Zufälligkeit gleichermaßen gut anspricht. Die einzelnen Tests beziehen sich vielmehr auf auffallende „ins Auge springende" Störungen, wie z. B. einen zu häufigen Wechsel der Merkmalsalternativen oder eine zu lange Iteration.

In ▶ Abschn. 8.2.1 wird nun eine besonders wichtige Störung der Zufälligkeit behandelt, die darin besteht, dass sich der Wahrscheinlichkeitsparameter π für eine *Merkmalsalternative* im Verlauf einer Versuchsserie (Zeitreihe) einem bestimmten Trend folgend verändert (H_1). Sehr häufig interessiert dabei ein monotoner Trend, der zur Folge hätte, dass z. B. die Merkmalsalternative A zunehmend häufiger (monoton steigender Trend) oder zunehmend seltener (monoton fallender Trend) beobachtet wird. Mit einem monoton steigenden Trend würde man z. B. in Lernexperimenten rechnen, bei denen die Wahrscheinlichkeit einer richtigen Lösung ständig zunimmt. Beispiele für einen monoton fallenden Trend sind Gedächtnisexperimente mit abnehmenden Wahrscheinlichkeiten für eine richtige Reaktion. In klinischen Behandlungs-Wirkungsstudien erwartet man einen monoton fallenden Trend für die Wahrscheinlichkeit des Auftretens von Patho-Indikatoren.

Haben wir eine aus *Messwerten* bestehende Zeitreihe erhoben, sagt ein monotoner Trend, dass die Lokation bzw. das Niveau der Zeitreihe entweder steigend oder fallend ist. Sinkende Schmerzintensitäten als Folge einer Schmerzbehandlung wäre ein Beispiel für einen monoton fallenden Trend und steigende Blutdruckwerte bei rekonvaleszenzbedingter Hypotonie durch eine Behandlung mit einem blutdruckaktivierenden Roborans ein Beispiel für einen monoton steigenden Trend. Über die Prüfung dieser und weiterer Trendhypothesen berichtet ▶ Abschn. 8.2.2.

8.2.1 Der Trendtest von Meyer-Bahlburg

Zielsetzung

> Man hat eine Zeitreihe von *Alternativdaten* erhoben und möchte prüfen, ob die Wahrscheinlichkeit des Auftretens der Plus- (oder Minus-) Alternative im Verlauf der Zeit konstant (stationär) bleibt (H_0) oder ob sie monoton sinkt bzw. ansteigt (H_1).

Durchführung

Für die Überprüfung dieser *Trendhypothese* können wir nach Meyer-Bahlburg (1969) auf ein bereits in ▶ Abschn. 3.1.2 behandeltes Verfahren zurückgreifen – den *U-Test*. Hierbei betrachten wir die Beobachtungszeitpunkte als eine Rangreihe (von der ersten Beobachtung mit Rangplatz 1 bis zur letzten Beobachtung mit Rangplatz n) und fragen, ob die Rangnummern der Plusbeobachtungen eine signifikant höhere (niedrigere) Rangsumme ergeben als die Rangnummern der Minusbeobachtungen. Für diesen Rangsummenvergleich steht bekanntlich der U-Test zur Verfügung.

Beispiel 8.3. Medikamentöse Behandlung einer Gichtsymptomatik

Problem. Akute Gichtanfälle sind für die betroffenen Patienten meist sehr schmerzhaft und erfordern eine längere medikamentöse Behandlung. Im Rahmen einer Einzelfallstudie soll geprüft werden, ob eine 14-tägige Behandlung mit Colchicinum dispert, ergänzt durch ein harnsäurereduzierendes Medikament (Allopurinol) ausreicht, um die Wahrscheinlichkeit des Auftretens der Gichtsymptomatik zu senken.

Versuchsplan. Ein Patient kommt mit schmerzhaften Schwellungen des Großzehengrundgelenks (Podagra) zum Arzt, die dieser als einen akuten Gichtanfall diagnostiziert. Der Arzt verordnet die o. g. Behandlung und der Patient kontrolliert an jedem der darauffolgenden 14 Tage, ob das Zehengelenk druckschmerzhaft ist (+) oder nicht (–). Das Ergebnis seiner Beobachtungen ist in ◘ Tabelle 8.2 zusammengefasst.

◘ **Tabelle 8.2.** Trendtest für eine Folge von Alternativdaten

Tag der Beobachtung:	1	2	3	4	5	6	7	8	9	10	11	12	13	14
Schwellung (+/–):	+	+	+	+	+	–	+	–	–	+	–	–	–	–

Alternativhypothese. Die Wahrscheinlichkeit des Auftretens der Gichtsymptomatik sinkt während der Behandlung (*gerichtete* H_1).

Nullhypothese. Die Wahrscheinlichkeit des Auftretens der Gichtsymptomatik wird durch die Behandlung nicht verändert.

Signifikanzniveau. Der Arzt beabsichtigt, die Behandlung nur dann abzubrechen, wenn der monoton fallende Trend eindeutig ist. Er sichert sich deshalb gegen das Risiko, H_1 fälschlicherweise anzunehmen, mit $\alpha = 0,01$ ab.

Testwahl. Es geht um einen monotonen Trend in einer Zeitreihe von Alternativbeobachtungen, für dessen Überprüfung der *Trendtest nach Meyer-Bahlburg* geeignet ist.

Testanwendung. Den in ◘ Tabelle 8.2 dargestellten Ergebnissen sind $n_+ = 7$ Tage mit Symptom und $n_- = 7$ symptomfreie Tage zu entnehmen.

Zur Vorbereitung des U-Tests bestimmen wir die Rangsummen T_+ und T_-, d.h. wir addieren die Nummern der Tage mit und der Tage ohne Druckschmerzhaftigkeit.

- $T_+ = 1+2+3+4+5+7+10 = 32$
- $T_- = 6+8+9+11+12+13+14 = 73$

(Kontrolle nach Gl. 3.2: $32 + 73 = 14 \cdot 15/2 = 105$)

Als U-Werte ermitteln wir nach Gl. 3.3 und 3.4

$$U_1 = 7 \cdot 7 + \frac{7 \cdot 8}{2} - 32 = 45$$

$$U_2 = 7 \cdot 7 + \frac{7 \cdot 8}{2} - 73 = 4$$

(Kontrolle nach Gl. 3.5: $45 + 4 = 7 \cdot 7 = 49$)
Die Prüfgröße lautet also $U = \min(U_1, U_2) = 4$.

Entscheidung. Nach Tafel E (Teil I) hat dieser U-Wert für $n_1 = n_2 = 7$ eine Überschreitungswahrscheinlichkeit von $P = 0,003$, d.h. wegen $0,003 < \alpha = 0,01$ ist die H_0 bei einseitigem Test zugunsten von H_1 zu verwerfen.

Interpretation. Offenbar war die Behandlung erfolgreich. Zumindest können wir dem Testergebnis entnehmen, dass die Symptomwahrscheinlichkeit im Verlauf der Behandlung signifikant gesunken ist. Wir können allerdings nicht ausschließen, dass es sich hierbei um eine Spontanremission handelt, die auch ohne Behandlung eingetreten wäre. Insofern ist der Wirkungsnachweis inkonklusiv.

Hinweis

Wenn man statt eines 2-stufigen Alternativmerkmals ein kategoriales Merkmal mit k Stufen sukzessiv beobachtet, stellt sich gelegentlich die Frage, ob die Wahrscheinlichkeiten der k Merkmalsausprägungen während der Dauer der Beobachtung konstant bleiben (H_0) oder veränderlich sind (H_1). So könnte ein HNO-Arzt z.B. fragen, ob neuerkrankte HNO-Patienten, die ihn im Verlauf des Tages in seiner Praxis aufsuchen, in ihrer Reihenfolge zufällig durchmischt sind oder ob sich die Wahrscheinlichkeiten für HNO-Patienten im Verlauf des Tages ändern.

Will man überprüfen, ob die einzelnen Kategorien (HNO-Patienten) überzufällig unterschiedlichen Abschnitten der Abfolge (Tagesabschnitten) zugeordnet sind, kann hierfür der im ▶ Abschn. 3.2.2 behandelte H-Test eingesetzt werden. Wie bei der Trendtestvariante nach Meyer-Bahlburg per U-Test werden hierbei die Versuchs-(Behandlungs-)nummern als Rangreihe aufgefasst, so dass sich für die Merkmalskategorien (Erkrankungen) Rangsummen berechnen lassen, deren Unterschiedlichkeit rangvarianzanalytisch zu überprüfen ist

(► S. 175 ff). Statistisch bedeutsame Unterschiede in den Rangsummen besagen, dass die Wahrscheinlichkeiten für das Auftreten der Merkmalskategorien im Verlauf der Versuchsserie (Behandlungsreihenfolge) nicht konstant bleiben.

Lässt sich eine bestimmte Reihenfolge oder ein bestimmter Trend bereits vor Untersuchungsbeginn als Hypothese formulieren (z. B. N-Patienten sind in der Regel früher in der Praxis als H-Patienten und diese wiederum früher als O-Patienten), überprüft man diese Trendhypothese schärfer mit dem in ► Abschn. 3.2.3 behandelten Trendtest von Jonckheere.

Beide Tests können über Tage oder Ärzte agglutiniert werden, wenn sie offensichtlich gleiche Trends aufweisen.

8.2.2 Der Rangkorrelationstest

Zielsetzung

> Wir haben eine Abfolge von *Messwerten* erhoben und wollen prüfen, ob die Messwerte zufällig variieren (H_0) oder einem monotonen Trend folgen (H_1). Wenn es sich hierbei um interindividuell erhobene Messwerte handelt, überprüfen wir die Trendhypothese am einfachsten mit dem Rangkorrelationstest.

Durchführung

Die Rangkorrelation – Kendalls tau oder Spearmans rho – bestimmt die Enge des *monotonen Zusammenhangs* zwischen 2 ordinalskalierten Merkmalen bzw. 2 Rangreihen. Fasst man die zeitliche Abfolge der Messungen t_i (i = 1, ..., n) als eine Rangreihe und die rangtransformierten Messungen y_i als 2. Rangreihe auf, lässt sich über Kendalls tau oder Spearmans rho bestimmen, ob die Messungen im Verlauf der Erhebungen einem monotonen Trend folgen oder nicht. Einzelheiten zur Bestimmung und Indikation dieser Korrelationen findet man in den ► Abschn. 5.2.1 und 5.2.5.

> **Beispiel 8.4. Altersbedingte Veränderungen der Magensaftazidität**
>
> **Problem.** Es geht um die Frage, ob die Azidität des Magensaftes (gemessen in cm^3 einer 10%igen Natronlauge, die nötig ist, um 100 cm^3 Magensaft zu neutralisieren) mit fortschreitendem Alter monoton abnimmt. Da man einen einzelnen Probanden nicht über seine Lebenszeit hinweg in gleichen Zeitintervallen beobachten kann, um eine intraindividuelle Zeitreihe von Aziditätswerten zu gewinnen, planen wir eine interindividuelle Zeitreihe wie folgt:

Versuchsplan. Jeweils 3 gesunde männliche Personen aus $n = 7$ Dezennienkohorten (1. Dezennium 10–19 Jahre; 7. Dezennium 70–79 Jahre) nehmen an der Untersuchung teil. Als Messwerte verwendet man die Mediane der Aziditätswerte der jeweils 3 Personen eines Dezenniums.

Alternativhypothese. Mit zunehmendem Alter sinkt die Azidität des Magensaftes (*gerichtete* H_1).

Nullhypothese. Die Aziditätswerte verändern sich mit zunehmendem Alter zufällig.

Signifikanzniveau. $\alpha = 0{,}05$.

Testwahl. Es wird gefragt, ob eine Abfolge von interindividuell erhobenen Messwerten einem monotonen Trend folgt. Diese Fragestellung überprüfen wir mit dem Rangkorrelationstest, wobei wir hier die Variante von Spearman (▶ Abschn. 5.2.1) einsetzen wollen.

Testanwendung. ◧ Tabelle 8.3 zeigt die den 7 Dezennien zugeordneten Aziditätswerte y_i sowie deren Ränge. Fassen wir die 7 Dezennien t_i als 2. Rangreihe auf, ergeben sich die in Zeile d_i genannten Rangdifferenzen bzw. in der Zeile d_i^2 deren Quadrate, die sich zu $\sum d_i^2 = 64$ addieren.

◧ **Tabelle 8.3.** Trendtest für eine Folge von Messwerten

Dezennium t_i:	1	2	3	4	5	6	7	
Azidität y_i:	27	43	45	44	42	40	37	
Rang (y_i):	1	5	7	6	4	3	2	
d_i:	0	–3	–4	–2	1	3	5	
d_i^2:	0	9	16	4	1	9	25	$\sum d_i^2 = 64$

Für die Berechnung von Spearmans r_s-Koeffizienten verwenden wir Gl. 5.15:

$$r_s = 1 - \frac{6 \cdot 64}{7 \cdot (7^2 - 1)} = -0{,}14$$

Entscheidung. Tafel O entnehmen wir 0,714 als kritischen Wert ($\alpha = 0{,}05$, einseitiger Test). Wegen $|-0{,}14| < 0{,}714$ kann die H_0 nicht verworfen werden.

Interpretation. Offenbar folgen die Aziditätswerte nur der Tendenz nach einem monoton fallenden Trend. Wie die Werte in ◧ Tabelle 8.3 verdeutlichen, steigt die Azidität bis zum 3. Dezennium, um danach allmählich wieder abzufallen. Hätte man diesen umgekehrt U-förmigen bzw. *bitonen Trend* bereits vor der Untersuchung postuliert, wäre der folgende Test indiziert gewesen:

Test auf bitonen Trend. Für den Test auf bitonen Trend benötigen wir eine Ankerreihe, mit der hypothesengemäß zum Ausdruck gebracht wird, dass im mittleren Bereich der Abfolge die höchsten und am Anfang und am Ende die niedrigsten Werte erwartet werden. Dementsprechend weisen wir dem 1. Dezennium Rangplatz 1 zu, den Dezennien 7 und 6 die Rangplätze 2 und 3, den Dezennien 2 und 3 die Rangplätze 4 und 5 und den Dezennien 5 und 4 schließlich die Rangplätze 6 und 7. ◘ Tabelle 8.4 fasst das Resultat zusammen.

◘ **Tabelle 8.4.** Test auf bitonen Trend

Dezennium t_i:	1	2	3	4	5	6	7	
Ankerreihe:	1	4	5	7	6	3	2	
Rang (y_i):	1	5	7	6	4	3	2	
d_i:	0	−1	−2	1	2	0	0	
d_i^2:	0	1	4	1	4	0	0	$\sum d_i^2 = 10$

Für den bitonen Trend ergibt sich eine Rangkorrelation von

$$r_s = 1 - \frac{6 \cdot 10}{7 \cdot (7^2 - 1)} = 0{,}82$$

die wegen $0{,}82 > 0{,}714$ bei einseitigem Test für $\alpha = 0{,}05$ gemäß Tafel O signifikant ist. (Man beachte, dass das sog. *Siegel-Tukey-Ranking*, das wir im Test auf bitonen Trend angewendet haben, genau genommen nur für Zeitreihen mit geradzahligem n geeignet ist. Bei 6 Dezennien wären z. B. dem 1. Dezennium Rangplatz 1, dem 6. Dezennium Rangplatz 2, dem 2. und 3. Dezennium die Rangplätze 3 und 4 und dem 5. und 4. Dezennium die Rangplätze 5 und 6 zuzuordnen.)

Hinweise

Der Rangkorrelationstest setzt voraus, dass die Beobachtungen unter der Nullhypothese als wechselseitig unabhängig und als streng stationär gedacht werden müssen. Diese Voraussetzung ist i. Allg. nur bei interindividuellen Zeitreihen (wie im ▶ Beispiel 8.4 „Magensaftazidität") erfüllt. Intraindividuelle Zeitreihen erfüllen im Regelfall diese Voraussetzung nicht. Für sie ist der *Erst-Differenzen-Test* von Moore u. Wallis (1943) besser geeignet, der von den Vorzeichen der Differenzen aufeinanderfolgender Messungen ($y_t - y_{t+1}$) ausgeht (Erstdifferenzen), die als voneinander unabhängig angenommen werden dürfen, auch wenn die unmittelbar aufeinanderfolgenden Messwerte selbst voneinander abhängen (seriale Korrelation 1. Ordnung). Die Erstdifferenzen sind bei einem perfekt monoton steigenden Trend sämtlich negativ und bei einem perfekt monoton fallenden Trend sämtlich positiv. Weitere Informationen hierzu und eine Tabelle für den exakten Test findet man bei Bortz et al. (2008, S. 580 f).

Cox u. Stuart (1955) haben 2 Tests entwickelt, die auf den Fakten basieren, dass
- weit auseinanderliegende Messungen in einer monotonen Abfolge größere Unterschiede aufweisen als nahe beieinanderliegende Messungen und
- dass sich das Niveau (die Lokation) der Messwerte in der 1. Hälfte einer monotonen Abfolge vom Niveau der Messungen in der 2. Hälfte unterscheiden muss.

Schließlich sei ein weiterer, auf Foster u. Stuart (1954) zurückgehender Trendtest erwähnt, der davon ausgeht, dass bei einer streng monoton steigenden Folge auf jeden Wert ein höherer Wert folgen muss (ausführlicher zu diesem Verfahren s. Bortz et al. 2008, Abschn. 11.3.2).

8.3 Die zeitliche Verteilung von Ereignissen

Die Verfahren, die bislang in diesem Kapitel behandelt wurden, gehen davon aus, dass zu n vorgegebenen Zeitpunkten ein Merkmal – mit binärem, nominalem oder kardinalem Skalenniveau – in Form einer Zeitreihe oder Abfolge beobachtet wurde. Die folgenden Verfahren behandeln die zeitliche Verteilung von Ereignissen (Todesfälle, Erkrankungen, Unfälle, epileptische Anfälle etc.), die in unregelmäßigen Abständen mehr oder weniger zufällig bzw. spontan auftreten. Eine zeitliche Verteilung derartiger Ereignisse erhält man, indem die Zeitachse in n Intervalle unterteilt und registriert wird, wie viele Ereignisse in die einzelnen Zeitintervalle fallen.

Die folgenden Abschnitte beziehen sich auf die Untersuchung einiger ausgewählter Fragestellungen:
- Sind mehr oder weniger Intervalle mit Ereignissen „besetzt" (*okkupiert*) als nach Zufall zu erwarten ist (▶ Abschn. 8.3.1)?
- Entsprechen die in den einzelnen Zeitintervallen angetroffenen *Ereignishäufigkeiten* dem Zufall oder treten die Ereignisse in einigen Intervallen „geballt" und in anderen sporadisch auf (▶ Abschn. 8.3.2)?
- Verändern sich die Ereignishäufigkeiten mit der Zeit zufällig oder gibt es systematische (z. B. *sprunghafte oder allmählich eintretende*) Veränderungen (▶ Abschn. 8.3.3 und 8.3.4)?

8.3.1 Der Okkupanzentest von Stevens u. David

Zielsetzung

> Der Okkupanzentest – von David (1950) entwickelt und von Stevens (1937) erstmalig konzipiert – überprüft, ob die Anzahl b der Intervalle, in denen mindestens ein Ereignis vorkommt, dem Zufall entspricht (H_0) oder nicht (H_1).

Wir unterstellen dabei, dass die Zahl n der Intervalle genügend groß gewählt wird, so dass sie größer oder gleich der Zahl k der beobachteten Ereignisse ist. Nach Bradley (1968, S. 308) ist der Test am wirksamsten, wenn $k < n < 2 \cdot k$ ist.

Durchführung

Wir unterteilen den zu untersuchenden Zeitraum (Tag, Woche, Jahr) in n gleich große Intervalle und stellen die Anzahl k aller Ereignisse fest, die in diesem Zeitraum insgesamt vorkamen. Sodann zählen wir aus, wie viele der n Intervalle mit mindestens einem Ereignis besetzt sind. Die Anzahl der besetzten Intervalle bezeichnen wir mit b.

Der *exakte* Okkupanzentest zur Überprüfung der H_0 (die Anzahl der besetzten Intervalle entspricht dem Zufall oder die Ereigniswahrscheinlichkeit ist für alle Intervalle gleich) lässt sich einfach mit Hilfe der Tafel U des Anhangs durchführen. (Zur Theorie vgl. Bortz et al. 2008, S. 620 f.) Das praktische Vorgehen sei an einem kleinen Beispiel verdeutlicht.

Angenommen, man registriert in einem Hospital an den 7 Tagen einer Woche (n = 7) k = 4 Todesfälle. Ferner soll angenommen werden, dass sich alle 4 Todesfälle an einem einzigen Tag (b = 1) ereignet haben.

In Tafel U wird nun gefragt, wie viele Ereignisse bei einem besetzten Intervall (b = 1) und einer Gesamtzahl von n = 7 Intervallen mindestens vorkommen müssen, um die H_0 verwerfen zu können, d.h. in Tafel U ist nicht b, sondern k als Prüfgröße tabelliert. Für unser Beispiel lesen wir für n = 7, b = 1 und $\alpha = 0,01$ einen kritischen Wert von $k_{crit} = 4$ ab. Für $k \geq k_{crit}$ ist – wie in unserem Beispiel mit k = 4 – die H_0 zu verwerfen, d.h. die 4 an einem von 7 Tagen eingetretenen Todesfälle sind nicht mit dem Zufall zu vereinbaren. Zu eruieren wäre, was diesen einen Tag von den restlichen 6 Tagen unterscheidet! Ist es etwa ein Tag mit extremen Witterungsbedingungen oder ist es ein Sonntag mit reduziertem Ärzte- und Pflegepersonal?

Tafel U ist sowohl für den einseitigen Test auf *zu wenig* besetzte Intervalle (Spalte α) als auch für den einseitigen Test auf *zu viele* besetzte Intervalle einsetzbar (Spalte $1-\alpha$). Die Alternativhypothese für zu wenig besetzte Intervalle wird auch als „Ballungsalternative" bezeichnet und die Alternativhypothese für zu viele besetzte Intervalle als „Harkenalternative" („rake alternative") entsprechend den gleichabständigen Zacken einer Harke. Wie üblich muss natürlich auch hier vor Untersuchungsbeginn entschieden werden, welche der beiden gerichteten Alternativhypothesen geprüft werden soll (zum zweiseitigen Test vgl. Bortz et al. 2008, S. 621).

Für n > 20 testen wir die Anzahl b der besetzten Intervalle *asymptotisch*. Der Erwartungswert für die Anzahl der besetzten Zeitintervalle lautet unter H_0

$$\mu(b) = k - k \cdot (1 - 1/k)^n \tag{8.8}$$

und die Streuung

$$\sigma(b) = \sqrt{k \cdot [(k-1) \cdot (1 - 2/k)^n + (1 - 1/k)^n - k \cdot (1 - 1/k)^{2 \cdot n}]} \tag{8.9}$$

Die Prüfgröße

$$z = \frac{b - \mu(b)}{\sigma(b)} \tag{8.10}$$

kann anhand Tafel A einseitig oder auch zweiseitig beurteilt werden.

Beispiel 8.5. Zur Regelmäßigkeit epileptischer Anfälle

Problem. Es geht um die Frage, ob die zeitlichen Abstände zwischen epileptischen Anfällen zufällig variieren oder ob die epileptischen Anfälle regelmäßig wiederkehren. Dieser Frage soll mit einer Einzelfallstudie nachgegangen werden.

Versuchsplan. Ein Epileptiker hat über insgesamt k = 50 Anfälle (Absencen) Buch geführt und festgestellt, dass er in nur drei der n = 52 Wochen eines Jahres anfallsfrei geblieben ist. Man möchte erfahren, ob die Anfälle dieses Patienten zu regelmäßig verteilt sind, wenn konstante Anfallsbereitschaft über den Beobachtungszeitraum angenommen wird.

Alternativhypothese. Es gibt mehr Anfallswochen als nach Zufall zu erwarten wären (*gerichtete* Alternativhypothese als Harkenalternative).

Nullhypothese. Die Anzahl der Wochen mit einem oder mehreren epileptischen Anfällen entspricht dem Zufall, wonach die Wahrscheinlichkeit des Auftretens eines Anfalls über die 52 Wochen hinweg konstant bleibt.

Signifikanzniveau. Wir setzen $\alpha = 0{,}01$, weil es sich um eine bedeutsame Alternative handelt – klinisch wie therapeutisch!

Testwahl. Es wird gefragt, ob eine bestimmte Anzahl von „besetzten" Zeitintervallen mit dem Zufall zu vereinbaren ist. Zur Überprüfung dieser Fragestellung wählen wir wegen n > 20 den asymptotischen Okkupanzentest.

Testanwendung. Der beobachteten Zahl von $b = 52-3 = 49$ Okkupanzen steht ein Erwartungswert von

$$\mu(b) = 50 - 50 \cdot (1 - 1/50)^{52} = 32{,}51$$

gegenüber. Nach Gl. 8.9 berechnen wir für die Streuung:

$$\sigma(b) = \sqrt{50 \cdot [(50-1) \cdot (1-2/50)^{52} + (1-1/50)^{52} - 50 \cdot (1-1/50)^{104}]}$$
$$= 2{,}22$$

Man erhält also nach Gl. 8.10 einen positiven z-Wert von

$$z = \frac{49 - 32{,}51}{2{,}22} = 7{,}42$$

der zu viele Okkupanzen – mehr als unter H_0 erwartet – anzeigt.

Entscheidung. Der z-Wert überschreitet die 1%-Schranke von $z_{0{,}01} = 2{,}33$. Wir lehnen H_0 ab und nehmen die H_1 an.

Interpretation. Die Vermutung, dass die Krampfanfälle zu regelmäßig auftreten, ist gerechtfertigt. Die Regelmäßigkeit der Anfälle kann am besten mit der Annahme einer Refraktärphase erklärt werden, die es verhindert hat, dass mehrere Anfälle innerhalb einer Woche kurzfristig aufeinanderfolgen bzw. dass mehr als 3 anfallsfreie Wochen vorkommen, was unter H_0 zu erwarten gewesen wäre.

Hinweis

Der Okkupanzentest unterscheidet nur zwischen besetzten und unbesetzten Intervallen, d.h. die Zahl der Ereignisse, die in jedes der n Intervalle fallen, bleibt unberücksichtigt. Zur Verdeutlichung dieses Sachverhaltes betrachten wir die beiden in ◘ Tabelle 8.5 dargestellten zeitlichen Verteilungen mit jeweils $n = 7$ Intervallen und $k = 8$ Ereignissen.

In beiden Verteilungen sind $b = 4$ Intervalle okkupiert, d.h. nach dem Okkupanzentest würden wir für beide Verteilungen identische Überschreitungswahrscheinlichkeiten ermitteln. Dennoch erkennt man sofort, dass im

◘ **Tabelle 8.5.** Vergleich zweier Verteilungen mit identischer Okkupation

Nr. des Intervalls	1	2	3	4	5	6	7
1. Verteilung (x_{1i})	0	0	1	5	1	1	0
2. Verteilung (x_{2i})	0	2	0	0	2	2	2

4. Intervall der 1. Verteilung mit $x_4 = 5$ eine auffällige Ereignisballung vorkommt, während die 4 besetzten Intervalle in der 2. Verteilung gleiche Ereignishäufigkeiten aufweisen. Auf diesen Unterschied spricht der Okkupanzentest nicht an, wohl aber u. U. einer der im Folgenden beschriebenen Tests.

8.3.2 Der Ereignishäufungstest

Zielsetzung

Der Ereignishäufungstest geht – wie der Okkupanzentest – von der H_0 zeitkonstanter Auftretenswahrscheinlichkeit eines Ereignisses aus. Als Alternative hierzu nehmen wir an, dass die Auftretenswahrscheinlichkeit in einem der n Intervalle erhöht ist, so dass in diesem Intervall eine Ereignishäufung auftritt. Im Unterschied zum Okkupanzentest lassen wir zu, ja begünstigen wir durch die Wahl von n, dass die Zahl der Ereignisse k wesentlich größer ist als die der Intervalle, wie dies in klinisch-epidemiologischen Untersuchungen (mit Jahresintervallen) die Regel ist.

> Der Ereignishäufungstest überprüft, ob die Verteilung von k Ereignissen auf n Intervalle ($k > n$) dem Zufall folgt (H_0) oder ob es in einem oder mehreren durch die H_1 festgelegten Intervall(en) überzufällige Ereignisballungen gibt.

Durchführung

Für die Überprüfung der Ereignishäufung in einem durch H_1 vorgegebenen Intervall i mit $i = 1, \ldots, n$ benutzen wir den *Binomialtest* (▶ Abschn. 2.1.1). Hiermit errechnen wir die Überschreitungswahrscheinlichkeit dafür, dass von k Ereignissen $j = x_i$ oder mehr Ereignisse auf das Intervall i entfallen. Die Wahrscheinlichkeit, dass ein Ereignis in das Intervall i fällt, ergibt sich gemäß H_0 (Gleichverteilung über n Intervalle) zu $\pi = 1/n$. Unter Verwendung der in diesem Abschnitt eingeführten Symbole lässt sich Gl. 2.3 wie folgt schreiben:

$$P = \sum_{j=x_i}^{k} \binom{k}{j} \cdot \pi^j \cdot (1 - \pi)^{k-j} \tag{8.11}$$

Die Berechnung dieser Überschreitungswahrscheinlichkeit P ist für große k-Werte rechnerisch ziemlich aufwendig. Wie wir in ▶ Abschn. 2.1.2 erfahren haben, kann man jedoch den exakten Binomialtest durch den einfacher durchzuführenden, asymptotischen *Zweifelder-Chi-Quadrat-Test* ersetzen, wenn die erwarteten Häufigkeiten genügend groß sind. Die 2 Felder haben hierbei beobachtete Häufigkeiten, die der Ereignishäufigkeit für das Intervall i ($b_1 = x_i$) und der Summe aller Ereignishäufigkeiten der übrigen Intervalle ($b_2 = k - x_i$)

entsprechen. Als erwartete Häufigkeiten ergeben sich dann $e_1 = k \cdot (1/n)$ und $e_2 = k \cdot (n-1)/n$. Der asymptotische Ereignishäufungstest ist gültig, wenn beide erwarteten Häufigkeiten > 5 sind. Ist mindestens eine < 5, sollte exakt nach Gl. 8.11 geprüft werden.

Beispiel 8.6. Herzinfarkte in der Urlaubszeit

Problem. Wir illustrieren den asymptotischen Ereignishäufungstest an der epidemiologischen Beobachtung, dass Patienten mit chronisch rezidierenden Herzbeschwerden (Angina pectoris) eher zu Beginn als am Ende eines 4-wöchigen Jahresurlaubs einen Herzinfarkt erleiden. In ◨ Tabelle 8.6 sind $k = 24$ Patienten, die einen Urlaubsinfarkt erlitten haben, auf die $n = 4$ Wochen verteilt worden.

◨ **Tabelle 8.6.** 4-wöchige Infarktverteilung

	Woche				
	1	2	3	4	
Beobachtete Infarktzahl	11	7	4	2	$k = 24$
Erwartete Infarktzahl	6	6	6	6	

Alternativhypothese. In der 1. Urlaubswoche ist die Infarktwahrscheinlichkeit gegenüber den restlichen Wochen erhöht (*gerichtete* H_1).

Nullhypothese. Die Infarkte treten in den 4 Wochen mit gleicher Wahrscheinlichkeit auf.

Signifikanzniveau. $\alpha = 0,05$.

Testwahl. Es geht um die Frage, ob $k = 24$ Ereignisse über $n = 4$ Intervalle gleichverteilt sind. Für deren Überprüfung verwenden wir den asymptotischen Ereignishäufungstest (χ^2-Test).

Testanwendung. ◨ Tabelle 8.6 stützt die Alternative zu H_0 (gleiche Infarktwahrscheinlichkeit über die $n = 4$ Wochen), da in der 1. Woche 11 Infarkte, in der letzten aber nur 2 von insgesamt $k = 24$ Infarkten gemeldet wurden.

Unter der Alternativhypothese, wonach eine Infarkthäufung vorzugsweise in der 1. Urlaubswoche eintritt (als Folge einer Umschaltung von stressbehafteter Berufstätigkeit zu stressfreier Urlaubsbetätigung), testen wir asymptotisch die in ◨ Tabelle 8.7 dargestellten Häufigkeiten.

□ Tabelle 8.7. Vergleich Woche 1 mit Wochen 2 bis 4

	Woche		
	1	2 bis 4	
Beobachtete Infarktzahl	11	13	k = 24
Erwartete Infarktzahl	6	18	

Über Gl. 2.7 ergibt sich

$$\chi^2 = \frac{(11 - 6)^2}{6} + \frac{(13 - 18)^2}{18} = 5{,}56$$

Entscheidung. Das für Fg = 1 geltende $\chi^2 = 5{,}56$ entspricht einem $z = \sqrt{5{,}56} = 2{,}36$ mit einem (einseitigen) P = 0,0091 (vgl. Tafel A), das die Signifikanzschranke von $\alpha = 0{,}05$ unterschreitet und damit H_0 zugunsten von H_1 (Ereignishäufung in der 1. Woche) zurückzuweisen gestattet.

Interpretation. Die Untersuchung bestätigt unsere Vermutung einer Infarkt-häufung in der 1. Urlaubswoche.

Hinweis

Wird – im Zweifel an der epidemiologischen Erfahrung – eine Infarkthäufung in irgendeinem der n Intervalle unter H_1 vermutet, dann muss P nach einem Bonferroni-adjustierten $\alpha^* = \alpha/n$ beurteilt werden. Für $\alpha = 0{,}05$ und n = 4 gilt $\alpha^* = 0{,}05/4 = 0{,}0125$, so dass bei P = 0,0091 der asymptotische Binomialtest (χ^2-Test) auf Ereignishäufung auch ohne Spezifikation eines bestimmten Zeitintervalls (Woche) auf dem 5%-Niveau signifikant ist. Weniger konservativ wäre die Holm-Korrektur (▶ S. 39).

8.3.3 Der Häufungstrendtest von Ereignissen

Zielsetzung

Die Frage, ob Ereignishäufigkeiten x_i über n Zeitintervalle hinweg linear zu- oder abnehmen, überprüft man asymptotisch mit dem Häufigkeits-trendtest von Pfanzagl (1974, S. 190).

Durchführung

Nach Pfanzagl ist die Prüfgröße

$$T = \sum_{i=1}^{n} i \cdot x_i \qquad (8.12)$$

unter H_0 eines fehlenden Trends (Gleichverteilung der x_i) über einem Erwartungswert von

$$\mu(T) = k \cdot (n + 1)/2 \qquad (8.13)$$

mit einer Streuung von

$$\sigma(T) = \sqrt{k \cdot (n^2 - 1)/12} \qquad (8.14)$$

genähert normalverteilt, wenn k/n nicht kleiner als 3 ist. Man prüft also über den z-Test gemäß

$$z = \frac{T - \mu(T)}{\sigma(T)} \qquad (8.15)$$

Bei einem fallenden Trend ist der z-Wert negativ und bei einem steigenden Trend der Ereignishäufung positiv.

Beispiel 8.7. Verlaufscharakteristika einer Q-Fieber-Endemie

Problem. In einem Kreiskrankenhaus eines ländlichen Gebiets werden zunehmend häufiger Patienten mit einer scheinbar rätselhaften Infektion eingewiesen. Eine Expertenkommission diagnostiziert am 6. Tag per Rickettsiennachweis bei den betroffenen Patienten das durch Haustiere (z. B. Schafe und Rinder) übertragene Q-Fieber (Q von Queensland). Die darauf eingeleiteten Quarantänemaßnahmen zur Verhinderung einer weiteren Verbreitung der Krankheit führen rasch zum Erfolg. Es interessiert nun die Frage, welche Verlaufscharakteristika diese regional begrenzte Epidemie (Endemie) aufweist.

Versuchsplan. Es wird eine Häufigkeitszeitreihe der täglich gemeldeten Neuerkrankungen gebildet. Als 1. Intervall definiert man den Tag vor Ausbruch der Endemie und als letztes Intervall den 1. Tag einer Phase ohne weitere Neuerkrankungen. ◘ Tabelle 8.8 enthält die Anzahl x_i der Neuerkrankungen an $n = 13$ aufeinanderfolgenden Tagen.

◘ **Tabelle 8.8.** Zeitliche Verteilung der Neuerkrankungen

Tag (i):	1	2	3	4	5	6	7	8	9	10	11	12	13
Anzahl der Neuerkrankungen (x_i):	0	1	1	2	5	12	11	3	1	0	0	1	0

Alternativhypothese. Die Anzahl der Neuerkrankungen nimmt bis zum 6. Tag linear zu und fällt danach linear ab (2 *gerichtete* Alternativhypothesen).

Nullhypothese. Die Wahrscheinlichkeit einer Neuerkrankung ist über die $n = 13$ Tage hinweg konstant, d.h. die $k = 37$ insgesamt beobachteten Neuerkrankungen verteilen sich gleich über die 13 Tage.

Signifikanzniveau. Beide Hypothesen werden für $\alpha = 1\%$ geprüft.

Testwahl. Es geht um die Überprüfung des Trends einer zeitlichen Verteilung. Hierfür wird der *Häufigkeitstrendtest* von Ereignissen eingesetzt.

Testanwendung. Die Alternativhypothese beinhaltet 2 Teilhypothesen: Einen linear steigenden Trend der Neuerkrankungen vom 1. bis zum 6. Tag (mit 21 Neuerkrankungen) und einen linear fallenden Trend vom 6. bis zum 13. Tag (mit 28 Neuerkrankungen). Unter Verwendung der Gln. 8.12 bis 8.15 ermitteln wir für die 1. Teilhypothese:

$$T = 1 \cdot 0 + 2 \cdot 1 + 3 \cdot 1 + 4 \cdot 2 + 5 \cdot 5 + 6 \cdot 12 = 110$$

$$\mu(T) = 21 \cdot (6 + 1)/2 = 73{,}5$$

$$\sigma(T) = \sqrt{21 \cdot (6^2 - 1)/12} = 7{,}83$$

und damit

$$z = \frac{110 - 73{,}5}{7{,}83} = 4{,}66$$

Für die 2. Teilhypothese errechnen wir (mit $i = 1$ für den 6. Tag, $i = 2$ für den 7. Tag etc.)

$$T = 1 \cdot 12 + 2 \cdot 11 + 3 \cdot 3 + 4 \cdot 1 + 5 \cdot 0 + 6 \cdot 0 + 7 \cdot 1 + 8 \cdot 0 = 54$$

$$\mu(T) = 28 \cdot (8 + 1)/2 = 126$$

$$\sigma(T) = \sqrt{28 \cdot (8^2 - 1)/12} = 12{,}12$$

so dass sich

$$z = \frac{54 - 126}{12{,}12} = -5{,}94$$

ergibt.

Entscheidung. Wegen $4{,}66 > 2{,}33$ und $-5{,}94 < -2{,}33$ werden beide Trendhypothesen akzeptiert.

Interpretation. Wie vermutet, nehmen die Neuerkrankungen bis zum 6. Tag zu und fallen danach wieder ab.

8.3.4 Der Sprungstellen-Detektionstest

Zielsetzung

Will man überprüfen, ob sich die Ereignishäufigkeiten von einem Intervall i zum nächsten Intervall i + 1 abrupt ändern (das i. Intervall wäre in diesem Fall eine sog. *Sprungstelle*), kann man den Sprungstellen-Detektionstest von Cochran (1954) einsetzen. Hierbei vergleichen wir die Häufigkeiten der i vorangegangenen Intervalle mit der Ereignishäufigkeit im Intervall i + 1.

Durchführung

Vermutet man für das 1. Intervall eine Sprungstelle, ist wie folgt zu prüfen:

$$\chi_1^2 = \frac{(x_1 - 1 \cdot x_2)^2}{1 \cdot 2 \cdot \bar{x}} \tag{8.16}$$

Für eine Sprungstelle im 2. Intervall ermittelt man

$$\chi_2^2 = \frac{(x_1 + x_2 - 2 \cdot x_3)^2}{2 \cdot 3 \cdot \bar{x}} \tag{8.17}$$

Allgemein prüft man auf eine Sprungstelle für das Intervall i mit

$$\chi_i^2 = \frac{(x_1 + x_2 + \ldots + x_i - i \cdot x_{i+1})^2}{i \cdot (i + 1) \cdot \bar{x}} \tag{8.18}$$

Das Symbol $\bar{x}$ bedeutet in diesen Gleichungen die über *alle* n Intervalle gemittelte Ereignishäufigkeit.

Jeder dieser n–1 möglichen χ^2-Werte hat einen Freiheitsgrad. Die Summe aller n–1 χ^2-Werte entspricht dem χ^2-Wert des Tests auf Gleichverteilung (▶ Abschn. 2.2.2).

Wird der Sprungstellen-Detektionstest probeweise für mehrere Intervalle durchgeführt, ist das α-Fehlerniveau nach Bonferroni oder Holm (▶ S. 39) zu korrigieren.

Datenrückgriff. Zur Verdeutlichung des Sprungstellen-Detektionstests verwenden wir erneut die Daten des ▶ Beispiels 8.7 (Verlaufscharakteristika einer Q-Fieber-Endemie). Der dort genannten Nullhypothese stellen wir nun folgende Alternativhypothese gegenüber: Vom 4. auf den 5. Tag und vom 5. auf den 6. Tag kommt es zu einer abrupten Zunahme der Neuerkrankungen und vom 7. auf den 8. Tag zu einer abrupten Abnahme (3 *gerichtete* Alternativhypothesen für 3 Sprungstellen; $\alpha = 0{,}01$).

Für die 1. Sprungstelle (4. Tag) ergibt sich

$$\chi_4^2 = \frac{(0 + 1 + 1 + 2 - 4 \cdot 5)^2}{4 \cdot 5 \cdot 37/13} = 4{,}50$$

bzw. $z = -2{,}12$. Für die 2. Sprungstelle (5. Tag) errechnen wir

$$\chi_5^2 = \frac{(0 + 1 + 1 + 2 + 5 - 5 \cdot 12)^2}{5 \cdot 6 \cdot 37/13} = 30{,}46$$

bzw. $z = -5{,}52$ und für die 3. Sprungstelle (7. Tag)

$$\chi_7^2 = \frac{(0 + 1 + 1 + 2 + 5 + 12 + 11 - 7 \cdot 3)^2}{7 \cdot 8 \cdot 37/13} = 0{,}76$$

bzw. $z = 0{,}87$.

Entscheidung. Da 3 *simultane* Sprungstellentests durchgeführt wurden, korrigieren wir das α-Fehlerniveau nach Bonferroni zu $\alpha^* = 0{,}01/3 = 0{,}003$. Tafel A des Anhangs entnehmen wir für die einseitigen Tests einen kritischen z-Wert von $z_{crit} = \pm 2{,}75$. Dieser Schwellenwert wird nur vom z-Wert der Sprungstelle am 5. Tag unterschritten ($-5{,}51 < -2{,}75$), d. h. diese Sprungstelle ist statistisch signifikant (signifikante Häufigkeitszunahme). Bezüglich der beiden übrigen Sprungstellen ist die H_0 (keine abrupte Häufigkeitsänderung) nicht zu verwerfen.

Interpretation. Es ist nicht davon auszugehen, dass die Anzahl der Neuerkrankungen während der Endemie auf einem konstanten Niveau bleibt. Vielmehr stellen wir fest, dass sie in der Anfangsphase rapide zunimmt, was für hochgradig ansteckende Infektionskrankheiten nicht untypisch ist. (Wir sprechen in diesem Zusammenhang von einer kontagiösen Verteilung.) Die am 6. Tag registrierte abrupte Zunahme von Neuerkrankungen ist signifikant.

Die nach der Entdeckung des Erregers eingeleiteten Quarantänemaßnahmen (6. Tag) für Schafe und Rinder wirken sich mit einer eintägigen Verzögerung deutlich auf die Anzahl der Neuerkrankungen aus. Allerdings ist die Sprungstelle am 7. Tag nicht signifikant. Hier werden 3 Erkrankungen am 8. Tag mit durchschnittlich 4,6 Erkrankungen für die vorangehenden Tage verglichen.

8.4   Homogenität mehrerer Abfolgen

Bisher wurden Abfolgen oder zeitliche Verteilungen analysiert, die von einem einzelnen Individuum (Patienten) stammen können. Erhebt man mehrere voneinander unabhängige Abfolgen (z. B. die Abfolgen für eine Stichprobe von N Individuen), stellt sich häufig die Frage, ob die verschiedenen Abfolgen miteinander übereinstimmen (homogen sind) oder nicht.

Dabei sind 2 Homogenitätsaspekte zu unterscheiden. Zum einen können wir fragen, ob die H_0 (Zufälligkeit der Abfolgen) nach Inspektion aller Abfolgen aufrecht zu halten ist, ob also die Stichprobe der Abfolgen aus einer Population von Zufallsabfolgen stammt (Homogenität 1. Art). Die Annahme dieser H_0 bedeutet allerdings nicht, dass die Abfolgen auch übereinstimmen, denn jede Abfolge kann „auf ihre Art" zufällig sein, ohne dass dabei Übereinstimmungen auftreten. Muss die H_0 verworfen werden, ist davon auszugehen, dass die Abfolgen nicht aus einer Population zufälliger Abfolgen stammen, wobei die Art der Störung des Zufallsprozesses von Abfolge zu Abfolge unterschiedlich sein kann.

Abfolgen, für die die H_0 der Zufälligkeit (Homogenität 1. Art) verworfen wurde, können jedoch auch übereinstimmen. Diese Homogenität 2. Art läge vor, wenn alle Abfolgen im Wesentlichen die gleiche Systematik aufweisen würden. Homogenität 2. Art kann im Prinzip auch dann bestehen, wenn kein Test gefunden werden konnte, nach dem die H_0 der Homogenität 1. Art abzulehnen wäre, denn die Tests auf Zufälligkeit einer Abfolge prüfen – wie bereits erwähnt – jeweils nur spezifische Verletzungen der Zufälligkeit. Die Abfolgen können gemeinsam eine Systematik aufweisen, auf die keiner der bekannten Tests auf Zufälligkeit anspricht. Auf der anderen Seite wäre dies ein sicherer Beleg dafür, dass die Abfolgen nicht zufällig zustande kamen, sondern dass hinter allen Abfolgen eine gemeinsame Systematik steht, die lediglich anders geartet ist als die Systematiken, auf die die verwendeten Tests auf Zufälligkeit ansprechen.

Die Überprüfung dieser beiden Homogenitätsaspekte wird bei Bortz et al. (2008, S. 564 ff) behandelt.

Weitere Methoden

In dieser „Kurzgefassten Statistik" wurden die wichtigsten verteilungsfreien Verfahren vorgestellt. Ergänzend hierzu sollen im Folgenden weiterführende Ansätze und neuere Methodenentwicklungen in einem kurzen Überblick zusammengefasst werden.

Drei- und mehrdimensionale Kontingenztafeln

Zählt man in einer Stichprobe die Häufigkeiten aller möglichen Dreierkombinationen der Kategorien von 3 Merkmalen aus, erhält man eine dreidimensionale Kontingenztafel. Entsprechendes gilt für höher dimensionierte Kontingenztafeln.

Mit der Analyse derartiger Kontingenztafeln können zwei verschiedene Fragestellungen verbunden sein: zum einen kann gefragt werden, ob es zwischen den geprüften Merkmalen irgendwelche wechselseitigen Zusammenhänge oder Kontingenzen gibt (*Interdependenzanalyse*). Die zweite Fragestellung unterscheidet zwischen abhängigen und unabhängigen Merkmalen oder Merkmalskombinationen. Hier interessiert der Zusammenhang zwischen den als abhängig und den als unabhängig klassifizierten Merkmalen (*Dependenzanalyse*).

Die Überprüfung der Globalkontingenz wird im Rahmen einer Interdependenzanalyse anhand eines für mehrdimensionale Tafeln erweiterten asymptotischen χ^2-Tests vorgenommen (vgl. z.B. Bortz et al. 2008, Abschn. 5.6). Man beachte allerdings, dass hierfür umfangreiche Stichproben benötigt werden, um die Forderung nach genügend großen erwarteten Häufigkeiten (e > 5) zu erfüllen. Bei einer signifikanten Globalkontingenz lässt sich mit der *Konfigurationsfrequenzanalyse* (KFA; Lienert 1969; Krauth 1993) feststellen, welche Merkmalskombinationen über- bzw. unterfrequentiert sind. Mit einer hierarchischen Mehrweg-KFA kann man zudem in Erfahrung bringen, zwischen welchen Merkmalen der mehrdimensionalen Kontingenztafel wechselseitige Abhängigkeiten bestehen. Eine detailliertere Analyse mehrdimensionaler Kontingenztafeln ermöglichen die unter der Bezeichnung loglineare Modelle zusammengefassten Techniken (vgl. z.B. Bishop et al. 1975; Andersen 1990; Andreß et al. 1997 oder Christensen 1990).

Exakte Tests für mehrdimensionale Kontingenztafeln mit schwacher Zellenbesetzung wurden u.a. von Zelen (1972) bzw. Röhmel et al. (1994) für 2^r-Tafeln entwickelt. Eine weitere Technik zur Analyse beliebiger r-dimensionaler Tafeln schlagen Berry u. Mielke (1989) bzw. Mielke u. Berry (1988) vor. Einen Überblick über die exakte Analyse von Kontingenztafeln gibt Agresti (1992).

Für dependenzanalytische Fragestellungen sind die verschiedenen bei Lautsch u. Lienert (1993, Kap. 6) zusammengestellten Varianten der sog. *Prädiktions-KFA* einschlägig. Man beachte allerdings, dass diese Ansätze orthogonale Kontingenztafeln voraussetzen (gleich große Stichproben unter den Stufenkombinationen der unabhängigen Merkmale; vgl. Bortz u. Muchowski 1988 oder Bortz et al. 2008, Abschn. 8.1.4). Für gerichtete Beziehungen zwischen mehreren Variablen haben von Eye u. Rovine (1994) ein generalisierendes Strukturmodell der KFA entwickelt.

Mehrfaktorielle Pläne für Rangdaten

Die in ▶ Kap. 3 behandelten Verfahren sind formal dadurch charakterisierbar, dass eine unabhängige Variable in ihrer Bedeutung für eine abhängige Variable (Zielvariable) überprüft wird. Häufig jedoch interessiert in der klinischen Forschung die Bedeutung von 2 oder mehr unabhängigen Variablen (Faktoren) für eine abhängige Variable (Beispiel: 3 verschiedene Schlafmittel als Faktor A, 2 Formen der Schlafstörung als Faktor B und die Schlafmittelwirkung als abhängige Variable). Parametrisch werden faktorielle Pläne dieser Art mit der mehrfaktoriellen Varianzanalyse ausgewertet. Wie jedoch ist vorzugehen, wenn die Voraussetzungen der mehrfaktoriellen Varianzanalyse nicht erfüllt sind bzw. wenn die abhängige Variable nur auf ordinalem Niveau gemessen werden kann?

Am einfachsten – wenn auch mit Informationsverlust – wertet man mehrfaktorielle Pläne mit der *Prädiktions-KFA* aus, bei der die abhängige Variable binarisiert wird, so dass für die Merkmalskombinationen der unabhängigen Variablen Häufigkeiten für die (+)- bzw. (–)-Kategorie der abhängigen Variablen ausgezählt werden können, deren Unterschiedlichkeit nach den Richtlinien der KFA zu überprüfen wäre. Einzelheiten hierzu findet man z.B. bei Heilmann et al. (1974), Krauth (1993, Kap. 5), Stemmler (1994), Lautsch u. von Weber (1995, Kap. 2) oder von Eye (1990).

Eine vollständige Ausschöpfung der ordinalen Information in faktoriellen Plänen gewährleisten die bei Brunner u. Munzel (2002) beschriebenen Verfahren für unabhängige Stichproben bzw. die Verfahren für longitudinale Daten (abhängige Stichproben) bei Brunner u. Langer (1999). Deren Vorschläge für die Auswertung von 2×2-Plänen mit bzw. ohne Messwiederholung sind in diesem Buch dargestellt.

Multivariate Pläne

Wir sprechen von multivariaten Plänen, wenn nicht nur eine, sondern simultan mehrere abhängige Variablen (Zielvariablen) untersucht werden (Beispiel: der Einfluss verschiedener Psychopharmaka auf die Denkfähigkeit, das Konzentrationsvermögen und die Reaktionsgeschwindigkeit der Patienten als abhängige Variablen). Parametrisch werden diese Pläne mit der multivariaten Varianzanalyse (MANOVA) bzw. der Diskriminanzanalyse ausgewertet.

Zur verteilungsfreien Auswertung multivariater Pläne sei auf Puri u. Sen (1985) verwiesen. Eine einfache Auswertungsmöglichkeit ergibt sich auch hier wieder durch Binarisierung (Mediandichotomie) der abhängigen Variablen, so dass Respondenzkonfigurationen entstehen, die mit einer *Zwei- oder Mehrstichproben-KFA* zu vergleichen sind. Einzelheiten hierzu findet man bei Lautsch u. von Weber (1994, Kap. 3) bzw. Lautsch u. Lienert (1993, Kap. 6). Bei Lautsch u. Lienert (1993, Kap. 9) erfährt man zudem, wie mit diesem Ansatz multivariate Messwiederholungspläne ausgewertet werden können.

Zur *verteilungsfreien Diskriminanzanalyse* hat Kubinger (1983) einen interessanten Vorschlag unterbreitet.

Analyse von Verlaufskurven

Für den Vergleich von Verlaufskurven aus zwei abhängigen oder unabhängigen Stichproben haben wir im ▶ Abschn. 3.5 den T_1- und den T_2-Test von Krauth (1973) kennengelernt. Hierbei haben wir nur Kurven gleicher Länge und gleicher Messabstände je Individuum behandelt. In klinischen Studien fallen aber oft Kurven ungleicher Länge und mit Ausfallswerten zu einzelnen Messzeitpunkten an, und zwar univariat wie auch multivariat („response surfaces"). Hier wurde bislang jede einzelne Zielvariable als univariate Verlaufskurve ausgewertet und die resultierenden P-Werte agglutiniert, wenn sich alle Variablen in der gewünschten Richtung ändern. Um gleichgerichtete Änderungen in mehreren Zielvariablen durch einen einzigen P-Wert (ohne Bonferroni-Adjustierung) aufzudecken, hat O'Brien (1984) ein Verfahren für so genannte Summenstatistiken entwickelt. Bregenzer (1997) hat hierzu Programme geschrieben, die auch für unvollständige und skalenhybride (metrische wie ordinale) Indikatorvariablen gelten, wenn die Indikatorvariablen gleichgerichtete Alternativen (Besserung chronischer Erkrankungen wie Asthma) erfassen.

Die klinisch außerordentlich wichtige Frage, ob eine Behandlung in mehreren Indikatoren (wie Häufigkeit, Intensität und Dauer von Asthmaanfällen) gegenüber einer Kontrolle zu kodirektionalen Besserungen führt, hat Bregenzer (1998) durch eine „allgemeine nichtparametrische Statistik" beantwortet. Dabei werden „*multiple Endpunkte*" von Behandlungskurven (vgl. Follmann 1995) ebenso mit einbezogen wie das Problem unvollständiger Daten („missing data"). Das Verfahren eignet sich auch für Kleinstichproben von Patienten (wie kindliche Bronchialasthmatiker), wo die Zahl der Besserungsindikatoren jene der Patienten übersteigt.

Verfahren zur Untersuchung von „Besserungskurven" in faktoriellen Untersuchungen mit kombinierten Behandlungs- und Kontrollbedingungen (z. B. bei Multimorbidität) wurden von Akritas u. Arnold (1994) sowie Brunner u. Denker (1994) entwickelt. Des Weiteren seien für die Analyse *klinischer Verlaufskurven* in Überkreuzungsplänen die Arbeiten von Lehmacher (1985) u. Thompson (1991) empfohlen.

Summenstatistiken

Obschon formal statistisch unbegründet, werden multivariate Daten, wenn sie als abhängige Variablen positiv korreliert und für eine univariate Auswertung vorgesehen sind, je einzeln in Rangwerte transformiert, und die individuellen Rangsummen als Globalindikatoren für eine Behandlungswirkung angesehen. Auf das gleiche Prinzip läuft eine Prozedur hinaus, bei der die Indikatorvariablen einer *Hauptkomponentenanalyse* (vgl. z. B. Bortz 2005, Kap. 15) unterzogen werden, um die Factorscores des Hauptfaktors univariat auszuwerten. Als Interkorrelationen für die Hauptkomponentenanalyse sollten hierbei Phi-Koeffizienten der mediandichotomierten Zielvariablen eingesetzt werden (vgl. Barth u. Lienert 1987).

Zeitschriften

Aktuelle Informationen über Neuentwicklungen statistischer Methoden, die für die klinische Forschung relevant sind, findet man u. a. in folgenden Zeitschriften:
- Statistics in Medicine
- Controlled Clinical Trials
- Methods of Information in Medicine
- Biometrika
- Biometrics
- Biometrical Journal
- Informatik, Biometrie und Epidemiologie in Medizin und Biologie.

Anhang

TAFEL A

Standardnormalverteilung. (Auszugsweise aus Fisher u. Yates 1974, sowie Sheppard 1902, über Pearson u. Hartley 1996)

Die Tafel enthält die Überschreitungswahrscheinlichkeiten P für Abszissenwerte z der Standardnormalverteilung ($\mu = 0$ und $\sigma = 1$) von $z = 0,00$ bis 5,99. Die P-Werte entsprechen der Fläche unter der Standardnormalverteilung zwischen z und $+\infty$ und damit einer *einseitigen* Fragestellung; sie müssen bei *zweiseitiger* Fragestellung bzw. zweiseitigem z-Test *verdoppelt* werden. Null und Komma vor den P-Werten wurden fortgelassen. Da die Standardnormalverteilung symmetrisch ist, hat ein negativer z-Wert dieselbe Überschreitungswahrscheinlichkeit (besser: Unterschreitungswahrscheinlichkeit) wie der entsprechende positive z-Wert.

Ablesebeispiel: Ein beobachteter z-Wert von 2,51 hat bei einseitigem Test eine Überschreitungswahrscheinlichkeit von $P = 0,0060$; bei zweiseitigem Test ist P zu verdoppeln: $P' = 2 \cdot 0,0060 = 0,0120$. Das Ergebnis wäre bei einseitigem Test auf dem 1%-Niveau, bei zweiseitigem Test auf dem 5%-Niveau signifikant.

2. Dezimalstelle von z

z	0	1	2	3	4	5	6	7	8	9
0,00	5000	4960	4920	4880	4840	4801	4761	4721	4681	4641
0,10	4602	4562	4522	4483	4443	4404	4364	4325	4286	4247
0,20	4207	4168	4129	4090	4052	4013	3974	3936	3897	3859
0,30	3821	3783	3745	3707	3669	3632	3594	3557	3520	3483
0,40	3446	3409	3372	3336	3300	3264	3228	3192	3156	3121
0,50	3085	3050	3015	2981	2946	2912	2887	2843	2810	2776
0,60	2743	2709	2676	2643	2611	2578	2546	2514	2483	2451
0,70	2420	2389	2358	2327	2296	2266	2236	2206	2177	2148
0,80	2119	2090	2061	2033	2005	1977	1949	1922	1894	1867
0,90	1841	1814	1788	1762	1736	1711	1685	1660	1635	1611
1,00	1587	1562	1539	1515	1492	1469	1464	1423	1401	1379
1,10	1357	1335	1314	1291	1271	1251	1230	1210	1190	1170
1,20	1151	1131	1112	1093	1075	1056	1038	1020	1003	0985
1,30	0968	0951	0934	0918	0901	0885	0869	0853	0838	0823
1,40	0808	0793	0778	0764	0749	0735	0721	0708	0694	0681
1,50	0668	0655	0643	0630	0618	0606	0594	0582	0571	0559
1,60	0548	0537	0526	0516	0505	0495	0485	0475	0465	0455
1,70	0446	0436	0427	0418	0409	0401	0392	0384	0375	0367
1,80	0359	0351	0344	0336	0329	0322	0314	0307	0301	0294
1,90	0287	0281	0274	0268	0262	0256	0250	0244	0239	0233
2,00	0228	0222	0217	0212	0207	0202	0197	0192	0188	0183
2,10	0179	0174	0170	0166	0162	0158	0154	0150	0146	0143
2,20	0139	0136	0132	0129	0125	0122	0119	0116	0113	0110
2,30	0107	0104	0102	0099	0096	0094	0091	0089	0087	0084
2,40	0082	0080	0078	0075	0073	0071	0069	0068	0066	0064
2,50	0062	0060	0059	0057	0055	0054	0052	0051	0049	0048
2,60	0047	0045	0044	0043	0041	0040	0039	0038	0037	0036
2,70	0035	0034	0033	0032	0031	0030	0029	0028	0027	0026
2,80	0026	0025	0024	0023	0023	0022	0021	0021	0020	0019
2,90	0019	0018	0018	0017	0016	0016	0015	0015	0014	0014

TAFEL A (Fortsetzung)

z	Führende 0-Stellen	0	1	2	3	4	5	6	7	8	9
					2. Dezimalstelle von z						
3,00	0,00	13	13	13	12	12	11	11	11	10	10
3,10	0,000	97	94	90	87	84	82	79	76	74	71
3,20		69	66	64	62	60	58	56	54	52	50
3,30		48	47	45	43	42	40	39	38	36	35
3,40		34	32	31	30	29	28	27	26	25	24
3,50		23	22	22	21	20	19	19	18	17	17
3,60		16	15	15	14	14	13	13	12	12	11
3,70		11	10								
3,70	0,000 0			99	95	92	88	85	82	78	75
3,80		72	69	67	64	62	59	57	54	52	50
3,90		48	46	44	42	40	39	37	36	34	33
4,00	0,000 0	32	30	29	28	27	26	25	24	23	22
4,10		21	20	19	18	17	17	16	15	15	14
4,20		13	13	12	12	11	11	10			
4,20	0,000 00								98	93	89
4,30		85	82	78	75	71	68	65	62	59	57
4,40		54	52	49	47	45	43	41	39	37	36
4,50		34	32	31	29	28	27	26	24	23	22
4,60		21	20	19	18	17	17	16	15	14	14
4,70		13	12	12	11	10	10				
4,70	0,000 000								97	92	88	83
4,80		79	75	72	68	65	62	59	56	53	50
4,90		48	46	43	41	39	37	35	33	32	30
5,00	0,000 000	29	27	26	25	23	22	21	20	19	18
5,10		17	16	15	14	14	13	12	12	11	11
5,20		10	10								
5,20	0,000 000 0			99	85	80	76	72	68	65	60
5,30		58	55	52	49	47	44	42	39	37	35
5,40		33	32	30	28	27	25	24	22	21	20
5,50		19	18	17	16	15	14	13	13	12	11
5,60		11	10	10							
5,60	0,000 000 00				90	85	80	76	71	67	64
5,70		60	56	53	50	47	45	42	40	37	35
5,80		33	31	29	28	26	25	23	22	21	19
5,90		18	17	16	15	14	13	13	12	11	10

TAFEL B (Teil I)

Kritische χ^2-Werte. (Auszugsweise aus Fisher u. Yates 1974)

Die Tafel enthält die χ^2-Werte, die den konventionellen Signifikanzstufen entsprechen. Ein beobachteter χ^2-Wert muss gleich oder größer als ein Tabellenwert sein, wenn H_0 auf der vereinbarten Stufe abgelehnt werden soll.

Ablesebeispiel: Ein $\chi^2 = 17,2$ mit Fg = 9 Freiheitsgraden ist auf dem 5%-Niveau signifikant, da es den Tabellenwert von 16,92 überschreitet, nicht aber den Tabellenwert von 21,67 für das 1%-Niveau erreicht.

		Einseitig nur für Fg = 1 zugelassen!					
	a	0,10	0,05	0,025	0,01	0,005	0,0005
Fg		**Zweiseitig**					
	a	0,20	0,10	0,05	0,02	0,01	0,001
1		1,64	2,71	3,84	5,41	6,64	10,83
2		3,22	4,61	5,99	7,82	9,21	13,82
3		4,64	6,25	7,81	9,84	11,34	16,27
4		5,99	7,78	9,49	11,67	13,28	18,46
5		7,29	9,24	11,07	13,39	15,09	20,52
6		8,56	10,64	12,59	15,03	16,81	22,46
7		9,80	12,02	14,07	16,62	18,48	24,32
8		11,03	13,36	15,51	18,17	20,09	26,12
9		12,24	14,68	16,92	19,68	21,67	27,88
10		13,44	15,99	18,31	21,16	23,21	29,59
11		14,63	17,28	19,68	22,62	24,72	31,26
12		15,81	18,55	21,03	24,05	26,22	32,91
13		16,99	19,81	22,36	25,47	27,69	34,53
14		18,15	21,06	23,68	26,87	29,14	36,12
15		19,31	22,31	25,00	28,26	30,58	37,70
16		20,47	23,54	26,30	29,63	32,00	39,29
17		21,62	24,77	27,59	31,00	33,41	40,75
18		22,76	25,99	28,87	32,35	34,80	42,31
19		23,90	27,20	30,14	33,69	36,19	43,82
20		25,04	28,41	31,41	35,02	37,57	45,32
21		26,17	29,62	32,67	36,34	38,93	46,80
22		27,30	30,81	33,92	37,66	40,29	48,27
23		28,43	32,01	35,17	38,97	41,64	49,73
24		29,55	33,20	36,42	40,27	42,98	51,18
25		30,68	34,38	37,65	41,57	44,31	52,62
26		31,80	35,56	38,88	42,86	45,64	54,05
27		32,91	36,74	40,11	44,14	46,96	55,48
28		34,03	37,92	41,34	45,42	48,28	56,89
29		35,14	39,09	42,56	46,69	49,59	58,30
30		36,25	40,26	43,77	47,96	50,89	59,70

TAFEL B (Teil II)

Extreme χ^2-Schranken für Bonferroni-korrigierte P-Werte. (Aus Krauth u. Steinebach 1976, S. 13–22)

Die Tafel enthält die χ^2-Schranken für $\alpha = 1-P$ mit P=0,9 bis 0,9999999 für Freiheitsgrade Fg=1 bis 10.

Ablesebeispiel: Ein $\alpha = 0,0002$ und somit ein P=0,9998 hat bei 6 Fg eine Schranke von 26,25.

P	1	2	3	4	5 Fg
0,900	2,71	4,61	6,25	7,78	9,24
0,905	2,79	4,71	6,37	7,91	9,38
0,910	2,87	4,82	6,49	8,04	9,52
0,915	2,97	4,93	6,62	8,19	9,67
0,920	3,06	5,05	6,76	8,34	9,84
0,925	3,17	5,18	6,90	8,50	10,01
0,930	3,28	5,32	7,06	8,67	10,19
0,935	3,40	5,47	7,23	8,85	10,39
0,940	3,54	5,63	7,41	9,04	10,60
0,945	3,68	5,80	7,60	9,26	10.82
0,950	3,84	5,99	7,81	9,49	11,07
0,955	4,02	6,20	8,05	9,74	11,34
0,960	4,22	6,44	8,31	10,03	11,64
0,965	4,45	6,70	8,61	10,35	11,98
0,970	4,71	7,01	8,95	10,71	12,37
0,975	5,02	7,38	9,35	11,14	12,83
0,980	5,41	7,82	9,84	11,67	13,39
0,985	5,92	8,40	10,47	12,34	14,10
0,990	6,63	9,21	11,34	13,28	15,09
0,991	6,82	9,42	11,57	13,52	15,34
0,992	7,03	9,66	11,83	13,79	15,63
0,993	7,27	9,92	12,11	14,09	15,95
0,994	7,55	10,23	12,45	14,45	16,31
0,995	7,88	10,60	12,84	14,86	16,75
0,996	8,28	11,04	13,32	15,37	17,28
0,997	8,81	11,62	13,93	16,01	17,96
0,998	9,55	12,43	14,80	16,92	18,91
0,999	10,83	13,82	16,27	18,47	20,52
0,9991	11,02	14,03	16,49	18,70	20,76
0,9992	11,24	14,26	16,74	18,96	21,03
0,9993	11,49	14,53	17,02	19,26	21,34
0,9994	11,75	14,84	17,35	19,60	21,69
0,9995	12,12	15,20	17,73	20,00	22,11
0,9996	12,53	15,65	18,20	20,49	22,61
0,9997	13,07	16,22	18,80	21,12	23,27
0,9998	13,83	17,03	19,66	22,00	24,19
0,9999	15,14	18,42	21,11	23,51	25,74
0,9999 5	16,45	19,81	22,55	25,01	27,29
0,9999 9	19,51	23,03	25,90	28,47	30,86
0,9999 95	20,84	24,41	27,34	29,95	32,38
0,9999 99	23,93	27,63	30,66	33,38	35,89
0,9999 995	25,26	29,02	32,09	34,84	37,39
0,9999 999	28,37	32,24	35,41	38,24	40,86

TAFEL B (Fortsetzung)

P	6	7	8	9	10 Fg
0,900	10,64	12,02	13,36	14,68	15,99
0,905	10,79	12,17	13,53	14,85	16,17
0,910	10,95	12,34	13,70	15,03	16,35
0,915	11,11	12,51	13,88	15,22	16,55
0,920	11,28	12,69	14,07	15,42	16,75
0,925	11,47	12,88	14,27	15,63	16,97
0,930	11,66	13,09	14,48	15,85	17,20
0,935	11,87	13,31	14,71	16,09	17,45
0,940	12,09	13,54	14,96	16,35	17,71
0,945	12,33	13,79	15,22	16,62	18,00
0,950	12,59	14,07	15,51	16,92	18,31
0,955	12,88	14,37	15,82	17,25	18,65
0,960	13,20	14,70	16,17	17,61	19,02
0,965	13,56	15,08	16,56	18,01	19,44
0,970	13,97	15,51	17,01	18,48	19,92
0,975	14,45	16,01	17,53	19,02	20,48
0,980	15,03	16,62	18,17	19,68	21,16
0,985	15,78	17,40	18,97	20,51	22,02
0,990	16,80	18,48	20,09	21,67	23,21
0,991	17,08	18,75	20,38	21,96	23,51
0,992	17,37	19,06	20,70	22,29	23,85
0,993	17,71	19,41	21,06	22,66	24,24
0,994	18,09	19,81	21,47	23,09	24,67
0,995	18,55	20,28	21,95	23,59	25,19
0,996	19,10	20,85	22,55	24,20	25,81
0,997	19,80	21,58	23,30	24,97	26,61
0,998	20,79	22,60	24,35	26,06	27,72
0,999	22,46	24,32	26,12	27,88	29,59
0,9991	22,71	24,58	26,39	28,15	29,87
0,9992	22,99	24,87	26,69	28,46	30,18
0,9993	23,31	25,20	27,02	28,80	30,53
0,9994	23,67	25,57	27,41	29,20	30,94
0,9995	24,10	26,02	27,87	29,67	31,42
0,9996	24,63	26,56	28,42	30,24	32,00
0,9997	25,30	27,25	29,14	30,97	32,75
0,9998	26,25	28,23	30,14	31,99	33,80
0,9999	27,86	29,88	31,83	33,72	35,56
0,9999 5	29,45	31,51	33,50	35,43	37,31
0,9999 9	33,11	35,26	37,33	39,34	41,30
0,9999 95	34,67	36,85	38,96	41,00	42,99
0,9999 99	38,26	40,52	42,70	44,81	46,86
0,9999 995	39,79	42,09	44,30	46,43	48,51
0,9999 999	43,34	45,70	47,97	50,17	52,31

TAFEL C

Binomialtest für $\pi = 0{,}5$. (Auszugsweise aus Walker u. Lev 1953)

Die Tafel gibt die einseitige Wahrscheinlichkeit an, dass sich in einer Zufallsstichprobe vom Umfang N nur x oder weniger Individuen mit dem Alternativmerkmal A bzw. (N–x) oder mehr Individuen mit dem Alternativmerkmal B befinden. In der zugrunde liegenden Population sind die Merkmale A und B gleich verteilt: $\pi = (1-\pi) = 0{,}5$. Vereinbarungsgemäß soll $x \leq (N-x)$ sein. Null und Komma vor den P-Werten wurden weggelassen.

Ablesebeispiel: Die Wahrscheinlichkeit, bei N = 10 Münzwürfen mindestens 7-mal Zahl zu werfen, beträgt 0,172; x = 10–7 = 3 (Zeile 10, Spalte 3).

N\x	0	1	2	3	4	5	6	7	8	9	10	11	12
5	031	188	500	812	969								
6	016	109	344	656	891	984							
7	008	062	227	500	773	938	992		P > 0,999				
8	004	035	145	363	637	855	965	996					
9	002	020	090	254	500	746	910	980	998				
10	001	011	055	172	377	623	828	945	989	999			
11		006	033	113	274	500	726	887	967	994			
12		003	019	073	194	387	613	806	927	981	997		
13		002	011	046	133	291	500	709	867	954	989	998	
14		001	006	029	090	212	395	605	788	910	971	994	999
15			004	018	059	151	304	500	696	849	941	982	996
16			002	011	038	105	227	402	598	773	895	962	989
17			001	006	025	072	166	315	500	685	834	928	975
18			001	004	015	048	119	240	407	593	760	881	952
19				002	010	032	084	180	324	500	676	820	916
20				001	006	021	058	132	252	412	588	748	868
21				001	004	013	039	095	192	332	500	668	808
22					002	008	026	067	143	262	416	584	738
23		P < 0,001			001	005	017	047	105	202	339	500	661
24					001	003	011	032	076	154	271	419	581
25						002	007	022	054	115	212	345	500

TAFEL D

Fisher-Yates-Test. (Aus Dixon u. Massey 1983, über Siegel u. Castellan 1988)

Die Tafel enthält einseitige und zweiseitige Überschreitungswahrscheinlichkeiten (P und P') für Vierfeldertafeln mit $N \leq 15$. N ist der Stichprobenumfang, S_1 die kleinste und S_2 die zweitkleinste Randsumme (wobei $S_1 = S_2$ zulässig ist). X ist die Häufigkeit im Feld mit den Randsummen S_1 und S_2. (Falls alle vier Randsummen identisch sind, ist X die Häufigkeit eines beliebigen Feldes). Die einseitige Überschreitungswahrscheinlichkeit für eine bestimmte N, S_1, S_2, X-Kombination steht in der Spalte P, die zweiseitige in der Spalte P'. Man beachte, dass die Daten bei einseitigem Test die gerichtete H_1 (z. B. $\pi_{1(+)} > \pi_{2(+)}$) zumindest der Tendenz nach bestätigen. Andernfalls gilt der P-Wert für die entgegengesetzte H_1 ($\pi_{1(+)} < \pi_{2(+)}$).

Ablesebeispiel: Für die Überprüfung der H_1: $\pi_{1(+)} > \pi_{2(+)}$ wurde folgende Tafel ermittelt:

	+	−	
1	6	2	8
2	1	3 ($=X$)	4 ($=S_1$)
	7	5 ($=S_2$)	12 ($=N$)

Wir stellen zunächst fest, dass die H_1 der Tendenz nach bestätigt wird: $6/8 = 0{,}75 > 1/4 = 0{,}25$. Für $N = 12$, $S_1 = 4$, $S_2 = 5$ und damit $X = 3$ entnehmen wir der Tafel $P = 0{,}152 > \alpha = 0{,}05$, d. h. die H_0: $\pi_{1(+)} \leq \pi_{2(+)}$ kann nicht verworfen werden. Als zweiseitige Überschreitungswahrscheinlichkeit lesen wir den Wert $P' = 0{,}222$ ab.

TAFEL D (Fortsetzung)

N	S_1	S_2	X	P	P′	N	S_1	S_2	X	P	P′
2	1	1	0	0,500	1,000	8	1	1	0	0,875	1,000
			1	0,500	1,000				1	0,125	0,125
3	1	1	0	0,667	1,000	8	1	2	0	0,750	1,000
			1	0,333	0,333				1	0,250	0,250
4	1	1	0	0,750	1,000	8	1	3	0	0,625	1,000
			1	0,250	0,250				1	0,375	0,375
4	1	2	0	0,500	1,000	8	1	4	0	0,500	1,000
			1	0,500	1,000				1	0,500	1,000
4	2	2	0	0,167	0,333	8	2	2	0	0,536	1,000
			1	0,833	1,000				1	0,464	1,000
			2	0,167	0,333				2	0,036	0,036
5	1	1	0	0,800	1,000	8	2	3	0	0,357	0,464
			1	0,200	0,200				1	0,643	1,000
5	1	2	0	0,600	1,000				2	0,107	0,107
			1	0,400	0,400	8	2	4	0	0,214	0,429
5	2	2	0	0,300	0,400				1	0,786	1,000
			1	0,700	1,000				2	0,214	0,429
			2	0,100	0,100	8	3	3	0	0,179	0,196
6	1	1	0	0,833	1,000				1	0,714	1,000
			1	0,167	0,167				2	0,286	0,464
6	1	2	0	0,667	1,000				3	0,018	0,018
			1	0,333	0,333	8	3	4	0	0,071	0,142
6	1	3	0	0,500	1,000				1	0,500	1,000
			1	0,500	1,000				2	0,500	1,000
6	2	2	0	0,400	0,467				3	0,071	0,142
			1	0,600	1,000	8	4	4	0	0,014	0,029
			2	0,067	0,067				1	0,243	0,486
6	2	3	0	0,200	0,400				2	0,757	1,000
			1	0,800	1,000				3	0,243	0,486
			2	0,200	0,400				4	0,014	0,029
6	3	3	0	0,050	0,100	9	1	1	0	0,889	1,000
			1	0,500	1,000				1	0,111	0,111
			2	0,500	1,000	9	1	2	0	0,778	1,000
			3	0,050	0,100				1	0,222	0,222
7	1	1	0	0,857	1,000	9	1	3	0	0,667	1,000
			1	0,143	0,143				1	0,333	0,333
7	1	2	0	0,714	1,000	9	1	4	0	0,556	1,000
			1	0,286	0,286				1	0,444	0,444
7	1	3	0	0,571	1,000	9	2	2	0	0,583	1,000
			1	0,429	0,429				1	0,417	0,417
7	2	2	0	0,476	0,524				2	0,028	0,028
			1	0,524	1,000	9	2	3	0	0,417	0,500
			2	0,048	0,048				1	0,583	1,000
7	2	3	0	0,286	0,429				2	0,083	0,083
			1	0,714	1,000	9	2	4	0	0,278	0,444
			2	0,143	0,143				1	0,722	1,000
7	3	3	0	0,114	0,143				2	0,167	0,167
			1	0,629	1,000	9	3	3	0	0,238	0,464
			2	0,371	0,486				1	0,774	1,000
			3	0,029	0,029				2	0,226	0,464

TAFEL D (Fortsetzung)											

N	S_1	S_2	X	P	P′	N	S_1	S_2	X	P	P′
			3	0,012	0,012				1	0,262	0,524
9	3	4	0	0,119	0,167				2	0,738	1,000
			1	0,595	1,000				3	0,262	0,524
			2	0,405	0,524				4	0,024	0,048
			3	0,048	0,048	10	5	5	0	0,004	0,008
9	4	4	0	0,040	0,048				1	0,103	0,206
			1	0,357	0,524				2	0,500	1,000
			2	0,643	1,000				3	0,500	1,000
			3	0,167	0,206				4	0,103	0,206
			4	0,008	0,008				5	0,004	0,008
10	1	1	0	0,900	1,000	11	1	1	0	0,909	1,000
			1	0,100	0,100				1	0,091	0,091
10	1	2	0	0,800	1,000	11	1	2	0	0,818	1,000
			1	0,200	0,200				1	0,182	0,182
10	1	3	0	0,700	1,000	11	1	3	0	0,727	1,000
			1	0,300	0,300				1	0,273	0,273
10	1	4	0	0,600	1,000	11	1	4	0	0,636	1,000
			1	0,400	0,400				1	0,364	0,364
10	1	5	0	0,500	1,000	11	1	5	0	0,545	1,000
			1	0,500	1,000				1	0,455	0,455
10	2	2	0	0,622	1,000	11	2	2	0	0,655	1,000
			1	0,378	0,378				1	0,345	0,345
			2	0,022	0,022				2	0,018	0,018
10	2	3	0	0,467	0,533	11	2	3	0	0,509	0,564
			1	0,533	1,000				1	0,491	1,000
			2	0,067	0,067				2	0,055	0,055
10	2	4	0	0,333	0,467	11	2	4	0	0,382	0,491
			1	0,667	1,000				1	0,618	1,000
			2	0,133	0,133				2	0,109	0,109
10	2	5	0	0,222	0,444	11	2	5	0	0,273	0,455
			1	0,778	1,000				1	0,727	1,000
			2	0,222	0,444				2	0,182	0,182
10	3	3	0	0,292	0,475	11	3	3	0	0,339	0,491
			1	0,708	1,000				1	0,661	1,000
			2	0,183	0,183				2	0,152	0,152
			3	0,008	0,008				3	0,006	0,006
10	3	4	0	0,167	0,200	11	3	4	0	0,212	0,236
			1	0,667	1,000				1	0,721	1,000
			2	0,333	0,500				2	0,279	0,491
			3	0,033	0,033				3	0,024	0,024
10	3	5	0	0,083	0,167	11	3	5	0	0,121	0,182
			1	0,500	1,000				1	0,576	1,000
			2	0,500	1,000				2	0,424	0,545
			3	0,083	0,167				3	0,061	0,061
10	4	4	0	0,071	0,076	11	4	4	0	0,106	0,194
			1	0,452	0,571				1	0,530	1,000
			2	0,548	1,000				2	0,470	0,576
			3	0,119	0,190				3	0,088	0,088
			4	0,005	0,005				4	0,003	0,003
10	4	5	0	0,024	0,048	11	4	5	0	0,045	0,061

TAFEL D (Fortsetzung)

N	S_1	S_2	X	P	P'	N	S_1	S_2	X	P	P'
			1	0,348	0,545				1	0,500	1,000
			2	0,652	1,000				2	0,500	1,000
			3	0,197	0,243				3	0,091	0,182
			4	0,015	0,015	12	4	4	0	0,141	0,208
11	5	5	0	0,013	0,015				1	0,594	1,000
			1	0,175	0,242				2	0,406	0,547
			2	0,608	1,000				3	0,067	0,067
			3	0,392	0,567				4	0,002	0,002
			4	0,067	0,080	12	4	5	0	0,071	0,081
			5	0,002	0,002				1	0,424	0,576
12	1	1	0	0,917	1,000				2	0,576	1,000
			1	0,083	0,083				3	0,152	0,222
12	1	2	0	0,833	1,000				4	0,010	0,010
			1	0,167	0,167	12	4	6	0	0,030	0,061
12	1	3	0	0,750	1,000				1	0,273	0,545
			1	0,250	0,250				2	0,727	1,000
12	1	4	0	0,667	1,000				3	0,273	0,545
			1	0,333	0,333				4	0,030	0,061
12	1	5	0	0,583	1,000	12	5	5	0	0,027	0,028
			1	0,417	0,471				1	0,247	0,293
12	1	6	0	0,500	1,000				2	0,689	1,000
			1	0,500	1,000				3	0,311	0,558
12	2	2	0	0,682	1,000				4	0,045	0,072
			1	0,318	0,318				5	0,001	0,001
			2	0,015	0,015	12	5	6	0	0,008	0,015
12	2	3	0	0,545	1,000				1	0,121	0,242
			1	0,455	1,000				2	0,500	1,000
			2	0,045	0,045				3	0,500	1,000
12	2	4	0	0,424	0,515				4	0,121	0,242
			1	0,576	1,000				5	0,008	0,015
			2	0,091	0,091	12	6	6	0	0,001	0,002
12	2	5	0	0,318	0,470				1	0,040	0,080
			1	0,682	1,000				2	0,284	0,567
			2	0,152	0,152				3	0,716	1,000
12	2	6	0	0,227	0,455				4	0,284	0,567
			1	0,773	1,000				5	0,040	0,080
			2	0,227	0,455				6	0,001	0,002
12	3	3	0	0,382	0,509	13	1	1	0	0,923	1,000
			1	0,618	1,000				1	0,077	0,077
			2	0,127	0,127	13	1	2	0	0,846	1,000
			3	0,005	0,005				1	0,154	0,154
12	3	4	0	0,255	0,491	13	1	3	0	0,769	1,000
			1	0,764	1,000				1	0,231	0,231
			2	0,236	0,491	13	1	4	0	0,692	1,000
			3	0,018	0,018				1	0,308	0,308
12	3	5	0	0,159	0,205	13	1	5	0	0,615	1,000
			1	0,636	1,000				1	0,385	0,385
			2	0,364	0,533	13	1	6	0	0,538	1,000
			3	0,045	0,045				1	0,462	0,462
12	3	6	0	0,091	0,182	13	2	2	0	0,705	1,000

TAFEL D (Fortsetzung)

N	S_1	S_2	X	P	P′	N	S_1	S_2	X	P	P′
			1	0,295	0,295				5	0,001	0,001
			2	0,013	0,013	13	5	6	0	0,016	0,021
13	2	3	0	0,577	1,000				1	0,179	0,266
			1	0,423	0,423				2	0,587	1,000
			2	0,038	0,038				3	0,413	0,592
13	2	4	0	0,462	0,538				4	0,086	0,103
			1	0,538	1,000				5	0,005	0,005
			2	0,077	0,077	13	6	6	0	0,004	0,005
13	2	5	0	0,359	0,487				1	0,078	0,103
			1	0,641	1,000				2	0,383	0,592
			2	0,128	0,128				3	0,617	1,000
13	2	6	0	0,269	0,462				4	0,209	0,286
			1	0,731	1,000				5	0,025	0,029
			2	0,192	0,192				6	0,001	0,001
13	3	3	0	0,420	0,528	14	1	1	0	0,929	1,000
			1	0,580	1,000				1	0,071	0,071
			2	0,108	0,108	14	1	2	0	0,857	1,000
			3	0,003	0,003				1	0,143	0,143
13	3	4	0	0,294	0,497	14	1	3	0	0,786	1,000
			1	0,706	1,000				1	0,214	0,214
			2	0,203	0,203	14	1	4	0	0,714	1,000
			3	0,014	0,014				1	0,286	0,286
13	3	5	0	0,196	0,231	14	1	5	0	0,643	1,000
			1	0,685	1,000				1	0,357	0,357
			2	0,315	0,510	14	1	6	0	0,571	1,000
			3	0,035	0,035				1	0,429	0,429
13	3	6	0	0,122	0,192	14	1	7	0	0,500	1,000
			1	0,563	1,000				1	0,500	1,000
			2	0,437	0,559	14	2	2	0	0,725	1,000
			3	0,070	0,070				1	0,275	0,275
13	4	4	0	0,176	0,028				2	0,011	0,011
			1	0,646	1,000	14	2	3	0	0,604	1,000
			2	0,354	0,530				1	0,396	0,396
			3	0,052	0,052				2	0,033	0,033
			4	0,001	0,001	14	2	4	0	0,495	0,560
13	4	5	0	0,098	0,105				1	0,505	1,000
			1	0,490	0,608				2	0,066	0,066
			2	0,510	1,000	14	2	5	0	0,396	0,505
			3	0,119	0,217				1	0,604	1,000
			4	0,007	0,007				2	0,110	0,110
13	4	6	0	0,049	0,070	14	2	6	0	0,308	0,473
			1	0,343	0,559				1	0,692	1,000
			2	0,657	1,000				2	0,165	0,165
			3	0,217	0,266	14	2	7	0	0,231	0,462
			4	0,021	0,021				1	0,769	1,000
13	5	5	0	0,044	0,075				1	0,231	0,462
			1	0,315	0,565	14	3	3	0	0,453	0,547
			2	0,685	1,000				1	0,547	1,000
			3	0,249	0,293				2	0,093	0,093
			4	0,032	0,032				3	0,003	0,003

TAFEL D (Fortsetzung)

N	S_1	S_2	X	P	P'	N	S_1	S_2	X	P	P'
14	3	4	0	0,330	0,505				2	0,500	1,000
			1	0,670	1,000				3	0,500	1,000
			2	0,176	0,176				4	0,133	0,266
			3	0,011	0,011				5	0,010	0,021
14	3	5	0	0,231	0,258	14	6	6	0	0,009	0,010
			1	0,725	1,000				1	0,121	0,138
			2	0,275	0,505				2	0,471	0,627
			3	0,027	0,027				3	0,529	1,000
14	3	6	0	0,154	0,209				4	0,156	0,277
			1	0,615	1,000				5	0,016	0,026
			2	0,385	0,538				6	0,000	0,000
			3	0,055	0,055	14	6	7	0	0,002	0,005
14	3	7	0	0,096	0,192				1	0,051	0,103
			1	0,500	1,000				2	0,296	0,592
			2	0,500	1,000				3	0,704	1,000
			3	0,096	0,193				4	0,296	0,592
14	4	4	0	0,210	0,251				5	0,051	0,103
			1	0,689	1,000				6	0,002	0,005
			2	0,311	0,520	14	7	7	0	0,000	0,001
			3	0,041	0,041				1	0,015	0,029
			4	0,001	0,001				2	0,143	0,286
14	4	5	0	0,126	0,221				3	0,500	1,000
			1	0,545	1,000				4	0,500	1,000
			2	0,455	0,580				5	0,143	0,286
			3	0,095	0,095				6	0,015	0,029
			4	0,005	0,005				7	0,000	0,001
14	4	6	0	0,070	0,085	15	1	1	0	0,067	1,000
			1	0,406	0,580				1	0,933	0,067
			2	0,594	1,000	15	1	2	0	0,867	1,000
			3	0,175	0,245				1	0,133	0,133
			4	0,015	0,015	15	1	3	0	0,800	1,000
14	4	7	0	0,035	0,070				1	0,200	0,200
			1	0,280	0,559	15	1	4	0	0,733	1,000
			2	0,720	1,000				1	0,267	0,267
			3	0,280	0,559	15	1	5	0	0,667	1,000
			4	0,035	0,070				1	0,333	0,333
14	5	5	0	0,063	0,086	15	1	6	0	0,600	1,000
			1	0,378	0,580				1	0,400	0,400
			2	0,622	1,000	15	1	7	0	0,533	1,000
			3	0,203	0,266				1	0,467	0,467
			4	0,023	0,023	15	2	2	0	0,743	1,000
			5	0,000	0,000				1	0,257	0,257
14	5	6	0	0,028	0,031				2	0,010	0,010
			1	0,238	0,301	15	2	3	0	0,629	1,000
			2	0,657	1,000				1	0,371	0,371
			3	0,343	0,580				2	0,029	0,029
			4	0,063	0,091	15	2	4	0	0,524	0,581
			5	0,003	0,003				1	0,476	1,000
14	5	7	0	0,010	0,021				2	0,057	0,057
			1	0,133	0,266	15	2	5	0	0,429	0,524

TAFEL D (Fortsetzung)

N	S_1	S_2	X	P	P'	N	S_1	S_2	X	P	P'
			1	0,571	1,000				1	0,338	0,569
			2	0,095	0,095				2	0,662	1,000
15	2	6	0	0,343	0,486				3	0,231	0,282
			1	0,657	1,000				4	0,026	0,026
			2	0,143	0,143	15	5	5	0	0,084	0,101
15	2	7	0	0,267	0,467				1	0,434	0,600
			1	0,733	1,000				2	0,566	1,000
			2	0,200	0,200				3	0,167	0,251
15	3	3	0	0,484	0,565				4	0,017	0,017
			1	0,516	1,000				5	0,000	0,000
			2	0,081	0,081	15	5	6	0	0,042	0,089
			3	0,002	0,002				1	0,294	0,580
15	3	4	0	0,363	0,516				2	0,713	1,000
			1	0,637	1,000				3	0,287	0,580
			2	0,154	0,154				4	0,047	0,089
			3	0,009	0,009				5	0,002	0,002
15	3	5	0	0,264	0,505	15	5	7	0	0,019	0,026
			1	0,758	1,000				1	0,182	0,282
			2	0,242	0,505				2	0,573	1,000
			3	0,022	0,022				3	0,427	0,608
15	3	6	0	0,185	0,229				4	0,100	0,119
			1	0,659	1,000				5	0,007	0,007
			2	0,341	0,525	15	6	6	0	0,017	0,028
			3	0,044	0,044				1	0,168	0,287
15	3	7	0	0,123	0,200				2	0,545	1,000
			1	0,554	1,000				3	0,455	0,622
			2	0,446	0,569				4	0,119	0,136
			3	0,077	0,077				5	0,011	0,011
15	4	4	0	0,242	0,275				6	0,000	0,000
			1	0,725	1,000	15	6	7	0	0,006	0,007
			2	0,275	0,516				1	0,084	0,119
			3	0,033	0,033				2	0,378	0,608
			4	0,001	0,001				3	0,622	1,000
15	4	5	0	0,154	0,231				4	0,231	0,315
			1	0,593	1,000				5	0,035	0,041
			2	0,407	0,560				6	0,001	0,001
			3	0,077	0,077	15	7	7	0	0,001	0,001
			4	0,004	0,004				1	0,032	0,041
15	4	6	0	0,092	0,103				2	0,214	0,315
			1	0,462	0,604				3	0,595	1,000
			2	0,538	1,000				4	0,405	0,619
			3	0,143	0,235				5	0,100	0,132
			4	0,011	0,011				6	0,009	0,010
15	4	7	0	0,051	0,077				7	0,000	0,000

TAFEL E (Teil I)

U-Test. (Aus Owen 1962)

Die Tafel E (Teil I) enthält die zur Prüfgröße U gehörigen Überschreitungswahrscheinlichkeiten $P \leq 0{,}500$. Die Tafel ermöglicht sowohl eine einseitige wie zweiseitige Ablesung des zu einem beobachteten U-Wertes gehörigen P-Wertes. Zu diesem Zweck wird definiert: $U = \min (U_1, U_2)$. Bei einseitigem Test lese man den zu U gehörigen P-Wert ab. Bei zweiseitigem Test verdopple man den P-Wert, wenn $U \neq \mu_U$. Die Tafel ist so eingerichtet, dass $N_1 \leq N_2$ mit Stichprobenumfängen von $1 \leq N_1 \leq N_2 \leq 10$.

Ablesebeispiel: Für $N_1 = 4$ und $N_2 = 5$ gehört zu einem beobachteten $U = 3$ ein einseitiges $P = 0{,}056$. Das zweiseitige P' erhalten wir aus $2 \cdot P(U) = 2 \cdot 0{,}056 = 0{,}112$.

Teil II der Tafel enthält kritische U-Werte für den einseitigen und zweiseitigen Test mit $N_1 = 1$ bis 20 und $N_2 = 9$ bis 20. (Nach Clauss u. Ebner 1971)

Ablesebeispiel: Für $N_1 = 18$ und $N_2 = 12$ wären bei zweiseitigem Test und $\alpha = 0{,}05$ alle U-Werte signifikant, die den Wert $U_{crit} = 61$ unterschreiten.

$N_2 = 1$

U	N_1 1
0	0,500
1	1,000

$N_2 = 2$

U	N_1 1	2
0	0,333	0,167
1	0,667	0,333
2	1,000	0,667
3		0,833
4		1,000

$N_2 = 3$

U	N_1 1	2	3
0	0,250	0,100	0,050
1	0,500	0,200	0,100
2		0,400	0,200
3			0,350
4			0,500

$N_2 = 4$

U	N_1 1	2	3	4
0	0,200	0,067	0,029	0,014
1	0,400	0,133	0,057	0,029
2		0,267	0,114	0,057
3		0,400	0,200	0,100
4			0,314	0,171
5			0,429	0,243
6				0,343
7				0,443

$N_2 = 5$

U	N_1 1	2	3	4	5
0	0,167	0,048	0,018	0,008	0,004
1	0,333	0,095	0,036	0,016	0,008
2	0,500	0,190	0,071	0,032	0,016
3		0,286	0,125	0,056	0,028
4		0,429	0,196	0,095	0,048
5			0,286	0,143	0,075
6			0,393	0,206	0,111
7			0,500	0,278	0,155
8				0,365	0,210
9				0,452	0,274
10					0,345
11					0,421
12					0,500

TAFEL E (Fortsetzung)

$N_2 = 6$						
	N_1					
U	1	2	3	4	5	6
0	0,143	0,036	0,012	0,005	0,002	0,001
1	0,286	0,071	0,024	0,010	0,004	0,002
2	0,429	0,143	0,048	0,019	0,009	0,004
3		0,214	0,083	0,033	0,015	0,008
4		0,321	0,131	0,057	0,026	0,013
5		0,429	0,190	0,086	0,041	0,021
6			0,274	0,129	0,063	0,032
7			0,357	0,176	0,089	0,047
8			0,452	0,238	0,123	0,066
9				0,305	0,165	0,090
10				0,381	0,214	0,120
11				0,457	0,268	0,155
12					0,331	0,197
13					0,396	0,242
14					0,465	0,294
15						0,350
16						0,409
17						0,469

TAFEL E (Fortsetzung)

$N_2 = 7$							
	N_1						
U	1	2	3	4	5	6	7
0	0,125	0,028	0,008	0,003	0,001	0,001	0,000
1	0,250	0,056	0,017	0,006	0,003	0,001	0,001
2	0,375	0,111	0,033	0,012	0,005	0,002	0,001
3	0,500	0,167	0,058	0,021	0,009	0,004	0,002
4		0,250	0,092	0,036	0,015	0,007	0,003
5		0,333	0,133	0,055	0,024	0,011	0,006
6		0,444	0,192	0,082	0,037	0,017	0,009
7			0,258	0,115	0,053	0,026	0,013
8			0,333	0,158	0,074	0,037	0,019
9			0,417	0,206	0,101	0,051	0,027
10			0,500	0,264	0,134	0,069	0,036
11				0,324	0,172	0,090	0,049
12				0,394	0,216	0,117	0,064
13				0,464	0,265	0,147	0,082
14					0,319	0,183	0,104
15					0,378	0,223	0,130
16					0,438	0,267	0,159
17					0,500	0,314	0,191
18						0,365	0,228
19						0,418	0,267
20						0,473	0,310
21							0,355
22							0,402
23							0,451
24							0,500

TAFEL E (Fortsetzung)

$N_2 = 8$								
	N_1							
U	1	2	3	4	5	6	7	8
0	0,111	0,022	0,006	0,002	0,001	0,000	0,000	0,000
1	0,222	0,044	0,012	0,004	0,002	0,001	0,000	0,000
2	0,333	0,089	0,024	0,008	0,003	0,001	0,001	0,000
3	0,444	0,133	0,042	0,014	0,005	0,002	0,001	0,001
4		0,200	0,067	0,024	0,009	0,004	0,002	0,001
5		0,267	0,097	0,036	0,015	0,006	0,003	0,001
6		0,356	0,139	0,055	0,023	0,010	0,005	0,002
7		0,444	0,188	0,077	0,033	0,015	0,007	0,003
8			0,248	0,107	0,047	0,021	0,010	0,005
9			0,315	0,141	0,064	0,030	0,014	0,007
10			0,388	0,184	0,085	0,041	0,020	0,010
11			0,461	0,230	0,111	0,054	0,027	0,014
12				0,285	0,142	0,071	0,036	0,019
13				0,341	0,177	0,091	0,047	0,025
14				0,404	0,218	0,114	0,060	0,032
15				0,467	0,262	0,141	0,076	0,041
16					0,311	0,172	0,095	0,052
17					0,362	0,207	0,116	0,065
18					0,416	0,245	0,140	0,080
19					0,472	0,286	0,168	0,097
20						0,331	0,198	0,117
21						0,377	0,232	0,139
22						0,426	0,268	0,164
23						0,475	0,306	0,191
24							0,347	0,221
25							0,389	0,253
26							0,433	0,287
27							0,478	0,323
28								0,360
29								0,399
30								0,439
31								0,480

TAFEL E (Fortsetzung)

$N_2 = 9$

U	N_1								
	1	2	3	4	5	6	7	8	9
0	0,100	0,018	0,005	0,001	0,000	0,000	0,000	0,000	0,000
1	0,200	0,036	0,009	0,003	0,001	0,000	0,000	0,000	0,000
2	0,300	0,073	0,018	0,006	0,002	0,001	0,000	0,000	0,000
3	0,400	0,109	0,032	0,010	0,003	0,001	0,001	0,000	0,000
4	0,500	0,164	0,050	0,017	0,006	0,002	0,001	0,000	0,000
5		0,218	0,073	0,025	0,009	0,004	0,002	0,001	0,000
6		0,291	0,105	0,038	0,014	0,006	0,003	0,001	0,001
7		0,364	0,141	0,053	0,021	0,009	0,004	0,002	0,001
8		0,455	0,186	0,074	0,030	0,013	0,006	0,003	0,001
9			0,241	0,099	0,041	0,018	0,008	0,004	0,002
10			0,300	0,130	0,056	0,025	0,011	0,006	0,003
11			0,364	0,165	0,073	0,033	0,016	0,008	0,004
12			0,432	0,207	0,095	0,044	0,021	0,010	0,005
13			0,500	0,252	0,120	0,057	0,027	0,014	0,007
14				0,302	0,149	0,072	0,036	0,018	0,009
15				0,355	0,182	0,091	0,045	0,023	0,012
16				0,413	0,219	0,112	0,057	0,030	0,016
17				0,470	0,259	0,136	0,071	0,037	0,020
18					0,303	0,164	0,087	0,046	0,025
19					0,350	0,194	0,105	0,057	0,031
20					0,399	0,228	0,126	0,069	0,039
21					0,449	0,264	0,150	0,084	0,047
22					0,500	0,303	0,176	0,100	0,057
23						0,344	0,204	0,118	0,068
24						0,388	0,235	0,138	0,081
25						0,432	0,268	0,161	0,095
26						0,477	0,303	0,185	0,111
27							0,340	0,212	0,129
28							0,379	0,240	0,149
29							0,419	0,271	0,170
30							0,459	0,303	0,193
31							0,500	0,336	0,218
32								0,371	0,245
33								0,407	0,273
34								0,444	0,302
35								0,481	0,333
36									0,365
37									0,398
38									0,432
39									0,466
40									0,500

TAFEL E (Fortsetzung)

$N_2 = 10$

U	N_1 1	2	3	4	5	6	7	8	9	10
0	0,091	0,015	0,003	0,001	0,000	0,000	0,000	0,000	0,000	0,000
1	0,182	0,030	0,007	0,002	0,001	0,000	0,000	0,000	0,000	0,000
2	0,273	0,061	0,014	0,004	0,001	0,000	0,000	0,000	0,000	0,000
3	0,364	0,091	0,024	0,007	0,002	0,001	0,000	0,000	0,000	0,000
4	0,455	0,136	0,038	0,012	0,004	0,001	0,001	0,000	0,000	0,000
5		0,182	0,056	0,018	0,006	0,002	0,001	0,000	0,000	0,000
6		0,242	0,080	0,027	0,010	0,004	0,002	0,001	0,000	0,000
7		0,303	0,108	0,038	0,014	0,005	0,002	0,001	0,000	0,000
8		0,379	0,143	0,053	0,020	0,008	0,003	0,002	0,001	0,000
9		0,455	0,185	0,071	0,028	0,011	0,005	0,002	0,001	0,001
10			0,234	0,094	0,038	0,016	0,007	0,003	0,001	0,001
11			0,287	0,120	0,050	0,021	0,009	0,004	0,002	0,001
12			0,346	0,152	0,065	0,028	0,012	0,006	0,003	0,001
13			0,406	0,187	0,082	0,036	0,017	0,008	0,004	0,002
14			0,469	0,227	0,103	0,047	0,022	0,010	0,005	0,003
15				0,270	0,127	0,059	0,028	0,013	0,007	0,003
16				0,318	0,155	0,074	0,035	0,017	0,009	0,004
17				0,367	0,185	0,090	0,044	0,022	0,011	0,006
18				0,420	0,220	0,110	0,054	0,027	0,014	0,007
19				0,473	0,257	0,132	0,067	0,034	0,017	0,009
20					0,297	0,157	0,081	0,042	0,022	0,012
21					0,339	0,184	0,097	0,051	0,027	0,014
22					0,384	0,214	0,115	0,061	0,033	0,018
23					0,430	0,246	0,135	0,073	0,039	0,022
24					0,477	0,281	0,157	0,086	0,047	0,026
25						0,318	0,182	0,102	0,056	0,032
26						0,356	0,209	0,118	0,067	0,038
27						0,396	0,237	0,137	0,078	0,045
28						0,437	0,268	0,158	0,091	0,053
29						0,479	0,300	0,180	0,106	0,062
30							0,335	0,204	0,121	0,072
31							0,370	0,230	0,139	0,083
32							0,406	0,257	0,158	0,095
33							0,443	0,286	0,178	0,109
34							0,481	0,317	0,200	0,124
35								0,348	0,223	0,140
36								0,381	0,248	0,157
37								0,414	0,274	0,176
38								0,448	0,302	0,197
39								0,483	0,330	0,218

TAFEL E (Fortsetzung)

$N_2 = 10$									
	N_1								
U	1	2	3	4	5	6	7	8	9	10
40									0,360	0,241
41									0,390	0,264
42									0,421	0,289
43									0,452	0,315
44									0,484	0,342
45										0,370
46										0,398
47										0,427
48										0,456
49										0,485

TAFEL E (Teil II)

Kritische Werte von U für den Test von Mann u Whitney für den einseitigen Test bei $\alpha = 0,01$, für den zweiseitigen Test bei $\alpha = 0,02$

N_1	N_2											
	9	10	11	12	13	14	15	16	17	18	19	20
1												
2					0	0	0	0	0	0	1	1
3	1	1	1	2	2	2	3	3	4	4	4	5
4	3	3	4	5	5	6	7	7	8	9	9	10
5	5	6	7	8	9	10	11	12	13	14	15	16
6	7	8	9	11	12	13	15	16	18	19	20	22
7	9	11	12	14	16	17	19	21	23	24	26	28
8	11	13	15	17	20	22	24	26	28	30	32	34
9	14	16	18	21	23	26	28	31	33	36	38	40
10	16	19	22	24	27	30	33	36	38	41	44	47
11	18	22	25	28	31	34	37	41	44	47	50	53
12	21	24	28	31	35	38	42	46	49	53	56	60
13	23	27	31	35	39	43	47	51	55	59	63	67
14	26	30	34	38	43	47	51	56	60	65	69	73
15	28	33	37	42	47	51	56	61	66	70	75	80
16	31	36	41	46	51	56	61	66	71	76	82	87
17	33	38	44	49	55	60	66	71	77	82	88	93
18	36	41	47	53	59	65	70	76	82	88	94	100
19	38	44	50	56	63	69	75	82	88	94	101	107
20	40	47	53	60	67	73	80	87	93	100	107	114

TAFEL E (Fortsetzung)

Für den einseitigen Test bei $\alpha = 0,025$, für den zweiseitigen Test bei $\alpha = 0,050$

N_1	N_2											
		9	10	11	12	13	14	15	16	17	18	19	20
1													
2		0	0	0	1	1	1	1	1	2	2	2	2
3		2	3	3	4	4	5	5	6	6	7	7	8
4		4	5	6	7	8	9	10	11	11	12	13	13
5		7	8	9	11	12	13	14	15	17	18	19	20
6		10	11	13	14	16	17	19	21	22	24	25	27
7		12	14	16	18	20	22	24	26	28	30	32	34
8		15	17	19	22	24	26	29	31	34	36	38	41
9		17	20	23	26	28	31	34	37	39	42	45	48
10		20	23	26	29	33	36	39	42	45	48	52	55
11		23	26	30	33	37	40	44	47	51	55	58	62
12		26	29	33	37	41	45	49	53	57	61	65	69
13		28	33	37	41	45	50	54	59	63	67	72	76
14		31	36	40	45	50	55	59	64	67	74	78	83
15		34	39	44	49	54	59	64	70	75	80	85	90
16		37	42	47	53	59	64	70	75	81	86	92	98
17		39	45	51	57	63	67	75	81	87	93	99	105
18		42	48	55	61	67	74	80	86	93	99	106	112
19		45	52	58	65	72	78	85	92	99	106	113	119
20		48	55	62	69	76	83	90	98	105	112	119	127

TAFEL E (Fortsetzung)

Für den einseitigen Test bei $\alpha = 0,05$, für den zweiseitigen Test bei $\alpha = 0,10$

N_1	N_2											
	9	10	11	12	13	14	15	16	17	18	19	20
1											0	0
2	1	1	1	2	2	2	3	3	3	4	4	4
3	3	4	5	5	6	7	7	8	9	9	10	11
4	6	7	8	9	10	11	12	14	15	16	17	18
5	9	11	12	13	15	16	18	19	20	22	23	25
6	12	14	16	17	19	21	23	25	26	28	30	32
7	15	17	19	21	24	26	28	30	33	35	37	39
8	18	20	23	26	28	31	33	36	39	41	44	47
9	21	24	27	30	33	36	39	42	45	48	51	54
10	24	27	31	34	37	41	44	48	51	55	58	62
11	27	31	34	38	42	46	50	54	57	61	65	69
12	30	34	38	42	47	51	55	60	64	68	72	77
13	33	37	42	47	51	56	61	65	70	75	80	84
14	36	41	46	51	56	61	66	71	77	82	87	92
15	39	44	50	55	61	66	72	77	83	88	94	100
16	42	48	54	60	65	71	77	83	89	95	101	107
17	45	51	57	64	70	77	83	89	96	102	109	115
18	48	55	61	68	75	82	88	95	102	109	116	123
19	51	58	65	72	80	87	94	101	109	116	123	130
20	54	62	69	77	84	92	100	107	115	123	130	138

TAFEL F

H-Test nach Kruskal-Wallis. (Aus Sen u. Krishnaiah 1984, Tab. 3.1–3.3, S. 954 ff)

Die Tafel enthält kritische H-Werte (h) für 3–5 Stichproben und $\alpha \approx 0{,}05$ bzw. $\alpha \approx 0{,}01$.

Ablesebeispiel: $H = 8{,}7$ wäre für $k = 4$ Stichproben der Umfänge $N_1 = N_2 = 3$, $N_3 = N_4 = 2$ und $\alpha = 0{,}01$ signifikant ($h = 7{,}636 < 8{,}7$).

k = 3 Stichproben

N_1	N_2	N_3	h	$P(H \geq h)$	h	$P(H \geq h)$
2	2	2	4,571	0,0667		
3	2	2	4,714	0,0476		
3	3	2	5,139	0,0607		
3	3	3	5,600	0,0500		
4	2	1	4,821	0,0571		
4	2	2	5,125	0,0524		
4	3	1	5,208	0,0500		
4	3	2	5,400	0,0508		
4	3	3	5,727	0,0505	6,745	0,0100
4	4	1	4,867	0,0540	6,667	0,0095
4	4	2	5,236	0,0521	6,873	0,0108
4	4	3	5,576	0,0507	7,136	0,0107
4	4	4	5,692	0,0487	7,538	0,0107
5	2	1	5,000	0,0476		
5	2	2	5,040	0,0556	6,533	0,0079
5	3	1	4,871	0,0516	6,400	0,0119
5	3	2	5,251	0,0492	6,822	0,0103
5	3	3	5,515	0,0507	7,079	0,0087
5	4	1	4,860	0,0556	6,840	0,0111
5	4	2	5,268	0,0505	7,118	0,0101
5	4	3	5,631	0,0503	7,445	0,0097
5	4	4	5,618	0,0503	7,760	0,0095
5	5	1	4,909	0,0534	6,836	0,0108
5	5	2	5,246	0,0511	7,269	0,0103
5	5	3	5,626	0,0508	7,543	0,0102
5	5	4	5,643	0,0502	7,823	0,0098
5	5	5	5,660	0,0509	7,980	0,0105
6	2	1	4,822	0,0478		
6	3	1	4,855	0,0500	6,582	0,0119
6	3	2	5,227	0,0520	6,970	0,0091
6	3	3	5,615	0,0497	7,192	0,0102
6	4	1	4,947	0,0468	7,083	0,0104
6	4	2	5,263	0,0502	7,212	0,0108
6	4	3	5,604	0,0504	7,467	0,0101
6	4	4	5,667	0,0505	7,724	0,0101
6	5	1	4,836	0,0509	6,997	0,0101
6	5	2	5,319	0,0506	7,299	0,0102
6	5	3	5,600	0,0500	7,560	0,0102
6	5	4	5,661	0,0499	7,936	0,0100
6	5	5	5,729	0,0497	8,012	0,0100
6	6	1	4,857	0,0511	7,066	0,0103
6	6	2	5,410	0,0499	7,410	0,0102

| | **TAFEL F (Fortsetzung)** |

N_1	N_2	N_3	h	$P(H \geq h)$	h	$P(H \geq h)$
6	6	3	5,625	0,0500	7,725	0,0099
6	6	4	5,721	0,0501	8,000	0,0100
6	6	5	5,765	0,0499	8,119	0,0100
6	6	6	5,719	0,0502	8,187	0,0102
7	7	7	5,766	0,0506	8,334	0,0101
8	8	8	5,805	0,0497	8,435	0,0101
Asymptotischer Wert			5,991	0,0500	9,210	0,0100

k = 4 Stichproben

N_1	N_2	N_3	N_4	h	$P(H \geq h)$	h	$P(H \geq h)$
3	2	2	2	6,333	0,0476	7,133	0,0079
3	3	2	1	6,156	0,0560	7,044	0,0107
3	3	2	2	6,527	0,0492	7,636	0,0100
3	3	3	1	6,600	0,0493	7,400	0,0086
3	3	3	2	6,727	0,0495	8,015	0,0096
3	3	3	3	6,879	0,0502	8,436	0,0108
4	2	2	1	6,000	0,0566	7,000	0,0095
4	2	2	2	6,545	0,0492	7,391	0,0089
4	3	1	1	6,178	0,0492	7,067	0,0095
4	3	2	1	6,309	0,0494	7,455	0,0098
4	3	2	2	6,621	0,0495	7,871	0,0100
4	3	3	1	6,545	0,0495	7,758	0,0097
4	3	3	2	6,782	0,0501	8,333	0,0099
4	3	3	3	6,967	0,0503	8,659	0,0099
4	4	1	1	5,945	0,0495	7,500	0,0114
4	4	2	1	6,364	0,0500	7,886	0,0102
4	4	2	2	6,731	0,0487	8,308	0,0102
4	4	3	1	6,635	0,0498	8,218	0,0103
4	4	3	2	6,874	0,0498	8,621	0,0100
4	4	3	3	7,038	0,0499	8,867	0,0100
4	4	4	1	6,725	0,0498	8,571	0,0101
4	4	4	2	6,957	0,0496	8,857	0,0101
4	4	4	3	7,129	0,0502	9,075	0,0100
4	4	4	4	7,213	0,0507	9,287	0,0100
Asymptotischer Wert				7,815	0,0500	11,345	0,0100

TAFEL F (Fortsetzung)

k = 5 Stichproben

N_1	N_2	N_3	N_4	N_5	h	$P(H \geq h)$	h	$P(H \geq h)$
2	2	2	2	2	7,418	0,0487	8,291	0,0095
3	2	2	1	1	7,200	0,0500	7,600	0,0079
3	2	2	2	1	7,309	0,0489	8,127	0,0094
3	2	2	2	2	7,667	0,0508	8,682	0,0096
3	3	2	1	1	7,200	0,0500	8,055	0,0102
3	3	2	2	1	7,591	0,0492	8,576	0,0098
3	3	2	2	2	7,897	0,0505	9,103	0,0101
3	3	3	1	1	7,515	0,0538	8,424	0,0091
3	3	3	2	1	7,769	0,0489	9,051	0,0098
3	3	3	2	2	8,044	0,0492	9,505	0,0100
3	3	3	3	1	7,956	0,0505	9,451	0,0100
3	3	3	3	2	8,171	0,0504	9,848	0,0101
3	3	3	3	3	8,333	0,0496	10,200	0,0099
Asymptotischer Wert					9,488	0,0500	13,277	0,0100

TAFEL G

Trendtest von Jonckheere. (Nach Schaich u. Hamerle 1984, S. 319f)

Die Tafel enthält ausgewählte S-Werte als Prüfgrößen und deren einseitige Überschreitungswahrscheinlichkeiten P für k = 3 Stichproben mit Umfängen $N_j \leq 5$.

Ablesebeispiel: Ein S = 31 wäre für $N_1 = N_2 = 4$ und $N_3 = 3$ wegen P = 0,040 < 0,05 für $\alpha = 0,05$ signifikant.

N_1	N_2	N_3	S	P
2	2	2	12	0,011
			11	0,033
			10	0,089
			8	0,167
3	2	2	16	0,005
			15	0,014
			14	0,038
			13	0,076
			12	0,138
3	3	2	21	0,002
			20	0,005
			19	0,014
			18	0,030
			17	0,057
			16	0,096
			15	0,152
3	3	3	25	0,005
			24	0,011
			23	0,021
			22	0,037
			21	0,061
			20	0,095
			19	0,139
4	2	2	20	0,002
			19	0,007
			18	0,019
			17	0,038
			16	0,071
			15	0,117
4	3	2	25	0,002
			24	0,006
			23	0,014
			22	0,026
			21	0,045
			20	0,074
			19	0,112

N_1	N_2	N_3	S	P
4	3	3	30	0,004
			29	0,009
			28	0,016
			27	0,026
			26	0,042
			25	0,064
			24	0,093
			23	0,130
4	4	2	30	0,003
			29	0,005
			28	0,011
			27	0,019
			26	0,032
			25	0,050
			24	0,076
			23	0,108
4	4	3	36	0,003
			35	0,006
			34	0,010
			33	0,017
			32	0,027
			31	0,040
			30	0,058
			29	0,080
			28	0,109
4	4	4	42	0,004
			41	0,006
			40	0,010
			39	0,015
			38	0,023
			37	0,033
			36	0,046
			35	0,063
			34	0,084
			33	0,110
5	2	2	23	0,004
			22	0,010
			21	0,021
			20	0,040
			19	0,066
			18	0,105

TAFEL G (Fortsetzung)

N_1	N_2	N_3	S	P	N_1	N_2	N_3	S	P
5	3	2	29	0,003	5	5	2	40	0,004
			28	0,007				39	0,006
			27	0,013				38	0,011
			26	0,023				36	0,025
			25	0,038				35	0,036
			24	0,059				34	0,050
			23	0,088				32	0,092
			22	0,124				31	0,119
5	3	3	35	0,004	5	5	3	47	0,005
			34	0,007				46	0,007
			33	0,012				45	0,011
			32	0,020				43	0,023
			31	0,031				42	0,032
			30	0,046				41	0,044
			29	0,066				40	0,058
			28	0,092				38	0,097
			27	0,124				37	0,122
5	4	2	34	0,005	5	5	4	55	0,004
			33	0,009				54	0,006
			32	0,015				53	0,008
			31	0,024				52	0,012
			30	0,037				50	0,022
			29	0,054				49	0,030
			28	0,077				48	0,039
			27	0,105				47	0,051
5	4	3	41	0,004				45	0,082
			40	0,007				44	0,101
			39	0,012	5	5	5	62	0,004
			38	0,018				61	0,006
			37	0,027				60	0,009
			36	0,038				59	0,012
			35	0,053				57	0,021
			33	0,095				56	0,028
			32	0,123				54	0,046
5	4	4	48	0,004				53	0,057
			47	0,006				51	0,087
			46	0,010				50	0,105
			45	0,014					
			44	0,020					
			43	0,028					
			42	0,039					
			41	0,052					
			39	0,087					
			38	0,111					

TAFEL H (Teil I)

Schranken und P-Werte für den Vorzeichenrangtest. (Aus McConack 1965 und Owen 1962)

Teil I enthält die unteren Schranken der Prüfgröße T des Vorzeichenrangtests von Wilcoxon (Wilcoxons „signed rank test") für Stichprobenumfänge von $N=4$ bis 50 und für Signifikanzgrenzen von $\alpha=0,00005$ bis $\alpha=0,075$ bei einseitigem Test bzw. für $2\alpha=0,0001$ bis $\alpha=0,15$ bei zweiseitigem Test. Beobachtete T-Werte oder deren Komplemente $T'=N(N+1)/2-T$, die die angegebenen Schranken erreichen oder unterschreiten, sind auf der bezeichneten Stufe signifikant.

Ablesebeispiel: Wenn die Differenzen zweier abhängiger Messreihen $+19+12-3+8+5-1-7+16+7$ betragen, ergeben sich Vorzeichenränge von $(+)9\,(+)7\,(-)2\,(+)6\,(+)3\,(-)1\,(-)4,5\,(+)8\,(+)4,5$ und eine Rangsumme der (selteneren) negativen Ränge von $T=7,5$, die für $N=9$ $(T_{0,05}=8)$ bei einseitigem Test eben auf der 5%-Stufe signifikant ist.

Teil II enthält die exakten Überschreitungswahrscheinlichkeiten der Prüfgröße T für den einseitigen Vorzeichenrangtest.

| N | 2α 0,15 | 0,10 | 0,05 | 0,04 | 0,03 | 0,02 | 0,01 | 0,005 | 0,001 | 0,0001 |
	α 0,075	0,050	0,025	0,020	0,015	0,010	0,005	0,0025	0,0005	0,00005
4	0									
5	1	0								
6	2	2	0	0						
7	4	3	2	1	0	0				
8	7	5	3	3	2	1	0			
9	9	8	5	5	4	3	1	0		
10	12	10	8	7	6	5	3	1		
11	16	13	10	9	8	7	5	3	0	
12	19	17	13	12	11	9	7	5	1	
13	24	21	17	16	14	12	9	7	2	
14	28	25	21	19	18	15	12	9	4	
15	33	30	25	23	21	19	15	12	6	0
16	39	35	29	28	26	23	19	15	8	2
17	45	41	34	33	30	27	23	19	11	3
18	51	47	40	38	35	32	27	23	14	5
19	58	53	46	43	41	37	32	27	18	8
20	65	60	52	50	47	43	37	32	21	10
21	73	67	58	56	53	49	42	37	25	13
22	81	75	65	63	59	55	48	42	30	17
23	89	83	73	70	66	62	54	48	35	20
24	98	91	81	78	74	69	61	54	40	24
25	108	100	89	86	82	76	68	60	45	28
26	118	110	98	94	90	84	75	67	51	33
27	128	119	107	103	99	92	83	74	57	38
28	138	130	116	112	108	101	91	82	64	43
29	150	140	126	122	117	110	100	90	71	49
30	161	151	137	132	127	120	109	98	78	55
31	173	163	147	143	137	130	118	107	86	61
32	186	175	159	154	148	140	128	116	94	68
33	199	187	170	165	159	151	138	126	102	74
34	212	200	182	177	171	162	148	136	111	82
35	226	213	195	189	182	173	159	146	120	90
36	240	227	208	202	195	185	171	157	130	98

TAFEL H (Teil I) (Fortsetzung)

N	2α 0,15 α 0,075	0,10 0,050	0,05 0,025	0,04 0,020	0,03 0,015	0,02 0,010	0,01 0,005	0,005 0,0025	0,001 0,0005	0,0001 0,00005
37	255	241	221	215	208	198	182	168	140	106
38	270	256	235	229	221	211	194	180	150	115
39	285	271	249	243	235	224	207	192	161	124
40	302	286	264	257	249	238	220	204	172	133
41	318	302	279	272	263	252	233	217	183	143
42	335	319	294	287	278	266	247	230	195	153
43	352	336	310	303	293	281	261	244	207	164
44	370	353	327	319	309	296	276	258	220	175
45	389	371	343	335	325	312	291	272	233	186
46	407	389	361	352	342	328	307	287	246	198
47	427	407	378	370	359	345	322	302	260	210
48	446	426	396	388	377	362	339	318	274	223
49	466	446	415	406	394	379	355	334	289	235
50	487	466	434	425	413	397	373	350	304	249

TAFEL H (Teil II)

Teil II enthält die exakten Überschreitungswahrscheinlichkeiten P zu Wilcoxons Rangsumme T für zwei abhängige Stichproben zu je N = 3 bis 20 Messwerten (bzw. für eine Stichprobe bis zu N = 20 Beobachtungspaaren). Die P-Werte entsprechen einer einseitigen Fragestellung. T bezieht sich auf das seltenere der beiden Vorzeichen und ist für die Rangsumme des häufigeren Vorzeichens durch T' = N(N+1)/2 – T zu ersetzen.

Ablesebeispiel: Ein aufgrund der Differenz zwischen 2 verbundenen Stichproben zu je N = 10 ermitteltes T = 9 entspricht einem einseitigen P = 0,032.

	N								
T	3	4	5	6	7	8	9	10	11
0	0,125	0,062	0,031	0,016	0,008	0,004	$0,002^-$	$0,001^-$	0,000
1	0,250	0,125	0,062	0,031	0,016	0,008	$0,004^-$	$0,002^-$	$0,001^-$
2	0,375	0,188	0,094	0,047	0,023	0,012	$0,006^-$	$0,003^-$	$0,001^+$
3	0,625	0,312	0,156	0,078	0,039	0,020	$0,010^-$	$0,005^-$	$0,002^+$
4	0,750	0,438	0,219	0,109	0,055	0,027	0,014	0,007	$0,003^+$
5	0,875	0,562	0,312	0,156	0,078	0,039	0,020	$0,010^-$	$0,005^-$
6	1,000	0,688	0,406	0,219	0,109	0,055	0,027	0,014	0,007
7		0,812	0,500	0,281	0,148	0,074	0,037	0,019	0,009
8		0,875	0,594	0,344	0,188	0,098	0,049	0,024	0,012
9		0,938	0,688	0,422	0,234	0,125	0,064	0,032	0,016

TAFEL H (Teil II) (Fortsetzung)

T	N 3	4	5	6	7	8	9	10	11
10		1,000	0,781	0,500	0,289	0,156	0,082	0,042	0,021
11			0,844	0,578	0,344	0,191	0,102	0,053	0,027
12			0,906	0,656	0,406	0,230	0,125	0,065	0,034
13			0,938	0,719	0,469	0,273	0,150	0,080	0,042
14			0,969	0,781	0,531	0,320	0,180	0,097	0,051
15			1,000	0,844	0,594	0,371	0,213	0,116	0,062
16				0,891	0,656	0,422	0,248	0,138	0,074
17				0,922	0,711	0,473	0,285	0,161	0,087
18				0,953	0,766	0,527	0,326	0,188	0,103
19				0,969	0,812	0,578	0,367	0,216	0,120
20				0,984	0,852	0,629	0,410	0,246	0,139
21				1,000	0,891	0,680	0,455	0,278	0,160
22					0,922	0,727	0,500	0,312	0,183
23					0,945	0,770	0,545	0,348	0,207
24					0,961	0,809	0,590	0,385	0,232
25					0,977	0,844	0,633	0,423	0,260
26					0,984	0,875	0,674	0,461	0,289
27					0,992	0,902	0,715	0,500	0,319
28					1,000	0,926	0,752	0,539	0,350
29						0,945	0,787	0,577	0,382
30						0,961	0,820	0,615	0,416
31						0,973	0,850	0,652	0,449
32						0,980	0,875	0,688	0,483
33						0,988	0,898	0,722	0,517
34						0,992	0,918	0,754	0,551
35						0,996	0,936	0,784	0,584
36						1,000	0,951	0,812	0,618
37							0,963	0,839	0,650
38							0,973	0,862	0,681
39							0,980	0,884	0,711
40							0,986	0,903	0,740
41							0,990	0,920	0,768
42							0,994	0,935	0,793
43							0,996	0,947	0,817
44							0,998	0,958	0,840
45							1,000	0,968	0,861

TAFEL H (Teil II) (Fortsetzung)

T	3	4	5	6	7	8	9	10	11
					N				
0	0,000	0,000	0,000	0,000	0,000	0,000	0,000	0,000	0,000
1	0,000	0,000	0,000	0,000	0,000	0,000	0,000	0,000	0,000
2	$0,001^-$	0,000	0,000	0,000	0,000	0,000	0,000	0,000	0,000
3	$0,001^+$	$0,001^-$	0,000	0,000	0,000	0,000	0,000	0,000	0,000
4	$0,002^-$	$0,001^-$	0,000	0,000	0,000	0,000	0,000	0,000	0,000
5	$0,002^+$	$0,001^+$	$0,001^-$	0,000	0,000	0,000	0,000	0,000	0,000
6	$0,003^+$	$0,002^-$	$0,001^-$	0,000	0,000	0,000	0,000	0,000	0,000
7	$0,005^-$	$0,002^+$	$0,001^+$	$0,001^-$	0,000	0,000	0,000	0,000	0,000
8	0,006	$0,003^+$	$0,002^-$	$0,001^-$	0,000	0,000	0,000	0,000	0,000
9	0,008	0,004	$0,002^+$	$0,001^+$	$0,001^-$	0,000	0,000	0,000	0,000
10	$0,010^+$	$0,005^+$	0,003	$0,001^+$	$0,001^-$	0,000	0,000	0,000	0,000
11	0,013	0,007	0,003	$0,002^-$	$0,001^-$	0,000	0,000	0,000	0,000
12	0,017	0,009	0,004	$0,002^+$	$0,001^+$	0,001	0,000	0,000	0,000
13	0,021	0,011	$0,005^+$	0,003	$0,001^+$	0,001	0,000	0,000	0,000
14	0,026	0,013	0,007	0,003	$0,002^-$	$0,001^-$	0,000	0,000	0,000
15	0,032	0,016	0,008	0,004	$0,002^+$	$0,001^+$	0,001	0,000	0,000
16	0,039	0,020	$0,010^+$	$0,005^+$	$0,003^-$	$0,001^+$	0,001	0,000	0,000
17	0,046	0,024	0,012	0,006	$0,003^+$	0,002	$0,001^-$	0,000	0,000
18	0,055	0,029	0,015	0,008	0,004	$0,002^-$	$0,001^-$	0,000	0,000
19	0,065	0,034	0,018	0,009	$0,005^-$	$0,002^+$	$0,001^+$	$0,001^-$	0,000
20	0,076	0,040	0,021	0,011	$0,005^+$	0,003	$0,001^+$	$0,001^-$	0,000
21	0,088	0,047	$0,025^-$	0,013	0,007	0,003	$0,002^-$	$0,001^-$	0,000
22	0,102	0,055	0,029	0,015	0,008	0,004	$0,002^+$	$0,001^+$	$0,001^-$
23	0,117	0,064	0,034	0,018	0,009	$0,005^-$	$0,002^+$	$0,001^+$	$0,001^-$
24	0,133	0,073	0,039	0,021	0,011	$0,005^+$	0,003	$0,001^+$	$0,001^-$
25	0,151	0,084	0,045	0,024	0,012	0,006	0,003	0,002	$0,001^-$
26	0,170	0,095	0,052	0,028	0,014	0,007	0,004	$0,002^-$	$0,001^-$
27	0,190	0,108	0,059	0,032	0,017	0,009	0,004	$0,002^+$	$0,001^+$
28	0,212	0,122	0,068	0,036	0,019	$0,010^+$	$0,005^+$	0,003	$0,001^+$
29	0,235	0,137	0,077	0,042	0,022	0,012	0,006	0,003	$0,002^-$
30	0,259	0,153	0,086	0,047	$0,025^+$	0,013	0,007	0,004	$0,002^-$
31	0,285	0,170	0,097	0,053	0,029	0,015	0,008	0,004	$0,002^+$
32	0,311	0,188	0,108	0,060	0,033	0,017	0,009	$0,005^-$	$0,002^+$
33	0,339	0,207	0,121	0,068	0,037	0,020	$0,010^+$	$0,005^+$	0,003
34	0,367	0,227	0,134	0,076	0,042	0,022	0,012	0,006	0,003
35	0,396	0,249	0,148	0,084	0,047	$0,025^+$	0,013	0,007	0,004
36	0,425	0,271	0,163	0,094	0,052	0,028	0,015	0,008	0,004
37	0,455	0,294	0,179	0,104	0,058	0,032	0,017	0,009	$0,005^-$
38	0,485	0,318	0,195	0,115	0,065	0,036	0,019	$0,010^+$	$0,005^+$
39	0,515	0,342	0,213	0,126	0,072	0,040	0,022	0,011	0,006
40	0,545	0,368	0,232	0,138	0,080	0,044	0,024	0,013	0,007
41	0,575	0,393	0,251	0,151	0,088	0,049	0,027	0,014	0,008
42	0,604	0,420	0,271	0,165	0,096	0,054	0,030	0,016	0,009
43	0,633	0,446	0,292	0,180	0,106	0,060	0,033	0,018	$0,010^-$
44	0,661	0,473	0,313	0,195	0,116	0,066	0,037	0,020	0,011
45	0,689	0,500	0,335	0,211	0,126	0,073	0,041	0,022	0,012

TAFEL I

Friedman-Test. (Aus Friedman 1937)
Die Tafel enthält die exakten Überschreitungswahrscheinlichkeiten P', die beobachteten χ_r^2-Werten entsprechen, und zwar lediglich für

k = 3 (Bedingungen) mit $3 \leq N \leq 9$ (Vpn) und für

k = 4 (Bedingungen) mit $3 \leq N \leq 4$ (Vpn).

Ablesebeispiel: Ein $\chi_r^2 = 8{,}4$ für k = 3 und N = 5 ist mit P' = 0,0085 < 0,01 auf der 1%-Stufe signifikant. (Es kommen nur bestimmte χ_r^2-Werte infrage!)

k = 3

N = 3		N = 4		N = 5	
χ_r^2	P'	χ_r^2	P'	χ_r^2	P'
2,0	0,528	3,5	0,273	2,8	0,367
2,7	0,361	4,5	0,125	3,6	0,182
4,7	0,194	6,0	0,069	4,8	0,124
6,0	0,028	6,5	0,042	5,2	0,093
		8,0	0,0046	6,4	0,039
				7,6	0,024
				8,4	0,0085
				10,0	0,00077

N = 6		N = 7		N = 8		N = 9	
χ_r^2	P'	χ_r^2	P'	χ_r^2	P'	χ_r^2	P'
2,3	0,430	3,7	0,192	3,3	0,236	2,9	0,278
3,0	0,252	4,6	0,112	4,0	0,149	4,2	0,154
4,0	0,184	5,4	0,085	4,8	0,120	4,7	0,107
4,3	0,142	6,0	0,052	5,3	0,079	5,6	0,069
5,3	0,072	7,1	0,027	6,3	0,047	6,2	0,048
6,3	0,052	7,7	0,021	7,0	0,030	8,0	0,019
7,0	0,029	8,0	0,016	9,0	0,0099	8,7	0,010
8,3	0,012	8,9	0,0084	9,8	0,0048	9,6	0,0060
9,0	0,0081	10,3	0,0036	10,8	0,0024	10,7	0,0035
9,3	0,0055	10,6	0,0027	12,0	0,0011	11,6	0,0013
10,3	0,0017	11,1	0,0012	12,3	0,00086	12,7	0,00066
12,0	0,00013	12,3	0,00032	13,0	0,00026	14,0	0,00020

k = 4

N = 3		N = 4					
χ_r^2	P'	χ_r^2	P'	χ_r^2	P'	χ_r^2	P'
5,0	0,207	3,6	0,355	6,3	0,094	9,3	0,012
5,8	0,148	3,9	0,324	6,6	0,077	9,9	0,0062
6,6	0,075	4,5	0,242	6,9	0,068	10,2	0,0027
7,4	0,033	4,8	0,200	7,5	0,052	10,8	0,0016
8,2	0,017	5,4	0,158	7,8	0,036	11,1	0,00094
9,0	0,0017	5,7	0,141	8,4	0,019	12,0	0,00007

TAFEL J

Trendtest von Page. (Auszugsweise aus Page 1963)

Die Tafel enthält die kritischen L-Werte für $\alpha = 0{,}05$ (obere Zahl) und für $\alpha = 0{,}01$ (untere Zahl). Erreicht oder überschreitet ein beobachteter L-Wert den für $3 \leq k \leq 9$ und $2 \leq N \leq 20$ geltenden Tabellenwert, so ist der beobachtete L-Wert auf der Stufe $\alpha\%$ signifikant. Alle kritischen L-Werte für N^+ und k^+ basieren auf der exakten Verteilung von L, die übrigen Tabellenwerte wurden über die Normalverteilung approximiert. Die Werte entsprechen einem *ein*seitigen Test (Trendalternative).

Ablesebeispiel: Liefern $k = 4$ Behandlungen in $N = 5$ Gruppen ein $L = 140$, so wäre ein vorhergesagter Trend wohl auf dem 5%-Niveau signifikant ($140 > 137$), nicht jedoch auf dem 1%-Niveau ($140 < 141$).

$N \backslash k$	3^+	4^+	5^+	6^+	7^+	8^+	9
2^+	28	58	103	166	252	362	500
	–	60	106	173	261	376	520
3^+	41	84	150	244	370	532	736
	42	87	155	252	382	549	761
4^+	54	111	197	321	487	701	971
	55	114	204	331	501	722	999
5^+	66	137	244	397	603	869	1204
	68	141	251	409	620	893	1236
6^+	79	163	291	474	719	1037	1436
	81	167	299	486	737	1063	1472
7^+	91	189	338	550	835	1204	1668
	93	193	346	563	855	1232	1706
8^+	104	214	384	625	950	1371	1900
	106	220	393	640	972	1401	1940
9^+	116	240	431	701	1065	1537	2131
	119	246	441	717	1088	1569	2174
10^+	128	266	477	777	1180	1703	2361
	131	271	487	793	1205	1736	2407
11^+	141	292	523	852	1295	1868	2592
	144	298	534	869	1321	1905	2639
12^+	153	317	570	928	1410	2035	2822
	156	324	581	946	1437	2072	2872
13^+	165	343	615	1003	1525	2201	3052
	169	350	628	1022	1553	2240	3104
14^+	178	363	661	1078	1639	2367	3281
	181	376	674	1098	1668	2407	3335
15^+	190	394	707	1153	1754	2532	3511
	194	402	721	1174	1784	2574	3567
16^+	202	420	754	1228	1868	2697	3741
	206	427	767	1249	1899	2740	3798
17^+	215	445	800	1303	1982	2862	3970
	218	453	814	1325	2014	2907	4029
18^+	227	471	846	1378	2097	3028	4199
	231	479	860	1401	2130	3073	4260
19^+	239	496	891	1453	2217	3139	4428
	243	505	906	1476	2245	3240	4491
20^+	251	522	937	1528	2325	3358	4657
	256	531	953	1552	2350	3406	4722

TAFEL K

Kolmogoroff-Smirnov-Omnibustest ($N_1 = N_2$). (Nach Büning u. Trenkler 1978, S. 375)

Die Tafel enthält kritische Schwellenwerte (einseitiger und zweiseitiger Test) der Prüfgröße D für die üblichen Signifikanzniveaus und $N_1 = N_2 = 1$ bis 40. Ein empirischer D-Wert ist signifikant, wenn der kritische Wert überschritten wird.

Ablesebeispiel: Der Wert $D = 0,40$ ist bei einseitigem Test mit $N_1 = N_2 = n = 20$ und $\alpha = 0,05$ signifikant ($0,40 > 7/20$).

Einseitig Zweiseitig	für $\alpha = 0,1$ für $\alpha = 0,2$	0,05 0,1	0,025 0,05	0,01 0,02	0,005 0,01
n = 3	2/3	2/3			
n = 4	3/4	3/4	3/4		
n = 5	3/5	3/5	4/5	4/5	4/5
n = 6	3/6	4/6	4/6	5/6	5/6
n = 7	4/7	4/7	5/7	5/7	5/7
n = 8	4/8	4/8	5/8	5/8	6/8
n = 9	4/9	5/9	5/9	6/9	6/9
n = 10	4/10	5/10	6/10	6/10	7/10
n = 11	5/11	5/11	6/11	7/11	7/11
n = 12	5/12	5/12	6/12	7/12	7/12
n = 13	5/13	6/13	6/13	7/13	8/13
n = 14	5/14	6/14	7/14	7/14	8/14
n = 15	5/15	6/15	7/15	8/15	8/15
n = 16	6/16	6/16	7/16	8/16	9/16
n = 17	6/17	7/17	7/17	8/17	9/17
n = 18	6/18	7/18	8/18	9/18	9/18
n = 19	6/19	7/19	8/19	9/19	9/19
n = 20	6/20	7/20	8/20	9/20	10/20
n = 21	6/21	7/21	8/21	9/21	10/21
n = 22	7/22	8/22	8/22	10/22	10/22
n = 23	7/23	8/23	9/23	10/23	10/23
n = 24	7/24	8/24	9/24	10/24	11/24
n = 25	7/25	8/25	9/25	10/25	11/25
n = 26	7/26	8/26	9/26	10/26	11/26
n = 27	7/27	8/27	9/27	11/27	11/27
n = 28	8/28	9/28	10/28	11/28	12/28
n = 29	8/29	9/29	10/29	11/29	12/29
n = 30	8/30	9/30	10/30	11/30	12/30
n = 31	8/31	9/31	10/31	11/31	12/31
n = 32	8/32	9/32	10/32	12/32	12/32
n = 34	8/34	10/34	11/34	12/34	13/34
n = 36	9/36	10/36	11/36	12/36	13/36
n = 38	9/38	10/38	11/38	13/38	14/38
n = 40	9/40	10/40	12/40	13/40	14/40
Approximation für n > 40:	$\dfrac{1,52}{\sqrt{n}}$	$\dfrac{1,73}{\sqrt{n}}$	$\dfrac{1,92}{\sqrt{n}}$	$\dfrac{2,15}{\sqrt{n}}$	$\dfrac{2,30}{\sqrt{n}}$

TAFEL L

Kolmogoroff-Smirnov-Omnibustest ($N_1 \neq N_2$). (Nach Büning u. Trenkler 1978, S. 376 f)

Die Tafel enthält kritische Schwellenwerte (einseitiger und zweiseitiger Test) der Prüfgröße D für die üblichen Signifikanzniveaus und $N_1 = 1$ bis 16 sowie $N_2 > N_1$.

Ablesebeispiel: Der Wert D = 0,9 ist bei zweiseitigem Test, $N_1 = 5$, $N_2 = 6$ und $\alpha = 0,05$ signifikant (0,9 > 2/3).

Einseitig Zweiseitig		für $\alpha = 0,1$ für $\alpha = 0,2$	0,05 0,1	0,025 0,05	0,01 0,02	0,005 0,01
$N_1 = 1$	$N_2 = 9$	17/18				
	10	9/10				
$N_1 = 2$	$N_2 = 3$	5/6				
	4	3/4				
	5	4/5	4/5			
	6	5/6	5/6			
	7	5/7	6/7			
	8	3/4	7/8	7/8		
	9	7/9	8/9	8/9		
	10	7/10	4/5	9/10		
$N_1 = 3$	$N_2 = 4$	3/4	3/4			
	5	2/3	4/5	4/5		
	6	2/3	2/3	5/6		
	7	2/3	5/7	6/7	6/7	
	8	5/8	3/4	3/4	7/8	
	9	2/3	2/3	7/9	8/9	8/9
	10	3/5	7/10	4/5	9/10	9/10
	12	7/12	2/3	3/4	5/6	11/12
$N_1 = 4$	$N_2 = 5$	3/5	3/4	4/5	4/5	
	6	7/12	2/3	3/4	5/6	5/6
	7	17/28	5/7	3/4	6/7	6/7
	8	5/8	5/8	3/4	7/8	7/8
	9	5/9	2/3	3/4	7/9	8/9
	10	11/20	13/20	7/10	4/5	4/5
	12	7/12	2/3	2/3	3/4	5/6
	16	9/16	5/8	11/16	3/4	13/16
$N_1 = 5$	$N_2 = 6$	3/5	2/3	2/3	5/6	5/6
	7	4/7	23/35	5/7	29/35	6/7
	8	11/20	5/8	27/40	4/5	4/5
	9	5/9	3/5	31/45	7/9	4/5
	10	1/2	3/5	7/10	7/10	4/5
	15	8/15	3/5	2/3	11/15	11/15
	20	1/2	11/20	3/5	7/10	3/4

TAFEL L (Fortsetzung)

Einseitig Zweiseitig	für $\alpha=0{,}1$ für $\alpha=0{,}2$	0,05 0,1	0,025 0,05	0,01 0,02	0,005 0,01
$N_1=6$ $N_2=7$	23/42	4/7	29/42	5/7	5/6
8	1/2	7/12	2/3	3/4	3/4
9	1/2	5/9	2/3	13/18	7/9
10	1/2	17/30	19/30	7/10	11/15
12	1/2	7/12	7/12	2/3	3/4
18	4/9	5/9	11/18	2/3	13/18
24	11/24	1/2	7/12	5/8	2/3
$N_1=7$ $N_2=8$	27/56	33/56	5/8	41/56	3/4
9	31/63	5/9	40/63	5/7	47/63
10	33/70	39/70	43/70	7/10	5/7
14	3/7	1/2	4/7	9/14	5/7
28	3/7	13/28	15/28	17/28	9/14
$N_1=8$ $N_2=9$	4/9	13/24	5/8	2/3	3/4
10	19/40	21/40	23/40	27/40	7/10
12	11/24	1/2	7/12	5/8	2/3
16	7/16	1/2	9/16	5/8	5/8
32	13/32	7/16	1/2	9/16	19/32
$N_1=9$ $N_2=10$	7/15	1/2	26/45	2/3	31/45
12	4/9	1/2	5/9	11/18	2/3
15	19/45	22/45	8/15	3/5	29/45
18	7/18	4/9	1/2	5/9	11/18
36	13/36	5/12	17/36	19/36	5/9
$N_1=10$ $N_2=15$	2/5	7/15	1/2	17/30	19/30
20	2/5	9/20	1/2	11/20	3/5
40	7/20	2/5	9/20	1/2	
$N_1=15$ $N_2=15$	23/60	9/20	1/2	11/20	7/12
16	3/8	7/16	23/48	13/24	7/12
18	13/36	5/12	17/36	19/36	5/9
20	11/30	5/12	7/15	31/60	17/30
$N_1=16$ $N_2=20$	7/20	2/5	13/30	29/60	31/60
$N_1=12$ $N_2=20$	27/80	31/80	17/40	19/40	41/80
Approximation	$1{,}07\sqrt{\frac{N_1+N_2}{N_1 N_2}}$	$1{,}22\sqrt{\frac{N_1+N_2}{N_1 N_2}}$	$1{,}36\sqrt{\frac{N_1+N_2}{N_1 N_2}}$	$1{,}52\sqrt{\frac{N_1+N_2}{N_1 N_2}}$	$1{,}63\sqrt{\frac{N_1+N_2}{N_1 N_2}}$

TAFEL M

Kolmogoroff-Smirnov-Anpassungstest. (Nach Büning u. Trenkler 1978, S. 372)

Die Tafel enthält kritische Werte der Prüfgröße D (einseitiger und zweiseitiger Test) für verschiedene α-Werte und N = 1 bis 40.

Ablesebeispiel: Ermittelt man in einer Untersuchung mit N = 25 den Wert D = 0,33, ist dieser Wert bei zweiseitigem Test auf dem α = 0,01-Niveau signifikant (0,33 > 0,317).

Einseitig für $\alpha =$	0,1	0,05	0,04	0,025	0,02	0,01	0,005
Zweiseitig für $\alpha =$	0,2	0,1	0,08	0,05	0,04	0,02	0,01
N = 1	0,900	0,950	0,960	0,975	0,980	0,990	0,995
2	0,684	0,776	0,800	0,842	0,859	0,900	0,929
3	0,565	0,636	0,658	0,708	0,729	0,785	0,829
4	0,493	0,565	0,585	0,624	0,641	0,689	0,734
5	0,447	0,509	0,527	0,563	0,580	0,627	0,669
6	0,410	0,468	0,485	0,519	0,534	0,577	0,617
7	0,381	0,436	0,452	0,483	0,497	0,538	0,576
8	0,358	0,410	0,425	0,454	0,468	0,507	0,542
9	0,339	0,387	0,402	0,430	0,443	0,480	0,513
10	0,323	0,369	0,382	0,409	0,421	0,457	0,489
11	0,308	0,352	0,365	0,391	0,403	0,437	0,468
12	0,296	0,338	0,351	0,375	0,387	0,419	0,449
13	0,285	0,325	0,338	0,361	0,372	0,404	0,432
14	0,275	0,314	0,326	0,349	0,359	0,390	0,418
15	0,266	0,304	0,315	0,338	0,348	0,377	0,404
16	0,258	0,295	0,306	0,327	0,337	0,366	0,392
17	0,250	0,286	0,297	0,318	0,327	0,355	0,381
18	0,244	0,279	0,289	0,309	0,319	0,346	0,371
19	0,237	0,271	0,281	0,301	0,310	0,337	0,361
20	0,232	0,265	0,275	0,294	0,303	0,329	0,352
21	0,226	0,259	0,268	0,287	0,296	0,321	0,344
22	0,221	0,253	0,262	0,281	0,289	0,314	0,337
23	0,216	0,247	0,257	0,275	0,283	0,307	0,330
24	0,212	0,242	0,251	0,269	0,277	0,301	0,323
25	0,208	0,238	0,246	0,264	0,272	0,295	0,317
26	0,204	0,233	0,242	0,259	0,267	0,290	0,311
27	0,200	0,229	0,237	0,254	0,262	0,284	0,305
28	0,197	0,225	0,233	0,250	0,257	0,279	0,300
29	0,193	0,221	0,229	0,246	0,253	0,275	0,295
30	0,190	0,218	0,226	0,242	0,249	0,270	0,290

TAFEL M (Fortsetzung)

Einseitig für $\alpha =$ Zweiseitig für $\alpha =$	0,1 0,2	0,05 0,1	0,04 0,08	0,025 0,05	0,02 0,04	0,01 0,02	0,005 0,01
31	0,187	0,214	0,222	0,238	0,245	0,266	0,285
32	0,184	0,211	0,219	0,234	0,241	0,262	0,281
33	0,182	0,208	0,215	0,231	0,238	0,258	0,277
34	0,179	0,205	0,212	0,227	0,234	0,254	0,273
35	0,177	0,202	0,209	0,224	0,231	0,251	0,269
36	0,174	0,199	0,206	0,221	0,228	0,247	0,265
37	0,172	0,196	0,204	0,218	0,225	0,244	0,262
38	0,170	0,194	0,201	0,215	0,222	0,241	0,258
39	0,168	0,191	0,199	0,213	0,219	0,238	0,255
40	0,165	0,189	0,196	0,210	0,216	0,235	0,252
Approximation für $N > 40$	$\dfrac{1,07}{\sqrt{N}}$	$\dfrac{1,22}{\sqrt{N}}$	$\dfrac{1,27}{\sqrt{N}}$	$\dfrac{1,36}{\sqrt{N}}$	$\dfrac{1,40}{\sqrt{N}}$	$\dfrac{1,52}{\sqrt{N}}$	$\dfrac{1,63}{\sqrt{N}}$

TAFEL N

Lilliefors-Schranken. (Nach Conover 1971, S. 398)

Die Tafel enthält kritische Werte der Prüfgröße D (zweiseitiger Test) für $4 \leq N \leq 30$ (exakter Test). Ein D-Wert ist auf der jeweils bezeichneten α-Stufe signifikant, wenn der kritische Wert erreicht oder überschritten wird.

Ablesebeispiel: Ein empirischer Wert von $D = 0,140$ spricht bei $\alpha = 0,2$ und $N = 25$ für die Beibehaltung der H_0 ($0,140 < 0,142$).

$1-\alpha =$	0,80	0,85	0,90	0,95	0,99
N = 4	0,300	0,319	0,352	0,381	0,417
5	0,285	0,299	0,315	0,337	0,405
6	0,265	0,277	0,294	0,319	0,364
7	0,247	0,258	0,276	0,300	0,348
8	0,233	0,244	0,261	0,285	0,331
9	0,223	0,233	0,249	0,271	0,311
10	0,215	0,224	0,239	0,258	0,294
11	0,206	0,217	0,230	0,249	0,284
12	0,199	0,212	0,223	0,242	0,275
13	0,190	0,202	0,214	0,234	0,268
14	0,183	0,194	0,207	0,227	0,261
15	0,177	0,187	0,201	0,220	0,257
16	0,173	0,182	0,195	0,213	0,250
17	0,169	0,177	0,189	0,206	0,245
18	0,166	0,173	0,184	0,200	0,239
19	0,163	0,169	0,179	0,195	0,235
20	0,160	0,166	0,174	0,190	0,231
25	0,142	0,147	0,158	0,173	0,200
30	0,131	0,136	0,144	0,161	0,187
über 30	$\dfrac{0,736}{\sqrt{N}}$	$\dfrac{0,768}{\sqrt{N}}$	$\dfrac{0,805}{\sqrt{N}}$	$\dfrac{0,886}{\sqrt{N}}$	$\dfrac{1,031}{\sqrt{N}}$

TAFEL O

Signifikanzgrenzen für Spearmans ρ. (Nach Glass u. Stanley 1970, S. 539)

Die Tafel enthält die kritischen Absolutwerte für Spearmans ρ bei zweiseitigem Test und n = 5 bis 30. Bei einseitigem Test ist der α-Wert in der Tabelle zu halbieren.

Ablesebeispiel: Eine Korrelation von $\rho = -0,48$ ist bei einseitigem Test und N = 25 auf der $\alpha = 0,01$-Stufe signifikant ($|-0,48| > 0,475$).

N	$\alpha = 0,10$	$\alpha = 0,05$	$\alpha = 0,02$	$\alpha = 0,01$
5	0,900	–	–	–
6	0,829	0,886	0,943	–
7	0,714	0,786	0,893	–
8	0,643	0,738	0,833	0,881
9	0,600	0,683	0,783	0,833
10	0,564	0,648	0,745	0,818
11	0,523	0,623	0,736	0,794
12	0,497	0,591	0,703	0,780
13	0,475	0,566	0,673	0,745
14	0,457	0,545	0,646	0,716
15	0,441	0,525	0,623	0,689
16	0,425	0,507	0,601	0,666
17	0,412	0,490	0,582	0,645
18	0,399	0,476	0,564	0,625
19	0,388	0,462	0,549	0,608
20	0,377	0,450	0,534	0,591
21	0,368	0,438	0,521	0,576
22	0,359	0,428	0,508	0,562
23	0,351	0,418	0,496	0,549
24	0,343	0,409	0,485	0,537
25	0,336	0,400	0,475	0,526
26	0,329	0,392	0,465	0,515
27	0,323	0,385	0,456	0,505
28	0,317	0,377	0,448	0,496
29	0,311	0,370	0,440	0,487
30	0,305	0,364	0,432	0,478

TAFEL P

Signifikanzgrenzen für Kendalls τ-Test. (Aus Kaarsemaker u. van Wijngaarden 1953, nach Bradley 1968)

Die Tafel enthält die oberen Schranken des Absolutbetrags der Prüfgröße S für Stichprobenumfänge von N = 4 bis 40 für die konventionellen Signifikanzstufen einschließlich $\alpha = 0{,}10$. Die α-Werte gelten für die einseitige Fragestellung ($\tau > 0$ oder $\tau < 0$) und sind bei zweiseitiger Fragestellung zu verdoppeln, d. h. dass z. B. die Werte in der Spalte $\alpha = 0{,}025$ bei zweiseitigem Test für $\alpha = 0{,}05$ gelten. Beobachtete S-Werte, die die Schranke erreichen oder überschreiten, sind auf der bezeichneten Stufe signifikant.

Ablesebeispiel: Für die Rangreihen $R_x = 1\ 2\ 3\ 4\ 5$ und $R_y = 1\ 4\ 2\ 3\ 5$ ist S = +6 bzw. $|S| = 6$; diese Prüfgröße ist, da kleiner als 8, auf der 10%-Stufe nicht signifikant, wenn einseitig gefragt wird.

N	$\alpha = 0{,}005$	$\alpha = 0{,}010$	$\alpha = 0{,}025$	$\alpha = 0{,}050$	$\alpha = 0{,}100$
4	–	–	–	6	6
5	–	10	10	8	8
6	15	13	13	11	9
7	19	17	15	13	11
8	22	20	18	16	12
9	26	24	20	18	14
10	29	27	23	21	17
11	33	31	27	23	19
12	38	36	30	26	20
13	44	40	34	28	24
14	47	43	37	33	25
15	53	49	41	35	29
16	58	52	46	38	30
17	64	58	50	42	34
18	69	63	53	45	37
19	75	67	57	49	39
20	80	72	62	52	42
21	86	78	66	56	44
22	91	83	71	61	47
23	99	89	75	65	51
24	104	94	80	68	54
25	110	100	86	72	58
26	117	107	91	77	61
27	125	113	95	81	63
28	130	118	100	86	68
29	138	126	106	90	70
30	145	131	111	95	75
31	151	137	117	99	77
32	160	144	122	104	82
33	166	152	128	108	86
34	175	157	133	113	89
35	181	165	139	117	93
36	190	172	146	122	96
37	198	178	152	128	100
38	205	185	157	133	105
39	213	193	163	139	109
40	222	200	170	144	112

TAFEL Q

Whitfields Zwillingskorrelation (Intraklassenkorrelation). (Aus Whitfield 1949)

Die Tafel enthält die exakten einseitigen Überschreitungswahrscheinlichkeiten P von Whitfields Prüfgröße S_p für Stichprobenumfänge von $N = 6$ bis 20. Die hochgestellten Ziffern bezeichnen die Zahl der Nullen hinter dem Komma der P-Werte. S_p ist über Null symmetrisch verteilt, so dass $P(S_p) = P(-S_p)$.

Ablesebeispiel: Für $N = 10$ Paarlinge (oder $n = 5$ Paare) hat ein $S_p = +14$ (wie auch $S_p = -14$) unter H_0 (keine Intraklassen-Rangkorrelation zwischen den Paarlingen) ein $P = 0,03598$ bei einseitiger und ein $P' = 2 \cdot 0,03598 = 0,07196$ bei zweiseitiger Prüfung.

S_p	$N=6$	$N=8$	$N=10$	$N=12$	$N=14$	$N=16$	$N=18$	$N=20$
0	0,50000	0,50000	0,50000	0,50000	0,50000	0,50000	0,50000	0,50000
2	0,40000	0,42857	0,44868	0,46080	0,46875	0,47432	0,47842	0,48153
4	0,20000	0,29524	0,34921	0,38374	0,40693	0,42336	0,43549	0,44473
6	0,06667	0,18095	0,25820	0,31063	0,34717	0,37356	0,39326	0,40838
8	–	0,09524	0,17989	0,24367	0,29069	0,32564	0,35217	0,37276
10	–	0,03810	0,11640	0,18461	0,23855	0,28025	0,31264	0,33813
12	–	0,00952	0,06878	0,13499	0,19156	0,23794	0,27502	0,30475
14	–	–	0,03598	0,09370	0,15023	0,19913	0,23964	0,27283
16	–	–	0,01587	0,06195	0,11483	0,16412	0,20673	0,24257
18	–	–	0,00529	0,03848	0,08532	0,13309	0,17649	0,21412
20	–	–	0,00106	0,02213	0,06143	0,10606	0,14903	0,18760
22	–	–	–	0,01154	0,04268	0,08296	0,12440	0,16309
24	–	–	–	0,00529	0,02843	0,06359	0,10258	0,14065
26	–	–	–	0,00202	0,01814	0,04769	0,08352	0,12028
28	–	–	–	0,00058	0,01093	0,03492	0,06708	0,10196
30	–	–	–	0,00010	0,00616	0,02490	0,05310	0,08565
32	–	–	–	–	0,00320	0,01725	0,04140	0,07127
34	–	–	–	–	0,00150	0,01156	0,03175	0,05871
36	–	–	–	–	0,00061	0,00747	0,02392	0,04786
38	–	–	–	–	0,00021	0,00462	0,01768	0,03859
40	–	–	–	–	0,00005	0,00272	0,01280	0,03076
42	–	–	–	–	0,00001	0,00151	0,00906	0,02421
44	–	–	–	–	–	0,00078	0,00626	0,01882
46	–	–	–	–	–	0,00037	0,00420	0,01442
48	–	–	–	–	–	0,00016	0,00274	0,01089
50	–	–	–	–	–	0,00006	0,00175	0,00810
52	–	–	–	–	–	0,00002	0,00104	0,00592
54	–	–	–	–	–	$0,0^54$	0,00060	0,00425
56	–	–	–	–	–	$0,0^65$	0,00033	0,00299
58	–	–	–	–	–	–	0,00017	0,00206
60	–	–	–	–	–	–	0,00008	0,00138
62	–	–	–	–	–	–	0,00004	0,00091
64	–	–	–	–	–	–	0,00001	0,00058
66	–	–	–	–	–	–	$0,0^55$	0,00035
68	–	–	–	–	–	–	$0,0^51$	0,00021

TAFEL Q (Fortsetzung)		

S_p	N = 6	N = 8	N = 10	N = 12	N = 14	N = 16	N = 18	N = 20
70	–	–	–	–	–	–	$0{,}0^63$	0,00012
72	–	–	–	–	–	–	$0{,}0^73$	0,00007
74	–	–	–	–	–	–	–	0,00003
76	–	–	–	–	–	–	–	0,00002
78	–	–	–	–	–	–	–	0,00001
80	–	–	–	–	–	–	–	$0{,}0^53$
82	–	–	–	–	–	–	–	$0{,}0^51$
84	–	–	–	–	–	–	–	$0{,}0^63$
86	–	–	–	–	–	–	–	$0{,}0^78$
88	–	–	–	–	–	–	–	$0{,}0^72$
90	–	–	–	–	–	–	–	$0{,}0^82$

TAFEL R

Kendalls Konkordanztest. (Aus Friedman 1940, über Kendall 1970)

Die Tafel enthält die 5%- und die 1%-Schranken der Prüfgröße QRS für N = 3 bis 7 Merkmalsträger und maximal m = 20 Beurteiler mit zusätzlichen Schranken für N = 3 Merkmalsträger für mehr als 8 Beurteiler. Beobachtete QRS-Werte, die diese Schranken erreichen oder überschreiten, sind auf der bezeichneten Stufe signifikant.

Ablesebeispiel: Liefern die Rangreihen von m = 4 Beurteilern über N = 5 Objekte ein QRS≥88,4, dann sind diese Rangreihen auf der 5%-Stufe signifikant konkordant.

m	N					Zusätzl. Schranken f. N = 3	
	3	4	5	6	7	m	S
				5%-Schranken			
3			64,4	103,9	157,3	9	54,0
4		49,5	88,4	143,3	217,0	12	71,9
5		62,6	112,3	182,4	276,2	14	83,8
6		75,7	136,1	221,4	335,2	16	95,8
8	48,1	101,7	183,7	299,0	453,1	18	107,7
10	60,0	127,8	231,2	376,7	571,0		
15	89,8	192,9	349,8	570,5	864,9		
20	119,7	258,0	468,5	764,4	1158,7		
				1%-Schranken			
3			75,6	122,8	185,6	9	75,9
4		61,4	109,3	176,2	265,0	12	103,5
5		80,5	142,8	229,4	343,8	14	121,9
6		99,5	176,1	282,4	422,6	16	140,2
8	66,8	137,4	242,7	388,3	579,7	18	158,6
10	85,1	175,3	309,1	494,0	737,0		
15	131,0	269,8	475,2	758,2	1129,5		
20	177,0	364,2	641,2	1022,2	1521,9		

TAFEL S

Stevens' Iterationshäufigkeitstest. (Aus Owen 1962 sowie Swedberg u. Eisenhart 1943)

Die Tafel enthält die unteren Schranken der Prüfgröße r_α = Zahl der Iterationen zweier Alternativen für $\alpha = 0{,}005$, 0,01, 0,025 und 0,05 sowie die oberen Schranken der Prüfgröße $r'_{1-\alpha}$ für $1-\alpha = 0{,}95$, 0,975, 0,99 und 0,995, beide für Alternativumfänge von $n_1 = 2$ bis 20 und $n_2 = n_1$ bis 20, so dass $n_1 \leq n_2$ zu vereinbaren ist. Ein beobachteter r-Wert muss die untere Schranke r_α erreichen oder *unter*schreiten, um auf der Stufe α signifikant zu sein, hingegen die obere Schranke $r'_{1-\alpha}$ um mindestens eine Einheit *über*schreiten, um auf der Stufe α signifikant zu sein. Beide Tests sind einseitige Tests gegen zu ‚wenige' bzw. zu ‚viele' Iterationen. Will man zweiseitig sowohl gegen zu wenige wie gegen zu viele Iterationen auf der Stufe α prüfen, so lese man die untere Schranke $r_{\alpha/2}$ und die obere Schranke $r'_{1-\alpha/2}$ ab, und stelle fest, ob die untere Schranke erreicht bzw. unterschritten oder die obere Schranke überschritten wird.

Ablesebeispiel: (1) Einseitiger Test gegen zu wenig Iterationen: für $n_1 = 3$ Einsen und $n_2 = 10$ Zweien dürfen höchstens $r_{0{,}05} = 3$ Iterationen auftreten, wenn Einsen und Zweien zu schlecht durchmischt sein sollen. (2) Einseitiger Test gegen zu viele Iterationen: Für $n_1 = 3$ und $n_2 = 4$ müssen mehr als $r'_{0{,}95} = 6$ Iterationen beobachtet werden, wenn Einsen und Zweien zu gut durchmischt sein sollen. (3) Zweiseitiger Test: Für $n_1 = 3$ und $n_2 = 10$ dürfen bei $\alpha = 0{,}05$ höchstens $r_{0{,}025} = 2$ bzw. müssen mehr als $r'_{0{,}975} = 7$ Iterationen beobachtet werden, wenn Einsen und Zweien außerzufällig durchmischt sein sollen.

n_1	n_2	α				$1-\alpha$			
		0,005	0,01	0,025	0,05	0,95	0,975	0,99	0,995
2	2	–	–	–	–	4	4	4	4
	3	–	–	–	–	5	5	5	5
	4	–	–	–	–	5	5	5	5
	5	–	–	–	–	5	5	5	5
2	6	–	–	–	–	5	5	5	5
	7	–	–	–	–	5	5	5	5
	8	–	–	–	2	5	5	5	5
	9	–	–	–	2	5	5	5	5
	10	–	–	–	2	5	5	5	5
2	11	–	–	–	2	5	5	5	5
	12	–	–	2	2	5	5	5	5
	13	–	–	2	2	5	5	5	5
	14	–	–	2	2	5	5	5	5
	15	–	–	2	2	5	5	5	5
2	16	–	–	2	2	5	5	5	5
	17	–	–	2	2	5	5	5	5
	18	–	–	2	2	5	5	5	5
	19	–	2	2	2	5	5	5	5
	20	–	2	2	2	5	5	5	5
3	3	–	–	–	–	6	6	6	6
	4	–	–	–	–	6	7	7	7
	5	–	–	–	2	7	7	7	7
	6	–	–	2	2	7	7	7	7
	7	–	–	2	2	7	7	7	7

TAFEL S (Fortsetzung)

n_1	n_2	α				$1-\alpha$			
		0,005	0,01	0,025	0,05	0,95	0,975	0,99	0,995
3	8	–	–	2	2	7	7	7	7
	9	–	2	2	2	7	7	7	7
	10	–	2	2	3	7	7	7	7
	11	–	2	2	3	7	7	7	7
	12	2	2	2	3	7	7	7	7
3	13	2	2	2	3	7	7	7	7
	14	2	2	2	3	7	7	7	7
	15	2	2	3	3	7	7	7	7
	16	2	2	3	3	7	7	7	7
	17	2	2	3	3	7	7	7	7
3	18	2	2	3	3	7	7	7	7
	19	2	2	3	3	7	7	7	7
	20	2	2	3	3	7	7	7	7
4	4	–	–	–	2	7	8	8	8
	5	–	–	2	2	8	8	8	9
	6	–	2	2	3	8	8	9	9
	7	–	2	2	3	8	9	9	9
	8	2	2	3	3	9	9	9	9
4	9	2	2	3	3	9	9	9	9
	10	2	2	3	3	9	9	9	9
	11	2	2	3	3	9	9	9	9
	12	2	3	3	4	9	9	9	9
	13	2	3	3	4	9	9	9	9
	14	2	3	3	4	9	9	9	9
4	15	3	3	3	4	9	9	9	9
	16	3	3	4	4	9	9	9	9
	17	3	3	4	4	9	9	9	9
	18	3	3	4	4	9	9	9	9
	19	3	3	4	4	9	9	9	9
	20	3	3	4	4	9	9	9	9
5	5	–	2	2	3	8	9	9	10
	6	2	2	3	3	9	9	10	10
	7	2	2	3	3	9	10	10	11
	8	2	2	3	3	10	10	11	11
	9	2	3	3	4	10	11	11	11
5	10	3	3	3	4	10	11	11	11
	11	3	3	4	4	11	11	11	11
	12	3	3	4	4	11	11	11	11
	13	3	3	4	4	11	11	11	11
	14	3	3	4	5	11	11	11	11
	15	3	4	4	5	11	11	11	11
	16	3	4	4	5	11	11	11	11
	17	3	4	4	5	11	11	11	11

TAFEL S (Fortsetzung)

n_1	n_2	α				$1-\alpha$			
		0,005	0,01	0,025	0,05	0,95	0,975	0,99	0,995
5	18	4	4	5	5	11	11	11	11
	19	4	4	5	5	11	11	11	11
	20	4	4	5	5	11	11	11	11
6	6	2	2	3	3	10	10	11	11
	7	2	3	3	4	10	11	11	12
	8	3	3	3	4	11	11	12	12
	9	3	3	4	4	11	12	12	13
	10	3	3	4	5	11	12	13	13
6	11	3	4	4	5	12	12	13	13
	12	3	4	4	5	12	12	13	13
	13	3	4	5	5	12	13	13	13
	14	4	4	5	5	12	13	13	13
	15	4	4	5	6	13	13	13	13
6	16	4	4	5	6	13	13	13	13
	17	4	5	5	6	13	13	13	13
	18	4	5	5	6	13	13	13	13
	19	4	5	6	6	13	13	13	13
	20	4	5	6	6	13	13	13	13
7	7	3	3	3	4	11	12	12	12
	8	3	3	4	4	12	12	13	13
	9	3	4	4	5	12	13	13	14
	10	3	4	5	5	12	13	14	14
	11	4	4	5	5	13	13	14	14
7	12	4	4	5	6	13	13	14	15
	13	4	5	5	6	13	14	15	15
	14	4	5	5	6	13	14	15	15
	15	4	5	6	6	14	14	15	15
	16	5	5	6	6	14	15	15	15
7	17	5	5	6	7	14	15	15	15
	18	5	5	6	7	14	15	15	15
	19	5	6	6	7	14	15	15	15
	20	5	6	6	7	14	15	15	15
8	8	3	4	4	5	12	13	13	14
	9	3	4	5	5	13	13	14	14
	10	4	4	5	6	13	14	14	15
	11	4	5	5	6	14	14	15	15
	12	4	5	6	6	14	15	15	16
8	13	5	5	6	6	14	15	16	16
	14	5	5	6	7	15	15	16	16
	15	5	5	6	7	15	15	16	17
	16	5	6	6	7	15	16	16	17

TAFEL S (Fortsetzung)

n_1	n_2	α				$1-\alpha$			
		0,005	0,01	0,025	0,05	0,95	0,975	0,99	0,995
8	17	5	6	7	7	15	16	17	17
	18	6	6	7	8	15	16	17	17
	19	6	6	7	8	15	16	17	17
	20	6	6	7	8	16	16	17	17
9	9	4	4	5	6	13	14	15	15
	10	4	5	5	6	14	15	15	16
	11	5	5	6	6	14	15	16	16
	12	5	5	6	7	15	15	16	17
	13	5	6	6	7	15	16	17	17
	14	5	6	7	7	16	16	17	17
9	15	6	6	7	8	16	17	17	18
	16	6	6	7	8	16	17	17	18
	17	6	7	7	8	16	17	18	18
	18	6	7	8	8	17	17	18	19
	19	6	7	8	8	17	17	18	19
	20	7	7	8	9	17	17	18	19
10	10	5	5	6	6	15	15	16	16
	11	5	5	6	7	15	16	17	17
	12	5	6	7	7	16	16	17	18
	13	5	6	7	8	16	17	18	18
	14	6	6	7	8	16	17	18	18
10	15	6	7	7	8	17	17	18	19
	16	6	7	8	8	17	18	19	19
	17	7	7	8	9	17	18	19	19
	18	7	7	8	9	18	18	19	20
	19	7	8	8	9	18	19	19	20
	20	7	8	9	9	18	19	19	20
11	11	5	6	7	7	16	16	17	18
	12	6	6	7	8	16	17	18	18
	13	6	6	7	8	17	18	18	19
	14	6	7	8	8	17	18	19	19
	15	7	7	8	9	18	18	19	20
11	16	7	7	8	9	18	19	20	20
	17	7	8	9	9	18	19	20	21
	18	7	8	9	10	19	19	20	21
	19	8	8	9	10	19	20	21	21
	20	8	8	9	10	19	20	21	21
12	12	6	7	7	8	17	18	18	19
	13	6	7	8	9	17	18	19	20
	14	7	7	8	9	18	19	20	20
	15	7	8	8	9	18	19	20	21
	16	7	8	9	10	19	20	21	21

TAFEL S (Fortsetzung)

n_1	n_2	α				$1-\alpha$			
		0,005	0,01	0,025	0,05	0,95	0,975	0,99	0,995
12	17	8	8	9	10	19	20	21	21
	18	8	8	9	10	20	20	21	22
	19	8	9	10	10	20	21	22	22
	20	8	9	10	11	20	21	22	22
13	13	7	7	8	9	18	19	20	20
	14	7	8	9	9	19	19	20	21
	15	7	8	9	10	19	20	21	21
	16	8	8	9	10	20	20	21	22
	17	8	9	10	10	20	21	22	22
13	18	8	9	10	11	20	21	22	23
	19	9	9	10	11	21	22	23	23
	20	9	10	10	11	21	22	23	23
14	14	7	8	9	10	19	20	21	22
	15	8	8	9	10	20	21	22	22
	16	8	9	10	11	20	21	22	23
	17	8	9	10	11	21	22	23	23
	18	9	9	10	11	21	22	23	24
14	19	9	10	11	12	22	22	23	24
	20	9	10	11	12	22	23	24	24
15	15	8	9	10	11	20	21	22	23
	16	9	9	10	11	21	22	23	23
	17	9	10	11	11	21	22	23	24
	18	9	10	11	12	22	23	24	24
	19	10	10	11	12	22	23	24	25
	20	10	11	12	12	23	24	25	25
16	16	9	10	11	11	22	22	23	24
	17	9	10	11	12	22	23	24	25
	18	10	10	11	12	23	24	25	25
	19	10	11	12	13	23	24	25	26
	20	10	11	12	13	24	24	25	26
17	17	10	10	11	12	23	24	25	25
	18	10	11	12	13	23	24	25	26
	19	10	11	12	13	24	25	26	26
	20	11	11	13	13	24	25	26	27
18	18	11	11	12	13	24	25	26	26
	19	11	12	13	14	24	25	26	27
	20	11	12	13	14	25	26	27	28
19	19	11	12	13	14	25	26	27	28
	20	12	12	13	14	26	26	28	28
20	20	12	13	14	15	26	27	28	29

TAFEL T

Folgevorzeichen-Iterationstest. (Aus Edgington 1961, über Owen 1962)

Die Tafel enthält die kumulierten Wahrscheinlichkeiten P für b oder weniger Vorzeichen-iterationen von ersten Differenzen bei n Zeitreihenbeobachtungen unter der Hypothese H_0, dass die relative Größe einer Beobachtung in der Originalreihe unabhängig ist von ihrem Platz, den sie innerhalb der Reihe einnimmt.

Ablesebeispiel: Bei n = 25 Messwerten und b = 10 Phasen erhalten wir eine Überschreitungswahrscheinlichkeit von P = 0,0018.

b / n	2	3	4	5	6	7	8	9
1	1,0000	0,3333	0,0833	0,0167	0,0028	0,0004	0,0000	0,0000
2		1,0000	0,5833	0,2500	0,0861	0,0250	0,0063	0,0014
3			1,0000	0,7333	0,4139	0,1909	0,0749	0,0257
4				1,0000	0,8306	0,5583	0,3124	0,1500
5					1,0000	0,8921	0,6750	0,4347
6						1,0000	0,9313	0,7653
7							1,0000	0,9563
8								1,0000

b / n	10	11	12	13	14	15	16	17
2	0,0003	0,0001	0,0000	0,0000	0,0000	0,0000	0,0000	0,0000
3	0,0079	0,0022	0,0005	0,0001	0,0000	0,0000	0,0000	0,0000
4	0,0633	0,0239	0,0082	0,0026	0,0007	0,0002	0,0001	0,0000
5	0,2427	0,1196	0,0529	0,0213	0,0079	0,0027	0,0009	0,0003
6	0,5476	0,3438	0,1918	0,0964	0,0441	0,0186	0,0072	0,0026
7	0,8329	0,6460	0,4453	0,2749	0,1534	0,0782	0,0367	0,0160
8	0,9722	0,8823	0,7280	0,5413	0,3633	0,2216	0,1238	0,0638
9	1,0000	0,9823	0,9179	0,7942	0,6278	0,4520	0,2975	0,1799
10		1,0000	0,9887	0,9432	0,8464	0,7030	0,5369	0,3770
11			1,0000	0,9928	0,9609	0,8866	0,7665	0,6150
12				1,0000	0,9954	0,9733	0,9172	0,8138
13					1,0000	0,9971	0,9818	0,9400
14						1,0000	0,9981	0,9877
15							1,0000	0,9988
16								1,0000

b / n	18	19	20	21	22	23	24	25
5	0,0001	0,0000	0,0000	0,0000	0,0000	0,0000	0,0000	0,0000
6	0,0009	0,0003	0,0001	0,0000	0,0000	0,0000	0,0000	0,0000
7	0,0065	0,0025	0,0009	0,0003	0,0001	0,0000	0,0000	0,0000
8	0,0306	0,0137	0,0058	0,0023	0,0009	0,0003	0,0001	0,0000
9	0,1006	0,0523	0,0255	0,0117	0,0050	0,0021	0,0008	0,0003
10	0,2443	0,1467	0,0821	0,0431	0,0213	0,0099	0,0044	0,0018
11	0,4568	0,3144	0,2012	0,1202	0,0674	0,0356	0,0177	0,0084
12	0,6848	0,5337	0,3873	0,2622	0,1661	0,0988	0,0554	0,0294
13	0,8611	0,7454	0,6055	0,4603	0,3276	0,2188	0,1374	0,0815
14	0,9569	0,8945	0,7969	0,6707	0,5312	0,3953	0,2768	0,1827

TAFEL T (Fortsetzung)

b	n							
	18	19	20	21	22	23	24	25
15	0,9917	0,9692	0,9207	0,8398	0,7286	0,5980	0,4631	0,3384
16	0,9992	0,9944	0,9782	0,9409	0,8749	0,7789	0,6595	0,5292
17	1,0000	0,9995	0,9962	0,9846	0,9563	0,9032	0,8217	0,7148
18		1,0000	0,9997	0,9975	0,9892	0,9679	0,9258	0,8577
19			1,0000	0,9998	0,9983	0,9924	0,9765	0,9436
20				1,0000	0,9999	0,9989	0,9947	0,9830
21					1,0000	0,9999	0,9993	0,9963
22						1,0000	1,0000	0,9995
23							1,0000	1,0000
24								1,0000

TAFEL U

Kritische Werte für den einseitigen Okkupanzentest. (Aus Nicholson 1961, über Owen 1962)

Die Tafel enthält die kritischen k-Werte, dass b = 1 bis n Klassen besetzt sind, wenn k Objekte (Individuen, Ereignisse) zufällig und unabhängig auf n = 2 bis 20 Klassen verteilt werden. Für p = 0,01, 0,05, 0,1 (Zusammenballung) ist die Mindestzahl k (erster Wert), für p = 0,99, 0,95, 0,90 (Vereinzelung) die Höchstzahl k (zweiter Wert) angegeben.

Ablesebeispiel: Für k Objekte, die so auf n = 7 Klassen verteilt sind, dass b = 6 Klassen besetzt sind, muss bei $\alpha = 0,10$ das $k \geq 28$ (Zusammenballung) sein, damit H_0 (gleiche Klassenwahrscheinlichkeiten) abgelehnt wird (einseitiger Test).

n	b	0,01,	0,99	0,05,	0,95	0,10,	0,90
2	1	8,	–	6,	–	5,	–
3	1	6,	–	4,	–	4,	–
	2	15,	–	11,	–	9,	–
4	1	5,	–	4,	–	3,	–
	2	10,	–	7,	–	6,	–
	3	21,	–	16,	–	13,	–
	4	–,	–	–,	–	–,	4
5	1	4,	–	3,	–	3,	–
	2	8,	–	6,	–	5,	–
	3	14,	–	11,	–	9,	–
	4	28,	–	21,	–	18,	–
	5	–,	–	–,	5	–,	5
6	1	4,	–	3,	–	3,	–
	2	7,	–	6,	–	5,	–
	3	11,	–	9,	–	8,	–
	4	18,	–	14,	–	13,	–
	5	>30,	–	27,	–	23,	5
	6	–,	–	–,	6	–,	7
7	1	4,	–	3,	–	3,	–
	2	7,	–	5,	–	5,	–
	3	10,	–	8,	–	7,	–
	4	15,	–	12,	–	11,	–
	5	23,	–	18,	–	16,	–
	6	>30,	–	>30,	6	28,	6
	7	–,	7	–,	8	–,	9
8	1	4,	–	3,	–	3,	–
	2	6,	–	5,	–	4,	–
	3	9,	–	7,	–	7,	–
	4	13,	–	11,	–	10,	–
	5	19,	–	15,	–	13,	–
	6	28,	–	22,	–	20,	6
	7	–,	–	–,	7	–,	8
	8	–,	8	–,	10	–,	12
9	1	4,	–	3,	–	3,	–
	2	6,	–	5,	–	4,	–
	3	9,	–	7,	–	6,	–
	4	12,	–	10,	–	9,	–
	5	16,	–	13,	–	12,	–

n	b	0,01,	0,99	0,05,	0,95	0,10,	0,90
9	6	23,	–	18,	–	16,	–
	7	>30,	–	26,	7	23,	7
	8	–,	8	–,	9	–,	10
	9	–,	10	–,	12	–,	14
10	1	3,	–	3,	–	2,	–
	2	6,	–	5,	–	4,	–
	3	8,	–	7,	–	6,	–
	4	11,	–	9,	–	8,	–
	5	15,	–	12,	–	11,	–
	6	20,	–	16,	–	15,	–
	7	27,	–	22,	–	20,	7
	8	>30,	–	>30,	8	27,	9
	9	–,	9	–,	11	–,	12
	10	–,	12	–,	15	–,	16
11	1	3,	–	3,	–	2,	–
	2	6,	–	5,	–	4,	–
	3	8,	–	7,	–	6,	–
	4	11,	–	9,	–	8,	–
	5	14,	–	12,	–	11,	–
	6	18,	–	15,	–	14,	–
	7	23,	–	19,	–	17,	7
	8	>30,	–	25,	8	23,	8
	9	–,	9	–,	10	–,	11
	10	–,	11	–,	13	–,	14
	11	–,	14	–,	17	–,	19
12	1	3,	–	3,	–	2,	–
	2	5,	–	4,	–	4,	–
	3	8,	–	6,	–	6,	–
	4	10,	–	9,	–	8,	–
	5	13,	–	11,	–	10,	–
	6	17,	–	14,	–	13,	–
	7	21,	–	18,	–	16,	–
	8	27,	–	22,	8	20,	8
	9	>30,	–	29,	9	26,	10
	10	–,	10	–,	12	–,	13
	11	–,	12	–,	15	–,	16
	12	–,	16	–,	19	–,	22

TAFEL U (Fortsetzung)

n	b	0,01,	0,99	0,05,	0,95	0,10,	0,90
13	1	3,	–	3,	–	2,	–
	2	5,	–	4,	–	4,	–
	3	7,	–	6,	–	6,	–
	4	10,	–	8,	–	8,	–
	5	12,	–	11,	–	10,	–
	6	16,	–	13,	–	12,	–
	7	19,	–	16,	–	15,	–
	8	24,	–	20,	–	19,	8
	9	30,	–	25,	9	23,	10
	10	>30,	10	>30,	11	29,	12
	11	–,	12	–,	13	–,	14
	12	–,	14	–,	17	–,	18
	13	–,	18	–,	22	–,	24
14	1	3,	–	3,	–	2,	–
	2	5,	–	4,	–	4,	–
	3	7,	–	6,	–	6,	–
	4	9,	–	8,	–	7,	–
	5	12,	–	10,	–	9,	–
	6	15,	–	13,	–	12,	–
	7	18,	–	16,	–	14,	–
	8	22,	–	19,	–	17,	8
	9	27,	–	23,	9	21,	9
	10	>30,	–	29,	10	26,	11
	11	–,	11	–,	13	–,	14
	12	–,	13	–,	15	–,	16
	13	–,	16	–,	19	–,	20
	14	–,	20	–,	24	–,	27
15	1	3,	–	3,	–	2,	–
	2	5,	–	4,	–	4,	–
	3	7,	–	6,	–	5,	–
	4	9,	–	8,	–	7,	–
	5	12,	–	10,	–	9,	–
	6	14,	–	12,	–	11,	–
	7	17,	–	15,	–	14,	–
	8	21,	–	18,	–	17,	–
	9	25,	–	22,	9	20,	9
	10	>30,	–	26,	10	24,	11
	11	>30,	11	>30,	12	29,	13
	12	–,	13	–,	14	–,	15
	13	–,	15	–,	17	–,	18
	14	–,	18	–,	21	–,	23
	15	–,	23	–,	27	–,	30
16	1	3,	–	3,	–	2,	–
	2	5,	–	4,	–	4,	–
	3	7,	–	6,	–	5,	–
	4	9,	–	8,	–	7,	–
	5	11,	–	10,	–	9,	–

n	b	0,01,	0,99	0,05,	0,95	0,10,	0,90
16	6	14,	–	12,	–	11,	–
	7	17,	–	14,	–	13,	–
	8	20,	–	17,	–	16,	–
	9	24,	–	20,	–	19,	9
	10	28,	–	24,	10	22,	10
	11	>30,	11	29,	12	27,	12
	12	–,	12	–,	14	–,	15
	13	–,	14	–,	16	–,	17
	14	–,	17	–,	19	–,	21
	15	–,	20	–,	23	–,	25
	16	–,	25	–,	30	–,	>30
17	1	3,	–	3,	–	2,	–
	2	5,	–	4,	–	4,	–
	3	7,	–	6,	–	5,	–
	4	9,	–	8,	–	7,	–
	5	11,	–	9,	–	9,	–
	6	13,	–	12,	–	11,	–
	7	16,	–	14,	–	13,	–
	8	19,	–	17,	–	15,	–
	9	23,	–	19,	–	18,	9
	10	27,	–	23,	10	21,	10
	11	>30,	–	27,	11	25,	12
	12	>30,	12	>30,	13	30,	14
	13	–,	14	–,	15	–,	16
	14	–,	16	–,	18	–,	19
	15	–,	18	–,	21	–,	23
	16	–,	22	–,	25	–,	28
	17	–,	27	–,	30	–,	30
18	1	3,	–	3,	–	2,	–
	2	5,	–	4,	–	4,	–
	3	7,	–	6,	–	5,	–
	4	9,	–	7,	–	7,	–
	5	11,	–	9,	–	9,	–
	6	13,	–	11,	–	10,	–
	7	16,	–	14,	–	13,	–
	8	18,	–	16,	–	15,	–
	9	22,	–	19,	–	17,	9
	10	25,	–	22,	10	20,	10
	11	30,	–	26,	11	24,	12
	12	>30,	12	30,	13	28,	14
	13	–,	13	–,	15	–,	16
	14	–,	15	–,	17	–,	18
	15	–,	17	–,	20	–,	21
	16	–,	20	–,	23	–,	25
	17	–,	24	–,	28	–,	30
	18	–,	30	–,	>30	–,	>30

TAFEL U (Fortsetzung)

n	b	0,01, 0,99		0,05, 0,95		0,10, 0,90	
19	1	3,	–	3,	–	2,	–
	2	5,	–	4,	–	4,	–
	3	7,	–	6,	–	5,	–
	4	8,	–	7,	–	7,	–
	5	11,	–	9,	–	8,	–
	6	13,	–	11,	–	10,	–
	7	15,	–	13,	–	12,	–
	8	18,	–	16,	–	14,	–
	9	21,	–	18,	–	17,	–
	10	24,	–	21,	–	19,	10
	11	28,	–	24,	11	23,	11
	12	>30,	–	28,	13	26,	13
	13	>30,	13	>30,	14	30,	15
	14	–,	15	–,	16	–,	17
	15	–,	17	–,	19	–,	20
	16	–,	19	–,	22	–,	23
	17	–,	22	–,	25	–,	27
	18	–,	26	–,	30	–,	>30
	19	–,	30	–,	–	–,	–

n	b	0,01, 0,99		0,05, 0,95		0,10, 0,90	
20	1	3,	–	2,	–	2,	–
	2	5,	–	4,	–	4,	–
	3	6,	–	6,	–	5,	–
	4	8,	–	7,	–	7,	–
	5	10,	–	9,	–	8,	–
	6	12,	–	11,	–	10,	–
	7	15,	–	13,	–	12,	–
	8	17,	–	15,	–	14,	–
	9	20,	–	18,	–	16,	–
	10	23,	–	20,	–	19,	10
	11	27,	–	23,	11	22,	11
	12	>30,	–	27,	12	25,	13
	13	>30,	13	>30,	14	29,	15
	14	–,	14	–,	16	–,	17
	15	–,	16	–,	18	–,	19
	16	–,	18	–,	21	–,	22
	17	–,	21	–,	24	–,	25
	18	–,	24	–,	27	–,	30
	19	–,	28	–,	>30	–,	>30
	20	–,	30	–,	–	–,	–

TAFEL V

Fishers Z-Werte. (Nach Glass u. Stanley 1970, S. 534, über Bortz 2005)

Die Tafel enthält Transformationen von Korrelationskoeffizienten (r) in Fishers Z-Werte (vice versa).

Ablesebeispiel: Einem Korrelationskoeffizienten von r = 0,500 entspricht ein Z-Wert von Z = 0,549.

r	Z	r	Z	r	Z	r	Z	r	Z
0,000	0,000	0,200	0,203	0,400	0,424	0,600	0,693	0,800	1,099
0,005	0,005	0,205	0,208	0,405	0,430	0,605	0,701	0,805	1,113
0,010	0,010	0,210	0,213	0,410	0,436	0,610	0,709	0,810	1,127
0,015	0,015	0,215	0,218	0,415	0,442	0,615	0,717	0,815	1,142
0,020	0,020	0,220	0,224	0,420	0,448	0,620	0,725	0,820	1,157
0,025	0,025	0,225	0,229	0,425	0,454	0,625	0,733	0,825	1,172
0,030	0,030	0,230	0,234	0,430	0,460	0,630	0,741	0,830	1,188
0,035	0,035	0,235	0,239	0,435	0,466	0,635	0,750	0,835	1,204
0,040	0,040	0,240	0,245	0,440	0,472	0,640	0,758	0,840	1,221
0,045	0,045	0,245	0,250	0,445	0,478	0,645	0,767	0,845	1,238
0,050	0,050	0,250	0,255	0,450	0,485	0,650	0,775	0,850	1,256
0,055	0,055	0,255	0,261	0,455	0,491	0,655	0,784	0,855	1,274
0,060	0,060	0,260	0,266	0,460	0,497	0,660	0,793	0,860	1,293
0,065	0,065	0,265	0,271	0,465	0,504	0,665	0,802	0,865	1,313
0,070	0,070	0,270	0,277	0,470	0,510	0,670	0,811	0,870	1,333
0,075	0,075	0,275	0,282	0,475	0,517	0,675	0,820	0,875	1,354
0,080	0,080	0,280	0,288	0,480	0,523	0,680	0,829	0,880	1,376
0,085	0,085	0,285	0,293	0,485	0,530	0,685	0,838	0,885	1,398
0,090	0,090	0,290	0,299	0,490	0,536	0,690	0,848	0,890	1,422
0,095	0,095	0,295	0,304	0,495	0,543	0,695	0,858	0,895	1,447
0,100	0,100	0,300	0,310	0,500	0,549	0,700	0,867	0,900	1,472
0,105	0,105	0,305	0,315	0,505	0,556	0,705	0,877	0,905	1,499
0,110	0,100	0,310	0,321	0,510	0,563	0,710	0,887	0,910	1,528
0,115	0,116	0,315	0,326	0,515	0,570	0,715	0,897	0,915	1,557
0,120	0,121	0,320	0,332	0,520	0,576	0,720	0,908	0,920	1,589
0,125	0,126	0,325	0,337	0,525	0,583	0,725	0,918	0,925	1,623
0,130	0,131	0,330	0,343	0,530	0,590	0,730	0,929	0,930	1,658
0,135	0,136	0,335	0,348	0,535	0,597	0,735	0,940	0,935	1,697
0,140	0,141	0,340	0,354	0,540	0,604	0,740	0,950	0,940	1,738
0,145	0,146	0,345	0,360	0,545	0,611	0,745	0,962	0,945	1,783
0,150	0,151	0,350	0,365	0,550	0,618	0,750	0,973	0,950	1,832
0,155	0,156	0,355	0,371	0,555	0,626	0,755	0,984	0,955	1,886
0,160	0,161	0,360	0,377	0,560	0,633	0,760	0,996	0,960	1,946
0,165	0,167	0,365	0,383	0,565	0,640	0,765	1,008	0,965	2,014
0,170	0,172	0,370	0,388	0,570	0,648	0,770	1,020	0,970	2,092
0,175	0,177	0,375	0,394	0,575	0,655	0,775	1,033	0,975	2,185
0,180	0,182	0,380	0,400	0,580	0,662	0,780	1,045	0,980	2,298
0,185	0,187	0,385	0,406	0,585	0,670	0,785	1,058	0,985	2,443
0,190	0,192	0,390	0,412	0,590	0,678	0,790	1,071	0,990	2,647
0,195	0,198	0,395	0,418	0,595	0,685	0,795	1,085	0,995	2,994

TAFEL W

Verteilungsfunktion der F-Verteilungen. (Nach Winer 1962, S. 642–647, über Bortz 2005, S. 820 ff)

Die Tafel enthält kritische F-Werte für $\alpha = 0{,}25$ (0,10, 0,05, 0,01) (entsprechend den Flächen 0,75, 0,90, 0,95, 0,99) für 1 und 2 Zählerfreiheitsgrade und 1 bis ∞ Nennerfreiheitsgrade. Für den auf ▶ S. 287 genannten Signifikanztest der multiplen Rangkorrelation werden nur die Spalten „Zähler-Fg 2" benötigt.

Ablesebeispiel: Ein F-Wert von $F = 4{,}10$ wäre bei 2 Zählerfreiheitsgraden und 15 Nennerfreiheitsgraden auf dem 5%-Niveau signifikant ($F_{krit} = 3{,}68 < 4{,}10$).

Nen-ner-Fg	Fläche	Zähler Fg 1	Zähler Fg 2	Nen-ner-Fg	Fläche	Zähler Fg 1	Zähler Fg 2	Nen-ner-Fg	Fläche	Zähler Fg 1	Zähler Fg 2
1	0,75	5,83	7,5	11	0,75	1,47	1,58	22	0,75	1,40	1,48
	0,90	39,9	49,5		0,90	3,23	2,86		0,90	2,95	2,56
	0,95	161	200		0,95	4,84	3,98		0,95	4,30	3,44
					0,99	9,65	7,21		0,99	7,95	5,72
2	0,75	2,57	3,0	12	0,75	1,46	1,56	24	0,75	1,39	1,47
	0,90	8,53	9,0		0,90	3,18	2,81		0,90	2,93	2,54
	0,95	18,5	19,0		0,95	4,75	3,89		0,95	4,26	3,40
	0,99	98,50	99,0		0,99	9,33	6,93		0,99	7,82	5,61
3	0,75	2,02	2,28	13	0,75	1,45	1,54	26	0,75	1,38	1,46
	0,90	5,54	5,46		0,90	3,14	2,76		0,90	2,91	2,52
	0,95	10,1	9,55		0,95	4,67	3,81		0,95	4,23	3,37
	0,99	34,1	30,8		0,99	9,07	6,70		0,99	7,72	5,53
4	0,75	1,81	2,0	14	0,75	1,44	1,53	28	0,75	1,38	1,46
	0,90	4,54	4,32		0,90	3,10	2,73		0,90	2,89	2,50
	0,95	7,71	6,94		0,95	4,60	3,74		0,95	4,20	3,34
	0,99	21,2	18,0		0,99	8,86	6,51		0,99	7,64	5,45
5	0,75	1,69	1,85	15	0,75	1,43	1,52	30	0,75	1,38	1,45
	0,90	4,06	3,78		0,90	3,07	2,70		0,90	2,88	2,49
	0,95	6,61	5,79		0,95	4,54	3,68		0,95	4,17	3,32
	0,99	16,3	13,3		0,99	8,68	6,36		0,99	7,56	5,39
6	0,75	1,62	1,76	16	0,75	1,42	1,51	40	0,75	1,36	1,44
	0,90	3,78	3,46		0,90	3,05	2,67		0,90	2,84	2,44
	0,95	5,99	5,14		0,95	4,49	3,63		0,95	4,08	3,23
	0,99	13,7	10,9		0,99	8,53	6,23		0,99	7,31	5,18
7	0,75	1,57	1,70	17	0,75	1,42	1,51	60	0,75	1,35	1,42
	0,90	3,59	3,26		0,90	3,03	2,64		0,90	2,79	2,39
	0,95	5,59	4,74		0,95	4,45	3,59		0,95	4,00	3,15
	0,99	12,2	9,55		0,99	8,40	6,11		0,99	7,08	4,98
8	0,75	1,54	1,66	18	0,75	1,41	1,50	120	0,75	1,34	1,40
	0,90	3,46	3,11		0,90	3,01	2,62		0,90	2,75	2,35
	0,95	5,32	4,46		0,95	4,41	3,55		0,95	3,92	3,07
	0,99	11,3	8,65		0,99	8,29	6,01		0,99	6,85	4,79
9	0,75	1,51	1,62	19	0,75	1,41	1,49	200	0,75	1,33	1,39
	0,90	3,36	3,01		0,90	2,99	2,61		0,90	2,73	2,33
	0,95	5,12	4,26		0,95	4,38	3,52		0,95	3,89	3,04
	0,99	10,6	8,02		0,99	8,18	5,93		0,99	6,76	4,71
10	0,75	1,49	1,60	20	0,75	1,40	1,49	∞	0,75	1,32	1,39
	0,90	3,28	2,92		0,90	2,97	2,59		0,90	2,71	2,30
	0,95	4,96	4,10		0,95	4,35	3,49		0,95	3,84	3,00
	0,99	10,0	7,56		0,99	8,10	5,85		0,99	6,63	4,61

TAFEL X

Verteilungsfunktion der t-Verteilungen. (Nach Glass u. Stanley, über Bortz 2005, S. 819).

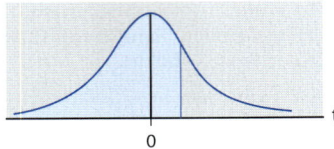

Fläche* Fg	0,55	0,60	0,65	0,70	0,75	0,80	0,85
1	0,158	0,325	0,510	0,727	1,000	1,376	1,963
2	0,142	0,289	0,445	0,617	0,816	1,061	1,386
3	0,137	0,277	0,424	0,584	0,765	0,978	1,250
4	0,134	0,271	0,414	0,569	0,741	0,941	1,190
5	0,132	0,267	0,408	0,559	0,727	0,920	1,156
6	0,131	0,265	0,404	0,553	0,718	0,906	1,134
7	0,130	0,263	0,402	0,549	0,711	0,896	1,119
8	0,130	0,262	0,399	0,546	0,706	0,889	1,108
9	0,129	0,261	0,398	0,543	0,703	0,883	1,100
10	0,129	0,260	0,397	0,542	0,700	0,879	1,093
11	0,129	0,260	0,396	0,540	0,697	0,876	1,088
12	0,128	0,259	0,395	0,539	0,695	0,873	1,083
13	0,128	0,259	0,394	0,538	0,694	0,870	1,079
14	0,128	0,258	0,393	0,537	0,692	0,868	1,076
15	0,128	0,258	0,393	0,536	0,691	0,866	1,074
16	0,128	0,258	0,392	0,535	0,690	0,865	1,071
17	0,128	0,257	0,392	0,534	0,689	0,863	1,069
18	0,127	0,257	0,392	0,534	0,688	0,862	1,067
19	0,127	0,257	0,391	0,533	0,688	0,861	1,066
20	0,127	0,257	0,391	0,533	0,687	0,860	1,064
21	0,127	0,257	0,391	0,532	0,686	0,859	1,063
22	0,127	0,256	0,390	0,532	0,686	0,858	1,061
23	0,127	0,256	0,390	0,532	0,685	0,858	1,060
24	0,127	0,256	0,390	0,531	0,685	0,857	1,059
25	0,127	0,256	0,390	0,531	0,684	0,856	1,058
26	0,127	0,256	0,390	0,531	0,684	0,856	1,058
27	0,127	0,256	0,389	0,531	0,684	0,855	1,057
28	0,127	0,256	0,389	0,530	0,683	0,855	1,056
29	0,127	0,256	0,389	0,530	0,683	0,854	1,055
30	0,127	0,256	0,389	0,530	0,683	0,854	1,055
40	0,126	0,255	0,388	0,529	0,681	0,851	1,050
60	0,126	0,254	0,387	0,527	0,679	0,848	1,046
120	0,126	0,254	0,386	0,526	0,677	0,845	1,041
z	0,126	0,253	0,385	0,524	0,674	0,842	1,036

* Die Flächenanteile für negative t-Werte ergeben sich nach der Beziehung $p(-t_{Fg}) = 1 - p(t_{Fg})$

TAFEL X (Fortsetzung)

0,90	0,95	0,975	0,990	0,995	0,9995	$r_{0,05}$	$r_{0,01}$
3,078	6,314	12,706	31,821	63,657	636,619	0,997	1,000
1,886	2,920	4,303	6,965	9,925	31,598	0,950	0,990
1,638	2,353	3,182	4,541	5,841	12,941	0,878	0,959
1,533	2,132	2,776	3,747	4,604	8,610	0,811	0,917
1,476	2,015	2,571	3,365	4,032	6,859	0,754	0,874
1,440	1,943	2,447	3,143	3,707	5,959	0,707	0,834
1,415	1,895	2,365	2,998	3,499	5,405	0,666	0,798
1,397	1,860	2,306	2,896	3,355	5,041	0,632	0,765
1,383	1,833	2,262	2,821	3,250	4,781	0,602	0,735
1,372	1,812	2,228	2,764	3,169	4,587	0,576	0,708
1,363	1,796	2,201	2,718	3,106	4,437	0,553	0,684
1,356	1,782	2,179	2,681	3,055	4,318	0,532	0,661
1,350	1,771	2,160	2,650	3,012	4,221	0,514	0,641
1,345	1,761	2,145	2,624	2,977	4,140	0,497	0,623
1,341	1,753	2,131	2,602	2,947	4,073	0,482	0,606
1,337	1,746	2,120	2,583	2,921	4,015	0,468	0,590
1,333	1,740	2,110	2,567	2,898	3,965	0,456	0,575
1,330	1,734	2,101	2,552	2,878	3,922	0,444	0,561
1,328	1,729	2,093	2,539	2,861	3,883	0,433	0,549
1,325	1,725	2,086	2,528	2,845	3,850	0,423	0,537
1,323	1,721	2,080	2,518	2,831	3,819	0,413	0,526
1,321	1,717	2,074	2,508	2,819	3,792	0,404	0,515
1,319	1,714	2,069	2,500	2,807	3,767	0,396	0,505
1,318	1,711	2,064	2,492	2,797	3,745	0,388	0,496
1,316	1,708	2,060	2,485	2,787	3,725	0,381	0,487
1,315	1,706	2,056	2,479	2,779	3,707	0,374	0,478
1,314	1,703	2,052	2,473	2,771	3,690	0,367	0,470
1,313	1,701	2,048	2,467	2,763	3,674	0,361	0,463
1,311	1,699	2,045	2,462	2,756	3,659	0,355	0,456
1,310	1,697	2,042	2,457	2,750	3,646	0,349	0,449
1,303	1,684	2,021	2,423	2,704	3,551	0,304	0,393
1,296	1,671	2,000	2,390	2,660	3,460	0,250	0,325
1,289	1,658	1,980	2,358	2,617	3,373	0,178	0,232
1,282	1,645	1,960	2,326	2,576	3,291		

Literaturverzeichnis

Agresti, A. (1992) A Survey of exact inference for contingency tables. Statistical Science, 7, 131–177

Akritas, M.G. & Arnold, S.F. (1994) Fully nonparametric hypothesis for factorial designs I: Multivariate repeated measures designs. Journal of the American Statistical Association, 89, 336–343

Andersen, E.B. (1990) The statistical analysis of categorial data. Heidelberg: Springer

Anderson, O. (1956) Verteilungsfreie Testverfahren in den Sozialwissenschaften. Allgemeines Statistisches Archiv, 40, 117–127

Andreß, H.J., Hagenaars, J.A. & Kühne, S. (1997) Analyse von Tabellen und kategorialen Daten. Heidelberg: Springer

Arnold, T.W. (1961) Der Pauli-Test (3. Aufl.). München: Barth

Bar-Hillel, M. & Wagenaar, W.A. (1993) The perception of randomness. In: Keren, G. & Lewis, C. (Eds.) A handbook for data analysis in the behavioral sciences. Methodological Issues, 369–393. Hillsdale, NJ: Lawrence Erlbaum

Barth, A.R. & Lienert, G.A. (1987) Der Chi^2-Margantentest als Gültigkeitskriterium für Faktorenanalysen. Psychologische Beiträge, 29, 31–41

Barton, D.E. & David, F.N. (1957) Multiple runs. Biometrika, 44, 168–178

Beck-Bornholdt, H.P. & Dubben, H.H. (2001) Der Hund, der Eier legt. Hamburg: Rowohlt

Berry, K.J. & Mielke, P.W. (1988) The generalization of Cohen's kappa agreement measure to interval measurement and multiple raters. Educational Psychological Measurement, 48, 921–933

Berry, K.J. & Mielke, P.W. (1989) Analysing independence in r-way contingency tables. Educational Psychological Measurement, 49, 605–607

Bishop, Y.M.M., Fienberg, S.E. & Holland, P.W. (1975) Discrete multivariate analysis. Theory and practice. Cambridge: MIT-Press

Bland, M. (1996) An introduction to medical statistics. Oxford: Oxford University Press

Bortz, J. (2005) Statistik für Human- und Sozialwissenschaftler (6. Aufl.). Heidelberg: Springer

Bortz, J. & Döring, N. (2006) Forschungsmethoden und Evaluation (4. Aufl.). Heidelberg: Springer

Bortz, J., Lienert, G.A. & Boehnke, K. (2008) Verteilungsfreie Methoden in der Biostatistik (3. Aufl.). Heidelberg: Springer

Bortz, J. & Muchowski, E. (1988) Analyse mehrdimensionaler Kontingenztafeln nach dem allgemeinen linearen Modell. Zeitschrift für Psychologie, 186, 83–100

Bowker, A.H. (1948) A test for symmetry in contingency tables. Journal of the American Statistical Association, 43, 572–574

Bradley, J.V. (1968) Distribution-free statistical tests. Englewood Cliffs, NJ: Prentice Hall

Bregenzer, T. (1997) Ein SAS-Macro zur multivariaten nichtparametrischen Analyse bei gleichgerichteten Alternativen. Bericht über die 1. Konferenz der SAS-Benutzer in Forschung & Entwicklung. Berlin: Humboldt-Universität, 228–241

Bregenzer, T. (1998) Direktionale Tests zur Auswertung klinischer Studien mit multiplen Endpunkten bei unvollständigen Daten. Biometrical Journal 1998, 40

Brunner, E. & Denker, M. (1994) Rank statistics under dependent observations and applications to factorial designs. Journal of Statistical Planning and Inference, 42, 353–378

Brunner, E. & Langer, F. (1999) Nicht parametrische Analyse longitudinaler Daten. München: Oldenbourg

Brunner, E. & Munzel, U. (2002) Nicht-parametrische Datenanalyse. Unverbundene Stichproben. Heidelberg: Springer

Brunner, E. & Puri, M.L. (1996) Nonparametric methods in design and analysis of experiments. In: Gosch, S., Rao, C.R. (Eds.) Handbook of statistics, 13, 631–703. Amsterdam: Elsevier

Buck, W. (1975) Der Paardifferenzen-U-Test. Arzneimittelforschung, 25, 825–827

Büning, H. & Trenkler, G. (1978) Nichtparametrische statistische Methoden. Berlin: de Gruyter

Campbell, D.T. (1957) Factors relevant to the validity of experiments in social settings. Psychological Bulletin, 54, 297–311

Campbell, T.C. (2005) An introduction to clinical significance: An alternative index of intervention effect for group experimental design. Journal of Early Intervention, 27, 210–227

Cantor, A.B. (1996) Sample size calculation for Cohen's kappa. Psychological Methods, 1, 150–153

Center for Drug Evaluation and Research (CDER) (2001) Guidance for industry: E10 choice of control groups and related issues in clinical trials. U.S. Department of Health and Human Services, Rockville, MD 20857

Chow, S. & Liu, J. (2000) Design and analysis of bioavailability and bioequivalence studies (2nd Edn.). New York: Dekker

Christensen, R. (1990) Log-linear models. New York: Springer

CIPS (2005) Collegium Internationale Psychiatriae Scalarum (Hrsg.) Internationale Skalen für Psychiatrie (5. Aufl.). Weinheim: Beltz

Clauss, G. & Ebner, H. (1971) Grundlagen der Statistik. Frankfurt/Main: Deutsch

Clogg, C.C. & Eliason, S.R. (1988) Some common problems in log-linear analysis. In: Long, J.S. (Ed.) Common problems/proper solutions. Avoiding error in quantitative research, pp. 226–257. Newbury Park, CA: Sage

Cochran, W.G. (1950) The comparison of percentages in matched samples. Biometrika, 37, 256–266

Cochran, W.G. (1954) Some methods for strengthening the common χ^2-tests. Biometrics, 10, 417–451

Cohen, J. (1960) A coefficient of agreement for nominal scales. Educational and Psychological Measurement, 20, 37–46

Cohen, J. (1968) Weighted kappa: Nominal scale agreement with provision for scaled disagreement or partial credit. Psychological Bulletin, 70, 213–220

Cohen, J. (1988) Statistical power analysis for the behavioral sciences. New York: Academic Press

Conger, A.J. (1980) Integration and generalization of kappas for multiple raters. Psychological Bulletin, 88, 322–328

Conover, W.J. (1971) Practical nonparametric statistics. New York: Wiley

Cox, D.R. & Stuart, A. (1955) Some quick sign tests for trend in location and dispersion. Biometrika, 42, 80–95

Cramér, H. (1946) Mathematical methods of statistics. Princeton: Princeton University Press

David, F.N. (1950) Two combinatorial tests of whether a sample has come from a given population. Biometrika, 37, 97–110

Dixon, W.J. & Massey, F.J. (1983) Introduction to statistical analysis (4th Edn.). New York: McGraw-Hill

Documenta Geigy (1989) Wissenschaftliche Tabellen. Wehr: Geigy Pharmazeutika

Dubben, H.H. & Beck-Bornholdt, H.P. (1999) Was ist power und warum ausgerechnet 80%. Strahlentherapie und Onkologie, 175 (Suppl. 1), 5–7

Edgington, E.S. (1961) Probability table for number of runs of sign for first differences in ordered series. Journal of the American Statistical Association, 56, 156–159

Erdfelder E. & Bredenkamp, J. (1994) Hypothesenprüfung. In: T. Herrmann & W.H. Tack (Hrsg.) Enzyklopädie der Psychologie, Themenbereich B, Serie I, Band I: Methodische Grundlagen der Psychologie, Kap. 14. Göttingen: Hogrefe

Eye, A. v. (1990) Statistical methods in longitudinal research, I u. II. Boston: Academic Press

Eye, A. v. & Rovine, M.J. (1994) Non-standard log-linear models for orthogonal prediction configural frequency analysis. Biometrical Journal, 36, 177–184

Feiden, K. (1988) Klinische Prüfung von Arzneimitteln. Die Pharmazeutische Industrie, 50, 2

Fisher, R.A. (1936) The coefficient of racial likeness and the future of craniometry. Journal of the Royal Anthropological Institute of Great Britain and Ireland, 66, 57–63

Fisher, R.A. (1956) Statistische Methoden für die Wissenschaft. London: Oliver Boyd

Fisher, R.A. & Yates, R. (1974) Statistical tables for biological, agricultural, and medical research. Edinburgh: Longman Group

Fleiss, J.L. (1971) Measuring nominal scale agreement among many raters. Psychological Bulletin, 76, 378–382

Fleiss, J.L. (1973, 1981^2) Statistical methods for rates and proportions. New York: Wiley

Fleiss, J.L., Cohen, J. & Everitt, B.S. (1969) Large sample standard errors of kappa and weighted kappa. Psychological Bulletin, 72, 323–327

Fleiss, J.L., Nee, J. & Landis, J.R. (1979) The large sample variance of kappa in the case of different sets of raters. Psychological Bulletin, 86, 974–977

Follmann, D. (1995) Multivariate tests for multiple endpoints in clinical trials. Statistics in Medicine, 14, 1163–1175

Foster, F.G. & Stuart, A. (1954) Distribution-free tests in time-series based on the breaking of records. Journal of the Royal Statistical Society, B 16, 1–22

Freeman, G.H. & Halton, J.H. (1951) Note on an exact treatment of contingency goodness of fit and other problems of significance. Biometrika, 38, 141–149

Fricke, R. & Treinis, G. (1985) Einführung in die Metaanalyse. Bern: Huber

Friedman, M. (1937) The use of ranks to avoid the assumption of normality implicit in the analysis of variance. Journal of the American Statistical Association, 32, 675–701

Friedman, M. (1940) A comparison of alternative tests of significance for the problem of m rankings. The Annals of Mathematical Statistics, 11, 86–92

Fuchs, C. & Kenett, R. (1980) A Test for Detecting Outlying Cells in the Multinormal Distribution and Two-Way-Contingency Tables. Journal of the American Statistical Association, 75, 395–398

Gabriel, K.R. & Lachenbruch, P.A. (1969) Nonparametric ANOVA in small samples: A Monte Carlo study of the adequacy of the asymptotic approximation. Biometrics, 25, 593–596

Gehan, E.A. (1965) A generalized Wilcoxon test for comparing arbitrarily censored samples. Biometrika, 52, 203–224(a)

Gehan, E.A. (1965) A generalized two-sample Wilcoxon test for doubly censored data. Biometrika, 52, 650–653(b)

Glass, G.V. & Stanley, J.C. (1970) Statistical methods in education and psychology. Englewood Cliffs, NJ: Prentice Hall

Good, P. (2000) Permutation Tests. New York: Springer

Hafner, R. (2001) Nichtparametrische Verfahren der Statistik. Wien: Springer

Halpern, S.D., Karlawish, J.H.T. & Berlin, J.A. (2002) The continuing unethical conduct of underpowered clinical trials. Journal of the American Medical Association, 288, 358–362

Harms, V. (1992) Biomathematik, Statistik und Dokumentation (6. Aufl.). Kiel: Harms

Heilmann, W.R., Lienert, G.A. & Maly, V. (1979) Prediction models in CFA. Biometrical Journal, 21, 79–86

Hilgers, R. (1981) On an unbiased variance estimator for the Wilcoxon-Mann-Whitney Statistic based on ranks. Biometrical Journal, 23, 653–661

Hollander, M. & Wolfe, D.A. (1999) Nonparametric statistical methods (2nd Edn.). New York: Wiley

Holm, S. (1979) A simple sequentially rejection multiple test procedure. Scandinavian Journal of Statistics, 6, 65–70

Huber, H.P. (1973) Psychometrische Einzelfalldiagnostik. Weinheim: Beltz

Immich, H. & Sonnemann, E. (1975) Which statistical models can be used in practice for the comparison of curves over a few time-dependent measurement points. Biometrie-Praximetrie, 14, 43–52

Janosky, J.E. (2002) The ethics of underpowered clinical trials. Journal of the American Medical Association, 288, 2118

Jonckheere, A.R. (1954) A distribution-free k-sample test against ordered alternatives. Biometrika, 41, 133–145

Kaarsemaker, L. & Wijngaarden, A. (1953) Tables for use in rank correlation. Statistica Neerlandica, 7, 41–54

Kendall, M.G. (1970) Rank correlation methods (4th Edn.). London: Griffin

Kendall, M.G. & Babington-Smith, B. (1939) The problem of m rankings. The Annals of Mathematical Statistics, 10, 275–287

Kendall, M.G. & Gibbons, J.D. (1990) Rank correlation methods (5th Edn.). London: Arnold

Kendall, P.C. (1999) Clinical significance. Journal of Consulting and Clinical Psychology, 67, 283–284

Kimball, A.W. (1954) Short-cut formulae for the exact partition of χ^2 in contingency tables. Biometrics, 10, 452–458

Klemmert, H. (2004) Äquivalenz- und Effekttests in der psychologischen Forschung. Frankfurt/Main: Lang

Kline, R.B. (2004) Beyond significance testing. Washington: American Psychological Association

Kolmogoroff, N.A. (1933) Sulla determinazione empirica di una legge di distributione. Giornale dell'Istituto Italiano degli Attuari, 4, 83–91

Kolmogoroff, N.A. (1941) Confidence limits for an unknown distribution function. The Annals of Mathematical Statistics, 12, 461–463

Kotze, P.J.V. & Hawkins, M.M. (1984) The identification of outliers in two-way contingency tables using 2×2 subtables. Journal of Applied Statistics, 33, 215–223

Kraemer, H.C. (1992) Evaluating Medical Tests. Newbury Park: Sage

Krauth, J. (1973) Nichtparametrische Ansätze zur Auswertung von Verlaufskurven. Biometrische Zeitschrift, 15, 557–566

Krauth, J. (1988) Distribution-free statistics. Amsterdam: Elsevier

Krauth, J. (1993) Einführung in die Konfigurationsfrequenzanalyse (KFA). Weinheim: Psychologie Verlags Union

Krauth, J. & Steinebach, J. (1976) Extended tables of the percentage points of the chi-square distribution for a most ten degrees of freedom. Biometrische Zeitschrift, 18, 13–22

Kruskal, W.H. & Wallis, W.A. (1952) Use of ranks in one-criterion variance analysis. Journal of the American Statistical Association, 47, 583–621

Kubinger, K.D. (1983) Some elaborations towards a standard procedure of distribution-free discriminant analysis. Biometrical Journal, 8, 765–774

Lam, F.D. & Longnecker, M.T. (1983) A modified Wilcoxon rank sum test for paired data. Biometrika, 70, 510–513

Lautsch, E. & Lienert, G.A. (1993) Binärdatenanalyse. Weinheim: Psychologie Verlags Union

Lautsch, E. & Weber, S. v. (1995) Methoden und Anwendungen der Konfigurationsfrequenzanalyse (KFA). Weinheim: Psychologie Verlags Union

Lehmacher, W. (1980) Simultaneous sign test for marginal homogeneity of square contingency tables. Biometrical Journal, 22, 785–798

Lehmacher, W. (1987) Verlaufskurven und cross-over. Heidelberg: Springer

Lemeshow, S., Hosmer, D.W., Klar, J. & Lwanga, S.K. (1990) Adequacy of sample size in health studies. Chichester: Wiley

Lienert, G.A. (1962[1], 1973[2], 1986[3]) Verteilungsfreie Methoden in der Biostatistik, Band 1. Meisenheim am Glan: Hain

Lienert, G.A. (1969) Die „Konfigurationsfrequenzanalyse" als Klassifikationsmethode in der Klinischen Psychologie. In: Irle, M. (Hrsg.) Bericht 26. Kongreß der Deutschen Gesellschaft für Psychologie, Tübingen 1968, 244–253, Göttingen: Hogrefe

Lienert, G.A. (1975) Verteilungsfreie Methoden in der Biostatistik, Tafelband. Meisenheim am Glan: Hain

Lienert, G.A. (1978) Verteilungsfreie Methoden in der Biostatistik, Band 2. Meisenheim am Glan: Hain

Lienert, G.A. (1984) Kommentar zu J. Krauth: Verteilungsfreie Homogenitätstests bei abhängigen Stichproben. Psychologische Beiträge, 26, 309–317

Lilford, R. & Stevens, A.J. (2002) Underpowered studies. British Journal of Surgery, 89, 129–131

Lilliefors, H.W. (1967) On the Kolmogorov-Smirnov test for normality with mean and variance unknown. Journal of the American Statistical Association, 62, 399–402

Machin, D. & Campbell, M.J. (1987) Statistical tables for the design of clinical trials. Oxford: Blackwell

Mann, H.B. & Whitney, D.R. (1947) On a test of whether one of two random variables is stochastically larger than the other. The Annals of Mathematical Statistics, 18, 50–60

Marascuilo, L.A. & McSweeney, M. (1977) Nonparametric and distribution-free methods for the social sciences. Monterey: Brooks/Cole

Maxwell, S.E. (2004) The persistence of underpowered studies in psychological research: causes, consequences, and remedies. Psychological Methods, 9, 147–163

McConack, R.L. (1965) Extended tables of the Wilcoxon matched pair signed rank test. Journal of the American Statistical Association, 60, 864–871

McNemar, Q. (1947) Note on the sampling error of the difference between correlated proportions or percentages. Psychometrika, 12, 153–157

Meyer-Bahlburg, H.F.L. (1969) Spearmans rho als punktserialer Rangkorrelationskoeffizient. Biometrische Zeitschrift, 11, 60–66

Mielke, P.W. & Berry, K.J. (1988) Cumulant methods for analysing independence of r-way contingency tables. Biometrika, 75, 790–793

Moertel, C.G., Reitemeier R.J. (1969) Advanced gastrointestinal cancer: Clinical management and chemotherapy. New York: Hoeberl Medical Division, Harper and Row

Mood, A.M. (1940) Distribution theory of runs. The Annals of Mathematical Statistics, 11, 367–392

Moore, G.H. & Wallis, W.A. (1943) Time series significance tests based on sign of difference. Journal of the American Statistical Association, 38, 153–164

Neyman, J. & Pearson, E.S. (1933) On the problem of the most efficient tests of statistical hypothesis. Philosophical Transaction of the Royal Society of London, Series A, 231, 289–337

Nicholson, W.L. (1961) Occupancy probability distribution critical points. Biometrika, 48, 175–180

Noether, G.E. (1987) Sample size determination for some common nonparametric tests. Journal of the American Statistical Association, 82, 645–647

O'Brien, P. (1984) Procedures for comparing samples with multiple endpoints. Biometrics, 40, 1079–1087

Owen, D.B. (1962) Handbook of statistical tables. Reading, MA: Addison-Wesley

Page, E.B. (1963) Ordered hypotheses for multiple treatments. A significance test for linear ranks. Journal of the American Statistical Association, 58, 216–230

Pearson, E.S. & Hartley, H.O. (1966) Biometrika tables for statisticians (Vol. 1). New York: Cambridge University Press

Pearson, K. (1904) On the theory of contingency and its relation to association and normal correlation. London: Drapers Company Memoires. [Biometric Series, No. 1]

Pfanzagl, J. (1974) Allgemeine Methodenlehre der Statistik (Band II). Berlin: de Gruyter

Pitman, E.J.G. (1937) Significance tests which may be applied to samples from any population. Journal of the Royal Statistical Society, 4, 119–130

Plackett, R.L. (1974) The analysis of categorical data. London: Chapman

Pritchard, B. N. C., Dickinson, C. J., Alleyne, G. A. O., Hurst, P., Hill, I. D., Rosenheim, M. L. & Lawrence, D. R. (1963) Report of a clinical trial from Medical Unit and MRC Statistical Unit, University College Hospital Medical School, London. British Medical Journal, 2, 1226–1227

Puri, M. L. & Sen, P. K. (1985) Nonparametric methods in general linear models. New York: Wiley

Rae, G. (1996) Exact probabilities for the general matching problem. Educational Psychological Measurement, 56, 839–842

Rae, G. (1997) Sampling behaviour of kappa and weighted kappa in the null case. British Journal of Mathematical and Statistical Psychology, 50, 1–7

Raviv, A. (1978) A nonparametric test for comparing two non-independent distributions. Journal of the Royal Statistical Association, Series B, 40, 253–261

Röhmel, J, Streitberg, B. & Tismer, C. (1994) A permutation approach to configural frequency analysis (CFA) and the iterated hypergeometric distribution. In: Dirschedl, P. & Ostermann, R. (Eds.) Computational Statistics, 355–378. Heidelberg: Physica

Rustenbach, S. J. (2003) Metaanalyse. Eine anwendungsorientierte Einführung. Bern: Huber

Rzany, B. (2001) Grundlagen der evidenzbasierten Medizin. In: Weiß, C.: Basiswissen Medizinische Statistik, Kap. 12. Heidelberg: Springer

Sackett, D. L., Deeks, J. J. & Altman, D. G. (1996) Down with odds ratios. Evidence-Based Medicine, 1, 164–166

Schaich, E. & Hamerle, A. (1984) Verteilungsfreie statistische Prüfverfahren. Berlin: Springer

Schemper, M. (1983) A nonparametric k-sample-test for data defined by intervals. Stat. Neerlandica, 37, 69–71

Schumacher, M. & Schulgen, G. (1994) Planung und Auswertung klinischer Studien. Schriftenreihe des Instituts für Medizinische Biometrie und Medizinische Informatik der Albert-Ludwigs-Universität Freiburg, Vol. 1, Version 2.1

Sen, P. K. & Krishnaiah, P. R. (1984) Selected tables for nonparametric statistics. In: Krishnaiah, P. R. & Sen, P. K. (Eds.) Handbook of statistics, 4, 937–958. Amsterdam: Elsevier/North-Holland

Sheppard, W. F. (1902) New tables of the probability integral. Biometrika, 2, 174–190

Shewart, W. (1941) Contributions of statistics to the science of engineering. New York: Bell Telephone System (Monograph B-1319)

Shrout, P. E., Spitzer, R. L. & Fleiss, J. L. (1987) Quantification of agreement in psychiatric diagnosis revisited. Archives of General Psychiatry, 44, 172–177

Siegel, S. & Castellan, Jr., N.Y. (1988) Nonparametric statistics for the behavioral sciences (2nd Edn.). New York: McGraw-Hill

Smirnov, N. V. (1939) Sur les écarts de la courbe de distribution empirique. Bulletin mathématiques de l'Université de Moscou, Série internationale, 2, 3–16

Smirnov, N. V. (1948) Table for estimating the goodness of fit of empirical distributions. The Annals of Mathematical Statistics, 19, 279–281

Solomon, R. L. (1949) An extension of controllgroup design. Psychological Bulletin, 46, 137–150

Spearman, C. (1904) The proof and measurement of association between two things. American Journal of Psychology, 15, 72–101

Spearman, C. (1906) A footnote for measuring correlation. British Journal of Psychology, 2, 89–108

Sprent, P. & Smeeton, N. C. (2001) Applied nonparametric statistical methods (3rd Edn.). London: Chapman & Hill, CRC

Stemmler, M. (1994) A nonparametrical evaluation of ANOVA and MANOVA-design using interaction structure analysis. Biometrical Journal, 36, 911–925

Stevens, W. L. (1937) Significance of grouping and a test for uniovula twins in mice. Annals of Eugenics, 8, 57–69

Stevens, W. L. (1939) Distribution of groups in a sequence of alternatives. Annals of Eugenics, 9, 10–17

Swedberg, F. S. & Eisenhart, C. P. (1943) Tables for testing randomness of grouping in a sequence of alternatives. The Annals of Mathematical Statistics, 14, 66–87

Terpstra, T.J. (1952) The asymptotic normality and consistency of Kendall's test against trend, when ties are present in one ranking. Indagationes Mathematicae, 14, 327–333

The Coronary Drug Project Research Group (1980) Influence of adherence of treatment and response of cholesterol on mortality in the Coronary Drug Project. New England Journal of Medicine, 303, 1038–1041

Thompson, B. (2006) Foundations of behavioral statistics. New York: Guilford

Thompson, G.L. (1991) A unified approach to rank tests for multivariate and repeated measures design. Journal of the American Statistical Association, 86, 410–419

Wald, A. (1944) Sequential analysis. New York: Wiley

Walker, H. & Lev, J. (1953) Statistical inference. New York: Holt

Wall, K.D. (1976) Ein Test auf Symmetrie in einer J-dimensionalen Kontingenztafel. EDV in Medizin und Biologie, 7, 57–64

Wallis, W.A. & Moore, G.H. (1941) A significance test for time series analysis. Journal of the American Statistical Association, 20, 257–267

Walter, E. (1975) Biomathematik für Mediziner. Stuttgart: Teubner

Weber, E. (1967) Grundriß der biologischen Statistik. Stuttgart: Fischer

Weiß, C. (2002) Basiswissen Medizinische Statistik (2. Aufl.). Heidelberg: Springer

Wellek, S. (1994) Statistische Methoden zum Nachweis von Äquivalenz. Stuttgart: Fischer

Westermann, R. (2000) Wissenschaftstheorie und Experimentalmethodik. Göttingen: Hogrefe

Whitfield, J.W. (1949) Intra-class rank correlation. Biometrika, 36, 463–465

Wilcoxon, F. (1945) Individual comparisons by ranking methods. Biometrics, 1, 80–83

Wilcoxon, F. (1947) Probability tables for individual comparisons by ranking methods. Biometrics, 3, 119–122

Winer, J.B. (1962) Statistical principles in experimental design. New York: McGraw-Hill, 642–647

Wittkowski, K.M. (1989) An asymptotic UMP sign test for discretized data. The Statistician, 38, 93–96

Yates, F. (1934) Contingency tables involving small numbers and the χ^2-test. Journal of the Royal Statistical Society, Supplement, 1, 217–235

Yin, P. (1992) Towards a reconceptualization of the law of initial value. Psychological Bulletin, 111, 176–184

Zelen, M. (1972) Exact significance tests for contingency tables embedded in 2 classifications. In: Le Cam L.M., Neymann, J. &. Scott, E.L. (Eds.) Proceedings of the sixth Berkely Symposium on Mathematical Statistics and Probability, 1, 737–757. Berkely: University of California Press

Namenverzeichnis

Sachverzeichnis